W0058723

Der Weg zur Bestform deines Lebens

Mein Name ist Johannes Sommermeier. Geboren bin ich in der Stadt Magdeburg als Jüngster von vier Geschwistern. Meine Vorfahren waren Hugenotten, die aus Frankreich in die Magdeburger Börde auswanderten. Mein Vater motivierte mich bereits mit sechs Jahren für den Laufsport und meine Mutter zeigte mir, wie sehr ein gesunder Lebensstil und eine ausgewogene Ernährung die Leistungsfähigkeit des Körpers positiv beeinflussen können. Die Medizin war von jeher mein großer Lebenstraum und wird es immer bleiben.

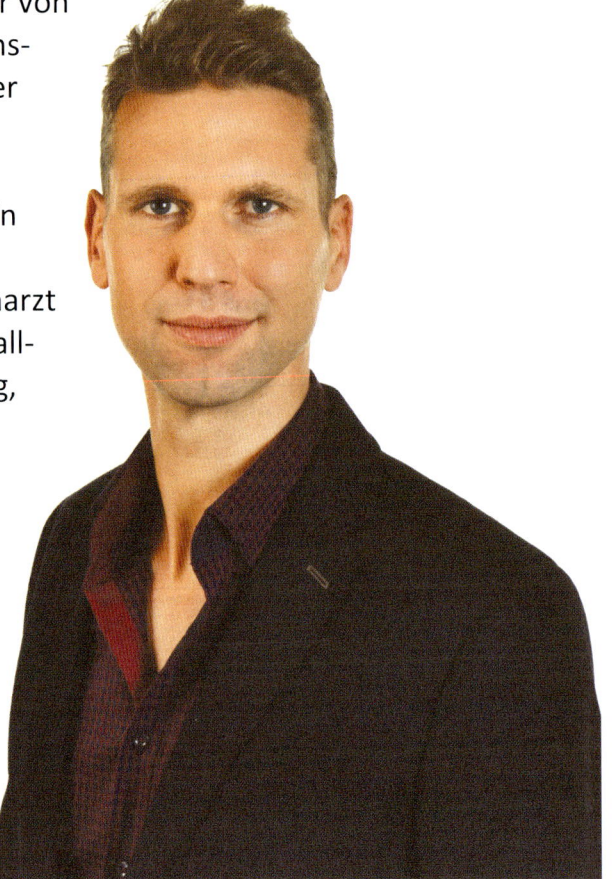

Nach meinem Medizinstudium an der Charité in Berlin begann ich die Weiterbildung zum Facharzt für Orthopädie und Unfallchirurgie in Cloppenburg, Potsdam und Berlin. Ich operiere als Gelenk- und Fußchirurg in drei Kliniken Berlins und Brandenburgs und arbeite als Orthopäde und Sportmediziner in mehreren Praxen im Herzen der deutschen Hauptstadt.

www.dr-sommermeier.de

Dr. med. Johannes Sommermeier

Der Weg zur Bestform deines Lebens

Die Lifestyle-Bibel für Gesundheit und Erfolg

Engelsdorfer Verlag
Leipzig
2018

Bibliografische Information durch die Deutsche Nationalbibliothek:
Die Deutsche Nationalbibliothek verzeichnet diese Publikation in der
Deutschen Nationalbibliografie; detaillierte bibliografische Daten sind
im Internet über http://dnb.dnb.de abrufbar.

Wichtiger Hinweis für den Leser
Durch Forschung und klinische Erfahrung unterliegen die Erkenntnisse
in Medizin und Naturwissenschaften einem beständigen Wandel. Die
im Buch veröffentlichten Ratschläge wurden mit größter Sorgfalt vom
Autor erarbeitet und geprüft. Eine Garantie kann jedoch nicht übernommen werden. Ebenso ist eine Haftung des Autors bzw. des Verlags
und seiner Beauftragten für Personen-, Sach- oder Vermögensschäden
ausgeschlossen. Erkrankungen mit ernstem Hintergrund gehören
immer in ärztliche Behandlung. Bei bereits bestehenden Beschwerden
kann das Buch deshalb keinen ärztlichen Rat ersetzen.

Zweite, überarbeitete Auflage

ISBN 978-3-96145-318-4

Copyright (2018) Engelsdorfer Verlag Leipzig

Alle Rechte bei Dr. Johannes Sommermeier
Abbildungen © Dr. Johannes Sommermeier
Lektorat: Birgit Rentz, Itzehoe
Rezepte und Rezeptfotos: Monika Sommermeier
Studioaufnahmen: Foto Kaspar und Foto Wichern, Berlin
Praxisfoto, Portrait- und Sportaufnahmen: Nora Erdmann, Berlin
Karikaturen: Dr. Johannes Sommermeier

Hergestellt in Leipzig, Germany (EU)
www.engelsdorfer-verlag.de

20,00 Euro (D)

Meiner Mutter Esther und meiner Großmutter Hertha Sommermeier gewidmet, deren unbeschreibliche Liebe und Fürsorge für die gesunde Lebensführung dieses Buch erst ermöglichten.

Inhalt

Warum ich glaube, dass du dieses Buch lesen solltest

Wohin ich auch schaue, wir werden mit Diätplänen, Fitnesstipps und Nahrungsmittelskandalen bombardiert. Jeder will es ganz genau wissen, was in Sachen Lifestyle gerade schädlich oder wichtig ist. Die widersprüchlichsten Schlagzeilen sind dabei nur einen Tastendruck auf der Fernbedienung oder wenige Seiten im Fitnessjournal entfernt. Internet-Suchmaschinen werfen dir zu einem Begriff die gegensätzlichsten Behauptungen um die Ohren, nach dem Motto »Glaub doch, was du willst«. Alle wollen angeblich nur unsere Gesundheit und bieten dem überforderten Leser ein Spektrum an Ratschlägen von »Bleib so, wie du bist« bis »Alles, was du bisher geglaubt hast, war eine Lüge«.

In diesem Buch begraben wir den Wirrwarr von unsachlichen und gesundheitsgefährdenden Informationen, der durch Pseudowissenschaft, Modediäten und Propaganda der Nahrungsmittelindustrie den Sprung in unser Gehirn geschafft hat.

Was ist dran an Schlagzeilen wie »Soja macht impotent«, »Eine Stunde Sport pro Tag senkt das Lungenkrebs-Risiko um 35 Prozent«, »Keine Kuhmilch ohne Eiter«, »Vegan nur mit Mangelerscheinungen«, »Milch beschleunigt Osteoporose«, »Fleisch ist die hochwertigste Proteinquelle«, »Gluten macht Vollkornprodukte wertlos«, »Bioprodukte ohne nachweisliche Vorteile«, »Schlafmangel erhöht Brustkrebsrisiko« und »Unsere Gesundheit ist genetisch vorherbestimmt«?

Wenn wir in diesem Buch all diese Fragen und Behauptungen über Lifestyle und Ernährung unter die Lupe nehmen, kommen wir an einem Streifzug durch aktuelle wissenschaftliche Studien, medizinische Forschungsergebnisse, Lehren der traditionellen chinesischen Medizin und historische Quellen von Medizinern und Gelehrten aus längst vergangenen Jahrhunderten nicht vorbei.

Denn genau hier liegt das Problem bei der Informationssuche. Oft sieht der Schulmediziner nur seinen Fachbereich und die aktuelle Studienlage, ohne die Erfahrungen der Naturheilkunde zu berücksichtigen. Der Therapeut der traditionellen chinesischen Medizin sieht im Schulmediziner häufig nur eine Marionette der Pharmaindustrie, der vielleicht ein fundiertes Fachwissen besitzt, aber die Gesamtheit des menschlichen Körpers vernachlässigt. Historiker verweisen dagegen auf Ärzte wie

Kneipp und Bircher-Benner. Diese stellten bereits vor Hunderten von Jahren Lifestyle-Regeln auf, die bis heute nicht an Gültigkeit verloren haben.

Das nächste Problem ist ein ganz menschliches und besteht darin, dass ein Großteil der Wissenschaftler von Geldgebern abhängig ist, die naturgemäß ganz eigene Interessen jenseits der Wahrheitsfindung verfolgen. Das beste Beispiel ist die Tabakindustrie. Hier wurde nachweislich über Jahrzehnte systematisch ein Netzwerk von Wissenschaftlern geschaffen, die echte Wissenschaft sabotieren.[1]

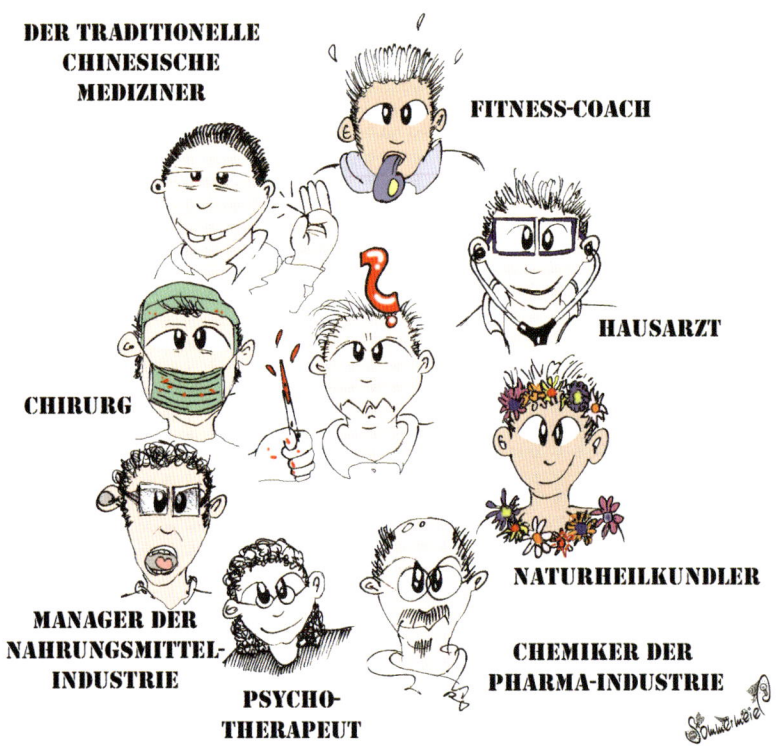

Die Nahrungsmittel- und die Pharmaindustrie sind noch finanzstärker als die Tabakindustrie. Mit dem Verkauf von Obst und Gemüse lässt sich nicht das große Geld verdienen. Gerade mal etwa 5 Prozent der

---

[1] Grüning et al. 2006

Umsätze unserer Lebensmittelindustrie werden hiermit verdient. Alkohol allein macht bereits 10 Prozent der Gewinnstatistik aus. Auch Süßigkeiten erwirtschaften 10 Prozent und Fleisch knackt deutlich die 20-Prozent-Gewinnmarke aller Lebensmittel. Der Staat und die EU fördern mit gewaltigen Summen genau die Lebensmittel, denen wir den Anstieg unserer Zivilisationskrankheiten zu verdanken haben, während Gemüse und Obst zwar viel gelobt, aber selten gefördert werden.

Sobald negative wissenschaftliche Erkenntnisse in Bezug auf tierische Lebensmittel, Fast Food, Softdrinks und Zucker an die Öffentlichkeit gelangen, dauert es nicht lange, bis die Nahrungsmittelindustrie Gegenkampagnen mit pseudowissenschaftlichen Artikeln in Zeitschriften und im Internet startet, sich ein grünes Image verpasst und vielleicht noch für die Krebsforschung spendet.

Wenn es schon für Fachleute schwer ist, den Überblick zu behalten, scheint es für Otto Normalverbraucher einfach unmöglich. Die Masse an widersprüchlichen Informationen erfüllt durchaus ihren Zweck, denn die meisten Menschen essen einfach weiterhin, was ihnen schmeckt.

Wenn du heute gesund und erfolgreich bleiben willst, kämpfst du nicht mehr nur gegen deinen Appetit und den inneren Schweinhund, sondern auch gegen Lobbygruppen, denen maximaler Profit wichtiger ist als deine Gesundheit.

Niemand hört gern schlechte Nachrichten

Es ist keine leichte Aufgabe, Menschen schlechte Nachrichten zu überbringen, vor allem wenn es um ihre Lebenserwartung geht. Als Arzt stehe ich täglich vor Situationen, in denen ich Patienten lebensverkürzende Diagnosen mitteilen muss. Der Blick in die entsetzten Gesichter tut weh. Oft höre ich dann: »Aber Herr Doktor, ich habe doch immer so gesund gelebt!«

Eigentlich sollte man von einem Schulmediziner eine komplizierte Antwort erwarten, eine Antwort, die sich nicht festlegt, die jedem gerecht wird und den Patienten von Schuldgefühlen freispricht. »Frau Müller, Ihre Erkrankung ist hauptsächlich genetisch bedingt. Mit den verschriebenen Tabletten werden wir Ihr Leiden so gut wie möglich kontrollieren. Und Ihr Umgang mit den einzelnen Nebenwirkungen ist vorbildlich.« Genau diese oder eine ähnliche Antwort erwartet Frau Müller. Sie beugt sich ihrem Schicksal, ist mit einem Schlag sämtliche Verantwortung los und braucht ihren Lebensstil keinen Zentimeter zu verändern.

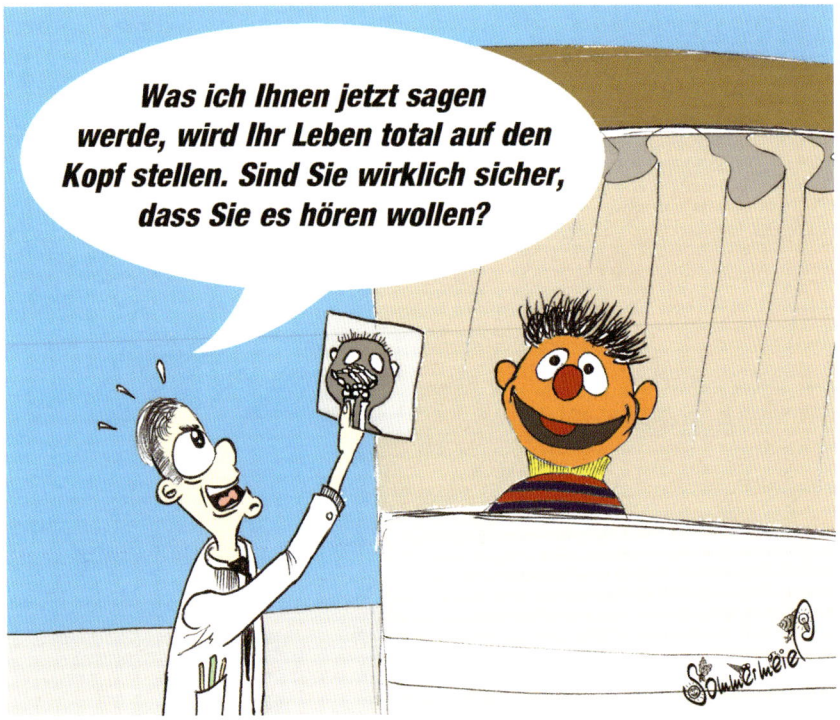

Ich möchte dir Hoffnung machen und erreichen, dass du dich nicht mit Diagnosen zufriedengibst, selbst wenn dir der ärztliche Stempel »unheilbar« auf die Stirn gedrückt wird. Ich möchte dir Mut machen, das Leben anzupacken und die Erfolgsleiter Stufe für Stufe zu erklimmen. Meine ärztlichen Ratschläge werden dir simpel und einfach erscheinen, aber du wirst staunen, wie sich dein Körper mit ihnen verändern wird. Glaube mir, du hast das Potenzial, Großes in deinem Leben zu erreichen.

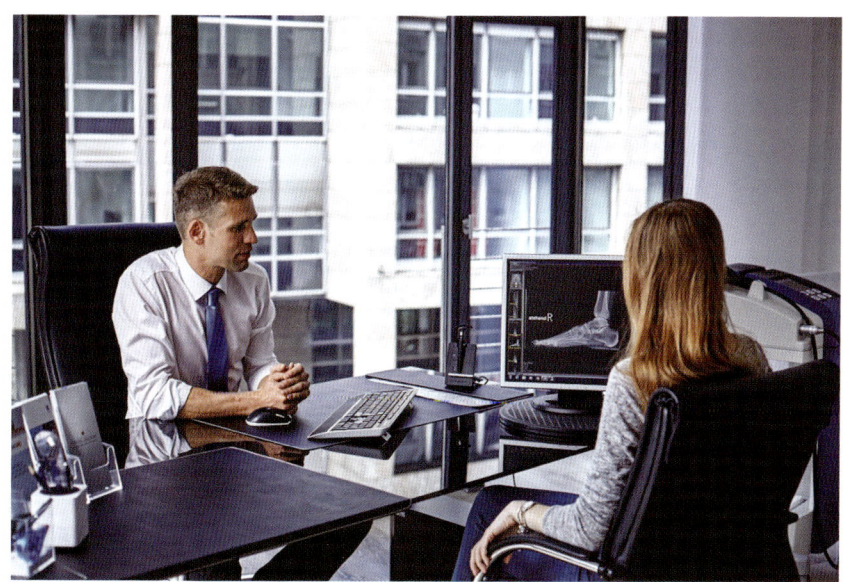

Hohe Ziele stecken

Früher habe ich Menschen beneidet, die mit sich und der Welt zufrieden waren. Immerhin sind doch innere Ruhe und Zufriedenheit tragende Säulen eines glücklichen Lebens. Die permanente Unzufriedenheit chronischer Meckerer ist auch wirklich ein absoluter Gute-Laune-Killer. Trotzdem rufe ich heute provokativ zur Unzufriedenheit auf, denn Zufriedenheit trotz Erfolglosigkeit und verhinderbarer Krankheiten bedeutet, unzählige Chancen auf eine erfüllte Lebensqualität zu verspielen. Sich seinem Schicksal widerstandslos zu beugen, ist nicht nur ein Stillstand in unserem Leben, sondern tatsächlich ein Rückschritt mit fatalen Folgen.

Als ich mir vornahm, beim Marathon in New York und in Berlin die 42,195 Kilometer unter 3 Stunden zu laufen, wusste ich noch nicht, ob mein Körper überhaupt dazu in der Lage war. Seit einem Jahr hatte ich meinen Lebensstil und meine Ernährungsgewohnheiten umgekrempelt und viele renommierte Ernährungswissenschaftler bezweifelten meine Leistungsfähigkeit. Erfahrene Läufer, die trotz ausgefeilter Trainings- und Ernährungspläne niemals die 3 Stunden geknackt hatten, nahmen mir sämtliche Hoffnung. Ich hatte bei Weitem nicht die erforderlichen Trainingskilometer geschafft. Aber in mir hatte sich etwas verändert, von dem keiner dieser Hochleistungssportler und Experten etwas wusste.

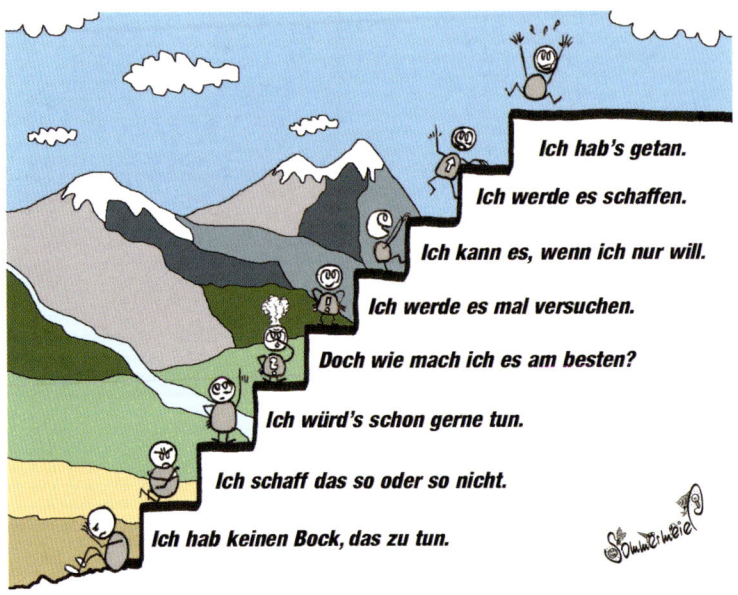

Meine Müdigkeit und Antriebslosigkeit ließen nach. Mein Schlafbedürfnis wich einem Tatendrang, den ich zuletzt als Teenager verspürt hatte. Selbst der morgendliche Blick in den Spiegel zeigte deutliche Veränderungen. Und es gibt kein schöneres Gefühl, als sich der Kontrolle über den eigenen Körper bewusst zu sein. Du bist ab einem bestimmten Zeitpunkt nicht mehr ein Spielball deiner Krankheiten, sondern merkst, wie ungeahnte Kräfte in dir wach werden. Aber das Wichtigste war, dass meine innere Stimme, dieses sogenannte Bauchgefühl, kontinuierlich stärker wurde. Sie sagte meinem Körper immer zuverlässiger, was er nötig hatte.

Und als ich schließlich in Berlin mit einer Zeit von 2:53:00 Stunden durch das Ziel lief, wusste ich, ich war nicht mehr der alte Johannes. Und ich wusste auch, ich werde ab jetzt nie wieder an einem Ziel zweifeln, denn alles ist möglich.

Tu's jetzt!

Auf meiner Wanderung auf dem Jakobsweg durch Nordspanien hörte ich bei den Einheimischen nichts häufiger als »Mañana, mañana«, was so viel bedeutet wie »Morgen ist auch noch ein Tag«. Ein Bauer kam mit seinem Traktor von der Straße ab und ruinierte auf fünf Metern Länge seinen Weidezaun. Als sein Nachbar ihm zu Hilfe eilte und ihm anbot, die Zaunpfähle wieder zu richten, hörte ich nur: »Mañana, mañana.« Bereits fünfzehn Minuten später erkannten zwei seiner Schafe in der Zaunlücke ihre einmalige Chance auf neue Weidegründe und irrten auf der Landstraße umher. Dreißig Minuten später verstopften neun Schafe die schmale Landstraße und nach einem Hupkonzert der sich stauenden Autos lief der Bauer unwillig seinen Ausreißern hinterher und schlug hinter ihnen die losen Zaunpfähle wieder ein.

Wenn sich dir eine Chance auf ein besseres Leben bietet, dann verschiebe es nicht auf morgen!

Als Alexander der Große im Eiltempo die damals bekannte Welt eroberte, erreichte er die Seefahrerstadt Tyros im heutigen Libanon. Die eine Hälfte der prächtigen Stadtanlage lag auf dem Festland und die andere auf einer vorgelagerten Insel, die komplett durch hohe Mauern geschützt und nur mit dem Boot erreichbar war. Hierher waren alle Einwohner des Festlandes geflüchtet und feierten ihre Unbesiegbarkeit. Alexander stand am Ufer, sah auf die mit bunten Wappen und Fahnen geschmückte Festung und grübelte vor sich hin. Seine Generäle rieten ihm, diesen kleinen Flecken Erde einfach zu vergessen, doch Alexander war ehrgeizig und wollte sich nicht auf irgendwann vertrösten lassen. Plötzlich drehte er sich zu seinen vier Generälen um und gab einen Befehl, der für alle Zeiten in die Geschichte eingehen würde. Sämtliche Trümmer der Landfestung wurden ins Meer geworfen. Kein Stein blieb in den Ruinen zurück. Selbst die Erde wurde von den Felsen gefegt, damit die Straße zur Insel fertiggestellt werden konnte. Tyros wurde von den Griechen erobert.

Lass dich durch Hindernisse und Schwierigkeiten nicht davon abschrecken, dein Ziel zu erreichen. Lass dich nicht auf irgendwann vertrösten. Tu es jetzt!

Höre auf die Stimme deines Körpers

Vor wenigen Jahren erschien ein sensationeller Bericht in der National Geographics. Wissenschaftler hatten ein Foto aus Südafrika in die Hände bekommen, auf dem eine Giraffe an einem Knochen frisst. Zuerst hielt man den Fund für eine gelungene Fotomontage, doch dann begann man nachzuforschen. Unter welchen Umständen sollte ein reiner Pflanzenfresser seine Fressgewohnheiten so gewaltig ändern? Dieses eine Foto brachte eine ganze Expedition von Biologen und Tierexperten auf die Beine. Als man die Region ausfindig gemacht hatte, stellte sich bei der Untersuchung der Pflanzen ein gravierender Nährstoffmangel in den Blättern heraus. Saurer Regen hatte die Mineralien aus den Baumkronen herausgespült.

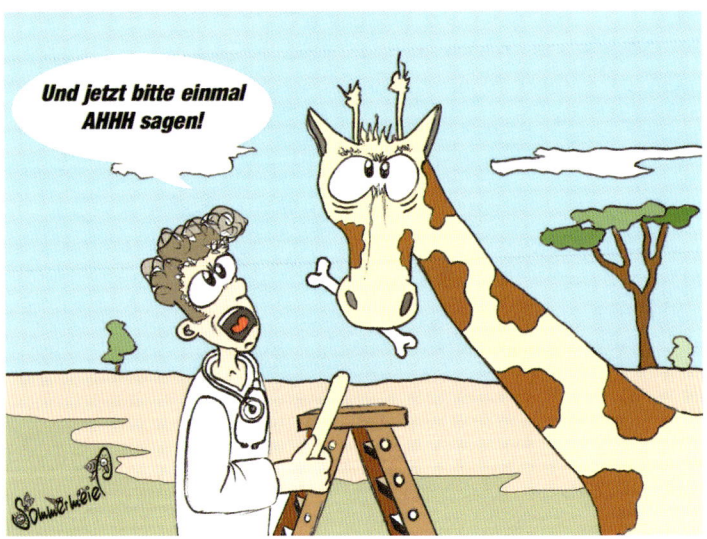

Dieses Ergebnis war verblüffend, erklärte jedoch noch lange nicht, wie um alles in der Welt diese Giraffe gewusst hatte, dass Knochen voller Mineralien stecken. Das Tier hatte instinktiv auf seine innere Stimme gehört, und das rettete ihm das Leben.

Ich bin davon überzeugt, dass wir umso weniger Diäten, Fitnesspläne und Medikamente brauchen, je mehr wir wieder lernen, auf unsere innere Stimme zu hören. Leider haben die meisten von uns diese

Stimme so lange überhört, dass ihre Bedürfnisse und ihr Appetit nicht mehr dem entsprechen, was ihnen guttut.

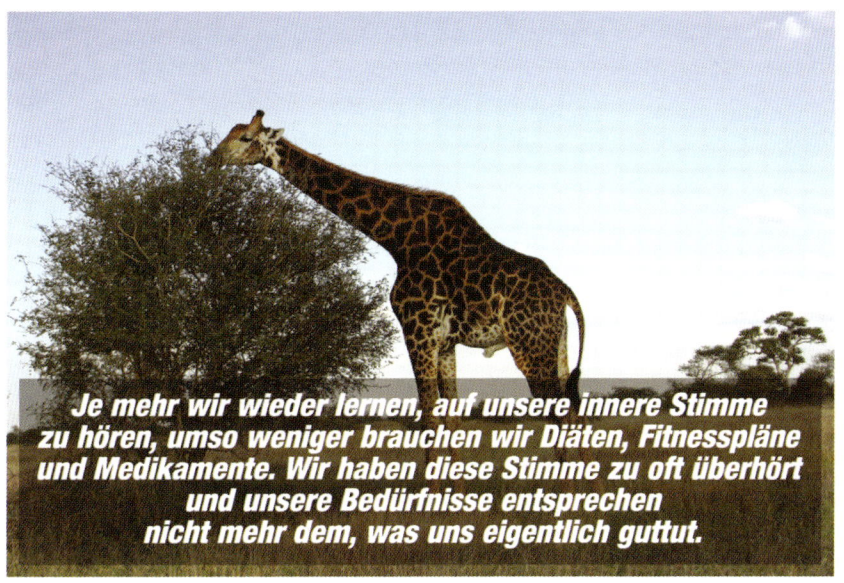

Je mehr wir wieder lernen, auf unsere innere Stimme zu hören, umso weniger brauchen wir Diäten, Fitnesspläne und Medikamente. Wir haben diese Stimme zu oft überhört und unsere Bedürfnisse entsprechen nicht mehr dem, was uns eigentlich guttut.

Wie unerwartet gut auch bei uns Menschen diese sensible Stimme funktioniert, zeigt folgende Begebenheit. In einem Kinderheim in North-Carolina verordnete der Arzt prophylaktisch Lebertran zum Abendbrot, um Vitaminmangelerscheinungen entgegenzuwirken. Doch jedes der über fünfzig Kinder verweigerte die Einnahme. Es gab abwechslungsreiches Essen und ihre Körper bekamen alles, was für ihr Wachstum nötig war. Als kurze Zeit später der Bürgerkrieg zwischen Nord- und Südstaaten ausbrach, änderte sich die Situation grundlegend. Das Essen wurde knapp, mit der Vielfalt war es vorbei, Obst und Gemüse waren auf einmal Mangelware. Plötzlich verwandelte sich der Ekel vor Lebertran in Appetit und jedes der Kinder holte sich vor dem Abendbrot freiwillig einen Löffel ab.

Es lohnt sich, diese leise innere Stimme zu pflegen, denn sie schützt vor genau den Krankheiten, die uns die Lebensqualität nehmen oder an denen in unserer Gesellschaft die meisten Menschen sterben. Es wird sicherlich eine Weile dauern, doch je mehr wir unser integriertes Kontrollsystem beachten, desto lauter und empfindlicher wird es reagieren.

Wir haben da nur ein mittelschweres Problem zu lösen. Die Nahrungsmittelindustrie hat sich bereits darauf eingeschossen, unsere domestizierten Bedürfnisse und degenerierten Geschmäcker zu bedienen. Unsere natürlichen Instinkte sind mittlerweile so »verhausschweint«, dass die wenigsten von uns noch genau sagen können, was ihrem Körper wirklich guttut.

Sind wir doch einmal ehrlich. Nach einem neun Stunden dauernden Arbeitstag haben wir mehr Appetit auf eine knusprige Pizza als auf einen Karottensalat. Zudem lockt unsere Lieblingsserie im Fernsehen, und nicht die Fünf-Kilometer-Runde an der frischen Luft. Geht es dir auch so?

Die gute Nachricht ist, dass ich am Ende des Buches ein Rezept für eine Pizza vorstelle, die du ohne schlechtes Gewissen essen kannst. Und ich zeige dir Fitnessübungen, bei denen du genügend Kalorien verbrennst und gleichzeitig deine Lieblingsserie schauen kannst. Die schlechte Nachricht ist, dass du nie wieder bedenkenlos im Supermarkt Nahrungsmittel in deinen Einkaufswagen werfen wirst, wenn sich dein Verstand auf die innere Stimme konzentriert. Du wirst etwas tun, was dir am Anfang extrem zeitaufwendig und nervenraubend erscheinen wird: Du wirst nämlich so viele Inhaltsangaben auf Lebensmittelverpackungen lesen wie nie zuvor in deinem Leben.

Aber denke an Alexander den Großen und die stolze Seefahrerstadt Tyros: Ganz oder gar nicht. Du hast hier und jetzt die Wahl, dich für ein Leben zu entscheiden, das ganz – oder eben gar nicht – auf die Befriedigung unserer degenerierten Neigungen und Bedürfnisse ausgerichtet ist. Anfänglich erscheint es hundertmal leichter, unseren Gewohnheiten und Leidenschaften mehr Beachtung zu schenken als unserer natürlichen inneren Stimme. Aber jede noch so kleine Mühe und jeder Fleiß zur Erhaltung unserer Gesundheit und Leistungsfähigkeit wird sich hundertfach auszahlen. Spätestens im letzten Drittel deines Lebens werde ich, sobald du einen Schritt durch meine Praxistür gegangen bist, sehen, welche Entscheidung du heute getroffen hast.

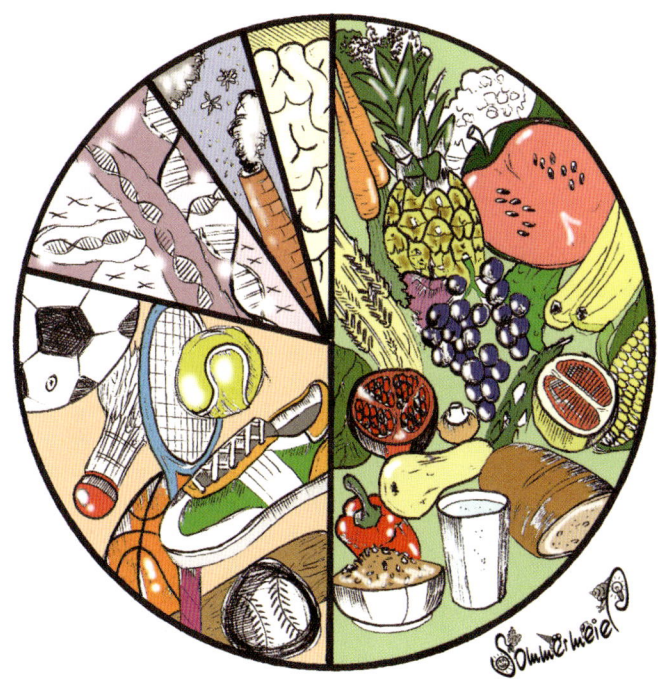

Das Dr. Sommermeier Tortendiagramm deiner Gesundheit

Mit diesem Diagramm schockiere ich bei Vorträgen meine Zuhörer. Vieles davon wirkt auf den ersten Blick unglaubwürdig. Es zeigt die wichtigsten Ursachen und Einflussgrößen der Krankheitsentstehung. Also ganz einfach: Mit welcher Änderung an meinem Lebensstil kann ich Krankheiten vermeiden oder beschleunigen? Das Provokative daran ist, dass wirklich alle erworbenen Krankheiten inbegriffen sind, von der Akne bis zum vorzeitigen Haarausfall und vom Mundgeruch bis zum Darmkrebs.

Jede meiner gewagten Behauptungen werden wir im Folgenden sorgfältig analysieren und im Licht heutiger wissenschaftlicher Forschung prüfen. Ernährung, Bewegung, Genetik, Umweltfaktoren und Psyche haben unzweifelhaft das Monopol im Kampf um deine Gesundheit.

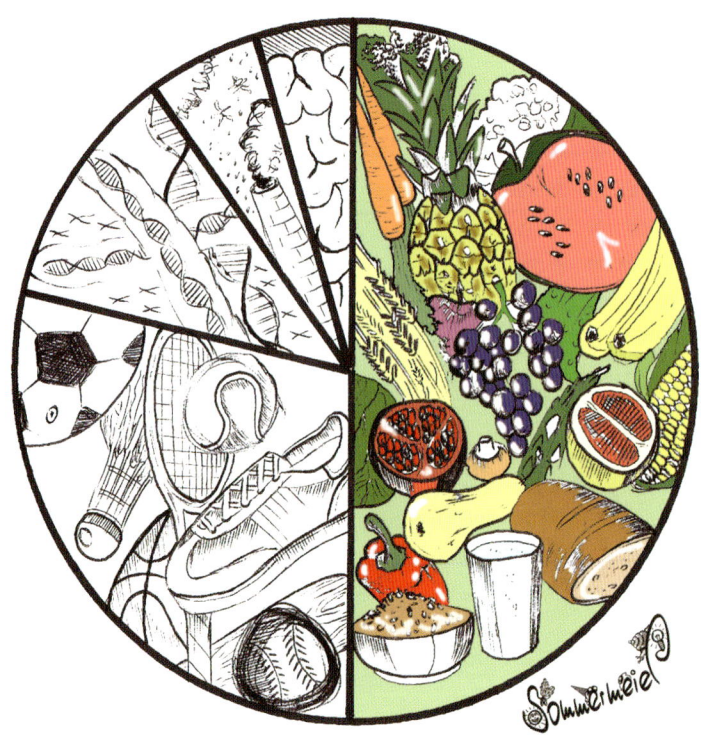

Ernährung als Wunderwaffe deiner Gesundheit

Die Ernährung ist die mächtigste Waffe im Kampf gegen alle Arten von Erkrankungen. Allein das halbe Tortendiagramm besteht aus unserer Ernährung. Das ist eine gewagte Behauptung. Das, was wir jeden Tag in uns hineinstopfen und -schütten, ist zu etwa 50 Prozent daran beteiligt, ob eine Krankheit in unserem Körper ausbricht oder nicht.
Ist das nicht maßlos übertrieben?
Immerhin verkündet die Schulmedizin, dass mehr als 60 Prozent aller Diabetiker mit einer bloßen Ernährungsumstellung ohne Medikamente leben oder sogar geheilt werden könnten. Da Diabetes zu den Top 10 der Volkskrankheiten gehört, ist das keine gute Nachricht für die Pharmaindustrie, die jährlich Milliardengewinne allein mit dieser Krankheit einspielt. Was und wie viel wir essen, wie wir es zubereiten und wann wir es zu uns nehmen, entscheidet zu 50 Prozent, wie stark unser

Immunsystem ist, ob eine Virusgrippe ausbricht, ob wir Gicht, Rheuma, Diabetes oder Nierensteine bekommen. Herzerkrankungen können allein durch eine veränderte Ernährung rückgängig gemacht werden. Der Verzehr von Milchprodukten vermag das Risiko für Prostatakrebs zu erhöhen. Antioxidantien, die in Obst und Gemüse vorkommen, stehen in direktem Zusammenhang mit der geistigen Leistungsfähigkeit im Alter eines Menschen. Und die Entstehung von Brustkrebs hängt stark von der Menge der weiblichen Sexualhormone ab, die wir mit der Nahrung aufnehmen.

Aber ich kann alle Angestellten in den Pharmakonzernen, die jetzt um ihren Job bangen, beruhigen, denn nur ein kleiner Teil der erkrankten Bevölkerung ist genügend motiviert, seine Lebensgewohnheiten zu ändern. »Veränderung« mag für einen modernen und flexiblen Menschen erst einmal gut klingen, aber auf Dinge verzichten, die uns seit Jahren gut schmecken und die uns helfen, Stress und Frust zu kompensieren, mag niemand so wirklich.

Wenn wir uns die ursprünglichen Essgewohnheiten der Europäer und Asiaten anschauen, fällt auf, dass ihre Nahrung ausgesprochen kohlenhydratreich war und wenig tierisches Protein, wenig Fett und kaum isolierte Zucker enthielt. Gleichzeitig wurden nur natürliche Lebensmittel und keine Industrieprodukte verwendet. Heute nehmen wir Deutschen zu oft schnell verdauliche Kohlenhydrate in Form von isoliertem Zucker und Weißmehl auf, die zu viel kurzzeitige Energie, dabei aber nur wenig Vitalstoffe für den Stoffwechsel liefern. Ganz besonders der Konsum von tierischem Fett hat sich bei uns im Vergleich zum Ende des 18. Jahrhunderts in den letzten Jahrzehnten verdreifacht und die Aufnahme von tierischem Eiweiß verfünffacht. Unser Leben wird nicht mehr durch Hunger, sondern vom Übergewicht bedroht. Zwei Drittel aller Amerikaner sind übergewichtig und über 15 Millionen Amerikaner leiden an Diabetes. Und diese Zahlen steigen rapide an. Einige Weltklasse-Athleten, wie zum Beispiel Ironman Dave Scott, die Leichtathletikstars Carl Lewis und Edwin Moses, Tennisass Martina Navratilova und die 68-jährige Marathonläuferin Ruth Heidrich haben verstanden, dass eine fettarme Ernährung auf pflanzlicher Basis einen enormen Vorsprung bei ihrer sportlichen Leistung herausholen kann.

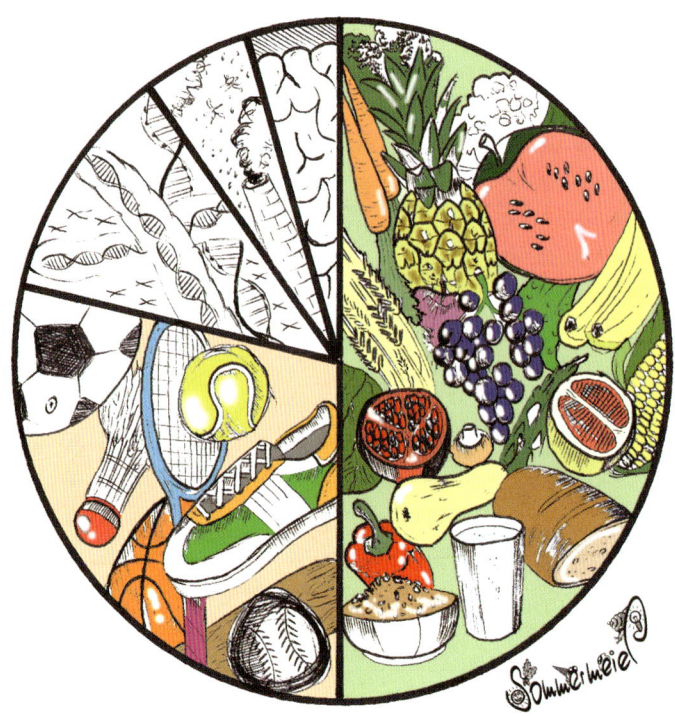

Wie Bewegung dein Leben verändert

Die gesündeste Ernährung kann unsere Gesundheit nicht ausreichend garantieren, wenn wir uns nicht bewegen. Etwa 30 Prozent der Wahrscheinlichkeit, eine Krankheit zu bekommen, hängt davon ab, wie gut du deinen Schweinehund unter Kontrolle hast.

Neulich las ich im Deutschen Ärzteblatt einen Bericht vom World Cancer Research Fund mit einem ähnlichen Ergebnis: »Regelmäßige körperliche Aktivität kann der Neubildung von bösartigen Tumoren vorbeugen. Speziell für das Dickdarm-Karzinom und das hormonabhängige Brust-Karzinom ist die Evidenz für protektive Effekte sehr hoch – Risikoreduktion von 30 Prozent durch Sport.«[2]

Übrigens fördert eine vollwertige Ernährung in uns auch das Bedürfnis nach Bewegung. Im Laborversuch bekamen Ratten Futter mit reichlich

---

[2] Deutsches Ärzteblatt 10, Jg. 106, 6. März 2009

tierischem Protein, ähnlich der Ernährung unserer Durchschnitts-bevölkerung. Eine zweite Gruppe erhielt eine Kost ohne tierisches Protein. Beide Gruppen hatten Zugang zum Fitnesspark mit Laufrädern. Die Ratten ohne tierisches Protein im Futter bewegten sich wesentlich mehr und ermüdeten deutlich langsamer als die Tiere der anderen Gruppe. Die richtige Ernährung scheint also auch unseren inneren Schweinehund zu bekämpfen und der Körper hat eine niedrigere Hemmschwelle, sich zu bewegen.

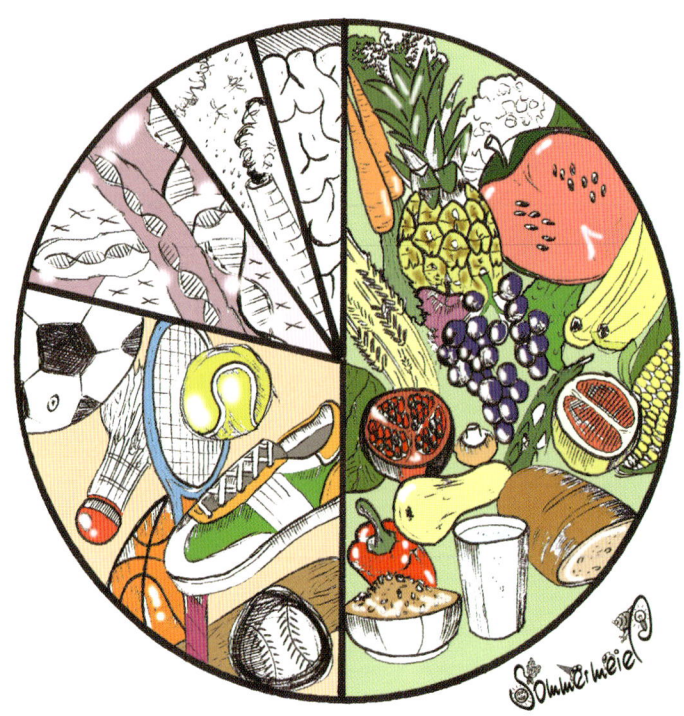

Die Genetik wird weit überschätzt

Circa 10 Prozent aller Krankheitsursachen werden durch die geneti-
schen Einflüsse ausgelöst oder verstärkt. Und das ist für die meisten
Krankheiten schon viel zu hoch angesetzt. Das Forscherteam um Sir
Richard Doll und Sir Richard Peto von der Universität Oxford legte dem
US-Kongress seine langjährige Arbeit vor. Sie handelte vom Zusammenhang der Genetik und der Krebsentstehung. Nach umfassenden
Studien schätzten sie die genetische Veranlagung auf nur ungefähr
2 bis 3 Prozent des gesamten Krebsrisikos ein.[3]
Die Genetik ist mittlerweile zu einem Lückenbüßer mutiert, der oft nur
dran glauben muss, wenn wir keine anderen Ursachen für eine Krankheit gefunden haben. Dementsprechend gefährlich ist dieser Stempel
»genetisch bedingt«, weil er uns mit einem scheinbar unausweich-

---

[3] Doll R, Peto R et al. 1981

lichen und unabänderlichen Schicksal konfrontiert. Im Grunde können wir nur noch die Hände in die Hosentaschen stecken und uns bemitleiden lassen. Mit einem Schlag sind wir jegliche Verantwortung für den Zustand unseres Körpers los. Hartnäckig tragen wir diesen Stempel auf unserer Stirn, der wie ein Wassereimer den letzten Funken Hoffnung auf Gesundheit auslöschen kann. Und manchmal mutiert diese trügerische Ursache zu einem Krönchen, das wir selbstbewusst spazieren tragen, wenn uns jemand auf unsere sieben Tabletten zum Frühstück, die fünf nachgewiesenen Allergien, den viel zu hohen Blutdruck und das Übergewicht anspricht. Viel zu oft verbeugen wir uns ehrfürchtig vor der Schulmedizin und holen uns lieb und brav unsere Rezepte für die nächste Ladung Pharmazeutika ab, die häufig schlicht und ergreifend nicht das halten kann, was sie verspricht.

In meinem Studium der Humanmedizin war ich enttäuscht, dass wir zu den meisten Erkrankungen nicht erfuhren, wie Krankheitsursachen behoben werden können, sondern oft nur die Symptome behandelten. Wie ein Schatten verfolgten mich schon als Student die Stigmata »unheilbar«, »genetisch bedingt« und »Ursache unbekannt«. Als Unfallchirurg und Orthopäde kann ich dank der Schulmedizin Menschen das Leben retten, kann nach Trümmerbrüchen künstliche Gelenke einbauen, nach Verbrennungen Haut neu decken, dank Antibiotika Knocheninfekte und Blutvergiftungen stoppen. Ich bin den Gründervätern der Schulmedizin wie Rudolf Virchow, Robert Koch oder Ignaz Semmelweiß dankbar und werde trotzdem nicht verleugnen, dass die Ausbildung zum Arzt, so viel Erstrebenswertes sie auch beinhaltet, extrem einseitig ist.

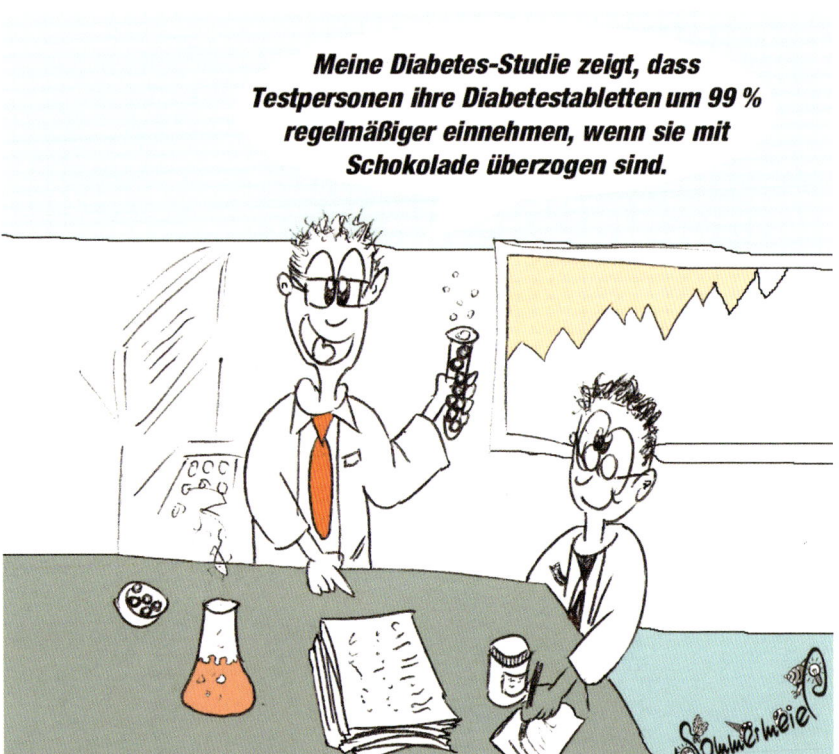

Meine Diabetes-Studie zeigt, dass Testpersonen ihre Diabetestabletten um 99 % regelmäßiger einnehmen, wenn sie mit Schokolade überzogen sind.

Nehmen wir ein aktuelles Beispiel – den Brustkrebs. Logischerweise haben Frauen mit einer familiären Häufung von Brustkrebs die größte Angst, irgendwann selbst daran zu erkranken. Sogar vorbeugende Brustentfernungen werden immer häufiger zum Gesprächsthema. Eine familiäre Vorbelastung deutet an, dass Gene tatsächlich eine Rolle bei der Tumorentstehung spielen. Aber als Folge davon hört man immer mehr Frauen davon reden, dass es »in der Familie liegt«. Und schon sind wir wieder in der psychischen Sackgasse, dass der Betroffene glaubt, nichts für sich tun zu können, um den Krebs zu heilen oder ihn, bevor er überhaupt ausbricht, zu vermeiden. Diese Einstellung, sich dem Schicksal willenlos auszuliefern, beseitigt jegliches Gefühl einer persönlichen Verantwortung für die eigene Gesundheit und schränkt die vorhandenen Möglichkeiten enorm ein.

Heute kennen wir die Gene, die das Brustkrebsrisiko beeinflussen. Eine Forschungsgruppe konnte trotzdem zeigen, dass weniger als 3 Prozent aller Brustkrebsfälle einer familiären Vorbelastung zuzuschreiben sind.[4] Nur selten erreichen Schätzungen anderer Wissenschaftler gering höhere Werte. Genetischer Fatalismus dominiert trotzdem noch unsere Denkweise.

Das Gleiche gilt für das Diabetesrisiko, welches bei der Erkrankung beider Elternteile deutlich ansteigt. Das ist jedoch nichts gegen eine einzige Dose Softdrink pro Tag. Denn die erhöht das Diabetes-Risiko um satte 22 Prozent.[5]

---

[4] Colditz GA, Willen W, Hunter DJ et al. 1993
[5] European Diabetes Journal

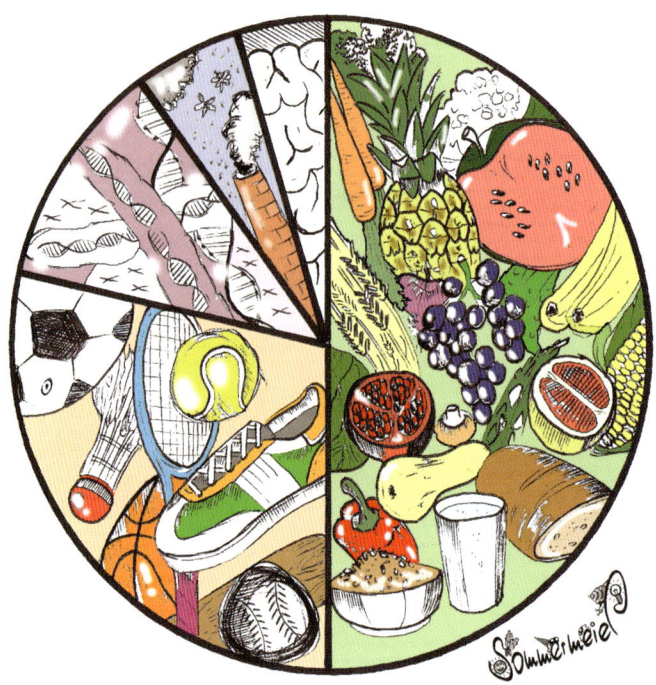

Wie Umwelteinflüsse dich verändern

Etwa 5 Prozent stehen für alle Umwelteinflüsse, die dich umgeben und das Zeug dazu haben, dir deine Gesundheit zu schmälern. Es gibt viele Arten krankmachender Chemikalien, von denen die meisten oft mit der industriellen Schadstoffbelastung der Umwelt in Zusammenhang stehen. Zum Beispiel Dioxine und Polychlorierte Biphenyle werden in der Natur nicht umgewandelt und können vom Körper nach Aufnahme nicht ausgeschieden werden. Sie werden im Körperfett und in der Milch stillender Mütter gespeichert. Einige dieser Chemikalien können nachweislich das Krebszellwachstum fördern. Wir Menschen sind diesen Giftstoffen nur sehr selten direkt ausgesetzt, nehmen sie aber indirekt durch Fleisch, Milch und Fisch auf. Die Tatsache jedoch, dass fast 90 Prozent all dieser Chemikalien aus tierischen Nahrungsmitteln stammen, zog mir die Socken aus.

Da verwundert es nicht, dass in Chicago und New York bereits fast 10 Prozent der Kinder eine symptomlose Bleiintoxikation aufweisen und 2 Prozent unter nachweisbaren Krankheitszeichen leiden. Auch wenn wir Blei durch die Atemluft aufnehmen, wird die große Menge vor allem in Nahrungsmitteln tierischen Ursprungs gefunden. Dagegen fand man heraus, dass über 80 Prozent des Bleis pflanzlicher Lebensmittel durch Waschen, Putzen, Kochen und Schälen entfernt wird.

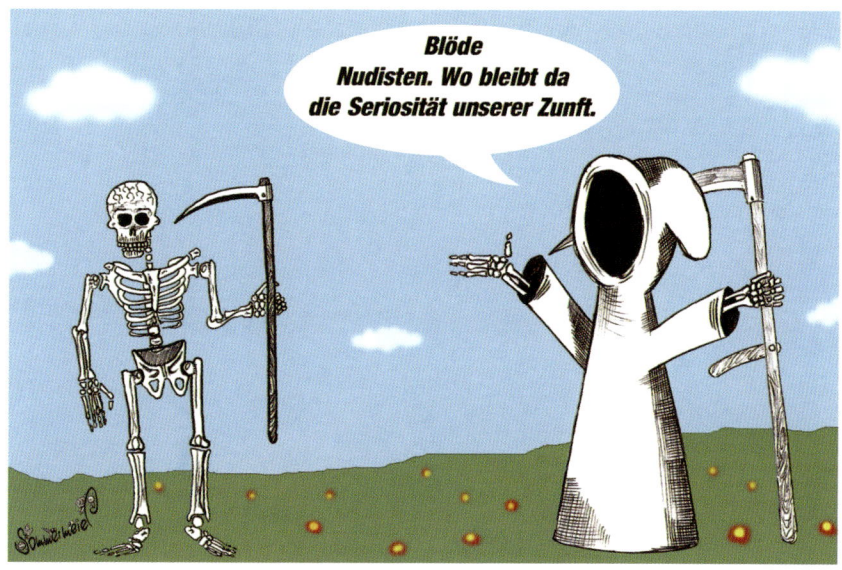

Ein weiterer wichtiger Schadstoff ist Quecksilber. Es wird bei unzähligen industriellen Prozessen in die Umwelt abgegeben und belastet vor allem die Gewässer, in denen es durch Mikroorganismen zum wasserlöslichen Methylquecksilber umgewandelt wird. In dieser Form lagert es sich im Körpergewebe von Meerestieren ab. Aus Japan kennen wir die Minamata-Krankheit, bei der der Verzehr von quecksilberhaltigen Muscheln und Fischen zu einer Zelldegeneration von Gehirn und peripheren Nerven führt. Aber auch Chromosomenabbrüche, also Degeneration unserer Erbinformation, konnten durch Methylquecksilber nach Fischverzehr festgestellt werden.

Weiterhin ist längst bekannt, dass Nitrite im Körper in Nitrosamine umgewandelt werden, die stark krebserregend sind. Die Verwendung von Nitritpökelsalz in der Fleischindustrie sorgte deshalb schon des Öfteren für Schlagzeilen, auch wenn sich im Nachhinein herausstellte, dass die verwendeten Dosierungen nicht immer gesundheitsgefährdend waren.

Eine andere Gruppe von Giftstoffen sind die PAK (polyzyklische aromatische Kohlenwasserstoffe), die in Auspuffgasen, Tabakrauch und Erdölprodukten vorkommen. Zum Glück ist unser Körper nach Aufnahme in der Lage, diese Stoffe umzuwandeln und auszuscheiden. Allerdings entstehen bei der Umwandlung Nebenprodukte, die unser genetisches Material schädigen und nachweislich die Krebsentstehung beschleunigen.

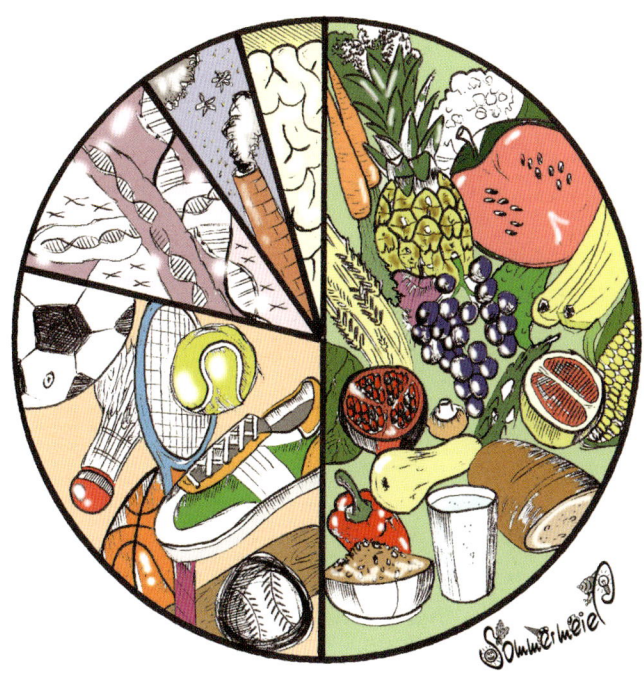

Wie die Psyche die Gesundheit beeinflusst

Die letzten 5 Prozent erhält die Psyche, der seelische Zustand deines Körpers. Du weißt zunächst nicht, ob du dich über die dir aufgebürdete Verantwortung ärgern oder freuen sollst. Plötzlich erfährst du, dass das Schicksal und die Vorhersehung gar keinen so hohen Zaun um dein Leben gezogen haben. Du bist deines eigenen Glückes Schmied.

Dieses Buch wird dir dabei helfen, deine neu erworbene Freiheit maximal zu nutzen. Spätestens in diesem Moment möchte ich, dass du aus dem passiven Modus in den aktiven wechselst. Du warst lange genug nur Beifahrer. Jetzt nimmst du das Steuer selbst in die Hand. Du wartest nicht mehr darauf, dass Müdigkeit, Antriebslosigkeit und Erkrankungen deine Lebensqualität runterziehen. Prävention ist ab heute nicht mehr nur eine Floskel, sondern eine Selbstverständlichkeit. Denn es gibt nichts Größeres als deine Gesundheit. Sie bestimmt dein Lebensgefühl und deine Möglichkeiten, in deinem Leben maximal durchzustarten.

Crashkurs Anatomie

Im ersten Semester meines Medizinstudiums an der Humboldt Universität in Berlin wurden wir in die Präpariersäle des Anatomietraktes geführt. Der aufdringliche Geruch von in Formalin geduschten Leichen brannte sich mir für alle Zeiten ins Gehirn. Als dann die Tücher heruntergezogen wurden und wir das erste Mal in tote Augen schauten, begannen sich meine Mitstudenten reihenweise zu übergeben. Aber es kam noch besser. Der Professor zeigte nacheinander mit dem Finger auf uns und teilte uns verschiedene Körperteile zu. Zögerlich begannen wir mit unseren Pinzetten und Skalpellen von Beinen und Armen die Haut abzuziehen. Wir stellten Nerven und Gefäße dar und hatten uns irgendwann so an diesen Job gewöhnt, dass all diejenigen, die bis dahin das Studium nicht geschmissen hatten, ihr Lunchpaket rauszogen und sich ihr Salamisandwich reinschoben, während fünf Meter vor ihnen jemand die Eingeweide einer dieser Leichen freilegte. Für mich war das nicht nur der erste Schritt zum Chirurgen, sondern es führte mir so realistisch wie nur möglich den faszinierenden Aufbau unserer Organe vor Augen.

Um die Auswirkungen von Lifestyle und Ernährung in unserem Körper besser verstehen zu können, benötigen wir wenigstens ein minimales Basiswissen über unsere Organe und ihre wichtigsten Aufgabengebiete.

Falls du es schaffen solltest, das folgende Kreuzworträtsel auf Anhieb zu lösen, möchte ich dich nicht weiter langweilen und du solltest das Kapitel überspringen. Bitte vergiss beim Ausfüllen nicht, auf die Umlaute ä, ö und ü zu verzichten und sie mit ae, oe und ue zu umschreiben. Die Auflösung findest du am Ende dieses Themas.

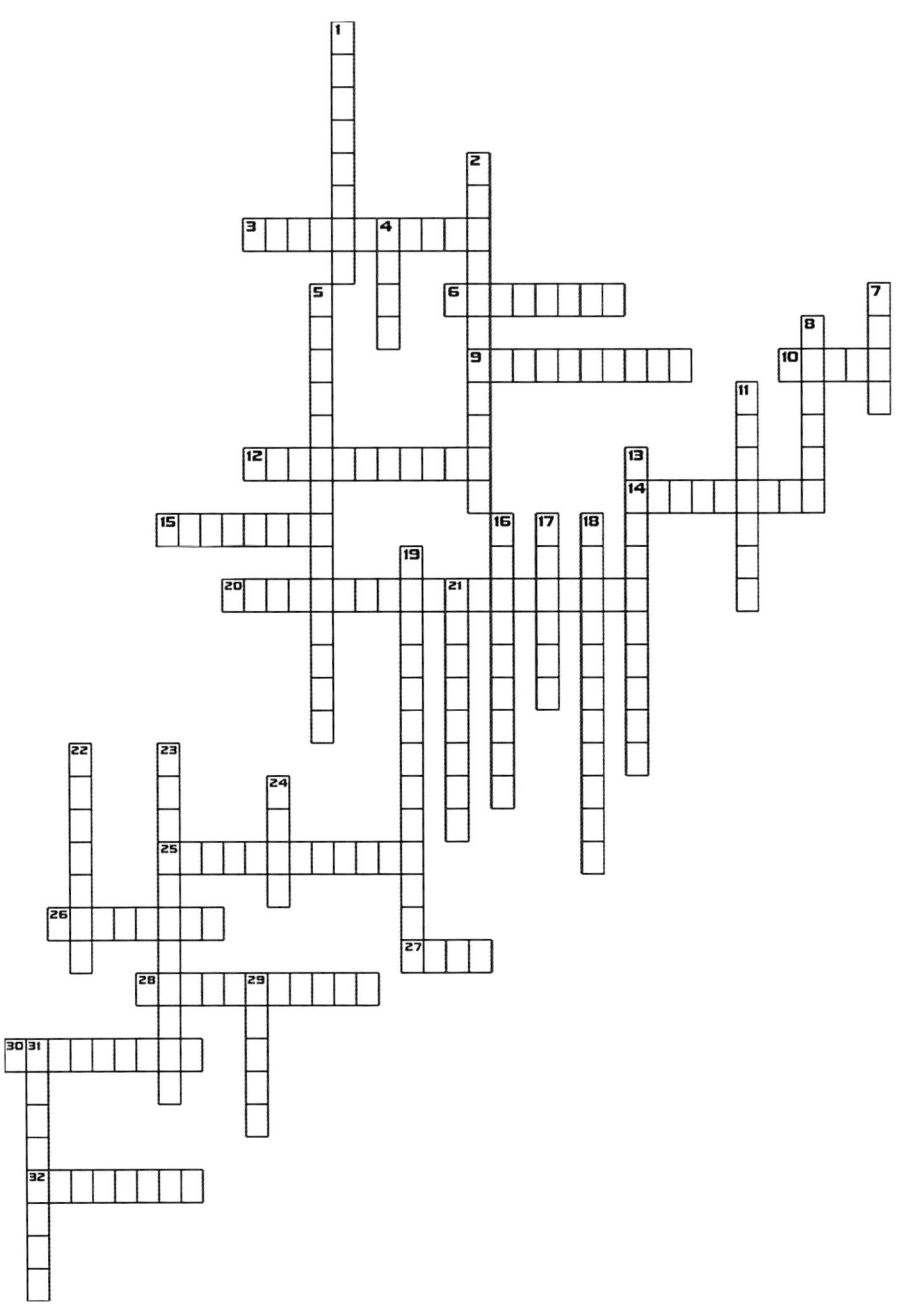

38

Ich bin mir immer noch nicht ganz sicher, ob du für das folgende Kapitel bereit bist. Hier also noch ein letzter Wissenstest, bevor es ans Eingemachte geht. Ordne die folgenden anatomischen Begriffe den dazugehörigen Strukturen der folgenden Herzdarstellung zu.

- linker Vorhof
- rechter Vorhof
- rechte Herzkammer
- linke Herzkammer
- obere und untere Körpervene
- Lungenschlagader
- Körperschlagader/Aorta

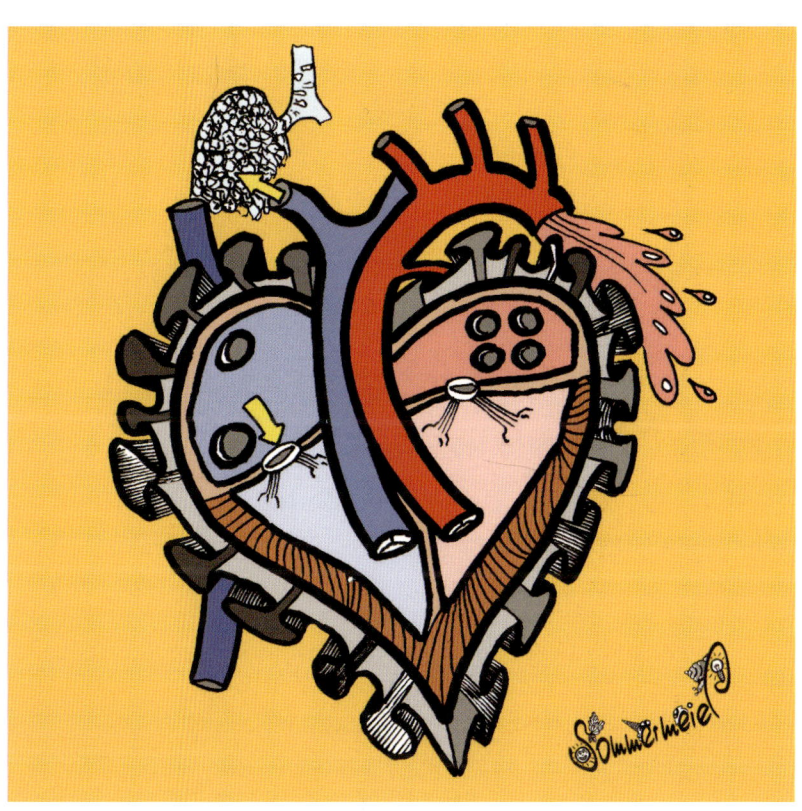

Nichts ist wichtiger, als sich selbst zu kennen. Nur wer über die Bautechnik und die Schaltpläne in seinem Körper Bescheid weiß, wird die Bedeutung und die Tragweite unserer Lebensweise für die Gesundheit verstehen und alles dafür tun, sie zu erhalten.

Warst du dir bei der Lösung der Aufgaben noch etwas unsicher, dann lass uns sofort beginnen, unseren Körper besser zu erforschen.

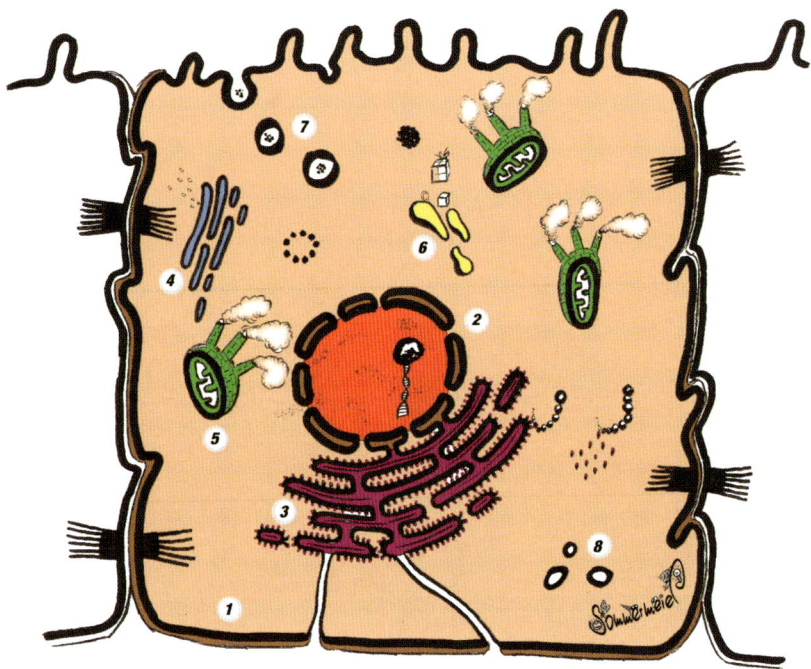

Das kleinste Fabrikgelände

Am liebsten vergleiche ich unsere winzigen, aber in unvorstellbaren Mengen und verschiedenen Variationen vorkommenden Zellen mit Fabriken.

Das Fabrikgelände wird von einem Zaun geschützt, der Zellmembran (in der Abbildung Nummer 1). Diese Außenhaut stellt eine feine, gazeartige Hülle von erstaunlich zweckmäßiger Beschaffenheit dar. Durch sie können kleine Moleküle als Nahrung in das Zellinnere eindringen und Abfallstoffe wieder austreten. Für die großen Zucker- und Eiweiß-moleküle ist sie dagegen undurchlässig.

Der wichtigste Teil der Fabrik ist ihr Zentralbüro, unser Zellkern (2), von dem die Fertigungsanweisungen in alle Produktions- und Fertigungs-einrichtungen geschickt werden. Er spielt bei der Fortpflanzung die Hauptrolle und enthält in seiner riesigen Bibliothek, die größer ist als Wikipedia, die Träger des gesamten Erbgeschehens – unsere 46 Chro-mosomen, vollgestopft mit genetischen Informationen. Würde man deren Inhalt in gewöhnliche Schrift übertragen, ergäbe das mindestens 1.000 Bände mit je 500 Seiten. Bevor sich eine Zelle teilt, werden bin-nen 20 Minuten all diese Informationen originalgetreu abgeschrieben.

Unsere Zellfabrik ist der Produzent für Eiweißstoffe und deren Vor-stufen, die der Organismus für sein Wachstum und für seine Lebensauf-gaben benötigt und die der Chemiker »Proteine« nennt. Damit die Produktionshallen wissen, was sie mit ihren Fertigungsanlagen für Eiweiße herstellen sollen, flitzen unzählige Boten ins Zentralbüro, schreiben sich dort in der Bibliothek einen Teil der Informationen von den Chromosomen auf ihre Schmierzettel und düsen wieder zurück zur Produktionshalle, dem »rauen Endoplasmatischen Retikulum« (3), wo sofort die Baupläne in die Fertigungsanlagen, die Ribosomen, eingege-ben werden, um Perlenketten aus Aminosäuren zu basteln. Diese Perlenketten sind unsere Eiweiße, die nicht nur für das Fabrikgelände, sondern für den gesamten Körper lebensnotwendig sind. Und damit immer genügend Nachschub an Eiweißen vorhanden ist, befinden sich auf einem Fabrikgelände etwa 15.000 dieser Fertigungsmaschinen. Jede einzelne Maschine besitzt mehrere Arbeitsroboter, unsere Enzy-me, die peinlichst genau dafür sorgen, dass die richtigen Aminosäuren zu den richtigen Eiweißkörpern zusammengebaut werden.

Es gibt auch Produktionshallen ohne Eiweißmaschinen. Diese nennen wir »glattes Endoplasmatisches Retikulum« (4). Hier finden in den Fabriken der Leber Entgiftungsprozesse und Zuckerneugewinnung statt. Mitunter wird ein Teil als Lagerhalle für Fett genutzt. Selten werden hier auch Botenstoffe produziert, die Hormone, die Bauge-nehmigungen und Produktionstipps durch den gesamten Körper schleusen.

Ohne Strom läuft auch in der erfolgreichsten Fabrik nichts. Also befin-den sich auf dem Fabrikgelände gleich mehrere Energiekraftwerke, unsere Mitochondrien (5). Sie enthalten ebenfalls Hilfsroboter, nämlich Enzyme, die aber hier Verbrennungsvorgänge zur Energiegewinnung steuern. Mitochondrien sind für den Betriebsstoffwechsel der Zelle unentbehrlich.

Und natürlich müssen gute Produkte nett verpackt werden. Du schüttest dir deine Cornflakes im Supermarkt doch auch nicht lose in die Tasche. Der Golgi-Apparat (6) ist ein echter Verpackungskünstler und kann es mit jedem Service zum Einpacken deiner Weihnachtsgeschenke aufnehmen.

Schließlich braucht eine Fabrik einen Mülldienst oder noch besser eine Kompostieranlage. Die Lysosomen (7) sind die Verdauungsorgane deiner Zelle. Und niemand klatscht die Abfälle lieblos in eine Tonne, sondern Lysosomen umfließen sie, nehmen sie in ihr Innerstes auf, verdauen sie oder setzen sie vor die Tür, indem sie mit der Zellwand verschmelzen.

Besonders die Leberwerke haben es ständig mit Entgiftung von hochtoxischen Substanzen zu tun. Ist die Verseuchungsrate einer Müllladung zu heftig, werden die Peroxisomen (8) kontaktiert. Die liefern dann das nötige Wasserstoffperoxid, um auch den aggressivsten Abfallklumpen schadlos zu machen.

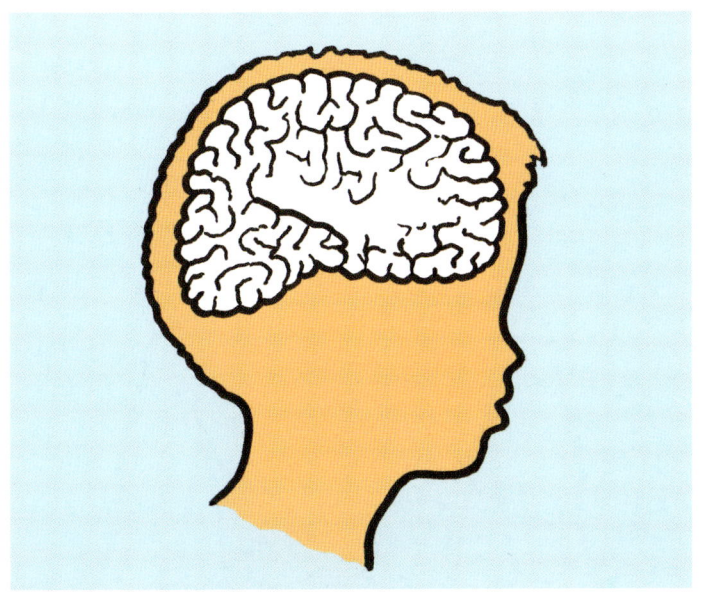

Steuerzentrale unseres Körpers

Unser Gehirn bildet in allen Fällen mit dem gesamten Nervensystem eine untrennbare Einheit. Es besteht sogar selbst im Wesentlichen aus Nervenzellen, deren Zahl man auf mehr als 10 Milliarden schätzt. Zum Schutz vor Druck und Stößen ist es genau passend in den harten Schädelknochen eingebettet und von 3 Hirnhäuten eingehüllt. Es schwimmt in 250 Kubikzentimeter Gehirnwasser, dem Liquor. Das Gehirn kontrolliert und dirigiert unseren Körper aber nicht allein. Einige zentrale Kontrollzentren nehmen ihm Routineaufgaben ab. Dazu gehört das sympathische und parasympathische Nervensystem, die sich um die Darmmotorik sowie die Absonderung von Schweiß und Drüsenflüssigkeiten kümmern. Aber auch das Rückenmark übt die Funktion eines Kontrollzentrums aus. Das Kleinhirn wiederum kümmert sich um die Feinabstimmung unserer Bewegungen.

Viele ältere Patientinnen klagen in meiner Sprechstunde über die Hilflosigkeit ihrer Männer, selbst wenn diese ein ähnliches Alter aufweisen. Das mag daran liegen, dass weibliche Nervenzellen im Gehirn mit zunehmendem Alter dreimal langsamer absterben als die Neurone der männlichen Steuerzentrale.

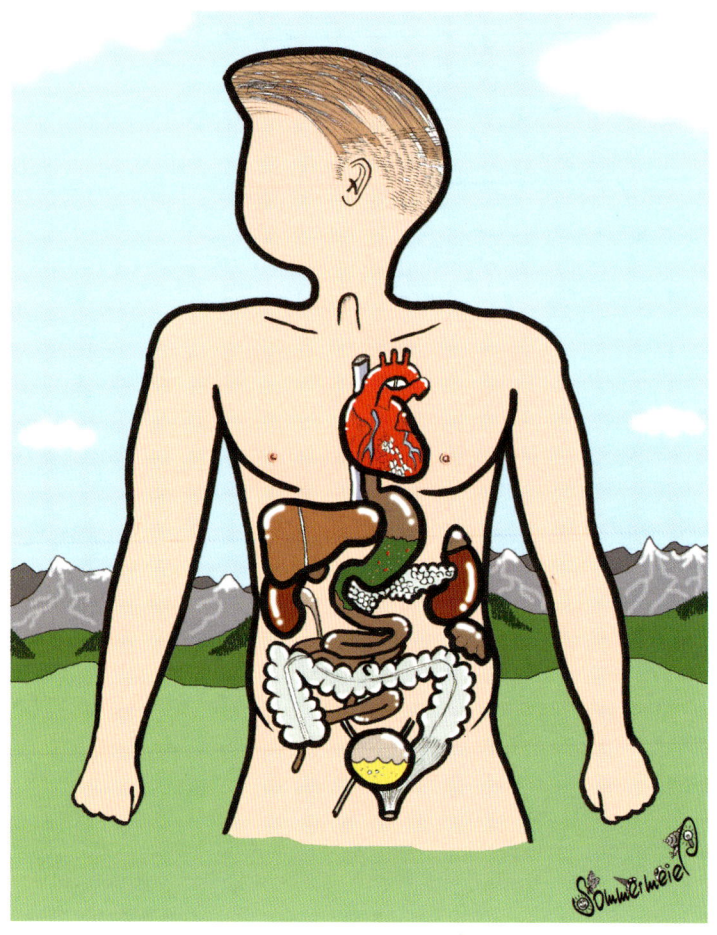

Unsere Langzeitpumpe

Eins der krassesten Wunder im Naturgeschehen ist das schlagende Herz. Ich möchte es einfach mal als eine 70 oder 80 Jahre ununterbrochen völlig selbstständig und mit dem geringstmöglichen Kraftaufwand arbeitende Pumpe bezeichnen. Sein Steuerungsmechanismus ist in der Lage, die Leistung des Herzens den jeweiligen Anforderungen schnell und genau anzupassen. Wäre das nicht der Fall, würde man mit einem simplen Hundertmeterlauf zur Bushaltestelle bereits sein Leben riskieren.

Unsere Wunderpumpe schlägt an einem einzigen Tag etwa 100.000 Mal. Dabei pumpt sie etwa 5.000 Liter Blut durch unsere Adern. In einem 70-jährigen Leben sind das nicht weniger als 125 Millionen Liter bei 2,5 Milliarden Schlägen. Wollte man diese enorme Flüssigkeitsmenge mit der Bahn befördern, dann benötigte man dafür mehr als 8.500 große Kesselwagen. Dieser Monsterzug hätte eine Länge von 85 Kilometern Länge.

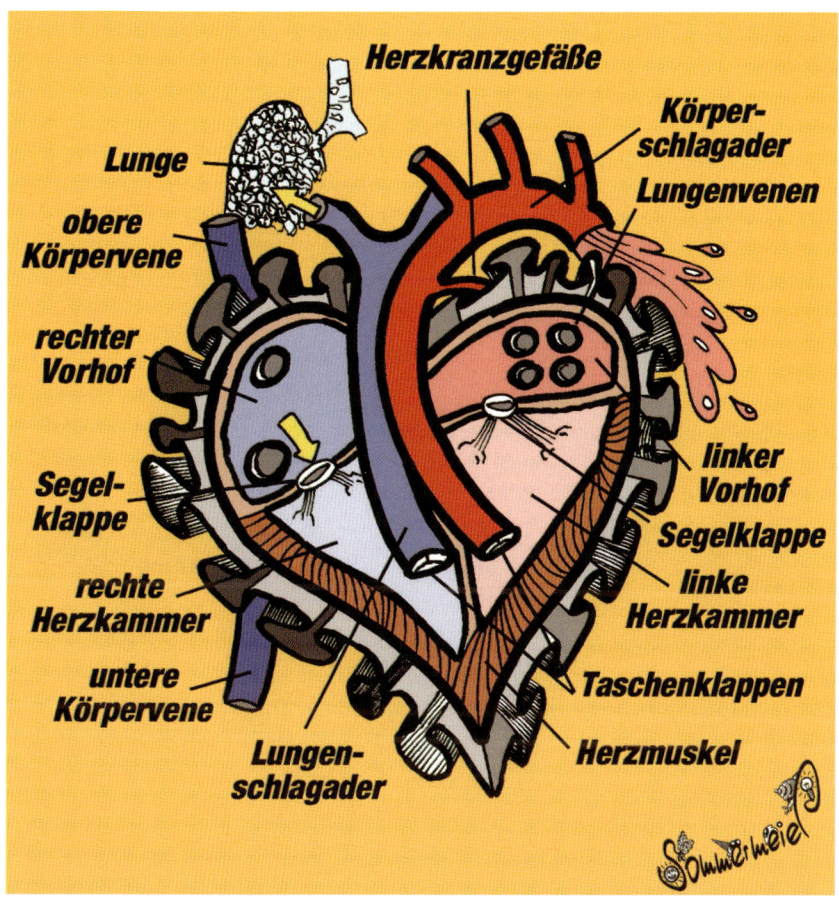

Unser Herz ist ein faustgroßer Hohlmuskel, dessen Inneres durch eine Scheidewand in zwei Hälften geteilt wird. Jede dieser Hälften ist wiederum in eine kleinere Vorkammer, auch Vorhof genannt, und die eigentliche Herzkammer unterteilt. Zwischen Vorhof und Kammer sowie zwischen Kammer und den an diese angeschlossenen großen Blutgefäßen befinden sich Rückschlagventile in Form von Klappen, die ein Zurückfließen des Blutes verhindern.

Unser Körper benötigt diese Doppelpumpe, weil er ein zweigeteiltes Blutkreislaufsystem hat. Der große Körperkreislauf bringt das Blut zu allen Geweben und Organen, und der kleine Lungenkreislauf presst das sauerstoffarme Blut durch die Lungen.

Bei jedem Schlag des Herzens zieht sich dessen muskulöse Außenwand derart zusammen, dass das Blut mit großem Druck aus beiden Kammern gepresst wird. Dabei drückt die rechte Herzkammer das aus dem Körper zurückgekommene verbrauchte Blut in den kleineren Lungenkreislauf. Die linke Herzkammer dagegen, die aufgefrischtes Blut aus dem Lungenkreislauf erhalten hat, presst dieses in den Körperkreislauf. Direkt vor Beginn der großen Körperarterie, unserer Aorta, gehen die Versorgungsgefäße unserer Herzmuskulatur ab, die Herzkranzgefäße. Das alles vollzieht sich in weniger als 10 Sekunden.

Gesteuert wird es von einer elektrochemischen Energie, die der sogenannte »Sinusknoten« liefert. Der ist so etwas wie ein elektrischer Taktregler, der bei normaler Belastung 70 Mal in der Minute dem Herzen einen schwachen elektrischen Stromstoß zusendet, der diesen Hohlmuskel dann zum Zusammenziehen veranlasst.

Die eigentliche Arbeit des so in den Körper geschossenen Blutes ist der Stofftransport. 5 bis 6 Liter dieser Flüssigkeit durchströmen während unseres gesamten Lebens pausenlos alle Gewebe und Organe. Das Blut bringt jeder Zelle ihre notwendige Nahrung und befördert gleichzeitig die dort angefallenen Abfallstoffe zu den Ausscheidungsorganen. Außerdem nimmt es die Absonderungen aller inneren Drüsen mit, die sogenannten Hormone oder auch einfach Botenstoffe, die wiederum verschiedenartigste Körperfunktionen auslösen und steuern.

Frauen sind übrigens durch das weibliche Hormon Östrogen bis zu den Wechseljahren weitestgehend vor Herz-Kreislauf-Erkrankungen geschützt, während das männliche Geschlechtshormon Testosteron 20 Gene aktiviert, die genau diese Krankheiten fördern.

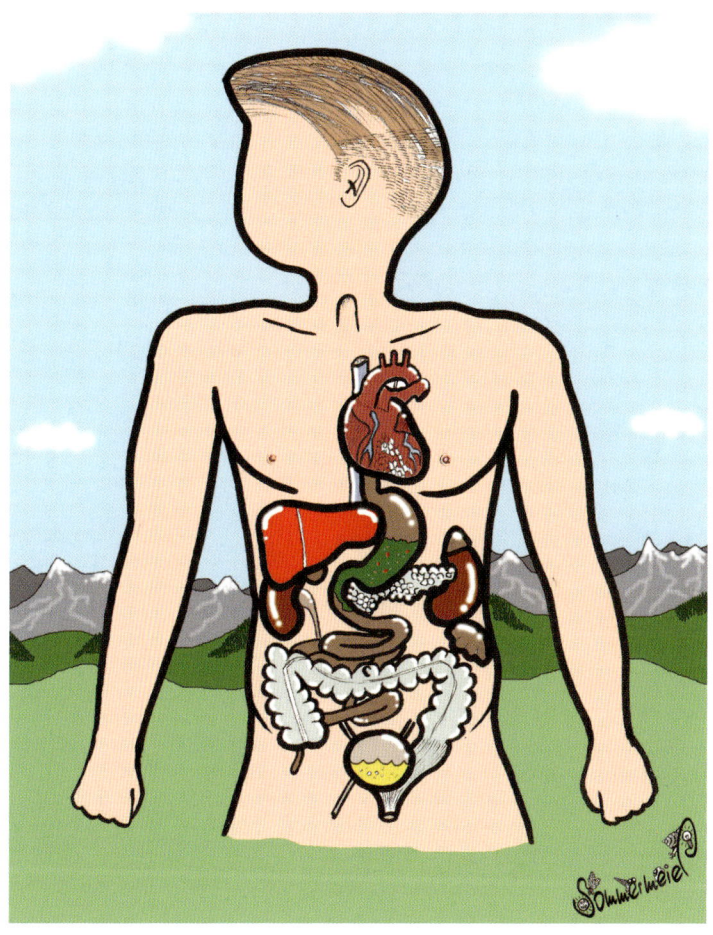

Die Entgiftungsfabrik

Kein Organ steht mehr mit unseren Trinkgelagen und Schnapskuren in Verbindung. Und wen wundert es, denn die etwa 1,5 Kilogramm schwere Leber ist das Zentrallabor des Körpers. Hier werden schädigende Fremdstoffe und unbrauchbare Hormone entgiftet, Fettsäuren verwertet, aus Aminosäure-Bausteinen Proteine zusammengebastelt und gleichzeitig Cholesterin und Gallensaft produziert. Kohlenhydrate, oder einfach Zucker, gehören zu den wichtigsten Brennstoffen unseres Körpers. Wenn wir bei uns zu Hause Holz für den Ofen aufbewahren, dann am leichtesten in Form von Pellets, bereits eingestampftes und in kleine Kastenform gepresstes Holz. Genau das macht die Leber auch. Der zu einzelnen Glukose-Bausteinen gespaltene Zucker wäre für eine effiziente Lagerung in der Leberzelle zu sperrig und wird zur Speicherform Glykogen umgebaut. Ist das Brennmaterial in unserem Blut (Blutzucker) aufgebraucht, weil wir mal wieder zu spät zur Arbeit unterwegs waren und zur Bahn rennen mussten, wird die Glykogen-Speicherform wieder zu Glukose zurückverwandelt.

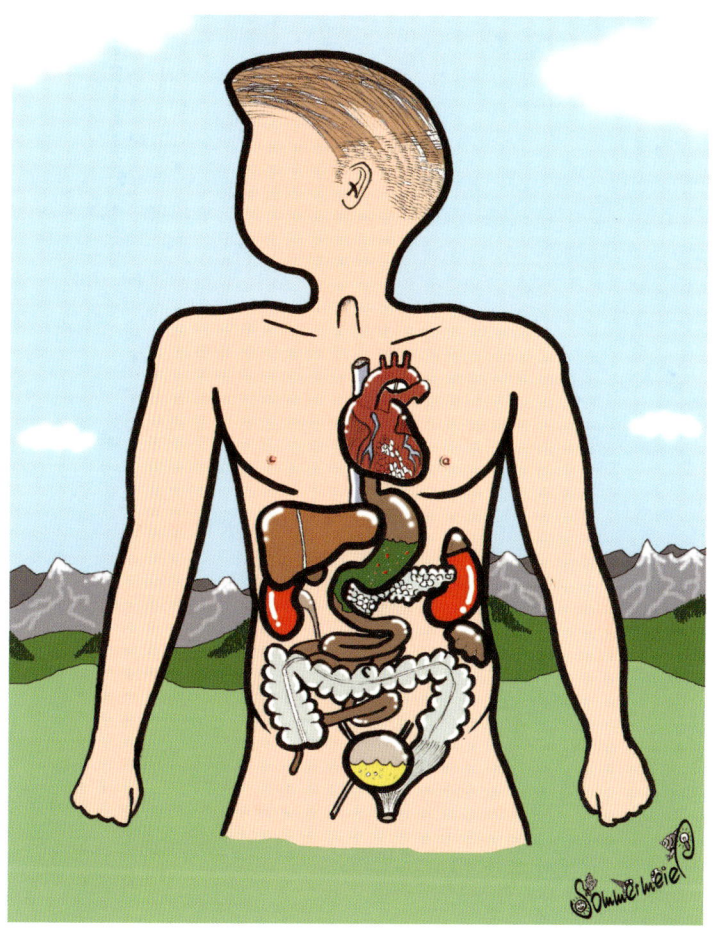

Das Klärwerk

Wer meint, die Nieren hätten nur die Aufgabe, überflüssiges Wasser aus unserem Körper auszuscheiden, der irrt sich gewaltig. In Wirklichkeit sind unsere beiden Nieren regelrechte Laboratorien, die sowohl den Wasserhaushalt des Blutes als auch den Mineralhaushalt und das Säure-Basen-Gleichgewicht des Organismus regulieren.

Innerhalb von 24 Stunden wird die gesamte Blutmenge unseres Körpers nicht weniger als 300 Mal durch die Nieren geschleust. Die Tatsache, dass die Leistungsfähigkeit dieser verhältnismäßig kleinen

Organe 9 Mal größer ist, als zu unserer Gesunderhaltung notwendig wäre, versetzt mich immer wieder in Staunen. Wie so oft in unserem Körper haben wir hier eine der bekannten Reserven für den Fall eines Kurzschlusses. Es darf also ohne Weiteres eine Niere ganz ausfallen, ohne dass der Gesamtorganismus deshalb zugrunde geht. Kein Wunder, dass in ärmeren Regionen Spendernieren schon für wenige Tausend Euro angeboten werden. In Thailand sah ich ganze Dörfer, in denen die Männer eine Narbe an der Entnahmestelle trugen, um ihren Familien ein besseres Leben zu ermöglichen.

Eine Niere ist etwa so groß wie eine Faust und hat die Form einer Bohne. Sie besitzt eine rotbraune Farbe und wiegt 150 Gramm.

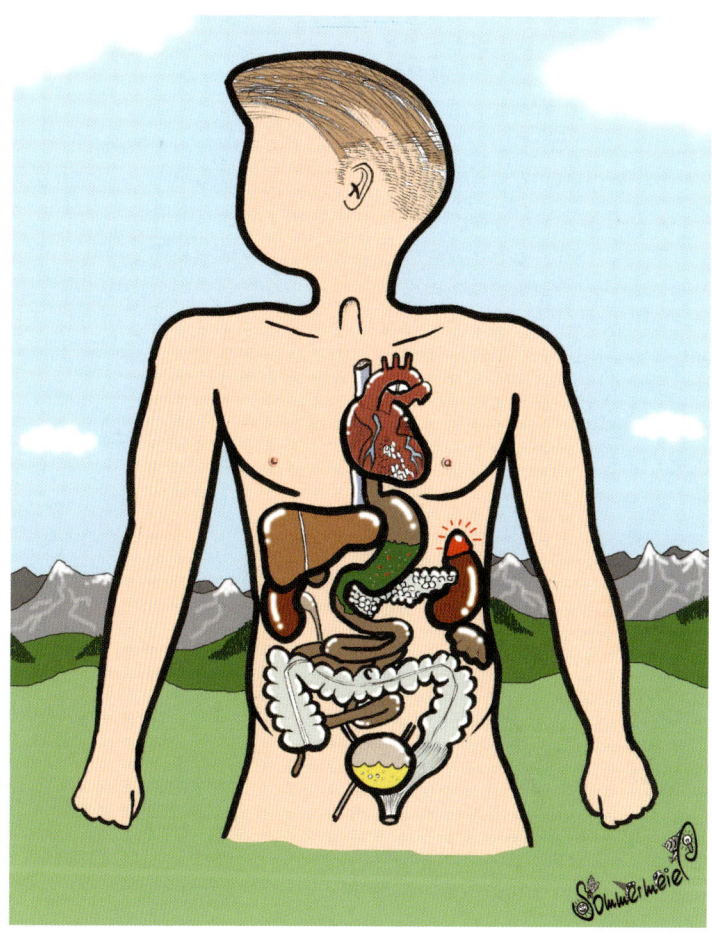

Die Hormonfabrik

Die Nebennieren sitzen wie eine Mütze auf unseren Nieren, haben aber mit den Aufgaben der Niere oder einer Mütze rein gar nichts zu tun. Sie sind reine Lieferanten von Botenstoffen und bestehen ausschließlich aus hormonbildendem Gewebe. In ihrem Inneren treffen wir auf zwei völlig unterschiedliche Zellarten.

Das graue Zentrum, das Nebennierenmark, produziert Adrenalin und Noradrenalin. Diese beiden Hormone erregen unser sympathisches

Nervensystem, den Sympathikus, beschleunigen die Herztätigkeit und erhöhen den Blutdruck und den Blutzucker.

Es gibt nämlich zwei Nervensysteme in unserem Körper, auf die wir keinen Einfluss haben und die sich nicht willkürlich steuern lassen. Sie heißen Parasympathikus und Sympathikus. Wir können entscheiden, ob wir unsere Augen schließen oder unsere Hand öffnen, aber eben nicht, ob sich unser Dickdarm ausruhen oder bewegen soll. Der Parasympathikus ist das Bündel an Nervenleitungen, welches eher unsere Organe befeuert, wenn wir völlig entspannt auf der Couch liegen. In Stresssituationen übernimmt der Sympathikus die Kontrolle über unzählige Körperfunktionen.

Stell dir vor, du fährst zu deinem ersten Date mit einem Menschen, den du nur vom Foto her kennst, der darauf aber super gut aussieht und am Telefon mächtig Eindruck auf dich gemacht hat. Eben noch wolltest du zur Toilette gehen, aber aufgrund der Aufregung ist dein Stuhldrang fast völlig aufgehoben. Dein Puls ist merklich beschleunigt, deine Nebenniere schüttet Unmengen an Adrenalin aus und deine Hände sind trocken. Schuld daran ist dein Sympathikus. Du läufst durch das Café, in dem ihr euch verabredet habt, streichst dir noch einmal durchs Haar und setzt schon das Begrüßungslächeln auf, da fällt dir plötzlich die Kinnlade runter. Das Foto wurde scheinbar von einem Profi nachbearbeitet, denn dein Date ist nicht wiederzuerkennen und ganz und gar nicht dein Typ. Sofort meldet sich der Darm zurück und dein Puls fährt auf ein entspanntes Niveau. Das ist dein Parasympathikus.

Das gelbe Außengewebe, die Nebennierenrinde, stellt mit ihren Zellen das entzündungshemmende Cortison, das Dursthormon Aldosteron für die Niere und die Geschlechtshormone Östrogen und Androgen her.

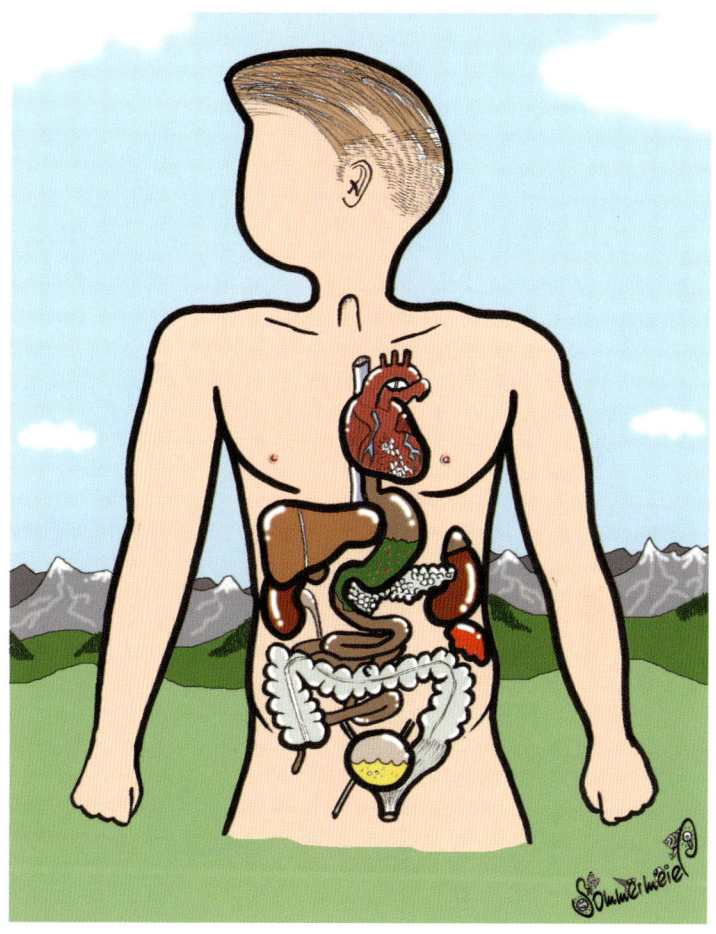

Die Polizeizentrale

Schneidet man eine Milz durch, sieht man einen kleinen weißen und einen großen roten Bereich. Der weiße Bereich ist die größte Polizeistation unseres Körpers, in der Tausende Polizisten, die weißen Blutkörperchen, ausgebildet und einsatzfähig gemacht werden. Während die regionalen Polizeistationen, unsere Lymphknoten, nur die Landstraßen und die Autobahnen ihres Bezirkes kontrollieren und sie von gefährlichen Eindringlingen befreien, werden alle wichtigen Fälle und Täterprofile der lokalen Scans an die Hauptzentrale in der Milz weitergeleitet, von wo aus die gesamte Blutbahn kontrolliert wird. Bei jeder lokalen Infektion entzündet sich der zugehörige Lymphknoten. Bei massiver Einschwemmung von Krankheitserregern in die Blutbahn – wir nennen das auch Blutvergiftung oder Sepsis – schwillt als Ausdruck ihrer Abwehrtätigkeit die Milz an.

In den roten Bereichen der Milz befinden sich riesige Filteranlagen, um altersstarre und untaugliche rote Blutkörperchen, auch Erythrozyten genannt, herauszufiltern. Rote Blutkörperchen sind für den Sauerstofftransport lebensnotwendig, verlieren aber nach 100 Tagen ihre Elastizität, würden den Blutfluss in den kleinen Gefäßen aufhalten und bleiben in den engen Fangnetzen des roten Milzbereichs hängen. Die Müllabfuhr – unsere großen Fresszellen, auch Makrophagen genannt – beseitigt sie und sorgt für einen raschen Abtransport der Überreste in die Recycling-Stationen unserer Leber. Dabei wird der noch erhaltene rote Farbstoff leicht verändert und nun gelblich leuchtend dem Gallensaft beigemischt. Verstopft ein Gallenstein den Abfluss des Gallensaftes in den Dünndarm oder kommt es zu einem Massensterben von roten Blutkörperchen, führt der angestaute Farbstoff zu einer Gelbfärbung unserer Augen und unserer Haut.

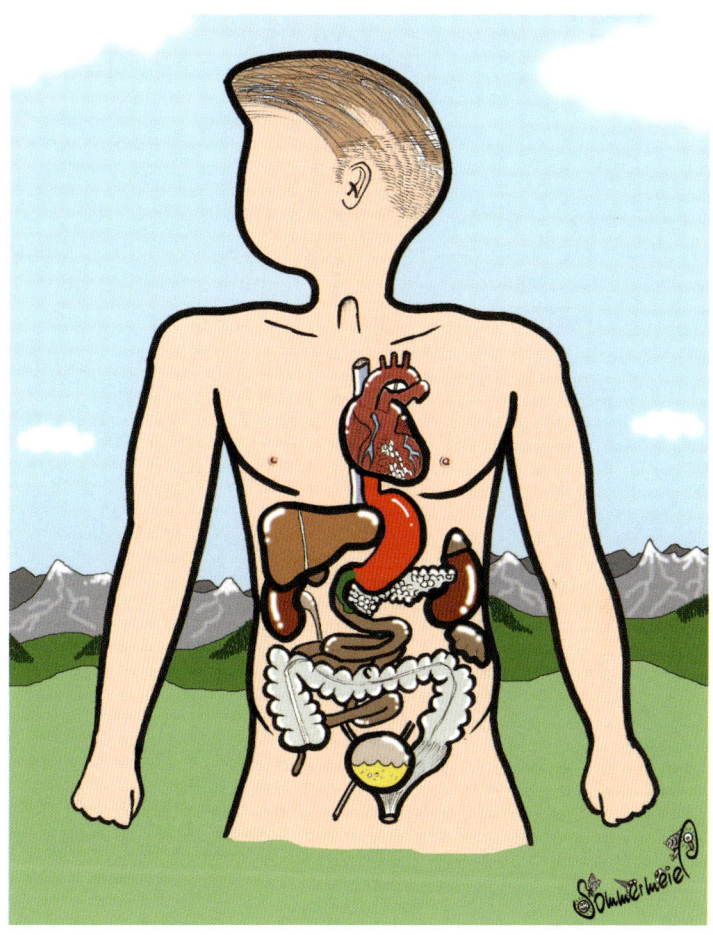

Der Nahrungsreiniger

Logisch, der Magen speichert für einen kurzen Zeitraum unsere Nahrung, um sie in kleinen Mengen an den Darm weiterzugeben. Durch ihn sind wir erst in der Lage, unseren Tagesbedarf an Nahrung mit wenigen großen Mahlzeiten zu decken. Wie immer wird man sich dem Wert seiner Organe erst bewusst, wenn sie operativ entfernt worden sind. Büßen wir den Magen ein, muss die Nahrung in vielen kleinen Portionen aufgenommen werden.

Außerdem wird die Nahrung nach Eintreffen im Magen einmal vollständig desinfiziert. Dazu sondert die Magenwand Salzsäure ab, durch welche die meisten Bakterien im Speisebrei unschädlich gemacht werden. Damit der Magen sich bei so einem ätzenden Milieu nicht selbst verdaut, besitzt die Magenschleimhaut einen Überzug aus bikarbonathaltigem Schleim. Läuft der saure Magensaft in die Speiseröhre, entsteht ein heftiges Brennen, das sogenannte Sodbrennen.

Gleichzeitig beginnt der Magen mit Hilfe einiger Verdauungsenzyme der Magendrüsen mit der Verdauung. Aber ein ganz besonders wertvoller Stoff dieser Magendrüsen ist der Intrinsic-Faktor. Nur mit ihm können wir Vitamin B12 im Dünndarm aufnehmen.

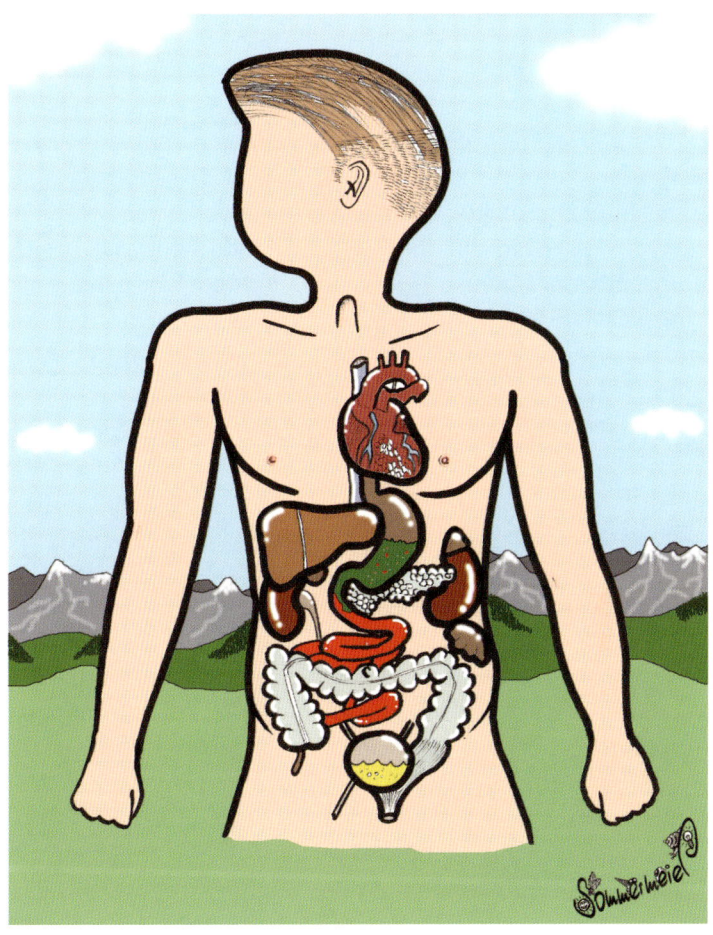

Verdauungsschlauch und Abwehrbasis

Direkt im Anschluss an den Magen folgt der 6 Meter lange, wie ein Fahrradschlauch aussehende Dünndarm. Er spaltet die Nahrung nun endgültig in ihre kleinsten Bausteine. Das schafft er nur mit Hilfe unzähliger Hilfsarbeiter, den Verdauungsenzymen aus Dünndarmwand, Leber und Bauchspeicheldrüse. Diese Hilfsarbeiter sind mit Sägen und Äxten bewaffnet, um unsere Nahrung in Einzelteile zu zerlegen, und zwar so klein, bis sie durch die Darmwand aufgenommen werden können.

Wer unbeaufsichtigten Kleinkindern schon mal beim Essen zugeschaut hat, weiß, dass mitunter mehr Straßen- als Brotbelag im Darm landet. Um Zellgifte und Schadstoffe, die sogenannten Antigene, zu entsorgen, ist unser kompletter Darm mit speziellen Abwehrzentren – ich nenne sie mal wieder Polizeistationen – ausgestattet. In jedem dieser Stützpunkte warten unzählige weiße Blutkörperchen, auch Leukozyten genannt, wie Polizisten auf ihren Einsatz. Jede Zellwand besitzt eine Menge Rezeptoren. Botenstoffe können hier andocken und eine Reaktion in der Zelle auslösen. Trifft aber ein schadhafter Eindringling auf so eine Andockstation, löst das augenblicklich einen Notruf in der am nächsten gelegenen Polizeistation aus. Sofort rücken unsere Polizisten aus und beseitigen die Schadstoffe oder Krankheitserreger. Der schnellste Weg zum Angreifer ist die Autobahn unseres Körpers – die Blutgefäße. Die Polizisten können aber auch direkt in den attackierten Zellen die Gegner in Gewahrsam nehmen. Erreger wie Bakterien und Viren werden von den weißen Blutkörperchen umflossen, bis der Zellkörper den Erreger vollständig in sich eingeschlossen hat und dann verdaut. Diesen Vorgang nennen wir Phagozytose. Um so früh wie möglich im Nahkampf den Gegner zu erkennen, besitzen unsere Polizisten Metalldetektoren und Ganzkörperscanner, die Immunglobuline oder auch Antikörper. Nur mit Hilfe des Antikörper-Scanners hat der Polizist ausreichend Zeit, bereits vor seinem Gegner die Waffe zu ziehen und zusätzlich die Daten auf dem Hauptrechner der Polizeistation zu speichern, um bei einem Folgeangriff eines ähnlichen Gegners noch früher handeln zu können. Ist der Gegner stressiger als geglaubt, fordert unser Leukozyten-Polizist unverzüglich Verstärkung an. Sofort macht sich ein Absperrteam aus Mastzellen und basophilen Granulozyten auf den Weg, das mit Hilfe einer Substanz namens Histamin die Blutgefäße weitet und so auf unseren Autobahnen eine zusätzliche Rettungsgasse bildet, damit nachrückende Einsatzkräfte noch schneller den Tatort erreichen.

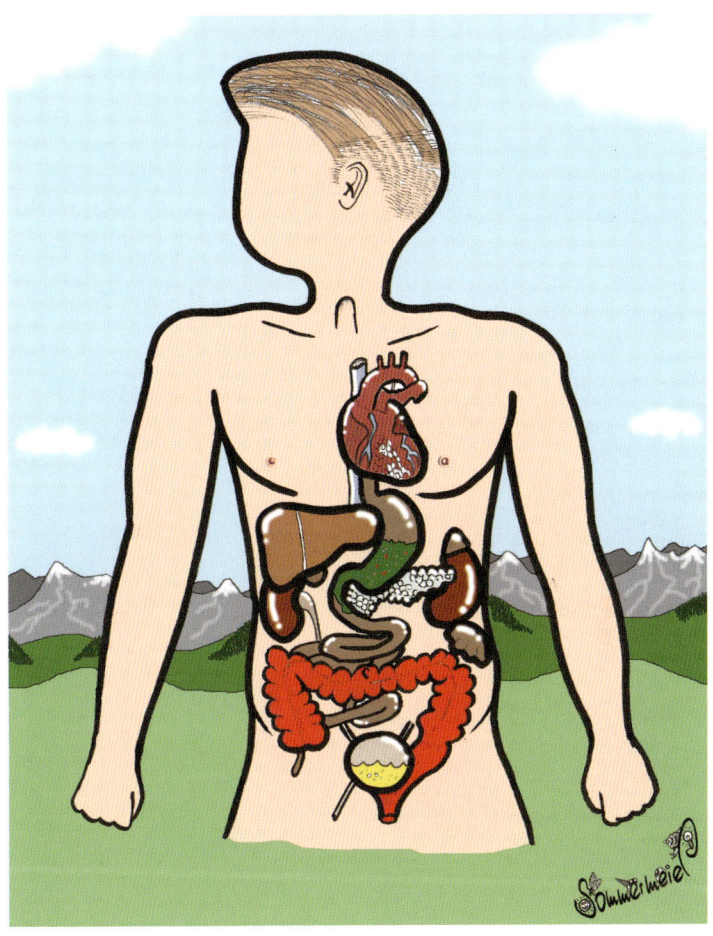

Die Bakteriensiedlung

Unser Dünndarm hat den größten Teil unserer Nahrung verdaut und resorbiert, sodass für den etwa ein Meter langen Dickdarm nur noch wenig zu tun bleibt. Hier wird der Speisebrei durch Wasserentzug eingedickt. Außerdem wird ihm Schleim beigemengt, um ihn für die Ausscheidung gleitfähiger zu machen. Ohne diesen Schleim würde jeder Toilettengang nach einer ballaststoffarmen Mahlzeit einer mittelschweren Geburt gleichen und wir bräuchten einen halben Tag, um wieder schmerzfrei sitzen zu können. Übrigens leben in unserem Dickdarm unzählige Bakterienstämme, die noch unbearbeitete Nahrungs-bestandteile spalten und resorbierbar machen. Medikamente, bei-spielsweise Antibiotika, können diese gesunde Darmflora für viele Monate schädigen und zu heftigen Durchfällen führen. Sogar Stress ist in der Lage, solchen Bakterienstämmen die Besiedlung unserer Darm-schläuche zu erleichtern, die dort nicht unbedingt die beste Stimmung verbreiten. Jede Form von Stress aktiviert Nerven, die unsere Verdau-ung hemmen und das Leben unserer gesunden Darmflora erschweren. Kein Wunder, dass bei diesem regen Durchgangsverkehr von unzäh-ligen Arten Mikroben unsere Körperabwehr vor Ort gut vertreten ist. Der größte Teil unseres Immunsystems sitzt nämlich im Darm.

Aus der Sicht unseres Darms kann das Leben oft wirklich grausam sein. Morgens duschen wir ihn mit einer Ladung Kaffee und trainieren ihn zum Adrenalin-Junkie. Wenn er Beine hätte, würde er mit Restless-Legs-Syndrom die Kurve kratzen. Dem Kaffee folgt aber erst mal nichts. Nach langem Warten kommt ein nährstoffloses Weißmehlbrötchen mit einer Überdosis zuckriger Marmelade angekrümelt. Mittags saust ein mit Cola getränkter Cheeseburger unsere Verdauungsrutsche runter. Allein das Brötchen enthält mehr Zucker als das Weißmehlbrötchen vom Frühstück, die fleischartige Füllmasse gleicht von seiner Textur einer Kautschuksohle und der geschmacksverfeinerte Billigkäse feiert für die nächsten 6 Stunden eine Gärungsparty, bei der mehr freie Radikale entstehen als im gesamten Leben eines Dreifinger-Faultiers.

Da ist es doch klar wie Kloßbrühe, dass sich unsere Darmflora verän-dert. Veränderung bitte hier nicht positiv verstehen! Statt unserer geduldigen und harmoniebedürftigen Hausbakterien züchten wir uns über die Jahre eine ganze Rockergang heran, schlimmer als die Hells Angels. Und mit jedem Schoppen Wein zu deftigen Steaks choppern sie wie mit einem Pflug über unsere Darmschleimhaut und verpesten mit ihren Abgasen die Luft. Wir verändern unsere Darmflora, bis sie eines Tages uns verändert. Mit dem Bauchgefühl, das dann entsteht, würde ich keine wichtigen Entscheidungen mehr treffen.

Wissenschaftler entdeckten drei Bakterienstämme, die in unserem Darm dominieren. Sie vermuteten chaotische Kriegszustände zwischen benachbarten Stämmen im Kampf um Weidegrund und Jagdrevier. Doch scheinbar rauchte man hier lieber die Friedenspfeife, als das Kriegsbeil auszugraben. Eine dieser Bakterienfamilien stellt jeweils die

Mehrheit im Reich der Bakterien. Die Familie der Bacteroides lebt gern in Därmen von Menschen, mit einer Vorliebe für Fleisch und Wurst. Ähnlich verhalten sich auch die Parabacteroides. Je fetter, desto netter. Beide lieben fettige Speisen und steuern gezielt eine erhöhte Kalorienaufnahme durch unsere Darmwand ins Blut. Ja, du hast richtig verstanden: Diese Schwämmchenbakterien holen mehr aus unserem Essen heraus, um zierliche Fettpölsterchen zu Schwimmringen, Doppelkinnen, Hängebäuchen und Tannenbäumen anwachsen zu lassen. Auch nicht ohne ist ihre Fähigkeit, unseren Appetit zu beeinflussen. Dieser unbarmherzige Heißhunger, der sich nach 21 Uhr meldet und nach allem verlangt, was fett und süß ist, entstammt also weniger unseren Hirnzentren, sondern vielmehr dieser wilden Schar von Darm-Rockern, die ihre Selbstbeherrschung und das Früh-ins-Bett-Gehen an der Abendgarderobe abgegeben haben.

Bei Menschen mit der Vorliebe für pflanzliche Nahrung dominiert die Familie der Prevotella. Bei ihrer Arbeit, Proteine zu verarbeiten, entstehen Schwefelgase, die wie ungewaschene – pardon, schlecht gewordene – Eier riechen. Nur gut, dass unser Geruchssinn sich in wenigen Sekunden an die schlimmsten Düfte gewöhnt. Es ist also wahr. Wir erkennen die Speisevorlieben unserer Mitmenschen sehr oft an den abgesonderten Darmgasen. Nur ist das nicht diese Art von Ratespiel, mit der man Millionär wird, und auch im überfüllten Bus stellt sich eher der Würgereiz als ein Unterhaltungswert ein.

Bakterien zerkleinern unser Essen nicht einfach nur, sie stellen dabei auch ganz neue Stoffe her. Der Rotkohl in unserem Döner hat weniger Vitamine als das Sauerkraut, das unsere fleißigen Darmbewohner aus ihm machen.

Eine Klappe am Beginn unseres Dickdarms verhindert die Bakterienwanderung in den Dünndarm, die dort die empfindlichen Schleimhautreaktionen stören würden.

Der Darm ist übrigens das Organ mit der größten Oberfläche, die gut 400 Quadratmeter ausmacht. Er ist ein komplexes Ökosystem aus Bakterien, Pilzen und Hefen. Die Zufuhr probiotischer Bakterien wird immer noch gut beworben und kann auch sinnvoll sein. Doch bei Weitem mehr Einfluss hat die Zusammensetzung unserer Nahrung. Die heute übliche fleischreiche, ballaststoffarme Ernährung und die häufige Verwendung von Antibiotika verkleinert unsere Stämme gesunder

Darmbakterien und erhöht die Menge potenziell schädlicher Keime. So können die Gifte der Clostridien unsere Darmschleimhaut durchlässiger für die von ihnen produzierten allergieerzeugenden Stoffwechselprodukte machen und rheumatische Gelenkserkrankungen fördern.

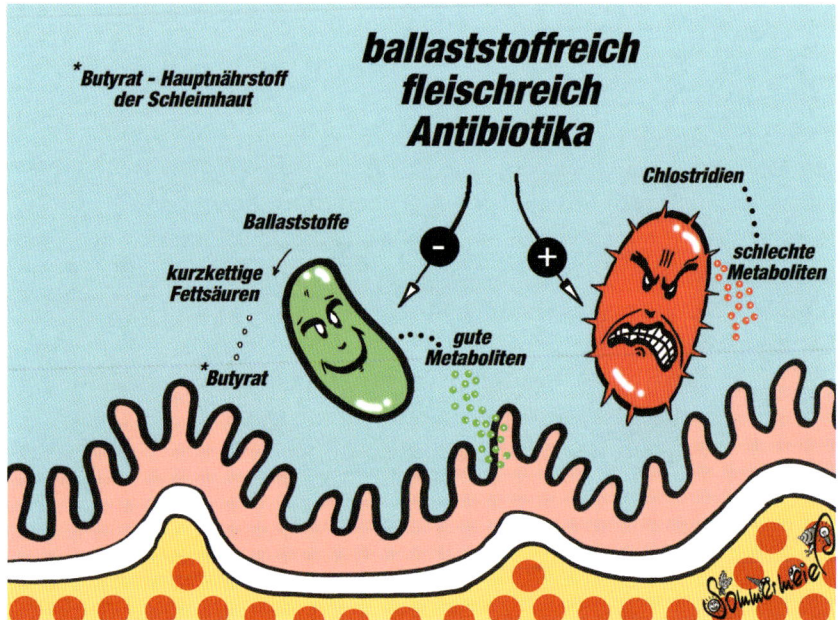

Positive Darmbakterien brauchen Ballaststoffe, um sie zu kurzkettigen Fettsäuren wie Butyrat zu verwandeln. Butyrat ist der Hauptnährstoff unserer Darmschleimhaut. Darmbakterien produzieren also je nach Nährstofflage und Darmmilieu unterschiedliche Stoffwechselprodukte, die uns entweder helfen oder schaden.

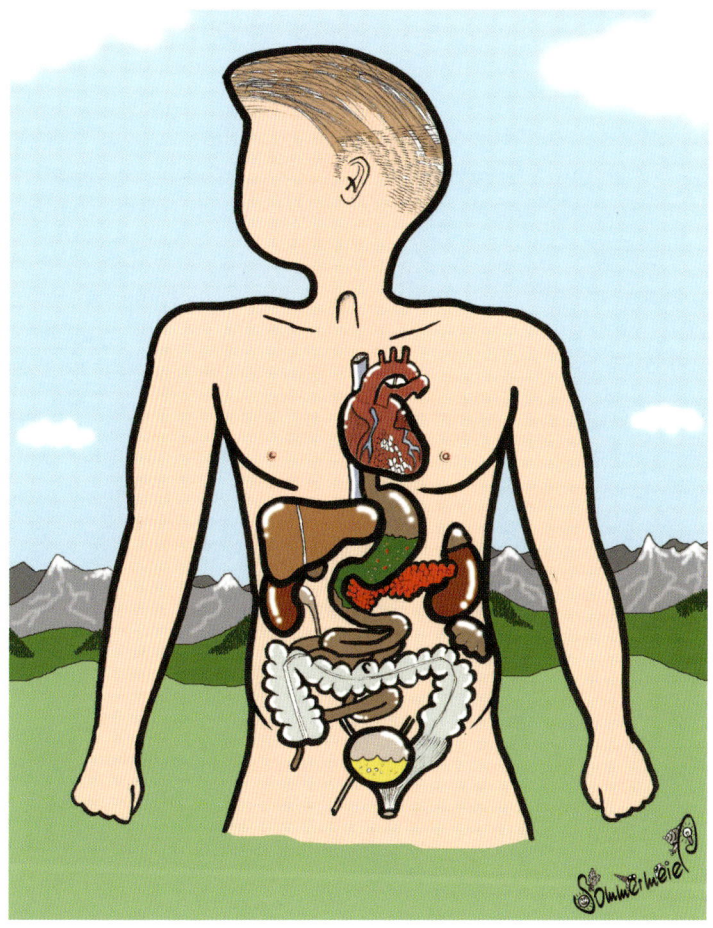

Der Insulinproduzent

Unsere 15 Zentimeter lange und 100 Gramm schwere Bauchspeichel-drüse besteht aus zwei völlig verschiedenen Zellarten. Im schmalen Schwanzbereich werden durch die Inselzellen die Botenstoffe Insulin und Glucagon für die Zuckerverwertung produziert. Die zweite Art von Drüsenzellen stellt pro Tag circa 2 Liter bikarbonatreichen »Bauch-speichel« her, der nicht nur die Magensäure im Dünndarm neutrali-siert, sondern auch Verdauungssaft zum Spalten von Eiweißen, Zuckern und Fetten enthält.

Bei der Zuckerkrankheit, dem Diabetes mellitus, gelangt zu wenig Insulin in das Blut. Insulin wirkt wie ein Türöffner der Zelle und lässt Kohlenhydrate als wichtige Energielieferanten ins Zellinnere. Da aber nun die Zelltür geschlossen bleibt, steigt der Blutzuckerspiegel an und schädigt Nerven und Gefäße. Die Körperzellen dagegen, die auf diesen Energielieferanten angewiesen sind, können nicht mehr richtig arbeiten.

Typ-1-Diabetes: Beim insulinabhängigen Diabetes mellitus des jungen Menschen stellt die Bauchspeicheldrüse die Insulinproduktion vollständig ein und wir müssen Insulin direkt durch Spritzen zuführen.

Typ-2-Diabetes: Beim insulinunabhängigen Diabetes mellitus des älteren Menschen produziert die Bauspeicheldrüse gerade noch genügend Insulin, wenn man sie durch Antidiabetika-Tabletten dazu stimuliert.

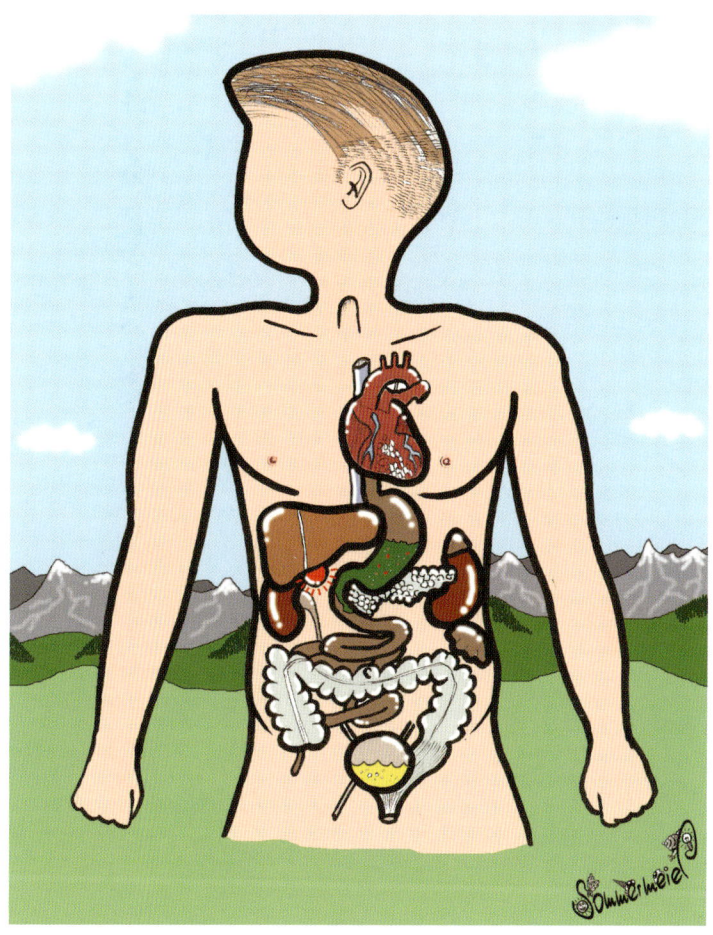

Zwischenspeicher der Verdauungssäfte

Die Leber bildet täglich etwa einen Liter goldgelben Saft, die Gallen-flüssigkeit, die in der Gallenblase zwischengespeichert wird. Sie ist eine Mixtur aus Gallensäuren, die Fette im Darm aufnahmefähig machen. Außerdem sind Gallenfarbstoffe enthalten, die unserem Urin und Stuhlgang seine typische Farbe verpassen. Und zu guter Letzt enthält Gallensaft Cholesterin, das zur Produktion der wichtigen Botenstoffe, den Hormonen, unverzichtbar ist. Cholesterin wird nur in menschlichen und tierischen Zellen produziert und kann bei einem übermäßigen

Verzehr von Fleisch zu einer Hypercholesterinämie führen. Das bedeutet, dass der Cholesterinspiegel im Blut so sehr über die Grenzen des Normalen ansteigt, dass Blutgefäße beschädigt werden, darunter die zur Herzversorgung wichtigen Herzkranzgefäße, die Koronarien.

Rutscht die Nahrung aus dem Magen in den Dünndarm, schickt die Dünndarmschleimhaut einen Botenstoff zur Muskulatur der Gallenblase, der unmissverständlich zur Aktivierung der Muskelzellen auffordert. Die Gallenblase spannt sich an und 40 bis 100 Milliliter Gallensaft fließen über einen Verbindungsschlauch in den Dünndarm, um dort die Verdauung zu erleichtern.

Wie versprochen, folgt die Auflösung des Kreuzworträtsels. Ich muss zugeben, dass einige Fragen echt gemein waren. Aber es scheint eine ärztliche Unart zu sein, immer die Oberhand bewahren zu wollen.

1   Mitesser
2   Gallenblase
3   Fingernagel
4   Nase
5   Schlappschwanz (erektile Dysfunktion)
6   Zellkern
7   Herz
8   Gehirn
9   Brustwarze
10 Leber
11 Lysosom
12 Sympathikus
13 Doppelkinn
14 Oestrogen
15 Diabetes
16 Bilirubin
17 Karies
18 Steigbuegel
19 Mitochondrium
20 Bauchspeicheldruese
21 Hirnhaut
22 Schmalz
23 Haemoglobin
24 Milz
25 Mittelfinger
26 Glykogen
27 Mund
28 Morgenlatte
29 Niere
30 Adrenalin
31 Duenndarm
32 Dickdarm

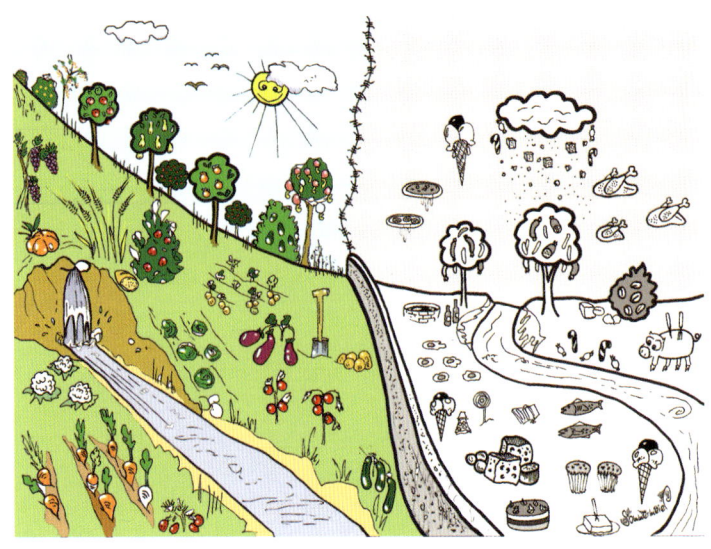

Das Märchen vom Schlaraffenland

Als Kind habe ich dieses Märchen geliebt. Allein die Vorstellung hat meine Augen zum Leuchten gebracht. Wie oft habe ich mich in Gedanken und Tagträumen auf den Weg ins Schlaraffenland gemacht …

Am Anfang steht der Sucher vor einer berghohen Mauer, die sich um das gesamte Schlaraffenland herumzieht. Sie besteht aus Reisbrei und Weizenkleie, und wer hineinwill, der muss sich hier erst einmal durchfressen.

Im Schlaraffenland fliegen die Vögel gebraten in der Luft herum, ja sogar direkt in den Mund, wenn man ihn aufmacht. Die Bäume tragen Würste und Schinken, die Sträucher frisch gebackene Brötchen und die Käse wachsen wie Steine. Spanferkel laufen gebraten umher und tragen auf dem Rücken schon Messer und Gabel. In den Bächen fließen Milch und Honig, und ein echter Schlaraff braucht nur »Bst! Bst!« zu machen und hat gleich darauf gebratene Fische in der Hand. Wer im Schlaraffenland am meisten essen, trinken, spielen und schlafen kann, wer der Gefräßigste und Faulste ist, wird König. Er braucht sich nur auf seinen Thron zu setzen und sich füttern zu lassen. Im Winter regnet es Honig in süßen Tropfen, es schneit klaren Zucker und es hagelt

Würfelzucker. Wer alt und unansehnlich geworden ist, wird durch den Gebrauch des Jungbrunnens wieder in den körperlichen Zustand eines 18-Jährigen versetzt. Peng!

Spätestens an dieser Stelle des Traums wachte ich auf und hatte vor lauter Heißhunger meinen Pullover vollgesabbert.

Leider werde ich diesen Traum nicht als Ziel unserer Lebensreise verkaufen. Also jetzt bitte wieder die Augen öffnen und aufhören zu träumen. Denn genau diese Lebensweise aus einem Überfluss an Fleisch und Milchprodukten, Massen an Industriezucker und Salzen lässt unseren Körper schneller altern und erkranken, als uns lieb ist. Zusätzlicher Bewegungsmangel setzt diesem Abwärtstrend die Krone auf. Und am Ende wartet nicht der Jungbrunnen auf uns, sondern frustrierendes Übergewicht, Hautalterung, Bypass-Operationen, Bluthochdruck, Diabetes, Krebs und eine zu früh erhöhte Sterbewahrscheinlichkeit.

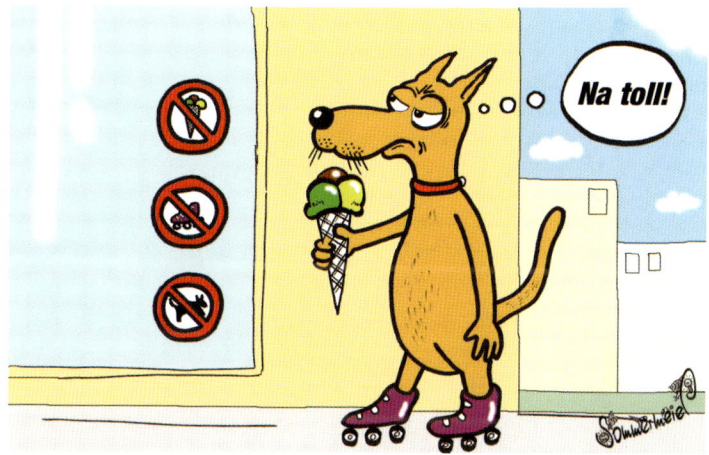

Nachdem du dieses Buch zu Ende gelesen hast, wirst du dich so fühlen wie dieser Hund. Scheinbar ist alles verboten, was gut schmeckt und Spaß macht. Vielleicht nennst du dieses Buch einen Lebensfreude-Killer, denn es führt dich genau in die dem Schlaraffenland entgegengesetzte Richtung. Gemeinsam verlassen wir die Welt des Überflusses und beginnen an der Mauer aus Reis und Kleie unsere Wanderung durch bezaubernde Landschaften mit Flüssen aus reinem Wasser, Obstplantagen und Gemüsegärten. Wir verlassen die Hoheitsbereiche der Massentierhaltung, Aufputschmittel und Nahrungsmittel-Mafia und werden unser Leben genießen, wie wir es vorher noch nie genossen haben. Wir spüren die Leichtigkeit des Seins. Unmengen von Energie werden in unserem Körper aktiv. Und wenn wir gemeinsam diesen Punkt erreicht haben, wirst du nicht mehr das Leben auf der anderen Mauerseite vermissen. Falls du mir schließlich doch nicht glaubst und zurück ins Schlaraffenland wanderst, wirst du erstaunt sein, dass vieles, nach dem du vorher süchtig warst, nicht mehr so schmeckt wie vorher. Und dann merkst du, dass in dir eine Stimme erwacht ist, von der du nicht einmal wusstest, dass sie überhaupt existiert. Du wirst erfahren, dass sensible Instinkte und genullte Sinne wieder die Kontrolle in deiner Schaltzentrale übernehmen. Diese natürliche Stimme deines Körpers, die immer lauter wird, je mehr du auf sie hörst, weist dir den Weg eines langen glücklichen und gesunden Lebens.

Die Insel der Unsterblichen

Bei einem dieser langweiligen Ärztekongresse, wo jeder Redner mit seinen schön gefärbten Studien allen klarmachen will, dass er auf seinem Gebiet der Leitwolf ist, kam ich mit einem japanischen Kollegen ins Gespräch, der neugierig auf mein Lunchpaket schaute. Das war mir wirklich peinlich, weil ich mich zwar im OP-Saal routiniert mit dem Skalpell durch sämtliche Gewebeschichten arbeiten kann, ohne Nerven zu verletzen, jedoch nie gelernt hatte, dünne, glatte Brotscheiben abzuschneiden. Irgendwie kamen wir auf das Thema Ernährung zu sprechen, als er mir erzählte, ein Nachfahre der für ihre Langlebigkeit berühmten Einwohner der japanischen Insel Okinawa zu sein. Ich brauchte eine Weile, um mich auf seine Worte zu konzentrieren, denn ich kaute noch auf meinem viel zu trockenen Brotkanten, der scheinbar im Mund immer mehr wurde, so viel ich auch davon herunterschluckte. Und dann machte es klick. »Hara hachi bu«, sagte ich zu ihm, was so viel bedeutet wie: Iss dich nur zu 80 Prozent satt. Glücklich, dass ich die Lebensweisheiten dieser kleinen Bevölkerungsgruppe kannte, zeigte er mir ein besonders freundliches, breites Lächeln. Auf Okinawa, auch bekannt als die »Insel der Unsterblichen«, leben die meisten Hundertjährigen. 2008 fand man unter ihnen sogar 12 Inselbewohner, die älter als 110 Jahre waren. Unglaublich, aber wahr ist, dass die Insulaner eine 90 Prozent geringere Sterblichkeit an Herz-Kreislauf-Erkrankungen, Brust- und Prostatakrebs haben als Menschen in den USA und in Europa. Sie ernähren sich traditionell sehr pflanzen- und kohlenhydratreich sowie fett- und proteinarm.

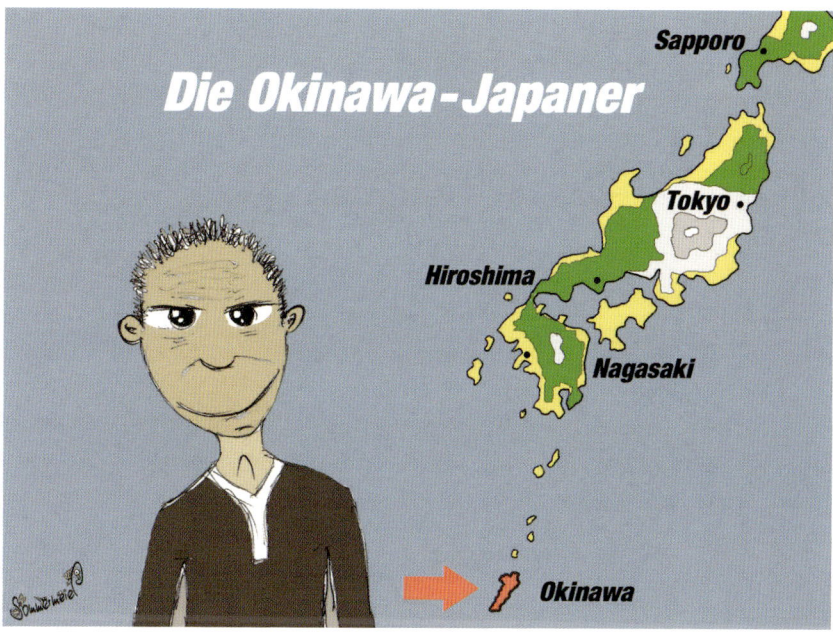

Die Okinawa essen ausreichend flavonoidreiche Pflanzenkost wie Tofu, Gemüse, Bittermelone und Kurkuma. Das hält ihren oxidativen Stress niedrig und ihre Blutgefäße jung. Ihre basische Nahrung ist voller Antioxidantien, sodass kaum freie Radikale entstehen. Selbst im hohen Alter zwischen 80 und 90 Jahren haben sie einen stabilen Hormonpegel und nur 6,7 Prozent der Menschen leiden an Altersdemenz.

Ganz sicher tragen auch die guten Gene zur langen Lebensdauer bei, doch ist diese Wirkung eher gering. Sobald ein Okinawa seine Heimat verlässt und sich den westlichen Ernährungsgewohnheiten anpasst, verschwindet dieser Vorteil.

Leider setzen sich auch in Asien immer mehr die modernen westlichen Ernährungsgewohnheiten durch – mit krassen Folgen wie Übergewicht, Diabetes und Herz-Kreislauf-Erkrankungen, wie sie Asien nie zuvor gekannt hat.

Der Stamm der Hundertjährigen

In den Weiten des südamerikanischen Dschungels des nördlichen Brasiliens, irgendwo zwischen Orinoco und Amazonas, leben die Yano-mami, ein Stamm von Eingeborenen, der Wissenschaftler unserer aufgeklärten westlichen Zivilisation zum Staunen bringt.

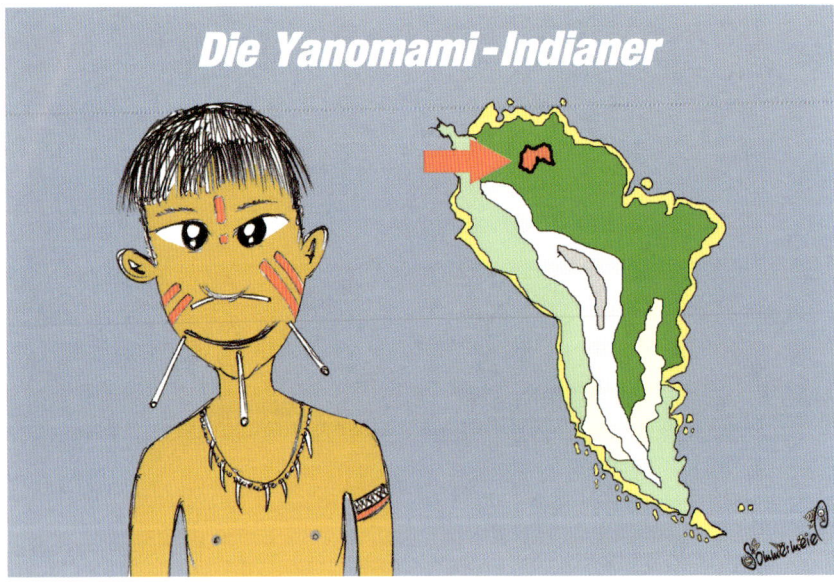

Ähnlich wie die Einwohner Okinawas praktizieren sie eine traditionelle, vorwiegend pflanzliche Ernährung, vor allem ist sie basisch und reich an Kalium und Magnesium. Diese natriumarme Ernährung schützt Nieren, Knochen und Nerven und bewahrt das Herz-Kreislauf-System dieser Menschen vor hohem Blutdruck. Sie leben im Einklang mit der Natur und lieben Harmonie und Bewegung. Scheinbar machen diese Ur-einwohner zwischen Orinoco und Amazonas alles besser als wir und brauchen dazu keine Universitäten und Krankenhäuser. Mit festem

Vertrauen in unsere medizinischen Errungenschaften füttern wir uns mit Supermarktessen und Fertigmahlzeiten voller tierischem Protein, Phosphat und Kochsalz, Industriezucker und raffinierten Fetten und sorgen nur selten für ausreichend Bewegung. Die Yanomami haben einen perfekt ausgeglichenen Mineralstoff- und Säure-Basen-Haushalt. Genau hier liegt der Schwerpunkt zur Vermeidung von Bluthochdruck, Schlaganfall, Herzrhythmusstörungen, Herzinfarkt und Herzinsuffizienz sowie Niereninsuffizienz und Osteoporose. Diese Krankheiten sind den Mitgliedern dieses Stammes völlig fremd.

Als der Wissenschaftler und Weltreisende Alexander von Humboldt den Orinoco in Venezuela hinauffuhr und auf diese Stammesgenossen traf, erlebte er Erstaunliches. Es war Regenzeit und die Einheimischen lebten über mehrere Monate von Erdkügelchen, die sie sich aus dem mineralien- und nährstoffreichen Flussschlamm geformt hatten.

Der Lifestyle der Adventisten

Adventisten sind Christen einer protestantischen Freikirche, die nach der katholischen Kirche die am weitesten verbreitete auf unserer Erde ist. Bei ihnen haben die geistlichen Errungenschaften der Reformation Martin Luthers bis heute nichts an Bedeutung verloren. Die Bibel ist das wichtigste Handbuch für ein erfolgreiches Leben. Für Adventisten ist sie die Botschaft des Schöpfers, um uns Menschen vor unnötigen Fehlern zu bewahren. Seine Eigenschaften spiegeln sich exakt in den Zehn Geboten wider, die Mose auf Steintafeln überreicht bekam. Die Vorfreude auf die Wiederkunft Jesu spielt bei ihnen nicht nur zur Weihnachtszeit eine entscheidende Rolle, sodass der Name »Advent« zum Programm wurde. Sie feiern nicht wie die meisten Christen den Sonntag, der erst unter Kaiser Konstantin im Jahre 321 n. Chr. als Ruhetag eingeführt wurde. Sie beachten den Schöpfungsbericht, in dem Gott, nachdem er diese Erde geschaffen hatte, am siebenten Tag ruhte – das ist der Samstag. Dass der biblische Sabbat einen besonderen Wert für die Erholung des Menschen hat, wird in dem vierten Gebot klar zum Ausdruck gebracht. Das Glück auf ein Leben nach dem Tod lässt sich ihrer Meinung nach nicht mit Werken erkaufen, sondern ist ein Geschenk der Gnade, da kein Mensch perfekt oder fehlerfrei ist. Ihre Kirche hat nicht den Anspruch, die allein Seligmachende zu sein. Völlig losgelöst von einer Kirchenzugehörigkeit hat jeder Mensch die Chance auf ein ewiges Leben, solange er auf die Stimme seines Gewissens hört und das Gute tut.

Die Adventisten pflegen einen in der heutigen Zeit sehr seltenen Lebensstil. Spannend ist, dass die Zugehörigkeit zu einer Glaubensgemeinschaft sowie religiöse Praxis tatsächlich das Leben verlängern können. Die Teilnahme an wenigstens einem Gottesdienst im Monat war einer Studie zufolge mit einem um etwa ein Drittel reduzierten Sterberisiko verbunden.[6]

Der Ernährungsrat der Siebenten-Tags-Adventisten (General Conference of Seventh-Day-Adventist's Nutrition Council) empfiehlt eine vegetarische Ernährung mit viel Vollkorngetreide, Gemüse, Obst und moderaten Mengen an Hülsenfrüchten, Nüssen und fettarmen Milchprodukten. Nur sehr selten sollen Nahrungsmittel mit viel Zucker, gesättigten Fetten, Cholesterin und Salz verzehrt werden. Alkohol, Kaffee, schwarzer Tee und koffeinhaltige Getränke werden nicht konsumiert (GNYC, 2008). Im Rahmen eines gesunden Lebensstils wird auf ausreichend Bewegung und den Verzicht auf Drogen aller Art geachtet.

Die Bevölkerung der kalifornischen Stadt Loma Linda südöstlich von Los Angeles besteht aus sage und schreibe 50 Prozent Adventisten. Die Adventist Health Study ist eine Serie von Studien der Loma Linda University, die bereits in den 70er Jahren zeigte, dass die Vegetarier unter den Adventisten länger leben als die Nichtvegetarier. Seit 2002 läuft eine unabhängige Adventist Health Study 2 mit immerhin 96.000 Teilnehmern aus den USA und Kanada, die zeigt, dass Adventisten, die einfach nur vegetarisch leben, eine Lebenserwartung von 83,3 Jahren (Männer) und 85,7 Jahren (Frauen) haben. Das sind bei den Männern 9,5 und bei den Frauen 6,1 Jahre mehr als bei der übrigen kalifornischen Bevölkerung.[7] Im Vergleich dazu verkündete das Statistische Bundesamt im Jahr 2012 eine durchschnittliche Lebenserwartung für deutsche Männer von 77,7 Jahren und für die Frauen von 82,7 Jahren.

Unter dem Gründer-Team der Gemeinschaft der Siebenten-Tags-Adventisten befand sich 1848 eine begabte Frau, die mit ihrer Aufgeklärtheit und ihrem immensen Wissen über Ernährung und Lebensstil-

---

[6] Musick et al. 2004
[7] Fraser und Shavlik et al. 2001

74

fragen ihrer Zeit um etliche Jahrzehnte voraus war und mich bis heute als Arzt immer wieder sprachlos macht. In einer Zeit, in der zwischen Hamburg und New York der Linienverkehr noch mit Segelschiffen betrieben wurde, die Märzrevolution in Deutschland tobte, die erste Eisenbahn in Spanien Fahrt aufnahm und Ignaz Semmelweiß einer arroganten Ärzteschaft beibringen musste, dass man sich besser die Hände desinfiziert, wenn man von der Leichenhalle zur Geburtenstation geht, war es diese 21-jährige Ellen G. White, die überragende medizinische Thesen aufstellte, ohne jemals eine Universität besucht zu haben. Aus Respekt vor dieser Lifestyle-Expertin, die wie keine andere zur Änderung meines Lebensstils beigetragen hat, und ihrem atemberaubenden Lebenswerk von mehr als 5.000 Artikeln und 40 Büchern werde ich sie an einigen Stellen in diesem Buch zitieren.

Das tödliche Quartett

Das metabolische Syndrom nennen wir auch »das tödliche Quartett«. Es handelt sich um die vier wichtigsten Risikofaktoren, die für die Zerstörung unserer Arterien und Herzkranzgefäße verantwortlich sind. Dazu zählen Fettleibigkeit, erhöhter Blutdruck, ein erhöhter Fettgehalt im Blut und der erhöhte Blutzucker. Wenn dann schlussendlich die normalerweise ausreichende Insulinmenge unsere Zellen nicht mehr beeindruckt, haben wir es mit der sogenannte Insulinresistenz zu tun. Und jeder, der schon mal ein übelriechendes Geschwür an einem diabetischen Fuß gesehen hat, weiß, mit welchen Folgen wir dann rechnen müssen.

Tierische Lebensmittel gehören zu den häufigsten Ursachen für Diabetes. Die gesättigten Fettsäuren in Fleisch und Milch können den Kohlenhydratstoffwechsel hemmen und eine Insulinresistenz verursachen. Dadurch kommt es im Blut zum Rückstau von Glukose und zu einem dauerhaft erhöhten Insulinspiegel. Metabolisches Syndrom und Diabetes nehmen immer dann besonders stark zu, wenn schnell anflutende Zucker, eine fett- und eiweißreiche Ernährung und Bewegungsmangel aufeinanderprallen.

Ernährungsbedingter Zelltod

Unsere Zellen verbrennen lieber Fette statt Zucker. Je mehr Fett wir zu uns nehmen, desto mehr wird die Verarbeitung von Kohlenhydraten heruntergefahren und die Ansprechbarkeit der Muskelzelle auf Insulin gedrosselt. Allerdings hat das einen hohen Preis, denn bei einer gesteigerten Fettverarbeitung entstehen auch häufiger die für die Zelle schädlichen freien Radikale. Gezwungenermaßen wird nun unsere Leber als Müllhalde missbraucht, in der unser überforderter Körper alle überschüssigen Fette und zurückgestauten Zucker einlagert.

Da Fruktose nur in der Leber verarbeitet werden kann, beschleunigt sie noch die drohende Leberverfettung, wenn wir sie in großen Mengen in uns reinschütten. Das beste Beispiel, um einer beginnenden Leberverfettung noch ordentlich eins draufzusetzen, ist der häufige Genuss von Softdrinks mit Glukose-Fruktose-Sirup.

Immer mehr vermüllte Leberzellen müssen ihre Tätigkeit einstellen. Die Bauchspeicheldrüse versteht das nicht und versucht, die Unmengen von Zucker im Blut durch immer neuen Insulin-Nachschub in den Griff zu bekommen. Das, was da entsteht, bezeichnen wir als eine chronische Hyperinsulinämie.

Natürlich lagern auch Fettzellen Fett ein. Diese können aber bei Überbeanspruchung mit einer Ausschüttung von Entzündungsstoffen den Körper noch mehr aus dem Gleichgewicht bringen. Sind genügend Zellen ruiniert, können sogar »gesunde« Fette wie Omega-3-Fettsäuren dem Körper schaden.

Bewegungsmangel in Kombination mit übermäßig viel tierischen Lebensmitteln, die reich an gesättigten Fettsäuren und Eiweißen sind, und dies wiederum in Kombination mit nährstoffstoffarmem Industriezucker, zerstört nach und nach die Energiekraftwerke unserer Zellen, die Mitochondrien.

Ab diesem Zeitpunkt setzt ein Teufelskreis ein und wir sollten schleunigst einen Jungbrunnen finden oder unser Schlaraffenland verlassen. Denn ohne unsere Energiekraftwerke können die Zellen nicht mehr arbeiten und immer mehr Stoffwechsel-Zwischenprodukte steigern die Entzündungsreaktionen und starten krebsfördernde Signalketten.

Basis-Regeln einer gesunden Ernährung

Jetzt wird es ernst! Schritt für Schritt werden wir uns einen Weg durch den Irrgarten von Ernährungsregeln bahnen, von denen jede einzelne ein Puzzleteilchen im großen Gesundheitsplan deines Körpers darstellt. Manche werden dir lächerlich, unglaubwürdig oder undurchführbar erscheinen. Mit ein wenig Abstand betrachtet, entpuppt sich das Gesamtbild dieses Puzzles jedoch als ein Krankheitsvernichter ungeahnten Ausmaßes. Jede nun folgende Behauptung werden wir im Licht moderner wissenschaftlicher Forschung prüfen.

Eins muss aber bei der praktischen Umsetzung klar sein. Bevor dir dein Körper eine Ernährungsumstellung mit Gesundheit und Wohlbefinden dankt, musst du ihm Zeit geben, sich an das neue Nahrungsangebot anzupassen. Jahrelang wurden unsere Organe und Verdauungssysteme an einen weniger optimalen Lebensstil gewöhnt, und nun müssen sie deine im Kopf getroffene Entscheidung für jede einzelne Zelle umsetzen.

Den größten Widerstand wird das Gehirn leisten. Gewöhnung, Abhängigkeit und Willensschwäche werden sich mit allen Mitteln gegen diese Veränderung zur Wehr setzen. Viele meiner Patienten haben Jahre gebraucht, bis sie die Vorschläge in ihre Lebensphilosophie eingebaut haben. Aber keiner – wirklich keiner! –, der die Vorzüge der neu gewonnenen Lebensqualität geschmeckt hat, bereut es, diesen anfänglich entbehrungsreich erscheinenden Weg beschritten zu haben.

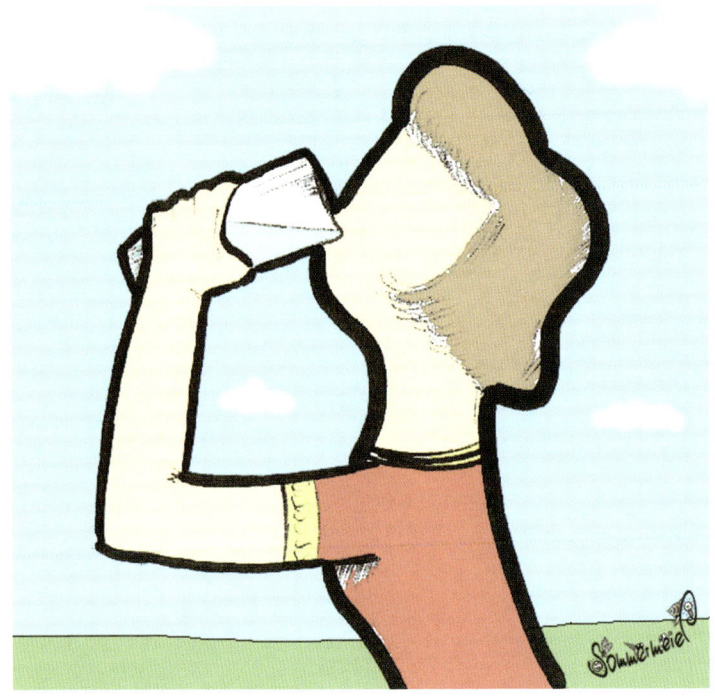

Die innere Dusche am Morgen

Ja, es handelt sich tatsächlich um die wichtigste Ernährungsregel und damit um die Basis eines gesunden und erfolgreichen Lebens. Sicherlich erwartest du jetzt eine komplizierte Formel oder eine Kaskade aus Bußübungen. Ich bin aber Arzt, also weder Beichtvater noch Klostervorsteher. Und es ist so einfach. Trinke, bevor du morgens etwas isst, einen Liter Wasser. Spüle direkt nach dem Aufstehen dein Verdauungssystem einmal durch. Alle Speisereste an der Magenwand, alle Gärungsprodukte an den Darmzotten werden von der empfindlichen Schleimhaut gelöst und die Resorptionsfläche betriebsfähig gemacht.

Die von aller Welt empfohlene Tagestrinkmenge von 2 Litern reicht bei Weitem nicht aus. Bei sommerlichen Temperaturen oder halbwegs bewegungsfreundlicher Lebenseinstellung landet damit unser Flüssigkeitshaushalt mit etwas Glück bei plus/minus null. Wir schwitzen allein nachts im Schnitt 2 Tassen Flüssigkeit aus. Ziel sollte es sein, täglich mindestens die 3-Liter-Marke zu knacken, denn ohne Flüssigkeit läuft in unserem Körper wortwörtlich nichts.

Top-Favorit unserer Getränkeliste sollte immer das Wasser sein. Wem das zu langweilig ist, der möge basische Kräutertees ausprobieren. Nehmen wir zum Beispiel ungesüßten Pfefferminztee, der effizient die Einlagerung von Schlackenstoffen in Körperzellen verhindert. Und wer seinen Appetit nach etwas Süßem stillen möchte, sollte auf Direktsäfte zurückgreifen und Konzentrate sowie Zuckerzusätze meiden.

Vor jedem Marathonlauf beginnen leistungsorientierte Läufer zu trinken, was das Zeug hält, und hören nicht eher auf, als dass ihr Urin vollkommen klar und durchsichtig ist. Versuche diesen Zustand wenigstens einmal pro Tag zu erreichen. Jede Verfärbung des Urins zeigt, dass unsere Filteranlagen im Körper noch damit beschäftigt sind, Schlackenstoffe und Stoffwechselendprodukte rauszuschmeißen.

Dehydriert werden wir müde und leistungsschwach. Unsere Konzentrationsfähigkeit fällt in ungeahnte Tiefen. Kopfschmerzen und Kreislaufprobleme klopfen plötzlich an die Haustür.

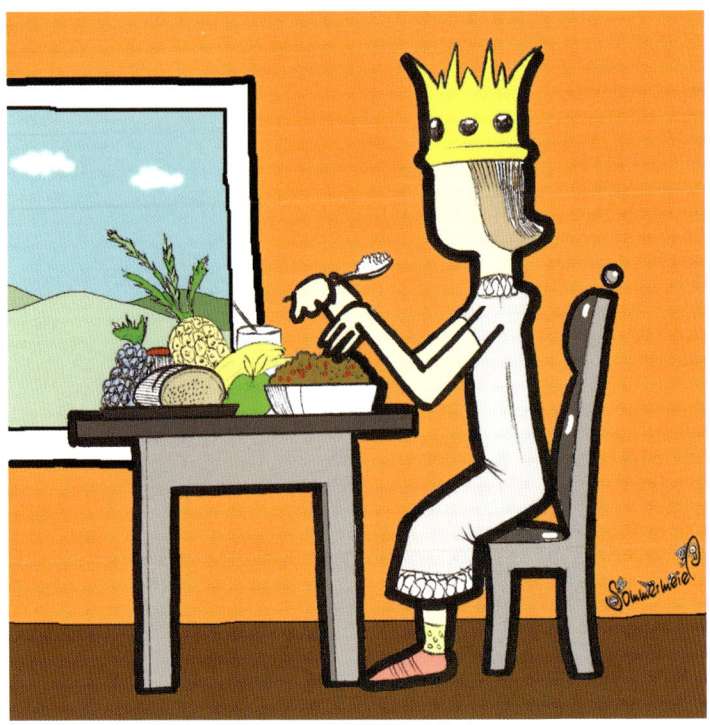

Morgens wie ein Kaiser

Wenn du zu den Menschen gehörst, die nach dem Aufstehen keinen Bissen runterbekommen, die vielleicht bisher mit einer Tasse Kaffee durch den Vormittag gekommen sind, muss ich dich enttäuschen. Du bist keine besondere Spezies von Mensch, keine evolutionäre Höherentwicklung nach dem Motto »Mehr Speed mit weniger Brennstoff«. Im Gegenteil: Dein Körper läuft momentan auf Reserve, ohne dass es dir bewusst ist. Das fehlende Bedürfnis nach einer reichhaltigen Morgenmahlzeit ist eine Fehlprogrammierung deines inneren Lifestyle-Computers. Wem du das zu verdanken hast und ob Gewöhnung oder Genetik dich zu dem gemacht haben, was du heute bist, ist völlig egal. Fakt ist, nach 12 bis 14 Stunden ohne Nahrungsaufnahme muss dein Tank aufgefüllt, müssen deine Körperzellen mit Nährstoffen, Vitaminen, Mineralstoffen und Flüssigkeit bepumpt werden, um deinen Körper für den Tag startklar zu machen.

Im Anatomie-Crashkurs hast du die Funktion der Nebenniere kennengelernt und erfahren, dass es zwei Nervensysteme in unserem Körper gibt, die wir nicht willentlich steuern können. Das eine System ist der Parasympathikus und hat morgens nach dem Aufstehen die Oberhand. Alle Organe und Drüsen des Verdauungstrakts funktionieren noch perfekt. Deshalb können wir morgens deutlich größere Portionen zügig verarbeiten, ohne dass uns Müdigkeit und Antriebslosigkeit nerven. Erst wenn du bei der Arbeit bist, dein Chef dir über den Weg läuft, das Telefon im Minutentakt klingelt und du vor lauter Arbeit nicht mehr weißt, was du zuerst tun sollst, regiert der Sympathikus.

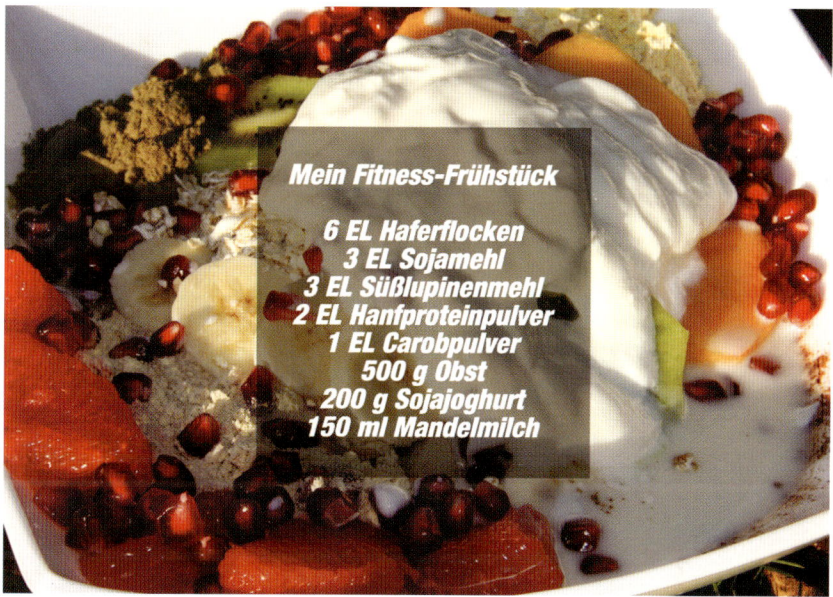

Mein Fitness-Frühstück

6 EL Haferflocken
3 EL Sojamehl
3 EL Süßlupinenmehl
2 EL Hanfproteinpulver
1 EL Carobpulver
500 g Obst
200 g Sojajoghurt
150 ml Mandelmilch

Die Frühstücksmahlzeit sollte 40–50 Prozent des Tagesbedarfs an Nahrung decken. Die von der Deutschen Gesellschaft für Ernährung (DGE) herausgegebene Empfehlung, den Tagesenergiebedarf auf fünf Mahlzeiten zu verteilen, bezieht sich auf eine durchschnittliche Kost und ist, abgesehen von einigen Krankheitsbildern, sobald wir den Schritt zur Vollwertkost getan haben, nicht mehr sinnvoll. Bei einer vielseitigen vegetarischen und veganen Vollwertkost steht dem menschlichen Organismus ein komplexeres Nährstoffangebot zur

Verfügung, sodass in der Regel kein Verlangen nach Zwischenmahlzeiten entsteht.

Wie oft habe ich mich dabei ertappt, dass ich vor lauter Müdigkeit mehrmals auf die Schlummertaste meines Weckers gehauen habe, nur um noch nicht aufstehen zu müssen. Und dann begann der Stress: Zum Frühstücken blieb viel zu wenig Zeit, vielleicht reichte es gerade für eine Schale Cornflakes, und schon sprang ich in die Schuhe, um pünktlich bei der Arbeit zu sein. Es wurde erst besser, nachdem ich gelernt hatte, mein Frühstück zu planen. 30 Minuten gelten für mich heute als mein absolutes Muss, um in Ruhe zu essen.

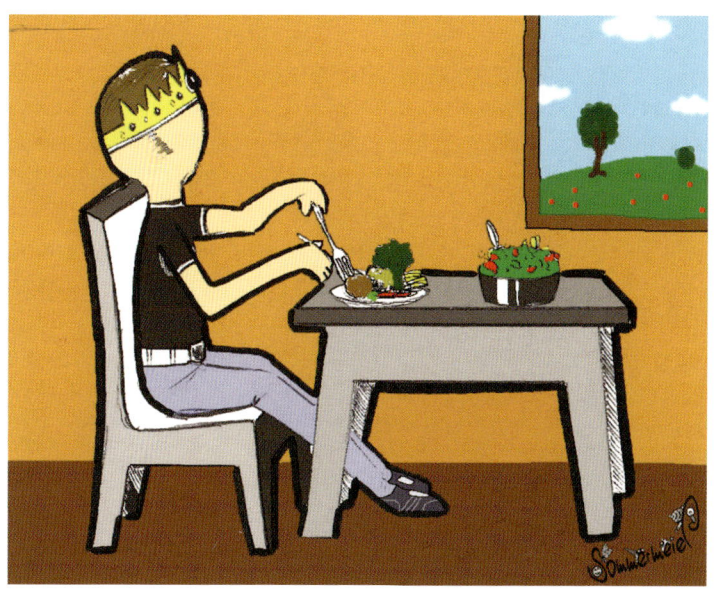

Die Regel von den zwei Hauptmahlzeiten

Nach dem Frühstück aufstehen, das Mittagessen auf das Abendbrot verschieben und vor dem Abendbrot ins Bett gehen. Sicherlich ist das bis auf seltene Ausnahmen des Heilfastens keine empfehlenswerte Wunderdiät.

Und bestimmt denkst du dir: Jetzt hört der Spaß aber auf! Es erscheint dir völlig unmöglich, einen kompletten Tag mit nur zwei Hauptmahlzeiten zu überstehen. Und jetzt kommt eine meiner Lieblingsfragen. Wann hast du das letzte Mal Hunger gespürt – und damit meine ich richtigen Hunger, bei dem dir ordentlich der Magen geknurrt hat? Genau, dieses Gefühl ist den meisten in Westeuropa und Nordamerika lebenden Menschen ziemlich fremd geworden. Wir hangeln uns von einem Appetitsgefühl zum anderen, ohne zu bemerken, dass wir oft viel mehr essen, als unser Körper tatsächlich braucht. Am Arbeitsplatz hat unsere natürliche Stimme gar keine Chance mehr, denn in jedem Pausenraum liegt der verführerischste Süßkram.

In einer Studie von Belloc und Breslow konnte ein Zusammenhang zwischen der Lebenserwartung und der Häufigkeit von Mahlzeiten festgestellt werden. Die Lebenserwartung lag bei den Männern, die zwei bis maximal drei Mahlzeiten am Tag aßen, um sechs Jahre höher als bei denen, die Zwischenmahlzeiten gewohnt waren.

Nach einem guten und nahrhaften Frühstück meldet sich der Hunger bei mir erst wieder zwischen 13 und 15 Uhr. Schaffe ich es aus irgendeinem Grund nicht zu frühstücken, werde ich definitiv bei den Süßigkeitenreserven meiner Arzthelferinnen schwach.

Seit mehr als zwei Jahren komme ich wunderbar mit zwei Mahlzeiten durch den Tag. Und was soll ich sagen? Es funktioniert. Ich arbeite mindestens 10 Stunden täglich und verdrücke mich nach der Arbeit noch eine Stunde ins Fitness-Studio oder springe in meine Joggingschuhe. Wenn ich mir noch ein Abendbrot gönne, dann wirklich nur nach körperlicher Betätigung. Und das besteht aus einem Gemüse- oder Protein-Shake.

Wirst du abends noch von Heißhungerattacken geplagt und ein Shake scheint dir definitiv zu wenig, dann versuche unbedingt auf Cholesterinbomben und überzuckerten Süßkram zu verzichten. Mir hat es in der Übergangszeit geholfen, auf rein pflanzliche Nahrungsmittel zurückzugreifen. Sie sättigen schnell und sind dabei leicht verdaulich.

Mit 40 Jahren halte ich entspannt mein Idealgewicht und lege noch an Muskelmasse zu. Es lohnt sich, zwischen den Mahlzeiten willensstark zu bleiben. Bei mir gehören jeden Tag 500 g Obst auf den Frühstückstisch, ich esse es nicht mehr zwischen den Mahlzeiten. Und 500 g sind schnell gegessen. Das sind zum Beispiel ein Apfel, eine Orange, eine Kiwi und eine Banane. Alles zusammen macht gerade mal 60 g Kohlenhydrate. Und selbst der Bodybuilder in seiner Fettverbrennungsphase, der Definitionsphase, in der er jedes Gramm Zucker auf die Goldwaage legt, bevor er es isst, nimmt täglich mindestens 150 g Kohlenhydrate zu sich. Wer immer noch unsicher ist und mit jedem Gramm Körperfett kämpft, sollte die größte Menge seiner Tages-Kohlenhydrate direkt morgens nach dem Sport essen oder bei Unverträglichkeiten Obst mit frischem vitaminreichen Gemüse ersetzen. Als ich mit meinem Ernährungsprogramm begann, trank ich gern mal zwischendurch einen Liter O-Saft und aß Unmengen Obst. Aber jede noch so kleine Zwischenmahlzeit hebt deinen Insulinspiegel und blockiert damit die Fettverbrennung deiner Speckpolster.

Schnell noch mal an dieser Stelle ein historischer Rückblick auf meine 1827 in Gorham in den USA geborene Lieblings-Lifestyle-Expertin Ellen G. White. Sie schreibt: »Es sollten fünf oder sechs Stunden zwischen den Mahlzeiten liegen. Nach der Verdauung einer Mahlzeit benötigen Magen und Darm eine Ruhepause. Bis zur nächsten Mahlzeit sollte nichts mehr zu sich genommen werden.«[8] An anderer Stelle ist von ihr zu lesen: »Die meisten Menschen erfreuen sich einer besseren Gesundheit, wenn sie zwei Mahlzeiten am Tag zu sich nehmen statt drei.«[9]

---

[8] White Ellen G. »The Ministry of Healing« (Auf den Spuren des großen Arztes)
[9] White Ellen G. »Counsels on Diet and Foods« (Bewusst essen)

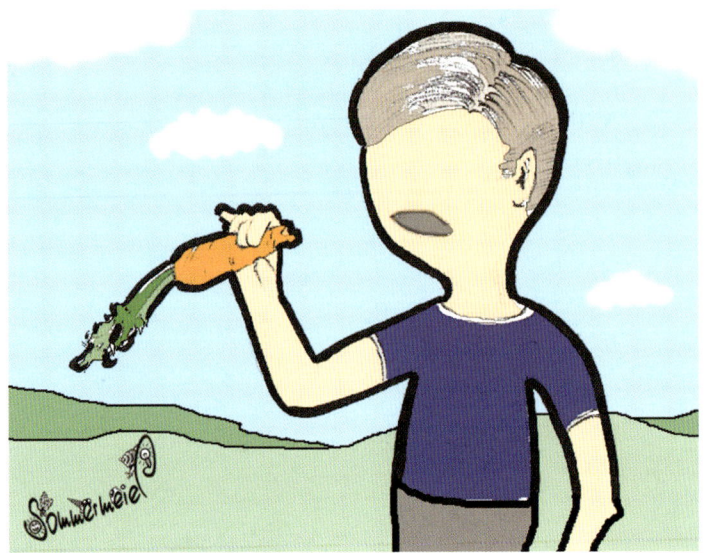

Abends wie ein Bettelmann

Es gibt eine ganz einfache Regel, mit der allein ich schon eine Menge Bauchspeck verloren habe. Es ist der einfachste Schlankmacher schlechthin: Keine Mahlzeit nach 18 Uhr! Wenn du es schaffst, deinen Körper daran zu gewöhnen – und es wird anfangs nicht leicht sein –, wirst du intensiver schlafen, morgens mehr Appetit auf dein Frühstück haben, weniger unter Zellentartung und Übersäuerung leiden und definitiv an Gewicht verlieren. Das klingt alles gut, stellt aber für viele ein echtes Problem dar. Wenn du spät nach Hause kommst und dann noch bis kurz vor Mitternacht am Schreibtisch sitzt, wird es kompliziert. Auf was hat man zwischen 20 und 23 Uhr am meisten Appetit? Etwa auf Karotten und ungesüßten Pfefferminztee? Nein – auf Chips, mit Käse überbackene Pizza, Süßigkeiten und alles, was dick macht. Unseren Verdauungstrakt stellt das vor ein mittelschweres Betriebschaos. Schon für die überbackene Pizza braucht dein Körper 6 Stunden, um sie halbwegs in verwertbare Einzelteile zu spalten. Diese Zeit bekommt er aber nicht, wenn du dich 2 Stunden später schlafen legst. Was passiert dann mit dem lecker geschmolzenen Käse, dem halb zerkauten Weiß-mehlboden, den Oliven und dem Thunfisch, wenn in deiner schädelummantelten Steuerzentrale das Licht ausgeht? Die Zellen deiner Darmschleimhaut stellen die Arbeit ein und werden als Dankeschön von Gärungsprozessen und freien Radikalen angegriffen. Als Teenager war mir das alles so was von egal. Der Körper verzeiht viel, dachte ich. Das mag zwar sein, jedoch hat er ein sehr gutes Gedächtnis. Und ab einem bestimmten Punkt in deinem Leben bekommst du die Rechnung deiner Lebensgewohnheiten aufs Brot geschmiert.

Darmkrebs ist eine der häufigsten Todesursachen und entsteht nicht aus dem Nichts. Und nein, den 10 Prozent genetischen Einfluss können wir nicht die Schuld in die Schuhe schieben, der bringt das vermüllte Fass nur zum Überlaufen. Also habe ich irgendwann zu mir gesagt: »Hör auf, deinen Körper wie eine billige Schlampe zu behandeln!«

Wie sagte schon die bereits mehrfach genannte Lifestyle-Expertin Ellen G. White vor über 150 Jahren: »Eine weitere üble Angewohnheit stellt das Essen unmittelbar vor dem Zubettgehen dar. Wenn wir uns zur Ruhe legen, sollte der Magen schon alles verdaut haben und wie die anderen Organe ruhen können.«[10]

Japanische Wissenschaftler fanden heraus, dass das Risiko, an Sodbrennen zu leiden, um das Siebenfache steigt, wenn zwischen Essen und Schlafengehen weniger als drei Stunden vergehen![11]

[10] White Ellen G. »The Ministry of Healing« (Auf den Spuren des großen Arztes)
[11] Fujjwara Y (Osaka City University) et al.

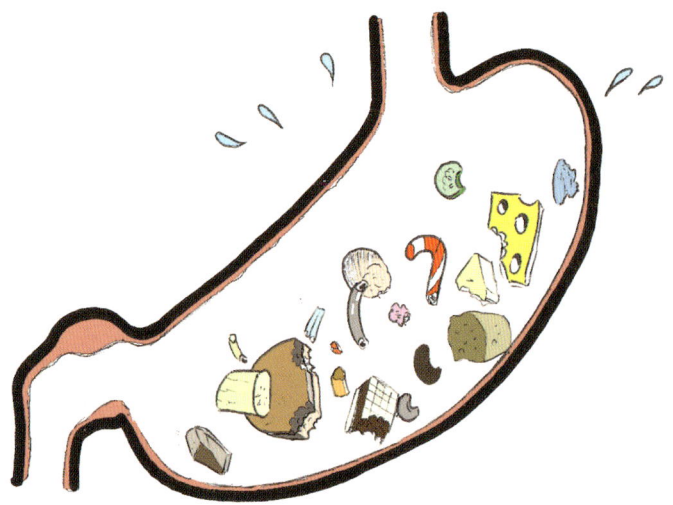

Gut gekaut ist halb verdaut

Ich hasse diese Ernährungsregel mehr als alle anderen. Es scheint bei mir ein angeborener Kurzschluss im Gehirn zu sein, denn sobald ich den übervollen Löffel in den Mund schiebe, setzt bereits der Schluckreflex ein. Auch ich musste lernen, dass es sich nicht um eine angeborene Essstörung handelt und dass der Nutzen, den ich von der Nahrung habe, weitestgehend davon abhängt, wie lange sie in meinem Mund verbleibt. Das liegt vor allem an einem Arbeitsprotein namens Alpha-Amylase. Dieses Enzym beginnt bereits im Mund, Zuckerketten zu spalten und Kohlenhydrate für die Aufnahme im Darm vorzubereiten. Aber schon das mechanische Zermahlen unserer Nahrung erspart unserem Magen eine Menge Arbeit und schont die Energiereserven unseres Körpers, denn Verdauung beansprucht locker 40 Prozent unserer Körperenergie. Bis Essen bei mir wieder etwas mit Kauen und nicht nur mit Schlucken zu tun hatte, wurde jede meiner Mahlzeiten zu einer bewussten Geduldsprobe, solange mein Gehirn es noch nicht als Automatismus akzeptiert hatte. Was für ein Glück: Menschen sind lernfähig!

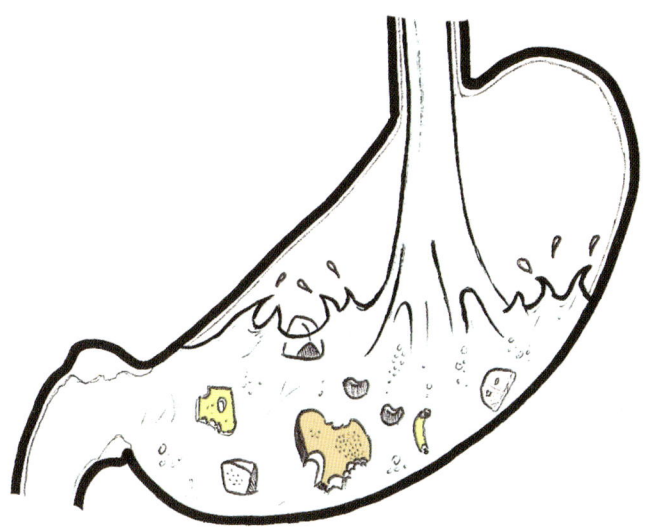

Kein Trinken während der Mahlzeit

Langsam wird es kindisch, ich weiß. Fehlt nur noch die Überschrift: »Sprechen während der Mahlzeit verboten!« Leider sind es die einfachen Puzzleteilchen im Lifestyle-Programm, die uns körperlich den größten Ärger bereiten können. Weiter oben im Crashkurs Anatomie habe ich dir erzählt, dass im Magen ein saures Milieu mit einem pH-Wert von 1 wichtig für die Vorbereitung der Nahrung ist. Nun glaube ich nicht, dass du bisher dein Essen mit Salzsäure runtergespült hast. Alles, was während unserer Mahlzeiten getrunken wird, verwandelt also unseren Magen nicht nur in einen Swimmingpool, sondern beschert unserer Magenschleimhaut mit ihrer hochkomplexen Säureproduktion puren Stress. Hier verzögert sich zum einen die Verdauung um Stunden, zum anderen gelangt unvorbereitete Nahrung direkt durch den Magen in den Dünndarm, der damit jedoch überfordert ist. Am Ende sind wir die Verlierer. Wenn du auf deinem Handy 10 Apps im Hintergrund laufen lässt, ist der Akku auch schon nach einem halben Tag leer. Und wirklich niemals geschieht etwas in deinem Magen-Darm-Trakt, was nicht den gesamten Körper beeinflussen kann.
Natürlich wusste auch sie es schon, meine Hildegard von Bingen des 19. Jahrhunderts: »In der Tat wird die Verdauung der Speise behindert,

wenn während der Mahlzeit viel Flüssigkeit eingenommen wurde, muss doch die Flüssigkeit erst absorbiert werden, bevor die Verdauung einsetzen kann.«[12]

Heute wissen wir außerdem, dass Wasseraufnahme unseren Speichelfluss reduziert, obwohl in ihm das wichtige Verdauungsenzym Alpha-Amylase enthalten ist. Und man sollte auch nicht unterschätzen, dass kalte Getränke unsere Verdauung für mindestens eine Stunde komplett ausschalten.

---

[12] White Ellen G. »The Ministry of Healing« (Auf den Spuren des großen Arztes)

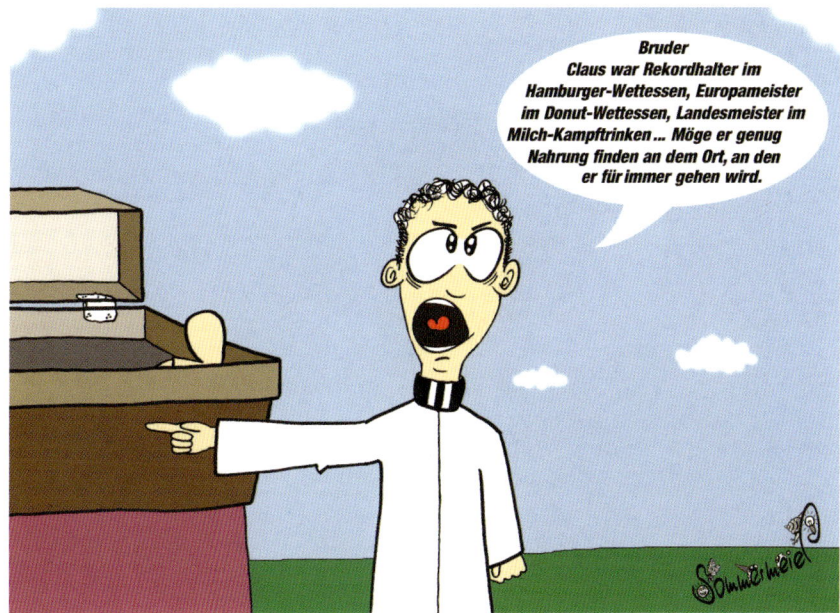

Mäßigkeit und Selbstbeherrschung

»Gegen Ihr Übergewicht hilft leichte Gymnastik«, mahnt der Doktor.

»Sie meinen Liegestütze und so?«

»Nein, es genügt ein Kopfschütteln, wenn man Ihnen etwas zu essen anbietet.«

In diesem platten Witz steckt eine Menge Wahrheit. Wer auf Dauer Spaß am Leben haben will, muss lernen zu verzichten. Wenn wir wirklich frei sein wollen, müssen wir unsere Leidenschaften und Süchte unter Kontrolle bekommen. Nicht wir wählen unser Essen, sondern es sind zum Großteil unsere von der Werbung und von künstlichen Geschmacksstoffen manipulierten Neigungen.

Professor Clive McCay wurde mit seinen Forschungsstudien berühmt, als er das Leben von Ratten verlängerte, indem er ihnen viel weniger zu essen gab, als sie normalerweise essen würden.

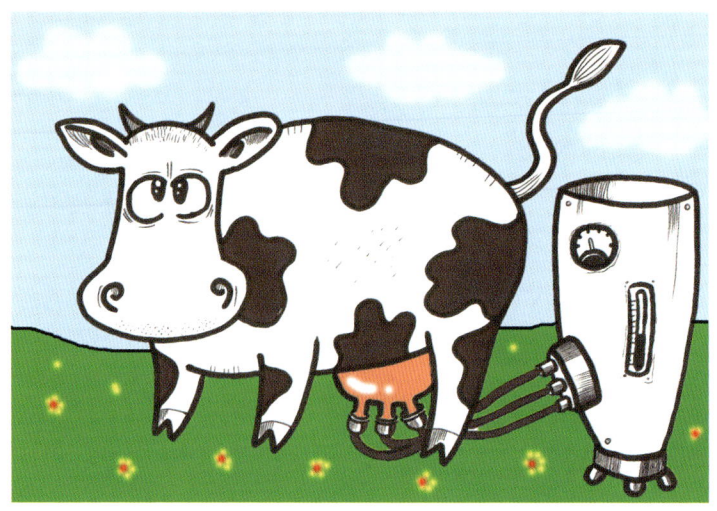

Das Milch-Märchen

In den Schulen wird auch heute noch unseren Kindern erzählt, dass Kuhmilch stark macht und Zähne und Knochen gesund hält. Milch ist nicht immer und nicht für jeden ungesund. Muttermilch beispielsweise ist für Menschenbabys unbedingt zu empfehlen. Kuhmilch hingegen ist für Menschen – ob Babys oder Erwachsene – definitiv ungesund. Ich weiß, das klingt für einen eingefleischten Milchtrinker hart und viele Menschen sind immer noch vom Gegenteil überzeugt und glauben felsenfest daran, dass Milch gesund sei – ein wunderbares Beispiel für die begnadete Massenhypnosefähigkeit der Mainstream-Medien.

Kuhmilch und ihr wertloses Kalzium

Kuhmilch enthält relativ viel Kalzium. Das müsste allen Menschen, die Milch zum Zwecke ihrer Kalziumversorgung trinken, höchst merkwürdig erscheinen. Milchkühe erhalten (hoffentlich) rein pflanzliche Nahrung und trinken außerdem – um sich mit ausreichend Nährstoffen zu versorgen, keine Kuhmilch. Folglich muss in Pflanzen ausreichend Kalzium enthalten sein, das die Kuh für sich nutzen und mit dem sie ihre Milch anreichern kann. Und nein, das liegt nicht daran, dass die Kuh einen Pansen hat und wir Menschen nicht.

Da Kuhmilch neben Kalzium auch einen hohen Phosphorgehalt hat, kann das viele schöne Kuhmilchkalzium nur suboptimal genutzt werden. Eine phosphorreiche Ernährung nämlich senkt automatisch die Aufnahmekapazität für Kalzium, weshalb kalziumreiche Lebensmittel, die gleichzeitig wenig Phosphor enthalten, für die Kalziumversorgung deutlich geeigneter sind als Kuhmilch.

Kuhmilch verstärkt Osteoporose

Amerikaner konsumieren mehr Kuhmilch und Milchprodukte als die meisten Bevölkerungen der Welt. Eigentlich müssten sie also wunderbar starke Knochen haben. Haben sie aber nicht. Eine aufschlussreiche Studie konnte zeigen, dass amerikanische Frauen ab 50 weltweit eine der höchsten Raten an Oberschenkelbrüchen aufweisen.[13]

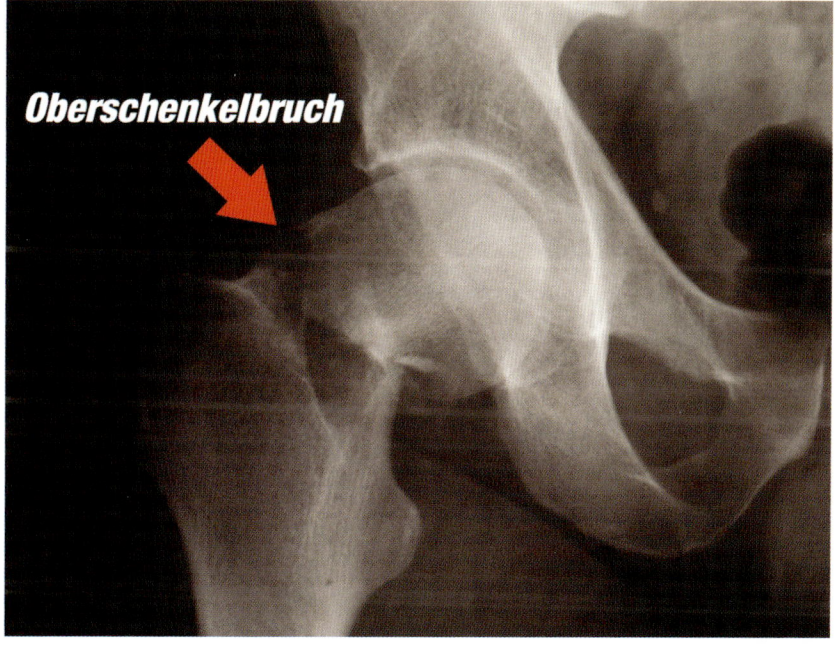

---

[13] Frasetto LA et al. 2000

Eine übermäßig hohe Zahl dieser Hüftfrakturen ist ein guter Indikator für Knochenarmut, die vor allem Frauen nach der letzten Regelblutung trifft. Dies wird oft auf eine schlechte Kalziumaufnahme geschoben und man empfiehlt den Konsum von Kalzium oder verschreibt es in Tablettenform. Da Milchprodukte einen hohen Kalziumgehalt besitzen, genießen sie einen unzerstörbaren Ruf, starke Knochen zu fördern. Irgendetwas läuft hier aber komplett falsch, denn die Länder mit dem höchsten Kuhmilchverbrauch weisen ausgerechnet den höchsten Anteil an Knochenbrüchen auf.[14]

Man versucht sich das so zu erklären, dass tierisches Protein im Gegensatz zu pflanzlichem unser Blutsystem mit Säuren überschwemmt. Der Körper versucht nun, diese mit Kalzium zu neutralisieren.[15] Und wo lagert in unserem Körper am meisten Kalzium? Genau, der Körper klaut es sich aus dem Knochen. Die Frage bleibt nur, wo das viele Kalzium der Milch abbleibt. Und jetzt kommt der fatale Zusammenhang: Tierisches Protein hemmt die Aufnahme des Milch-Kalziums in der Darmschleimhaut.

Bereits um 1880 haben Wissenschaftler auf diesen Zusammenhang hingewiesen. Und mit jedem Jahr türmen sich unzählige neue Studien, die diesen Fakt stets aufs Neue belegen. Warum kennen wir diese Ergebnisse nicht? Weshalb bleibt dieser Mythos der stark machenden Milch so unverwundbar? Eine Antwort ist auf jeden Fall klar. Sollte ein Staat, der mühevoll die Milchindustrie subventioniert, um Arbeitsplätze zu erhalten, solche Studien durch das Gesundheitsamt in die Welt hinausrufen lassen? Und hier geht es um Informationen, die jeder Abc-Schütze seit über 130 Jahren in wissenschaftlichen Zeitschriften nachlesen kann.

Fakt bleibt: Frauen, die ihr Protein überwiegend aus tierischen Nahrungsmitteln bezogen, hatten eine 3-fach höhere Knochenschwundrate und eine 3,7-fach höhere Hüftfrakturrate als Frauen, deren Proteinquelle pflanzlicher Natur war.

---

[14] Abelow BJ et al. 1992
[15] Wachsman A et al. 1968

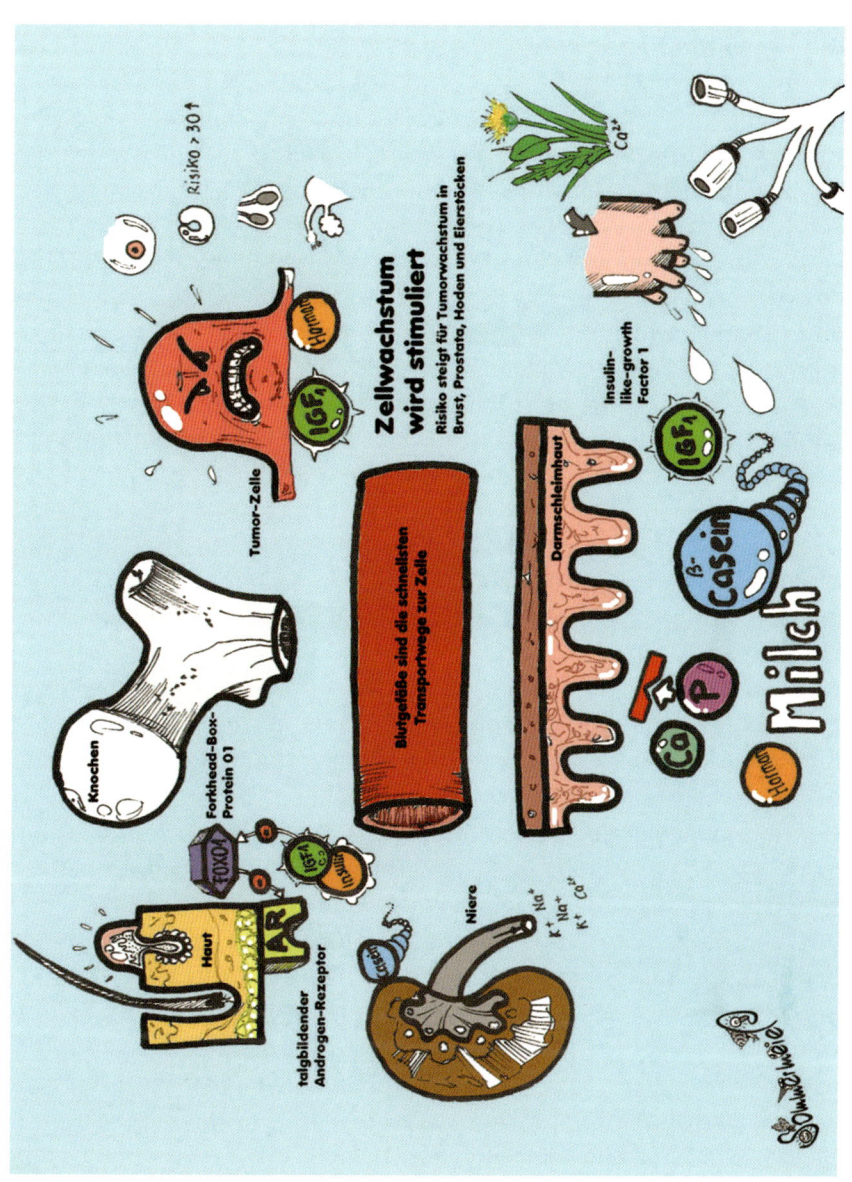

Zellwachstum wird stimuliert

Risiko steigt für Tumorwachstum in Brust, Prostata, Hoden und Eierstöcken

95

Die Hormone in der Kuhmilch

In etlichen Studien konnten konkrete Zusammenhänge zwischen Milch-konsum und bestimmten Krankheitsanfälligkeiten gezeigt werden. So wurde männlichen Milchtrinkern ein 32 Prozent höheres Risiko für das Erkranken an Prostatakrebs nachgesagt. Die Prostata ist ein walnuss-großes männliches Fortpflanzungsorgan und umschließt die Harnröhre direkt vor der Harnblase. Sie produziert ein schleimiges Sekret, welches den langen und beschwerlichen Weg unserer Spermien gleitfähiger macht. Sobald unsere kaulquappenähnlichen Erbträger wie Feuer-werksraketen aus der Harnröhre geschossen werden, rutschen und schlittern sie dank des Prostataschleims nonstop bis zum Muttermund.

In 12 von 14 Fall-Kontrollstudien wurde ein positiver Zusammenhang zwischen Aufnahme von Milchprodukten und Prostatakrebs beobach-tet. In diesen Studien bargen die Männer mit dem höchsten Konsum an Milchprodukten fast das doppelte Risiko, an Prostatakrebs zu erkran-ken. Um ein Vierfaches höher war das Risiko für metastasierenden oder tödlichen Prostatakrebs.[16]

Eine weitere Studie zeigte Zusammenhänge zwischen Milchkonsum und einem verstärkten Auftreten von Hodenkrebs. Auch Eierstock- und Brusttumore entwickelten sich umso häufiger, je mehr Milchprodukte verzehrt wurden.

Der Hormongehalt der Kuhmilch regt ganz allgemein das Zellwachstum beim Milchkonsumenten an. Das ist völlig normal, da Milch die natürli-che Alleinnahrung für den Säugling darstellt und ihn möglichst schnell wachsen lässt. Besonderen Einfluss haben dabei die Wachstums-hormone wie der Insulin-like growth factor 1 – auch kurz IGF 1.

Bei Milchtrinkern lässt sich ein deutlicher höherer »IGF 1«-Spiegel feststellen als bei Menschen, die keine Milchprodukte verzehren. Nur leider sind wir keine Säuglinge mehr und brauchen als Ausgewachsene keine Wachstumsunterstützung. Das ist dem IGF 1 aber völlig egal.

Dieses Wachstumshormon unterstützt nun die Zellen in unserem Körper, die einen enormen Drang zur Ausbreitung und einen schnellen Stoffwechsel haben – Tumorzellen.

---

[16] Chan JM et al. 2001

Milchhormone und Zucker verursachen Pickel

Der Dermatologe Professor Dr. Bodo C. Melnik konnte beweisen, dass kohlenhydratreiche Kost mit hohem glykämischen Index immer mit einer pathologischen Erhöhung von Insulin und insulinartigen Wachstumsfaktoren wie dem Insulin-like growth factor 1 einhergeht. Melnik spricht von einer fatalen Anhäufung Akne induzierender Signale durch falsche Nahrung. Die Zigarette zwischendurch setzt der Akne-Entstehung noch das Krönchen auf.

Akne ist das »metabolische Syndrom der Haut«. Sie ist das erste sichtbare Zeichen einer Kette weiterer Zivilisationskrankheiten wie Adipositas, Diabetes mellitus und Krebs. Es ist sicherlich kein Zufall, dass sich in westlichen Industrieländern eine zunehmende Chronifizierung der Akne im jungen Erwachsenenalter wie eine Virusgrippe verbreitet.

Pickel sind für uns oft nur ein Merkmal für beginnende Pubertät. Klar ist aber, dass wir diesen Zustand massiv mit unserer Lebensweise beeinflussen können. In der Pubertät beginnt unser Körper vermehrt Wachstumshormone und Insulin auszuschütten. Durch unsere Ernährung können wir deren Wirkung auf die Aknebildung noch verstärken. Warum kennt man aber in Volksgruppen ohne westlichen Lebensstil keine Akne? Um zu verstehen, warum unsere Haut plötzlich Pickel wie Pilze aus dem Boden sprießen lässt, müssen wir unsere Hautzelle durch ein Elektronenmikroskop betrachten.

Eine entscheidende Rolle spielt dabei unser talgbildender Androgenrezeptor (AR). Dieser »Talgrezeptor« wird durch ein Protein gesteuert – das Forkhead-Box-Protein (FOX) O1. Als zentraler Schalter in der Insulinregulation hemmt FOX O1 die Aktivität und Produktion des »Talgrezeptors« im Zellkern. Werden durch eine unausgewogene Ernährung Insulin und Wachstumsfaktoren erhöht, verlassen immer mehr FOX-Proteine den Zellkern. Der Mangel an diesem speziellen Protein im Kern führt zur Aufregulation des Androgenrezeptors. Das erklärt das epidemieartige Auftreten von Akne. »Es existiert keine Akne bei angeborenem Wachstumshormon (IGF 1) -Mangel«, betont Melnik.

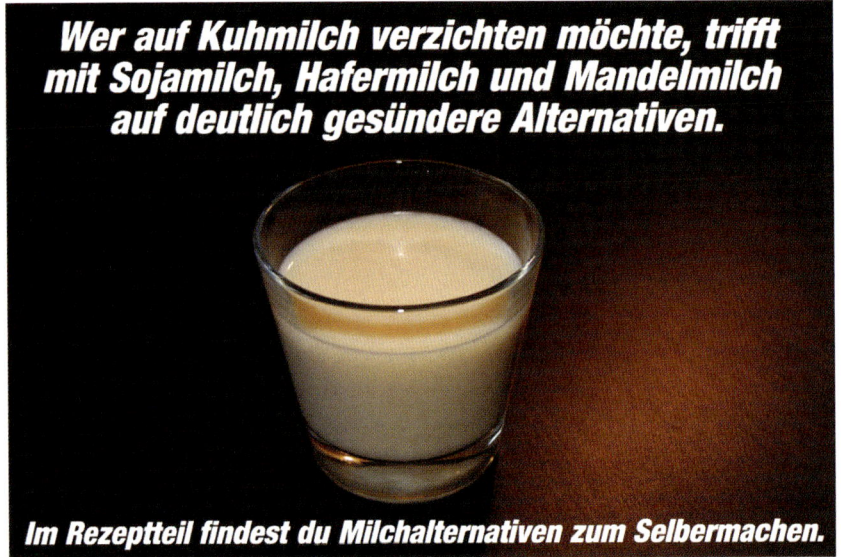

Wer auf Kuhmilch verzichten möchte, trifft mit Sojamilch, Hafermilch und Mandelmilch auf deutlich gesündere Alternativen.

Im Rezeptteil findest du Milchalternativen zum Selbermachen.

Milch und die Zuckerkrankheit

Beim Typ-1-Diabetes junger Menschen greift unser eigenes Immunsystem die Zellen der Bauchspeicheldrüse an, die Insulin produzieren. Diese verheerende und unheilbare Erkrankung trifft ausschließlich Kinder. Was die meisten Menschen allerdings nicht wissen, ist, dass es inzwischen zahlreiche Belege dafür gibt, dass diese Erkrankung im Zusammenhang mit der Ernährung steht, und zwar vor allem mit dem Verzehr von Milchprodukten. Die zurzeit häufig diskutierte Krankheitsentstehung beginnt mit der Aufnahme von Kuhmilchprotein durch den Säugling. Bei manchen Säuglingen werden die Proteine nicht völlig verdaut und einige Bestandteile von Aminosäureketten gelangen in die Blutbahn. Unser Abwehrsystem erkennt sie als körperfremd und beginnt sie zu zerstören. Unglücklicherweise ähneln manche dieser Fragmente unseren Zellen in der Bauchspeicheldrüse. Der Körper ist verwirrt und beginnt aus lauter Verzweiflung, beide zu zerstören. Das Kind kann nun kein Insulin mehr produzieren und bleibt für den Rest seines Lebens Diabetiker.[17]

---

[17] Karjalainen J et al. 1992

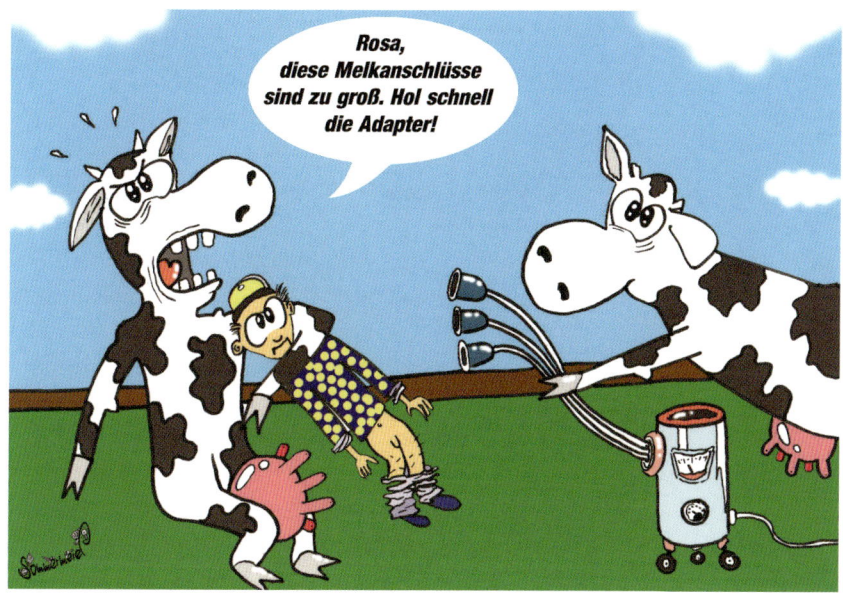

Wie viel Eiter ist in meiner Milch?

Jeden Tag das Gleiche, wird sich so manche Milchkuh denken. Genauer hingeschaut, zeigen sich durch das tägliche Anlegen der Melkmaschinen sehr oft Entzündungen der Kuheuter. Die Zitzen sind überwärmt, gerötet und schwellen an. Unzählige weiße Abwehrzellen strömen in den Entzündungsbereich und verwandeln sich nach getaner Arbeit in Eiterzellen. Jetzt wäre eine Pause gut. Nur da wir so viel wie möglich produzieren müssen, um die billigen Nahrungsmittelpreise der Supermarktketten zu gewährleisten, wird der Eiter am nächsten Tag einfach mit in die Milch abgepumpt. In Milch der Klasse 1 dürfen gemäß der Milchgüteverordnung 1980 (letzte Änderung 2010) bis zu 400.000 Eiterzellen pro Kubikzentimeter enthalten sein. Von Erregern und Bakterien dürfen bis zu 100.000 Keime pro Kubikzentimeter bei 30 Grad Celsius enthalten sein. Wenn bei der Kontrolle mehr Keime gefunden werden, erhält die Milch die Klasse 2.

Tierische Nahrungsmittel

Mit Recht fragst du dich, ob von deiner Speiseliste auch mal irgendetwas als gut beschrieben wird. Wie eine schwarze Wolke scheine ich auf alles meinen dunklen Schatten zu werfen. Aber genau der schwarze Ritter im Kreuzzug gegen die bestehenden Essgewohnheiten will ich nicht sein. Am Ende entscheidest du, wie weit du mit deiner Ernährungsumstellung gehen willst. Und nur du entscheidest, wie viel Zeit du dafür investierst. Je radikaler du in kurzer Zeit mit dem Rotstift alle vermeintlich ungesunden Lebensmittel aus deiner Nahrungsauswahl streichst, desto höher ist die Rückfallrate. Gib deinem Körper die Zeit, die er benötigt. Aber gib ihm auch die Chance, gesünder und leistungsstärker zu werden.

Und noch etwas: Viele der von mir zitierten Studien und wissenschaftlichen Messwerte beziehen sich auf Nahrungsmittel aus dem Supermarktregal, aus der Massentierhaltung und der profitorientierten Nahrungsmittelindustrie. Dennoch sind die Ergebnisse bei vielen Produkten gleich, egal ob Bio oder Freiland, Wildfang oder Haustier. Was ich damit sagen will, ist Folgendes: Wenn du auf dem Lande wohnst und die Eier deiner eigenen Hühner von der Wiese sammelst und danach per Hand deine Ziege melkst und aus der Milch Käse machst, dann hast du völlig andere Voraussetzungen. Dennoch bleiben die meisten tierischen Produkte den pflanzlichen unterlegen. Ein Bauer zeigte mir ein gekochtes Ei von einem seiner frei lebenden Hühner. Das Eigelb war tiefgelb und der Bauer fragte mich, ob ich ihm mit meiner Ernährungsphilosophie diesen Genuss ausreden wolle. Nein, warum sollte ich? Aber dort, wo ich lebe, gibt es keine Garantie für Qualität und natürliches Belassen der Futtermittel. Jeder mag diese Umstände für sich prüfen und daraus seine eigenen Konsequenzen ziehen. Selbst die gesündesten Eier können im Übermaß dem Körper schaden, genauso wie der natürlichste handgefertigte Hartkäse unsere Verdauung hemmt und auch das Siegel »Wildfang« keine Garantie auf Schadlosigkeit gibt.

Das Ei hat zwar den höchsten Eiweißgehalt, ist aber extrem phosphorreich. Der Phosphorspiegel in unserem Blut steigt beim Genuss von Eiern rapide an, und da der Körper immer bemüht ist, das richtige

Kalzium-Phosphor-Verhältnis zu erhalten, entzieht er dem Knochen Kalzium, um den Phosphorüberschuss zu neutralisieren.

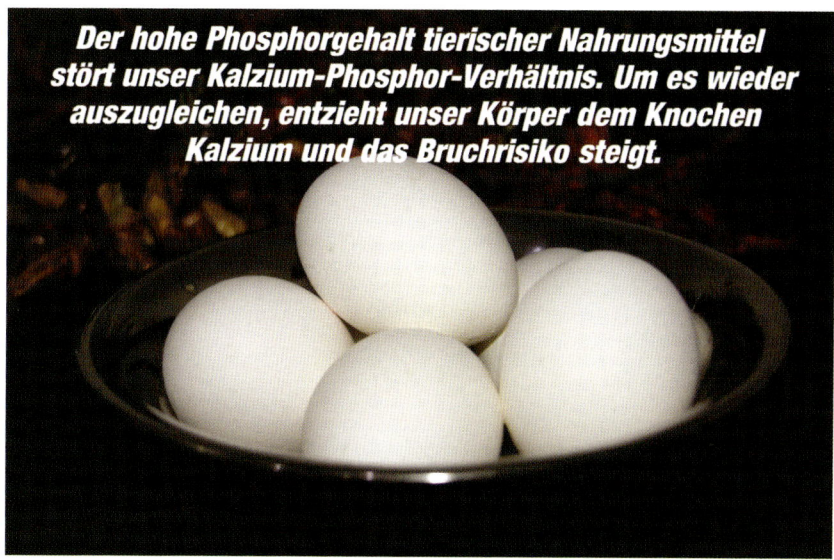

Der hohe Phosphorgehalt tierischer Nahrungsmittel stört unser Kalzium-Phosphor-Verhältnis. Um es wieder auszugleichen, entzieht unser Körper dem Knochen Kalzium und das Bruchrisiko steigt.

Auch Softdrinks, Fleisch und Milchprodukte enthalten meist viel Phosphor. Hier sollten all diejenigen aufpassen, die bereits an Osteoporose und an erhöhter Knochenbrüchigkeit leiden.

Viele in unserem Körper lebenden Bakterien können sich in einer sauerstoffarmen Umgebung perfekt von Phosphor ernähren und sich vermehren. Der im grünen Pflanzenfarbstoff Chlorophyll enthaltene Sauerstoff kann das Wachstum dieser Bakterien und eine unerwünschte Überschwemmung unseres Darms hemmen.

Sowohl im Hühnereiklar als auch im Eidotter finden sich zwei Eiweißbestandteile, die bei vielen Menschen allergische Reaktionen auslösen können, auch wenn sich diese Bestandteile durch das Kochen der Eier auf etwa die Hälfte reduzieren lassen.

In Eiern und Eiprodukten finden sich leider immer wieder Rückstände von chemischen Mitteln gegen die Infektion der Roten Kückenruhr. Vor allem bei Eiern aus der Massentierhaltung ist weiterhin mit schädlichen Rückständen zu rechnen. Wir haben also keine Sicherheit, ob wir uns mit Eierspeisen und Hühnerfrikassee mehr schaden als nützen.

Manche der Fabrikeier sind obendrein noch gefärbt und aromatisiert. Dabei wissen wir von Prof. Kempski, dass künstliche Aromen und Farben die Durchlässigkeit der Darmschleimhaut für Viren und andere Krankheitserreger erhöhen können.

Ein anderer Punkt ist, dass die industriellen Legehuhnbatterien aufgrund der Unmengen von Exkrementen und Abfall sozial immer weniger tragbar sind, weil sie hiermit dem Staat und der Bevölkerung zur Last fallen, unter anderem weil für deren Beseitigung Steuergelder aufgewendet werden müssen. 40.000 Batteriehühner belasten die Umwelt stärker als 30.000 Menschen. Wenn sich der Phosphatgehalt unserer Gewässer alle vier Jahre verdoppelt, so liegt das vor allem an der industriellen Eierproduktion. Zusätzlich verseuchen auch die zahllosen Chemikalien und Medikamente, die benötigt werden, um die Produktivität zu steigern und die Tiere lange genug am Leben zu erhalten, unsere Umwelt.

Fast jeder Mensch weiß den Geschmack von Käse zu schätzen. Käse existiert in Hunderten von verschiedenen Arten und Reifestadien und schmeckt den meisten Menschen als Zwischendurch-Häppchen genauso gut wie überbacken. Ohne ihn sind Lasagne, Auflauf und Pizza nur halb so schmackhaft.

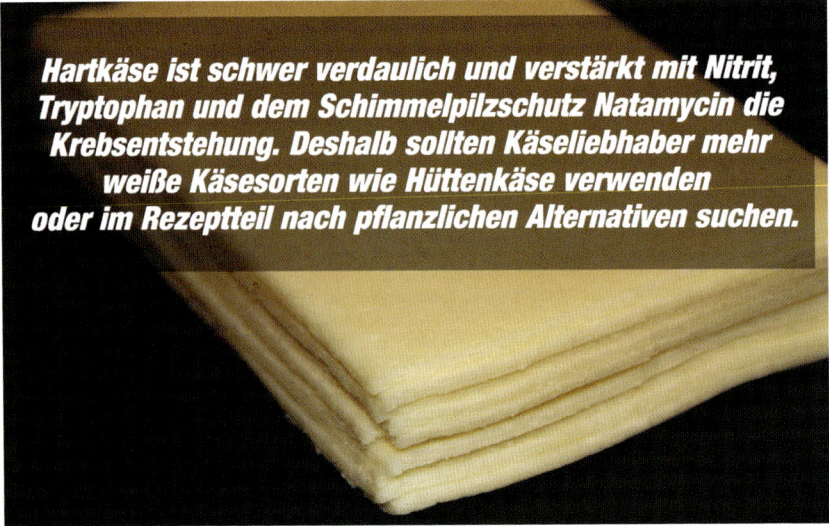

Hartkäse ist schwer verdaulich und verstärkt mit Nitrit, Tryptophan und dem Schimmelpilzschutz Natamycin die Krebsentstehung. Deshalb sollten Käseliebhaber mehr weiße Käsesorten wie Hüttenkäse verwenden oder im Rezeptteil nach pflanzlichen Alternativen suchen.

Umso schmerzhafter traf mich die Meinung der Lifestyle-Expertin Ellen G. White. Sie schreibt: »Was Käse betrifft, bin ich ganz sicher, dass wir seit Jahren keinen mehr gegessen haben. Wir denken gar nicht daran, Käse als Nahrungsmittel zu verwenden.«[18]

Gemeint ist hier reifer Käse wie Gouda und Emmentaler. Für alle, die sich nicht schnell genug von Käse entwöhnen können, empfiehlt sich als Übergangslösung, Frischkäse oder Hüttenkäse zu verzehren, da diese vom Körper deutlich besser verarbeitet werden können.

Hinweise für das Vorliegen von Nitrosaminen in Lebensmitteln pflanzlicher Herkunft gibt es nicht. Dafür finden wir sie in tierischen Lebensmitteln wie in gepökelten Fleischerzeugnissen und im Käse. Es handelt sich um Reaktionsprodukte von Nitrit und sekundären Aminen aus Proteinen, die vor allem unter Hitzeeinwirkung gebildet werden.

Aber warum zählen Nitrosamine zu den stark krebserzeugenden Substanzen? Das Problem ist die Umwandlung in unserem Körper zu Formaldehyd, das mit großer Leidenschaft unser genetisches Material zerstört und Zellentartung in großem Stil auslöst. Unzählige Studien deuten auf einen positiven Zusammenhang zwischen Nitritaufnahme und Magenkarzinom sowie zwischen dem Verzehr von Fleischprodukten und Magen- und Speiseröhrenkrebs hin.[19]

Eine weitere Substanz namens Natamycin findet sich in den meisten Käsesorten verarbeitet, denn sie wirkt antibiotisch und soll Schimmelbefall auf der Käseoberfläche verhindern. Auch in der Medizin findet der Wirkstoff Verwendung gegen Pilzinfektionen. Wer es zu häufig aufnimmt, riskiert, dass sich gegen Antibiotika resistente Keime im Körper bilden.[20]

Tiereiweißreiche Kost enthält einen hohen Anteil an der Aminosäure Tryptophan. In überschüssigen Mengen begünstigt Tryptophan das Wachstum bösartiger Zellen, da es im Körper zu Anthranilsäure umgebaut wird. Während pflanzliche Nahrung uns die notwendige Menge Tryptophan in sparsamen Dosen liefert, schütten uns Käse und Eier regelrecht damit zu.

---

[18] White Ellen G. »Counsels on Diet and Foods« (Bewusst essen), S. 164
[19] Jakszyn P, Gonzalez CA et al. 2006
[20] Wittmann. Verbraucherzentrale Bayern

Ein weiteres Problem ist die lange Verdauungszeit der meisten Käsesorten. Nahrungsmittel mit einer Liegezeit zwischen 4 bis 6 Stunden in unserem Verdauungstrakt entpuppen sich immer mehr als echte Energie-Killer und quälen uns nach den Mahlzeiten oft mit Müdigkeit und Antriebslosigkeit. Schieben wir den Verzehr in die späten Abendstunden, riskieren wir ein ernsthaftes Betriebsproblem unseres Magen-Darm-Traktes. Gärungsprozesse können im Schlaf einen respektablen Schaden an unseren Schleimhäuten auslösen. Es ist eine bittere Nachricht, aber besonders erhitzter Käse flutet unseren Körper mit einer Überdosis freier Radikale.

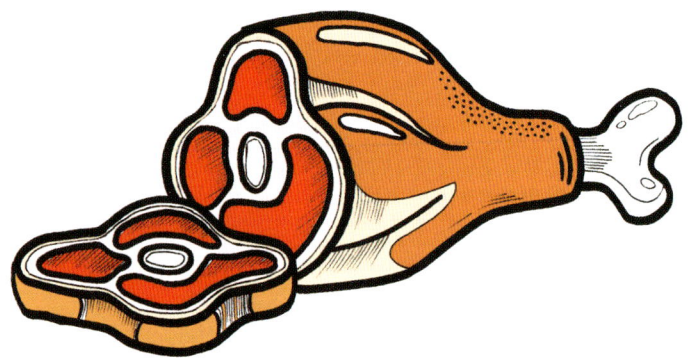

Gibt es ein Leben nach dem Fleisch?

Ich habe meine Kindheit schon aus diesem einen Grund nicht gemocht: Es gab kein Fleisch. Stattdessen gestaltete meine erst vegetarisch und später vegan lebende Mutter äußerst interessante Konglomerate in der Bratpfanne. Hauptbestandteile waren Haferflocken, Kartoffeln und Kichererbsen. Allerdings war das Ergebnis für mich weniger zum Kichern. Doch irgendwann hatte sie den Dreh raus. Ihre Frikadellen und Aufstriche wurden nicht nur immer besser, sondern ich lernte auch die Bekömmlichkeit und Nahrhaftigkeit ihrer Mahlzeiten zu schätzen. Mit siebzehn zog ich von zu Hause aus und konnte endlich nach Herzenslust meinen Appetit nach Fleisch stillen. Das ging so lange, bis mein Professor im Hörsaal verkündete, dass man ohne Fleisch nicht gesund leben könne. Ab diesem Zeitpunkt begann ich Studien und Doktorarbeiten zu diesem Thema zu lesen. Und je mehr ich las, desto klarer wurde mir, dass es seit Jahrzehnten Wissenschaftler und Forscher gab, die vom Fleischgenuss ganz und gar nicht überzeugt waren, die aber nirgends zitiert wurden. Ich bin erstaunt, wie hartnäckig sich bis heute der Mythos in unserer Gesellschaft hält, dass man ohne Fleisch nicht ausgewogen leben kann. Seit zwei Jahren lebe ich jetzt vegan und werde immer wieder entsetzt angeschaut, als würde ich etwas tun, was nicht gesund ist. In den letzten zwei Jahren mit ausschließlich veganer Lebensweise habe ich jeden sportlichen Rekord meiner Jugendzeit gebrochen und laufe jährlich zwei Mal die Marathondistanz von 42,195 Kilometern unter 3 Stunden, obwohl meine Trainingszeit als Facharzt für Orthopädie und Unfallchirurgie mit jedem Jahr weniger wird. Ich fühle mich gesünder und kräftiger als jemals zuvor in meinem Leben, gehe vier Mal pro Woche für mindestens eine Stunde ins Fitness-Studio und fahre an den Wochenenden zu den besten Kitesurfplätzen Europas. Mit meinen 40 Jahren fange ich an, Alter neu zu definieren, denn ich sehe tagtäglich, was für eine Liste an Krankheiten Menschen meiner Altersklasse haben können. Ich habe den besten Vergleich, den man nur haben kann, denn täglich behandle ich mehr als 70 Patienten in meinen Berliner Praxen.

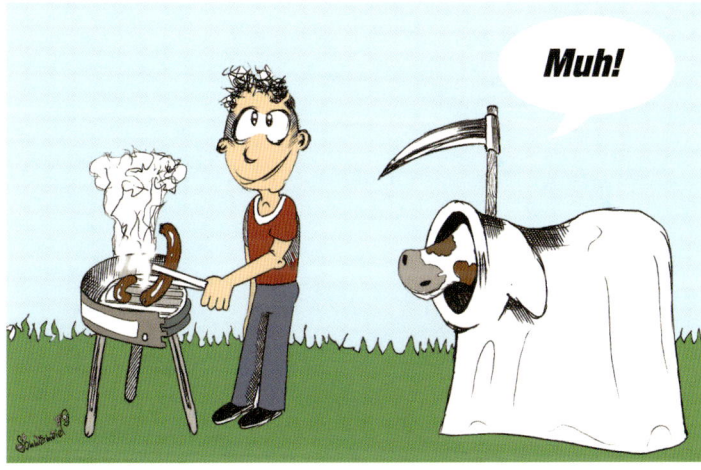

Und ich kann hier so viele Studien zitieren, wie ich will. Mein Ziel ist es nicht, dich und jeden anderen Leser zum Veganer zwangszubekehren, nur weil ich damit seit zwei Jahren sehr gute Erfahrungen mache. Höre auf deine innere Stimme, und du wirst für dich die richtige Entscheidung treffen, auch wenn das Jahrzehnte dauern kann.

Beginnen wir damit, ein paar Fakten zusammenzutragen: Pflanzliche Nahrungsmittel besitzen kein Cholesterin und stehen in direktem Zusammenhang mit niedrigem Blutcholesterin. Tierischen Nahrungsmitteln fehlen nicht nur Ballaststoffe und Antioxidantien, sie erhöhen auch den gerade genannten Cholesterinspiegel und das Krebsrisiko. Ernährung auf pflanzlicher Basis und eine körperlich aktive Lebensweise führen zu einem gesunden Körpergewicht und ermöglichen es trotzdem, groß und stark zu werden. Mitunter konzentrieren sich Ernährungswissenschaftler auf Fette und Cholesterin, ohne zu bedenken, dass diese ein Indikator für den Konsum von Nahrungsmitteln tierischer Herkunft sind.

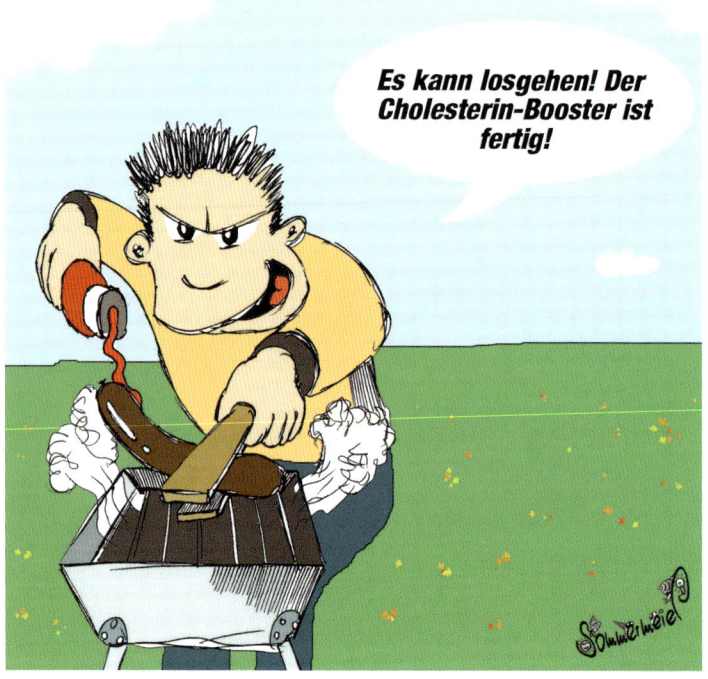

Eine Statistik hat mir glatt die Sprache verschlagen. Sie zeigt den Zusammenhang zwischen dem Konsum tierischen Proteins und der Anzahl der Todesfälle infolge von Herzkrankheiten bei Männern im Alter von 55 bis 59 Jahren in 20 verschiedenen Ländern.[21] Und wie immer klingt es so einfach, ist aber so schwer durchzusetzen, weil wir an unseren Gewohnheiten hängen wie die Kletten am Wollpulli. Je mehr Tierprotein, desto mehr Herzkrankheiten. Ein permanenter Überschuss an tierischem Eiweiß wird von unseren Darmbakterien für ihren eigenen Stoffwechsel verwendet. Dabei entsteht Ammoniak, der die Zellwucherung der Darmschleimhaut begünstigt.

Und wir dürfen es niemals vergessen: Alle Inhaltsstoffe in Nahrungsmitteln wirken zusammen, um entweder Gesundheit oder Krankheit hervorzubringen. Je mehr wir glauben, dass ein einzelner Bestandteil ein ganzes Nahrungsmittel ausmacht, desto mehr verirren wir uns in pseudowissenschaftlichem Schwachsinn.

Immer mehr Studien zeigen, dass rotes und verarbeitetes Fleisch eine Insulinresistenz und damit die Zuckerkrankheit Diabetes provoziert. Tierische Nahrungsmittel sind die Hauptquelle für gesättigte Fettsäuren und unvorteilhafte methioninreiche Proteine.

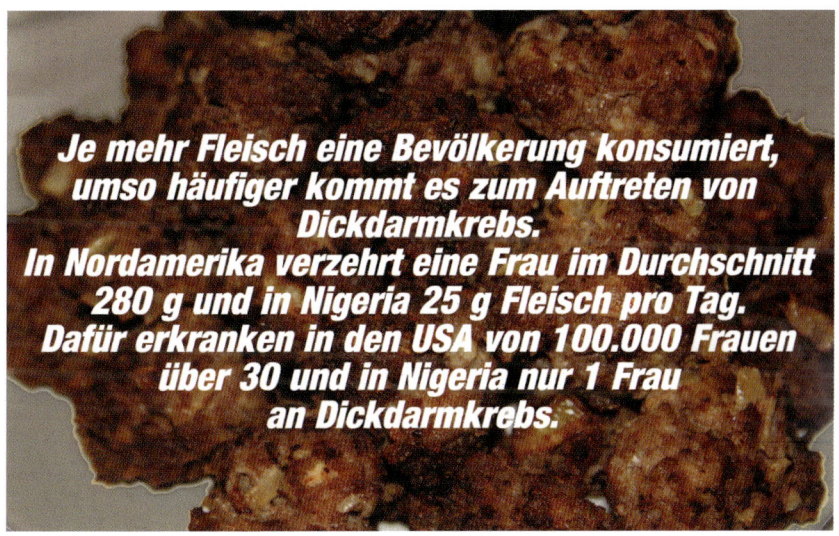

Je mehr Fleisch eine Bevölkerung konsumiert, umso häufiger kommt es zum Auftreten von Dickdarmkrebs. In Nordamerika verzehrt eine Frau im Durchschnitt 280 g und in Nigeria 25 g Fleisch pro Tag. Dafür erkranken in den USA von 100.000 Frauen über 30 und in Nigeria nur 1 Frau an Dickdarmkrebs.

---

[21] Joliffe N, Archer M et al. 1959

Eine der hauptsächlichen Todesursachen ist der Dickdarm- und Mastdarmkrebs. In der Liste der Gesamtsterblichkeit an Krebs steht dieser auf dem vierten Platz, denn es erkranken nicht weniger als 6 Prozent aller Amerikaner daran.[22] Schaut man sich die Verteilung dieses bösartigen Krebses an, finden sich die meisten Betroffenen in Nordamerika, Europa, Australien und den wenigen reichen asiatischen Ländern wie Japan und Singapur. In Asien, Afrika und Südamerika zeigt sich dagegen ein deutlich geringeres Auftreten. Während also in der Tschechischen Republik von 100.000 Männern 34 an dieser Krebsform sterben, ist es in Bangladesch gerade mal eine Person. Um die genetischen Unterschiede auszuschließen, wurden Migranten nach einem Umzug von einer krebsrisikoarmen in eine krebsrisikoreiche Gegend untersucht. Bereits nach zwei Generationen wurde das erhöhte Risiko übernommen.[23]

Ich bin immer wieder erstaunt, wie früh manche Studien bereits veröffentlicht wurden und doch so schnell in Vergessenheit geraten sind. Unbequeme Ergebnisse möchte niemand hören, schon gar nicht Konzerne, die einen Einbruch ihres Absatzmarktes befürchten müssen. Bereits 1975 verglichen Forscher Umweltfaktoren und Krebsraten in 32 Ländern.[24] Hier konnte man klar zeigen, dass Länder, in denen mehr Fleisch konsumiert wird, dramatisch höhere Raten an Dickdarmkrebs aufweisen. Während die Durchschnittsamerikanerin etwa 280 Gramm Fleisch pro Tag verzehrt, kommt die nigerianische Durchschnittsfrau auf gerade einmal 25 Gramm. Dafür erkranken in den USA von 100.000 Frauen über 30 an Dickdarmkrebs und in Nigeria nur eine. Nun wurde diese Datensammlung noch erweitert und man stellte fest, dass eine zusätzliche Tagesdosis von 10 Gramm Ballaststoffen das Dickdarmkrebs-Risiko um 33 Prozent verminderte.[25]

---

[22] International Agency for Cancer Research. 2002

[23] »Expert Panel. Food, nutrition and the prevention of cancer; a global perspective«, Washington, DC: American Institute for Cancer Research Fund, 1997

[24] Armstrong D, Doll R. »Environmental factors and cancer incidence and mortality in different countries, with special reference to dietary practices«, Int. J. Cancer 15 (1975): 617–631

[25] Jansen MCJF et al. »Dietary fiber and plant foods in relation to colorectal cancer mortality: The Seven Countries Study«, Int. J. Cancer 81 (1999): 174–179

Ich gebe zu, dass die Auswertung solcher Studien nicht immer un-umstritten ist. Wie genau nun die zusätzliche Wirkung von Obst und Gemüse, Ballaststoffen, Kohlenhydraten und Milch auf die Krebs-entstehung im Darm einwirkt, kann kein Wissenschaftler genau heraus-filtern. Über allen Debatten der Zuverlässigkeit dieser Studien steht aber doch unzweifelhaft fest, dass die Ernährung eine enorme Bedeu-tung für unser Schicksal hat.

Die Anwendung von antibiotisch wirkenden Futterzusätzen ist in der Tierhaltung noch breit gestreut. Man beschleunigt damit die Gewichts-zunahme der Tiere durch Verbesserung der Futterverwertung und bekämpft zugleich unzählige Infektionskrankheiten. Sehr beliebt sind unter Tierzüchtern die Tetrazykline. Nicht selten entwickeln sich dabei neue Rassen von Krankheitserregern, die gegen die bislang verord-neten Antibiotika widerstandsfähig geworden sind. Bis heute ist das Thema der medikamentenresistenten Erreger und Antibiotikarück-stände in der Tiernahrung ein brandaktuelles.[26] Noch nie zuvor kämpf-ten Krankenhäuser so intensiv gegen die Massendurchseuchung mit multiresistenten Keimen wie heute. Umso überzeugender war ein Interview mit 15 Tierärzten aus Mastbetrieben, von denen 8 angaben, Vegetarier geworden zu sein.

Fleisch ist eine Hauptquelle für die Harnsäurebildung. Harnsäure ist eines der stärksten Gifte für den menschlichen Organismus. Wenn der Harnsäurewert im Blut durch erhöhten Fleischgenuss den Normalwert übersteigt, kann es zur Gichtentwicklung kommen. Aber auch zur Bildung von Gelenksentzündungen und Nierensteinen.

Der Schweizer Arzt Dr. Bircher-Benner benannte bereits um 1890 den gesteigerten Fleisch- und Alkoholkonsum als häufigste Ursache des Gichtanfalls, bei dem vor allem am Vorfuß die Gelenke schmerzhaft geschwollen, gerötet und überwärmt sind. Dabei steigt der Harnsäure-gehalt des Gewebes an, bis die Grenze der Löslichkeit überschritten ist und Harnsäure zu Natriumurat-Kristallen ausfällt und Gelenke sowie Nieren zerstört. Deshalb sollte der Harnsäurespiegel im Blut bei Frauen 6 mg/dl (350 μmol/l) und bei Männern 7 mg/dl (400 μmol/l) nicht

---

[26] Hahnberg, SD, Wells JG, Cohen ML. 1984, »Animal-to-Man Transmission of antimicrobial resistant Salmonella: Investigations of US Outbreaks«, 1971–1983, Science 225, 4664: 833–853

überschreiten. Der Fairness halber muss ich an dieser Stelle erwähnen, dass auch Hülsenfrüchte unseren Harnsäurespiegel erhöhen können. Allerdings warte ich noch auf den Gichtanfall-Patienten, der nach einer Überdosis Linsensuppe bei mir eingeliefert wird.

Und wie sagte doch schon meine Lifestyle-Queen des 19. Jahrhunderts: »Fleisch war niemals die beste Nahrung; heute ist sein Verzehr jedoch doppelt unangebracht, da die unterschiedlichsten Krankheiten bei den Tieren stetig zunehmen. Wer sich von Fleisch ernährt, weiß nur zu einem kleinen Teil, was er da eigentlich isst. Oft würde er, wenn er die Tiere noch lebend gesehen hätte und die Qualität des Fleisches kennen würde, entsetzt darauf verzichten.«[27]

Die Ernährungsexpertin der Verbraucherzentrale Bayern, Susanne Moritz, macht auf eindrucksvolle Weise deutlich, dass jegliche Art von Fleisch und Fleischerzeugnis, die schon einmal eingefroren waren, in Deutschland angeboten werden dürfen. Durch wiederholtes Auftauen und Einfrieren wird die Struktur des oft bereits minderwertigen Fleisches zerstört, das Bakterienwachstum im Gewebe vermehrt sich und die Qualität des Fleisches wird weiter gemindert.[28]

Es ist mir unerklärlich, wie diese Ellen G. White bereits Mitte des 19. Jahrhunderts eine so immense Weitsicht an den Tag legen konnte. Sie schreibt: »Es ist ein Irrtum anzunehmen, dass man zur Stärkung der Muskelkraft Fleisch oder Fleischprodukte essen muss. Die Bedürfnisse des Organismus können besser befriedigt werden, und man kann sich durchaus einer stabilen Gesundheit erfreuen, wenn man solche Nahrung nicht zu sich nimmt. Nüsse und Nussprodukte nehmen dabei immer mehr den Platz von Fleischspeisen ein.«[29]

Ellen G. White, die als eine der größten Verbraucherschützerinnen des 19. Jahrhunderts gilt, schaute sich um 1870 die Haltungsbedingungen für Masttiere in einigen landwirtschaftlichen Betrieben Nordamerikas an. Und was sie da sah, zog ihr die Socken aus. Mit der beginnenden Industrialisierung der Vereinigten Staaten begannen auch Zuchtbetrie-

---

[27] White Ellen G. »The Ministry of Healing« (Auf den Spuren des großen Arztes), S. 252
[28] Moritz S. Ernährungsexpertin der Verbraucherzentrale Bayern
[29] White Ellen G. »The Ministry of Healing« (Auf den Spuren des großen Arztes), S. 254

be profitorientiert mehr auf Masse als auf Qualität zu setzen. Sie schreibt in ihrer Bewertung: »Oft werden Tiere zum Markt gebracht und zum Zweck der menschlichen Ernährung verkauft, die schon so krank sind, dass ihre Besitzer sie schnellstens loswerden wollen. Auch einige der Methoden, wie Tiere für den Markt gemästet werden, verursachen Krankheiten. Von Licht und reiner Luft abgeschlossen, den Dunst schmutziger Ställe einatmend und womöglich mit krankmachendem Futter gemästet, wird der ganze Körper der Tiere von schädlichen Substanzen durchsetzt.«[30]

Bis heute hat sich an diesen Zuständen nichts geändert. Das Gegenteil ist der Fall. Außer einigen wenigen Viehzüchtern, die noch ihre Tiere beim Namen rufen können, verdient man heute das große Geld mit Massentierhaltung und Akkordschlachtung. Ein Masthuhn erreicht in der heutigen Zeit sein Schlachtgewicht von 1,8 Kilogramm in 32 Tagen. Durch die rasche Zunahme sitzen die Tiere dicht gedrängt auf sehr engem Raum. Die gesetzlichen Regelungen erlauben in Mastställen 23 Hühner auf einem Quadratmeter. Dass diese Richtlinien, wo immer es möglich ist, unterlaufen werden, zeigen wiederholt Schlagzeilen aus deutschen Tierhaltungsbetrieben. Selbst die Verbraucherzentrale Bayern warnt und schreibt, was jeder bereits weiß: »Die Haltung von Masthühnern auf engem Raum führt häufig zu gesundheitlichen Schäden und einer überdurchschnittlich hohen Sterblichkeit. Mit dem Einsatz von Antibiotika versuchen viele Mastbetriebe, die Verluste einzudämmen.«

Wir alle kennen die Fotos aus konventionellen Hühnerfarmen. Männliche Legehuhn-Küken werden in Millionenzahl lebendig geschreddert. Bei den Überlebenden wird der Schnabel, das wichtigste Tastorgan, gekürzt, um gegenseitiges stressbedingtes Verletzen bei offensichtlichem Platzmangel zu vermeiden. Masthähnchen werden heute in der Hälfte der Zeit doppelt so schwer wie Freilandhühner und bekommen dadurch deformierte Knochen mit schmerzhaften Entzündungen.

---

[30] White Ellen G. »The Ministry of Healing« (Auf den Spuren des großen Arztes), S. 253

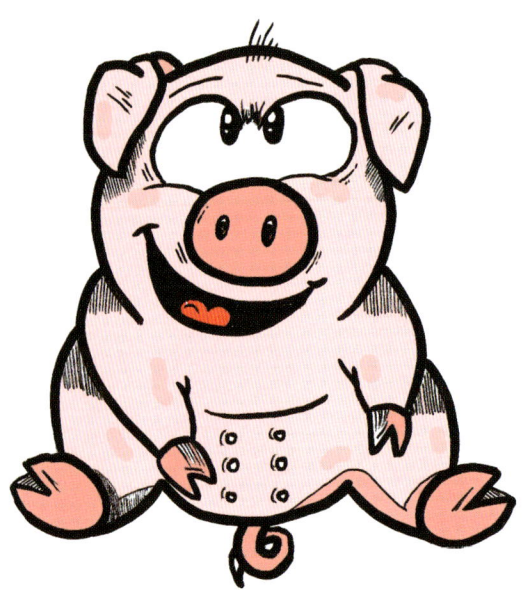

Da hast du Schwein gehabt

Wir Deutschen verspeisen im Jahr 60 Millionen Schweine. Das sind etwa 40 Kilogramm pro Einwohner. 98 Prozent dieser Tiere stammen aus Massenhaltung. Doch jetzt wollen wir uns der Frage widmen, ob es wirklich nur ein Mythos ist, dass Schweinefleisch eine schädigende Wirkung auf uns Menschen hat.

Als der berühmte Generalfeldmarschall Rommel auf seinem Nordafrika-Feldzug im Zweiten Weltkrieg gegen die britische Armee kämpfte, stellte er fest, dass viele seiner Soldaten an Unterschenkelgeschwüren erkrankten. Mit solchen eiternden, tiefen Wundflächen in Stiefeln durch den heißen Wüstensand zu marschieren, war völlig undenkbar. Die Deutschen kämpften in Unterzahl und mit deutlich weniger materiellen Möglichkeiten, sodass Rommel mit Panzerattrappen Truppenbewegungen vortäuschte, um seinen Gegnern einen Schritt voraus zu sein. Jeder einzelne Mann war unentbehrlich. Also verglich man die Lebensgewohnheiten der Soldaten mit denen der Einheimischen. Es zeigte sich, dass die einheimischen Siedler komplett auf Schweinefleisch verzichteten, die Soldaten es aber bis zu 3 Mal pro Tag zu essen bekamen. Schweinefleisch erhöht deutlich das Risiko für

Geschwüre und Wundheilungsstörungen, und erst als Rommel es komplett aus dem Speisplan strich, entleerten sich schlagartig die Lazarette.

Schweinefleisch hat einen extrem hohen Fettgehalt und steigert massiv den Cholesterinspiegel in unserem Blut. Der Überschuss an Cholesterin fördert die Zellwandproduktion der Krebszelle und beschleunigt deren Wachstumszeit.

Dr. Reckeweg fütterte in seinem Labor über mehrere Jahre hinweg weiße Mäuse mit Schweinefleisch. Eine zweite Gruppe bekam ausschließlich vegetarische Nahrung. Die Mäuse aus der Schweinefleisch-Gruppe verstarben signifikant häufiger an Krebs.

Einer der größten Nachteile von Schweinefleisch ist aber sein hoher Gehalt an Schwefelsäure, denn diese lagert sich in unserem Gelenkknorpel ab und sorgt für seinen schnelleren Abrieb. Was dann entsteht, nennen wir Arthrose. Vor allem die Chondroitin- und Mucoitin-Schwefelsäure baut unser Bindegewebe zu minderwertigem und unbrauchbarem Gewebe um. Patienten mit beginnender Arthrose oder Rheuma sollten ganz besonders auf Schweinefleisch verzichten. Aber auch Patienten mit Wirbelsäulendegeneration neigen unter dem Einfluss dieses Fleisches zur beschleunigten Bandscheibendegeneration, die sehr oft in einem Bandscheibenvorfall mündet.

Prof. Shope von der Universität London stellte fest, dass Schweinelungen das perfekte Sammelbecken für Erreger sind. Er gab den in der Schweinewurst verarbeiteten Lungen die Schuld dafür, dass die Verbreitung von Grippewellen in Europa deutlich größer ist als in arabischen Staaten.

Dr. Hauss von der Universität Münster erkannte, dass Schweinefleisch den Histaminabbau in unserem Körper stark zurückfährt. Histamin ist aber ein Botenstoff, der Entzündungsreaktionen triggert und deutlich verstärkt. Steigt der Histaminspiegel in unserem Blut, so kommt es schneller zum Ausbruch von Allergien, aber auch von Bronchialasthma, sodass unsere Atemwege verengt werden. Histamin koppelt übrigens auch an unsere H2-Rezeptoren an der Magenschleimhaut und provoziert Magengeschwüre und Schleimhautentzündung aufgrund einer erhöhten Produktion von Salzsäure.

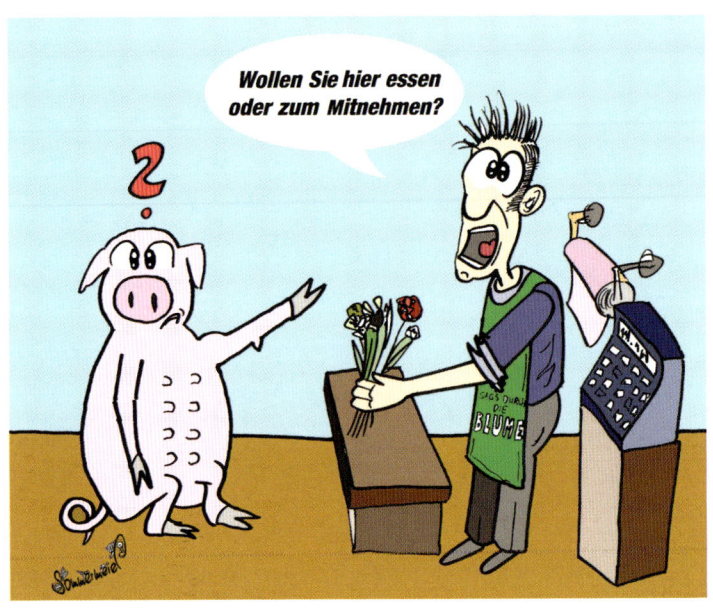

Offenbar gibt es kein Thema, das nicht von diesem Multitalent des vorletzten Jahrhunderts angesprochen wird. Ellen G. White schreibt: »Schweine sind Aasfresser, und dies ist der einzige Zweck, dem sie dienen sollten. Niemals, unter keinen Umständen, sollte ihr Fleisch von Menschen gegessen werden. Das Fleisch eines Lebewesens kann nicht gesund sein, wenn Schmutz sein natürliches Element ist und es sich von allem möglichen Abfall ernährt.«[31]

---

[31] White Ellen G. »The Ministry of Healing« (Auf den Spuren des großen Arztes), S. 252

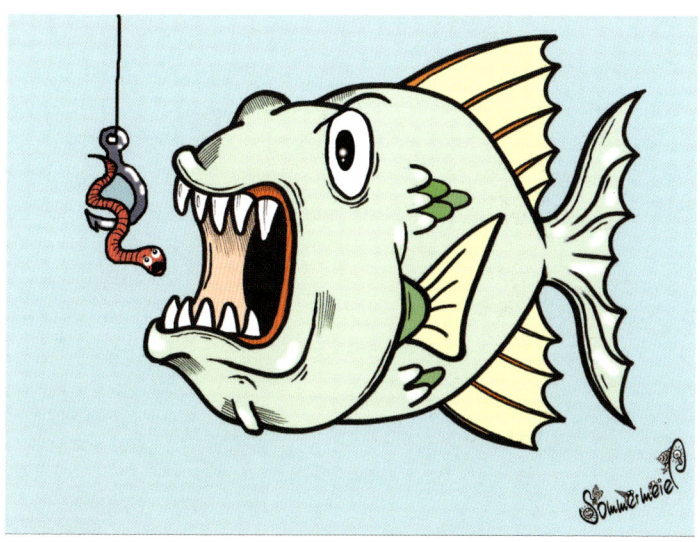

Beim Fisch scheiden sich die Geister

Fisch ist gemeinhin als besonders gesundes Nahrungsmittel bekannt, vor allem wegen seiner gesunden Omega-Fettsäuren. Doch in letzter Zeit sind zunehmend Stimmen zu hören, die auf mögliche gesundheitsgefährdende Auswirkungen des Fischkonsums hinweisen.

Bei dem Thema Fisch werden die Augen meiner Zuhörer immer besonders groß. Sie schauen mich an, als ob sie sagen wollen: »Wir gehen ja gern am Fleisch- und Wurstregal vorbei, aber nimm uns bitte nicht den Fisch!« Und schon wieder stehe ich da, als würde ich die Menschheit jeglicher Gaumenfreude berauben wollen. Doch keine Angst, ich bin aus keinem Kloster entlaufen, und ich liebe gutes Essen ebenso wie guten Sex.

Auf meinen Reisen rund um den Globus bin ich an Orte gekommen, an denen ich gelernt habe, wie gut Fisch schmecken kann. Mit meinem Bruder bin ich durch die Fjorde Norwegens gepaddelt und weiß, wie eine selbst gefangene, frisch geräucherte Makrele auf der Zunge zergeht. Doch das bisher unübertroffene schönste Erlebnis hatte ich im Amazonas-Regenwald, wo ich Eingeborenen begegnete, die auf der Jagd nach einem Lungenfisch Piraricu waren. Geduldig warteten sie mit ihren Harpunen am Flussufer, bis ein Exemplar auftauchte, um Luft zu holen. Niemals habe ich so zartes Fleisch gegessen wie an diesem Tag.

Doch wie kann man nach diesen geschmacklichen Abenteuern das Fischessen aufgeben? Tatsächlich war der Fisch meine letzte Hürde auf dem Weg zum Veganer, nachdem ich bereits Butter, Käse und Quark Lebewohl gesagt hatte. Was mir in dem Prozess, meine Lebensgewohnheiten umzustellen, den Fisch von der Speiseliste warf, will ich hier und jetzt verraten.

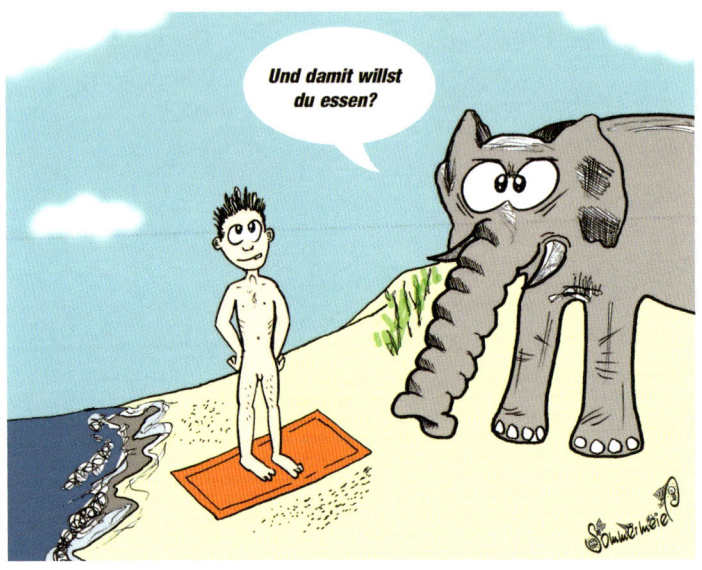

Der hochgelobte Wildfang ist schon lange keine gesunde Alternative mehr. Das Bundesinstitut für Risikobewertung (BfR) und das Bundesumweltministerium raten insbesondere schwangeren Frauen vom Verzehr von Fisch ab, da viele Fische stark mit Quecksilber durchsetzt sind und die Quecksilberbelastung dem Fötus neuronale Schäden zufügen kann.[32] »Quecksilber und Methylquecksilber können mit der Nahrung, insbesondere mit Fisch, in Mengen aufgenommen werden,

---

[32] Stellungnahme Nr. 041/2008 des BfR vom 10. September 2008: Verbrauchertipp für Schwangere und Stillende

die gesundheitlich bedenklich sind«, heißt es in einer Stellungnahme des BfR.[33]

In über 84 Prozent der Fischproben, die rund um die Welt gesammelt wurden, fanden Wissenschaftler vom International Plant Exchange Network (IPEN) und dem Biodiversity Research Institute (BRI) einen Quecksilbergehalt, der über der maximal tolerierten Aufnahmemenge liegt. Zukunftsprognosen für das Jahr 2050 besagen, dass sich die Quecksilberbelastung im Nordpazifischen Ozean verdoppeln wird. Bereits einen Fisch im Monat zu essen, wird aufgrund der vorgefundenen Quecksilbergehalte als nicht sicher angesehen.[34]

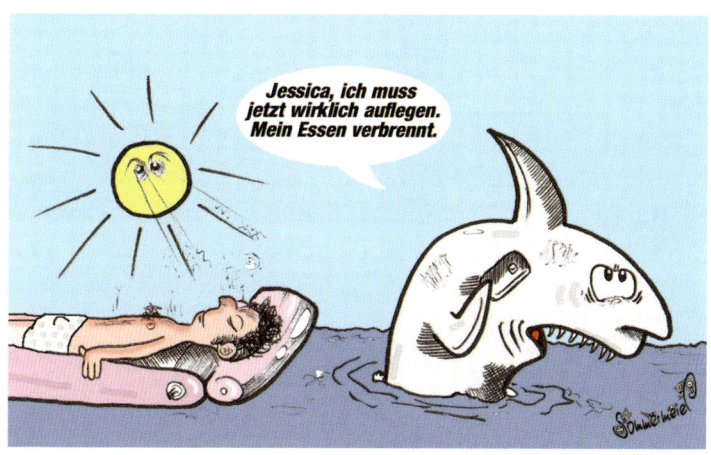

Das Umweltbundesamt untersuchte europaweit Mütter und Kinder auf Schadstoffe. Die festgestellten Quecksilberwerte variierten zwischen den einzelnen Ländern sehr stark. Doch eines war daraus klar abzuleiten: Je höher der Fischkonsum in einem Land ist, desto höher ist der Quecksilbergehalt im Blut.[35]

Bei einer Studie, die ich im New England Journal of Medicine fand, wurde die Quecksilber-Belastung von Männern mit dem beeindruckenden Zusammenhang zwischen Quecksilber und dem Verzehr von fetti-

---

[33] Bewertung des BfR 2004: »Quecksilber und Methylquecksilber in Fischen und Fischprodukten«
[34] Biodiversity Research Institute and IPEN. 2013
[35] Umweltbundesamt. 2012

gem Fisch erklärt. Anstatt also Fisch zu essen, sollten gesundheits-
bewusste Menschen auf die gesunden Fettsäuren in pflanzlichen Ölen
setzen.

Wissenschaftler sind sich einig, dass Methylquecksilber ein äußerst
gefährlicher Stoff ist, der sich mit Vergnügen in unserem Körper an-
reichert. Hohe Dosen ziehen laut dem Toxikologen Hermann Kruse das
Gehirn und das periphere Nervensystem in Mitleidenschaft. Am stärksten sind Neugeborene, Kleinkinder und Schwangere gefährdet.

Außerdem verkündet das Bundesinstitut für Risikobewertung, dass
bereits der Verzehr einer 200-Gramm-Portion Aal die tolerierbare
wöchentliche Aufnahmemenge an Dioxinen und Polychlorierten Biphe-
nylen (PCB) über mehrere Wochen hinweg ausschöpft. Das bedeutet:
Jeder, der Fisch isst, läuft Gefahr, dass sich auch in seinem Körper die
schädlichen Dioxine und PCB anreichern.[36] Diese Stoffe sind äußerst
gesundheitsschädlich und krebserregend. Weitere Untersuchungen von
Lebensmitteln zeigten, dass diese schädlichen Stoffe selbst in der Leber
von Lämmern, Schafen und Wild zu finden sind und sogar im Muskel-
fleisch wild lebender Flussfische vorkommen.[37]

Nach ihrer Entwicklung im Jahr 1929 wurden die Polychlorierten
Biphenyle über Jahrzehnte weltweit in großen Mengen produziert. Aufgrund ihrer besonderen physikalischen Eigenschaften, die sie schwer
entflammbar, sehr stabil und hoch viskös machen, setzte man sie in
den verschiedensten technischen Bereichen ein. Schier endlos waren
ihre Anwendungsmöglichkeiten, ob als Weichmacher in Lacken, Kunst-
stoffen und Baumaterialien oder als Hydraulikflüssigkeit für Konden-
satoren. Das größte Problem der PCB liegt vor allem in ihrer langsamen
Abbaubarkeit sowohl in der Umwelt als auch in Lebewesen. Als gut
fettlösliche Substanzen reichern sie sich leicht im Organismus an.

Eine Studie aus dem Jahr 2002 maß den Gehalt von Omega-3-Fett-
säuren im Fettgewebe und den Quecksilbergehalt in den Zehennägeln
von 1.408 Männern aus Europa. Hier ging es vor allem um die Omega-

---

[36] Aktualisierte Stellungnahme* Nr. 027/2010 des BfR vom 16. Juni 2010: »Belastung von wildlebenden Flussfischen«

[37] Bundesministerium für Umwelt, Naturschutz und Reaktorsicherheit (BMU)
(2012): »EU-weiter Verbraucherschutz vor Umweltkontaminanten in Lebensmitteln Dioxine und Polychlorierte Biphenyle (PCB)«

3-Fettsäure mit dem Namen Docosahexaensäure (DHA). 97 Prozent der Omega-3-Fettsäuren des Gehirns und bis zu 93 Prozent der Omega-3-Fettsäuren in der Netzhaut bestehen aus DHA. Sie ist sogar in der Lage, Blutdruck und Herzfrequenz zu senken. Normalerweise müsste bei hohem DHA-Gehalt das Herzinfarktrisiko sinken, ein Vorteil, der jedoch bei entsprechend hohem Quecksilbergehalt in den Zehennägeln wieder aufgehoben wurde. Somit scheint Quecksilber nicht nur einen negativen Effekt auf die kindliche Hirnentwicklung, sondern auch auf das Herzinfarktrisiko zu haben.[38]

Und bevor ich es vergesse: Natürlich können wir unsere langkettigen Omega-3-Fettsäuren (EPA und DHA) auch rein pflanzlich gewinnen. Am liebsten nutze ich dazu Meeresalgen-Öl. Gezüchtete Algen sind als Ergänzungspräparat empfehlenswert, da diese ohne Einfluss von Umweltgiften oder Radioaktivität aufwachsen. Sie sind auch als Kapseln erhältlich. Diesen Weg finde ich deutlich natürlicher, als Kapseln mit gereinigtem Fischöl zu konsumieren.

Die Lösung des Nachfrageproblems scheint in der gezielten Zucht von Fischen zu liegen. Auf der Verpackung steht dann zum Beispiel: »Aus Aquakultur in Norwegen«. Klingt doch eigentlich ganz gut, oder? Kein Wildfang! Braucht man da noch den teuren Bio-Fisch? Aber was bedeutet »Aquakultur« eigentlich genau?

Jedes Jahr werden nach Angaben der Welternährungsorganisation etwa 80 Millionen Tonnen Fisch gefangen. Die Nachfrage nach Fisch ist enorm und steigt stetig an. Schienen die Weltmeere noch vor 50 Jahren einen unerschöpflichen Bestand an Fisch zu bieten, sind viele Fischarten heute aufgrund rücksichtsloser Überfischung bedroht. Die Idee, den Fischfang und das Problem des Beifangs durch gezielte Fischzucht zu verringern, ist also im Grundsatz ganz gut. Leider hapert es in der konventionellen Aquakultur an der Umsetzung. Die Folge ist, dass Umwelt und Fischbestände noch stärker gefährdet sind als je zuvor.

Da ist zunächst das Problem des Fütterns. Meistens hält man Raubfische wie Lachse in konventioneller Aquakultur, und auf deren Speiseplan steht eben Fisch. Für ein Kilo gezüchteten Lachs müssen bis zu 5 Kilo wild gefangener Fisch verfüttert werden. Bei der Thunfischzucht sind sogar 20 Kilo Futterfisch pro Kilogramm Thunfisch nötig. Mittler-

---

[38] Guallar E, Sanz-Gallardo MI, van't Veer P et al. 2002

weile werden bis zu 40 Prozent der wild gefangenen Fische ausschließlich zur Fütterung der Zuchtfische in Aquakultur eingesetzt. Dem Fischmehl werden Konservierungsstoffe und Medikamente beigefügt, die den auf diese Weise heranwachsenden Fisch als keine gesunde Alternative erscheinen lassen. Dazu kommt, dass für den Besatz der Zuchten stets Jungfische aus Wildfang eingesetzt werden. Konventionelle Aquakultur verschärft das Problem der Überfischung also noch zusätzlich.

Konventionelle Aquakultur ist Massentierhaltung. Die Fische leben auf so engem Raum, dass sie ständig an ihren Leidensgenossen oder an der Käfigbegrenzung reiben. Dieser Platzmangel führt zu Stress, Verhaltensstörungen und Aggressionen. Verletzungen der Flossen und Augen sind keine Seltenheit. Viele Fische erblinden oder leiden an Skelettverformungen. Die Todesrate bei konventioneller Aquakultur liegt oft bei über 20 Prozent!

Bei der viel zu dicht gedrängten Lebensweise verbreiten sich Krankheiten und Parasiten optimal. Besonders bedrohlich sind die Meeresläuse, die bei Aquakulturen im Meer auftreten können. Diese Parasiten verursachen schwere Verletzungen, die sogar so weit gehen, dass Teile des Schädels offen liegen. Die gängigen Behandlungsmethoden sind für die Fische kaum angenehmer als für die Parasiten. Man badet die Tiere in verschiedenen chemischen Substanzen, was Reizungen verursacht und sogar zum Tod führen kann.

Aquakulturen in offenen Gewässern weisen einen weiteren Nachteil auf. Sie ziehen Vögel und Robben an, die auf eine schnell erbeutete Mahlzeit hoffen. Stattdessen bleiben sie in den Netzen hängen und sterben.

Große Mengen an Fäkalien der Fische im Zuchtbecken gelangen in Flüsse und Meere. Von diesen zusätzlichen Nährstoffen profitieren Algen, die sich rasant vermehren, nach der Algenblüte absterben und auf den Grund sinken. Dort bauen Bakterien die abgestorbenen Algen ab und verbrauchen dabei den für andere Bewohner wichtigen Sauerstoff. Fischsterben durch Ersticken ist nicht selten die Folge.

Um den Ertrag bei konventioneller Aquakultur noch zu steigern, werden genmanipulierte Fische verwendet. Bei der Züchtung entstehen Fische mit drei statt zwei Chromosomen. Diese Fische sind steril und leiden oft an verschiedenen Krankheiten, doch wachsen sie deutlich schneller. An die Gesundheit der Tiere wird dabei ebenso wenig gedacht wie an die Folgen für die Umwelt. Fliehen die genmanipulierten Fische aus ihrem Gefängnis und kreuzen sich mit Wildfischen, sind die Überlebenschancen für die Nachkommen sehr gering. Darunter leidet der Fischbestand unserer Meere.

So – Pause.

Bevor ich dich mit weiteren Argumenten überfordere, möchte ich noch einmal betonen, dass auch ich meine Lebensweise nicht von heute auf morgen umgestellt habe. Ich empfehle dir daher, das vegane Leben erst einmal zu testen, indem du einen Monat lang keine Tierprodukte isst. Befreie dich von dem Gedanken, dass du mit der schrittweisen Umstellung deiner Essgewohnheiten zu den Fundamentalisten dieser Gesellschaft gehörst und jetzt die Lederjacken deiner Nachbarn mit roter Farbe beschmierst.

Der Ex-US-Präsident Bill Clinton begann im Laufe seines Lebens seine Ernährung zu ändern. Jahrzehntelang hatte er der Schulmedizin vertraut, bis er nach mehreren Bypass-Operationen Angst hatte, niemals seine Enkel zu erleben. Er hatte eine Studie von Dr. Esselstyn zu Gesicht bekommen, die Röntgenbilder von verschlossenen und verkalkten Herzkranzgefäßen zeigten, die sich nach dem Meiden von tierischem Eiweiß wieder öffneten.

Was du über Eiweiße wissen solltest

Eiweiße sind weniger Brennstoffe als Baustoffe, die im Körper aus 21 Aminosäuren gebildet werden. 13 davon können wir selbst herstellen, 8 nicht. Um ins hormonelle Gleichgewicht zu kommen, brauchen wir genau diese 8 Aminosäuren, die wir nicht produzieren können.

Aminosäuren unterstützen zahlreiche Körperfunktionen, den Aufbau und Erhalt der Muskulatur, den Fettabbau, die Bildung von Vitaminen und Antikörpern und sichern damit unser Abwehrsystem. Sie bilden Enzyme für die vielfältigsten chemischen Reaktionen unseres Stoffwechsels. Zudem bilden sie Hormone zur Steuerung des Schlaf-Wach-Rhythmus und zur Bildung von Haut, Haaren und Nägeln. Leider gibt es auch Aminosäuren in unserem Körper, die Alterungsprozesse vorbereiten und beschleunigen.

Der Eiweißbaustein, der uns altern lässt

Wenn du gern zehn Jahre jünger geschätzt werden möchtest und etwas gegen vorzeitige Zellalterung tun willst, solltest du den Proteinbaustein Methionin auf deine Abschussliste setzen. Methionin gehört zu den Aminosäuren, die in der Kuhmilch viermal häufiger vorkommen als in menschlicher Muttermilch. Er ist ein wichtiger Baustein vor allem von tierischem Eiweiß.

Tierische Proteine enthalten deutlich mehr schwefelhaltige Aminosäuren als pflanzliche. Schwefelhaltige Aminosäuren erhöhen in unserem Körper die Säureproduktion. So muss der Übeltäter Methionin zum Beispiel zu giftigem Homocystein umgebaut werden. Homocystein wiederum steigert die Entzündungsprozesse und die Radikal-Bildung, was jede mutierte Zelle, die es zu einem Riesentumor schaffen möchte, vor Freude tanzen lässt.

Der absolute Obergau ist aber die Proteinfehlfaltung im Gehirn durch Methionin. Die Eiweißherstellung wird derart sabotiert, dass Nervengewebe degeneriert und Krankheiten wie Alzheimer, Parkinson und Amyotrophe Lateralsklerose der rote Teppich ausgerollt wird. Wie lautet doch das schöne Sprichwort: »Wer Tauben anfüttert, muss sich nicht wundern, wenn er von ihnen angeschissen wird.«

Ich weiß, was du jetzt denkst: Wieso zieht der Sommermeier über tierische Proteine samt ihren für den Körper lebenswichtigen Bausteinen her, wenn doch Fleisch die höchste biologische Wertigkeit besitzt? Dann kann es ja wohl nicht so schlecht sein!

Die biologische Wertigkeit der Proteine

Proteine sind lange Ketten aus Hunderten oder Tausenden Aminosäuren. Die Qualität der verschiedenen Nahrungsmittelproteine wird danach bewertet, wie gut sie uns mit den notwendigen Aminosäuren versorgen, um unser körpereigenes Protein zu erneuern. Diese Qualität der Proteine unserer Lebensmittel nennen wir auch »biologische Wertigkeit«. Diese ist nichts weiter als ein Maß dafür, wie effektiv dein Körper die Nahrungsproteine in körpereigene Proteine verwandelt. Je ähnlicher die Nahrungsproteine den Körperproteinen in ihrer Aminosäurenzusammensetzung sind, desto weniger Nahrungsproteine werden für deren Aufbau benötigt. Goldener Maßstab ist das Vollei, dessen biologische Wertigkeit als 100 oder 1 (100 Prozent) definiert wird, da es zum Zeitpunkt der Definitionsfindung die Proteinquelle mit der höchsten bekannten biologischen Wertigkeit war.

Gern verwenden wir beim Thema der biologischen Wertigkeit von Proteinen die irreführenden Begriffe »Qualität« und »Effizienz«, weil jeder mit ihnen die bestmögliche Gesundheit unseres Körpers verbindet. Seit mehr als 100 Jahren sind wir in dieser missverständlichen Sprache gefangen und haben oftmals den bedauerlichen Trugschluss gezogen, dass mehr Qualität auch mehr Gesundheit bedeutet. Denn ernähre ich mich mit angeblich »minderwertigerem« pflanzlichem Protein mit geringerer »Qualität«, werden zwar Körpereiweiße etwas langsamer aufgebaut, dafür wird aber unsere Gesundheit besser geschützt.

Wir wissen heute, dass der menschliche Organismus mittels hochkomplexer Stoffwechselabläufe imstande ist, alle essentiellen Aminosäuren aus der natürlichen Vielfalt der pflanzlichen Proteine zu beziehen. Es ist nicht nötig, große Mengen pflanzlichen Proteins zu essen oder jede Mahlzeit peinlich genau zu planen. Wenn also Rindfleisch eine biologische Wertigkeit von 92 und Kuhmilch eine von 88 hat, ich aber liebend gern auf ihre gesundheitsschädigende Wirkung verzichten möchte, erhält doch mein Körper mit einer Mahlzeit aus Soja mit einer Wertigkeit von 86 und Vollkornreis von 81 alles, was er an Proteinbausteinen braucht.

Wer die wenigen positiven Eigenschaften tierischer Produkte wie eine Fahne in den Wind hält, nur um von mehr als hundert negativen abzulenken, zieht mit Platzpatronen in den Krieg. Wir brauchen kein Image zu schützen, dem unsere europäischen Nachkriegsgenerationen aus Unwissenheit vertraute und das uns mehr Tote durch Zivilisationskrankheiten einbrachte als beide Weltkriege zusammen.

Pflanzliches Protein ist nicht nur in Bezug auf Methionin gesünder für den Menschen. Durch die sinnvolle Kombination pflanzlicher Proteinträger lässt sich eine genauso hohe oder sogar höhere biologische Wertigkeit wie bei tierischem Protein erreichen. Außerdem vermeiden wir die Aufnahme von Cholesterin und gesättigten Fettsäuren.

Tierisches Protein und Cholesterin

Während man im ländlichen China durchschnittlich 7,1 Gramm tierisches Eiweiß pro Tag konsumiert, schiebt sich der US-Amerikaner durchschnittlich 70 Gramm in seinen Verdauungstrakt. 7 Gramm haben wir bereits mit 3 Chicken McNuggets erreicht. Also bitte nicht vergessen: Tierisches Protein und Cholesterinspiegel stehen in direktem Zusammenhang.[39] Übrigens ist der cholesterinsenkende Effekt von Soja fast genauso effektiv wie der von ballaststoffreichen Kleieprodukten.

Proteine für Bodybuilding, Fitness und Leistungssport

Wer regelmäßig im Fitness-Studio trainiert und gezielt Muskelaufbau betreibt, fällt ganz klar in eine andere Ernährungskategorie. Hier kann der traditionelle Japaner aus Okinawa mit seinem durchschnittlichen Verzehr von 39 Gramm Eiweiß pro Tag nicht mehr als Vorbild herhal-

---

[39] Sirtori CR, Noseda G, Descovich G. »Studies on the use of a soybean protein diet for the management of human lipoproteinemias, Current Topics in Nutrition and Disease«, Vol. 8 (1983)

ten. Während man oftmals auf die Empfehlung von circa 1 Gramm Eiweiß pro Kilogramm Körpergewicht für Normalos stößt, gilt unter Bodybuildern meist die Regel von 3 Gramm je Kilogramm Körpergewicht pro Tag.

Da ich pro Woche mindestens 3 Mal im Fitness-Studio bin und außerhalb der Wettkampfvorbereitung mindestens 50 Kilometer laufe, habe ich mich mit meinen 1,80 Metern Körperlänge und 80 Kilogramm Körpergewicht bei 220–250 Gramm Protein pro Tag eingepegelt. Und doch ist mir wieder die kleine Insel Okinawa ein Vorbild, denn ich ernähre mich ausschließlich von pflanzlichen Proteinen.

Geht so etwas überhaupt?

Genau diese Frage stellte ich mir vor gut zwei Jahren und startete das Experiment. Das geliebte Molkenprotein mit einer fantastischen biologischen Wertigkeit von über 100 flog aus meiner Speiseliste und ich grübelte lange, was stattdessen in meinem Proteinshake landen sollte. Ich fand eine perfekte Lösung, die alle tierischen und industriellen Muskelaufbaupräparate in den Schatten stellt.

Mit pflanzlichen Proteinen zum perfekten Muskelaufbau

Bei einem qualitativ guten Molkenprotein kommt man mit einem 30-Gramm-Messbecher auf satte 25 Gramm Protein. Das ist gut. Aber richtig gestaunt habe ich, als ich mit einem Messbecher Bio-Sojamehl auf knackige 27 Gramm Eiweiß kam. Zu 3 Esslöffeln Sojamehl gebe ich 3 Esslöffel Süßlupinenmehl, das nicht nur einen exzellenten Geschmack in die Mixtur bringt, sondern auch hoch-basisch ist. Um den Protein-Shake komplett zu machen, brauchen wir noch 2 Esslöffel Hanfproteinpulver (macht 8 Gramm Protein). Aber Vorsicht! Hanfproteinpulver sollte nicht geraucht werden – Blödsinn, es hat einfach nur eine äußerst herbe Geschmacksnote. Deshalb runde ich den Geschmack mit einem Esslöffel Carobpulver ab. Carobschoten schmecken süßlich und nach Kakao. Nach Lust und Laune mische ich dem Zaubertrank gern Chia bei. Bereits ein Esslöffel dieser Samen pusht den Eiweißpegel um 9 Gramm. Achtung, bei Zugabe von zu viel Chia sieht die Mixtur nach fünf Minuten aus wie Froschlaich und rutscht von ganz allein den Rachen runter. Ob du jetzt deinen Shake mit Wasser, Mandel- oder Sojamilch anrührst, musst du mit deinen Geschmacksknospen ausdiskutieren. Eine angenehme Abwechslung ist die Mischung deines Shakes mit 200 Gramm ungesüßtem Natur-Sojajoghurt.

Übrigens, Hanfprotein enthält zusätzlich sehr viel Vitamin B2, das sich bevorzugt in Fleisch- und Milchprodukten befindet. Vitamin B2 spielt eine wichtige Rolle beim Muskelaufbau. Hanf liefert außerdem mit 20 Prozent seines Eiweißanteils die komplette Palette essentieller Aminosäuren.

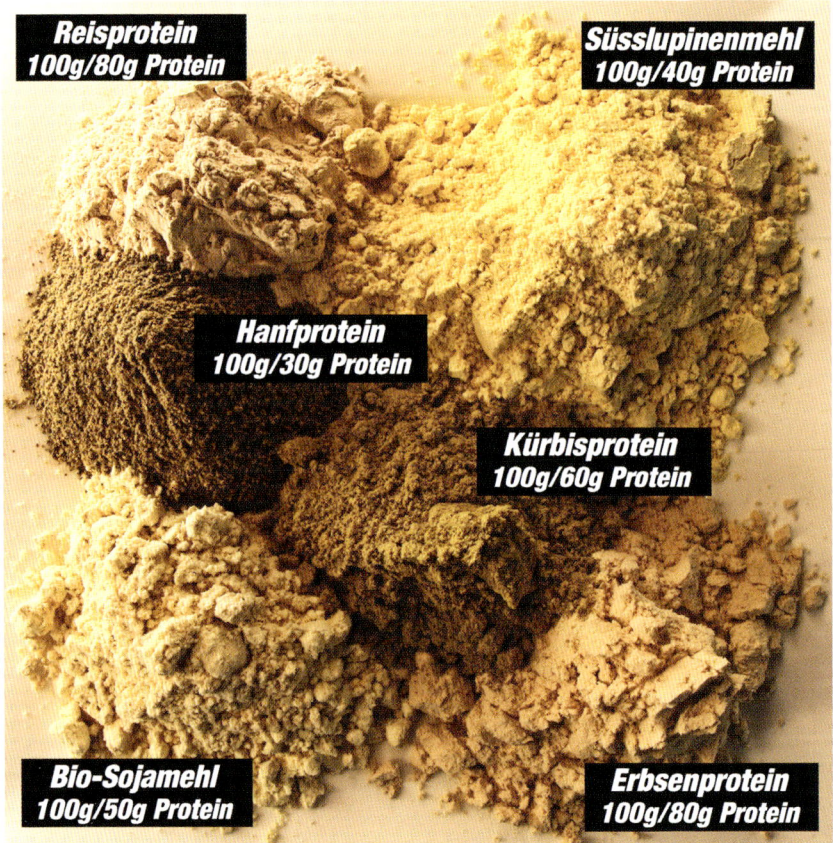

Glücklicherweise befindet sich neben meiner Praxis ein asiatischer Supermarkt, der die leckerste Sesampaste verkauft, die ich jemals gegessen habe. Allein 100 Gramm dieser herben Masse liefern

30 Gramm hochkarätiges Eiweiß und 50 Gramm ungesättigte Fettsäuren. Seitdem ich das weiß, achte ich mehr auf Nüsse und Samen.

Der asiatischen Küche verdanken wir auch Tempeh und Seitan. Tempeh ist eine Art Sojakuchen und reich an Ballaststoffen, Eiweiß, Mineralien und Isoflavonen, den sogenannten Phytoöstrogenen. Phytoöstrogene können nachweislich die Knochenarmut Osteoporose bei reiferen Frauen nach der letzten Regelblutung aufhalten. Seitan wurde von buddhistischen Mönchen erfunden. Für dessen Herstellung wäscht man die Stärke aus Weizen und Dinkel aus, bis nur noch das schnittfeste Klebereiweiß Gluten übrig bleibt. Allerdings ist Gluten nach neusten Erkenntnissen stark in Verruf geraten und sollte nur in geringen Mengen verzehrt werden.

Wenn du jetzt noch pro Scheibe Eiweißbrot 10 Gramm Protein einkalkulierst und jeder Löffel Haferflocken deines Morgenmüslis 1 Gramm obenauf packt, hast du eine grundsolide Basis für den ultimativen Muskelaufbau, die dich zusätzlich vor allen Spätschäden tierischer Eiweißprodukte schützt.

Macht Soja impotent und fördert Brustkrebs?

Soja liegt voll im Trend. Vegetarier und Veganer haben die Bohne schon lange für sich entdeckt. Mit ihrer wachsenden Zahl ist auch die Nachfrage nach Sojaprodukten enorm gestiegen. Immer mehr Menschen ersetzen so Fleisch, Milch und Käse auf ihrem Speiseplan.

Doch ganz so einfach ist das Thema nicht, denn immer wieder schlagen einflussreiche Autoren hohen Wellen und fördern eine Sojaphobie ungeahnten Ausmaßes. Zu ihnen gehört der Heilpraktiker Uwe Karstädt, der Soja nur im fermentierten Zustand als Nahrungsmittel empfiehlt, um sogenannte Antinährstoffe wie die Phytate zu meiden. Phytate verhindern das vorzeitige Keimen von Getreide- und Bohnenpflanzen und fördern die Einlagerung von Phosphor, der wie ein Düngemittel wirkt. Seiner Meinung nach verursachen Phytate fast alle Mangelerkrankungen der Dritten Welt. Dass Soja allerdings zu den althergebrachten Grundnahrungsmitteln von Chinesen und Japanern gehört, die mit ihrer traditionellen Lebensweise deutlich weniger lebensverkürzende Stoffwechselerkrankungen haben als unsere westliche Gesellschaft, hält er für ein Märchen der Werbeindustrie. Den vermeintlichen Allergenen im Soja gibt er die Schuld an den häufigen Schilddrüsenerkrankungen, und wenn man ihn nach dem seit vielen Jahren in wissenschaftlichen Studien belegten Nutzen sowie den fehlenden Nachteilen der Sojapflanze fragt, lautet seine Antwort, dass Rückschlüsse aus Tierversuchen auf den Menschen in diesem Fall unmöglich sind. Deshalb ist es so wichtig, sich ein eigenes Bild von dieser Pflanze zu machen. Also legen wir los:

Die Sojabohne ist unzweifelhaft eine der nährstoffreichsten Gemüsefrüchte unseres Planeten. Auf nur 100 Gramm Sojabohnen kommen 37 Gramm Eiweiß bei gerade mal 418 Kilokalorien. Sie glänzen aber auch mit einem optimalen Mineralien- und Vitamingehalt. Kalium, Kalzium, Magnesium und Eisen und vor allem die Vitamine A, B und E liegen anteilsmäßig ganz weit vorn.

Sojamilch, Tofu, Sojaöl – dies sind nur drei Beispiele für Lebensmittel aus Sojabohnen, wie sie heute unter anderem in Deutschland von vielen Verbrauchern regelmäßig verzehrt werden. Doch Sojaprodukte werden auch wegen ihrer gesundheitlichen Auswirkungen diskutiert. Dies gilt insbesondere dann, wenn es um das Thema Brustkrebs geht: Sojabohnen enthalten unter anderem die Substanzen Genistein und Daidzein. Diese Stoffe zählen zu den sogenannten Phytoöstrogenen. Sie können eine hormonelle Wirkung entfalten, ähnlich wie das menschliche Hormon Östrogen.

Bei der Mehrzahl der Brustkrebspatientinnen fördert Östrogen allerdings das Tumorwachstum. Eine seit Langem diskutierte Frage war deshalb: Dürfen Frauen mit und nach östrogenabhängig wachsendem Brustkrebs Sojaprodukte essen? Ja, so lautet seit Herbst 2012 die Antwort des American Institute for Cancer Research (AICR). Zumindest solange sich der Verzehr von sojahaltigen Lebensmitteln im normalen Rahmen bewegt.

Das AICR stützt sich bei seiner aktuellen Aussage auf mehr als 40 vorliegende Studien. Einbezogen sind auch Untersuchungen aus Asien, wo Sojaprodukte bei den meisten Menschen zwei bis drei Mal täglich auf dem Speiseplan stehen. Ob sich Tofu und weitere Lebensmittel bei Brustkrebs negativ auswirken, wurde in sieben Studien klar verneint. Bei Frauen, die regelmäßig Soja verzehrten, fanden sich zudem keine unerwünschten Wechselwirkungen mit der antihormonellen Therapie.

Ernährungsexperten geben auch beim Thema Soja als Allergieauslöser eine klare Entwarnung, denn Schätzungen zufolge verfügen nur 3 Prozent der Deutschen über eine solche Veranlagung.

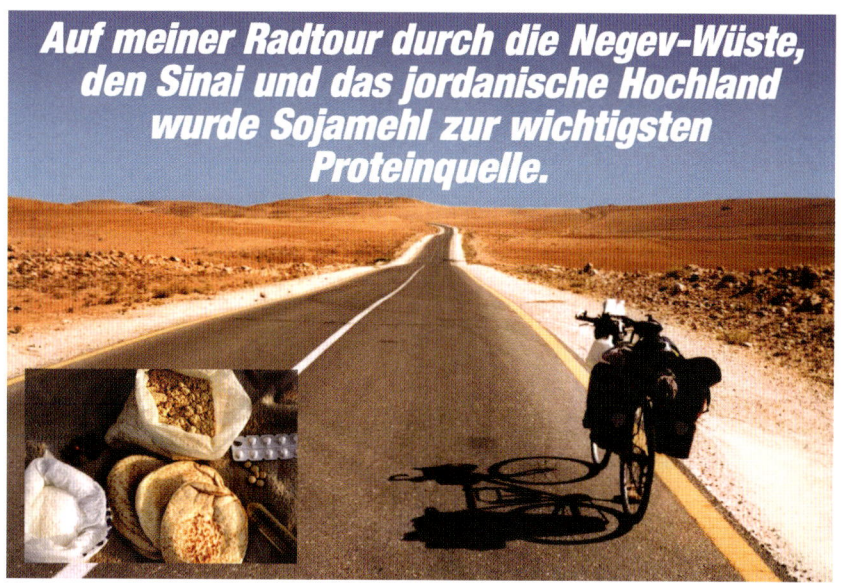

Auf meiner Radtour durch die Negev-Wüste, den Sinai und das jordanische Hochland wurde Sojamehl zur wichtigsten Proteinquelle.

Besonders schauerlich klingt aber der Verdacht, dass der Verzehr von großen Mengen Soja zu Demenz oder bei Männern sogar zu Impotenz führen kann. Einzelne Berichte aus Asien, wonach der Verzehr von großen Mengen Tofu bei einzelnen Menschen zu einer Abnahme der Gedächtnisleistung geführt hätte, konnten bis heute nicht wissenschaftlich bestätigt werden. Dasselbe gilt für den Verdacht, dass Männer von Soja impotent werden könnten. Auch hier stützen sich die Soja-Gegner auf einzelne Berichte aus Asien, bisher jedoch ohne wissenschaftliche Begründungen. Im Verdacht der Kritiker stehen die Isoflavone, der hormonell wirksame Pflanzenfarbstoff der Sojabohne. Stoffe dieser Art sind jedoch natürlicherweise in unzähligen Lebensmitteln enthalten – eine negative Wirkung dieser Stoffe auf Potenz oder Fruchtbarkeit konnte bis jetzt für kein Lebensmittel nachgewiesen werden.

Oft begegnet uns das Thema „Soja" aber auch im Zusammenhang mit „Gentechnik" oder „Regenwaldabholzungen". Das kann ich erst mal gut nachvollziehen, denn tatsächlich stammt der größte Teil der weltweit angebauten Sojabohnen aus Brasilien und den USA und ist gentechnisch verändert. Hier wird aber häufig der falsche Schluss gezogen, dass nämlich dieses Soja auch für Sojadrinks oder Tofu – also als Lebensmittel für uns Menschen – verwendet wird.

Erstaunlich fand ich, dass alle Anbieter von Sojadrinks, Tofu und Co. hier in Deutschland gentechnikfreie Sojabohnen verwenden, die nicht aus Regenwaldgebieten stammen. Viele dieser Anbieter verwenden sogar ausschließlich bio-zertifizierte Sojabohnen aus der EU. Obwohl die Sojapflanze ursprünglich aus Asien kommt, gedeiht sie mittlerweile auch gut in Europa. Zu den typischen Herkunftsländern von Sojaprodukten hier in Deutschland gehören neben China und Kanada auch Österreich und Frankreich.

Die gentechnisch veränderten Sojabohnen aus Brasilien, Argentinien, Paraguay und den USA werden zu über 98 % zu Tierfutter verarbeitet. Obwohl in dem Futter der Tiere gentechnisch verändertes Soja enthalten ist, muss das Fleisch am Ende nicht gekennzeichnet werden. Wohl gekennzeichnet werden muss aber Sojalecithin, wenn es mit genetisch verändertem Sojabohnen hergestellt wurde. Hier gilt allerdings, dass unbeabsichtigte Verunreinigungen von bis zu 0,9 % nicht gekennzeichnet werden müssen. Diese Verunreinigungen sind schon fast nicht mehr vermeidbar in Ländern, in denen hauptsächlich genetisch veränderte Sojabohnen angebaut werden.

Auf meinen Radtouren durch die Negev-Wüste, den Sinai und das jordanische Hochland bewies sich Sojamehl als eine effiziente Proteinquelle. Ich war mitunter gezwungen, Proviant für 7 Tage auf meinem Fahrrad zu transportieren. Dieser musste bei extrem heißen Temperaturen haltbar und relativ leicht sein. Zusammen mit Mandeln, Bierhefe, Olivenöl, Fladenbrot und Vitamintabletten war es das wichtigste Nahrungsmittel, um unter extremen Bedingungen täglich 60 bis 70 Kilometer zurückzulegen.

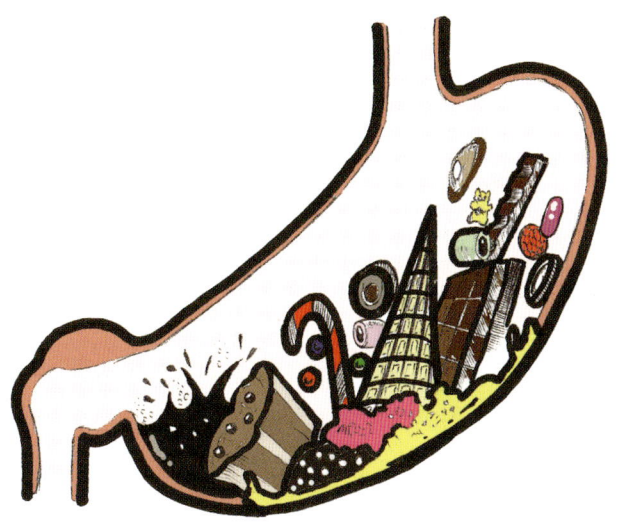

Zucker – geliebt und gehasst

Noch nie waren Menschen so sehr über den gesundheitlichen Nutzen von Kohlenhydraten verunsichert wie heute. Die Regale der Bücherläden und die Diätportale werden mit Low-Carb-Ratschlägen gesprengt, wo doch gewaltige Mengen wissenschaftlicher Studien behaupten, dass eine kohlenhydratreiche Ernährung die gesündeste ist. Wir lernen, dass überschüssige Kohlenhydrate zu Fett umgewandelt werden, wir aber Obst essen sollen, um Vitamine, Mineralien und Antioxidantien aufzunehmen. Schalten wir also einen Gang zurück, um diesen Widerspruch zu entschlüsseln.

Als ich auf meiner Reise durch den Daintree Rainforest im nordöstlichen Australien durch einige Aborigine-Siedlungen kam, sah ich in den Nuckel- und Trinkflaschen fast aller Kleinkinder Limo oder Cola. Die Aborigine-Frauen verschaffen sich damit ein ruhigeres Leben, denn ihre Kinder hören auf zu weinen, sobald sie den verführerischen süßen Geschmack im Mund spüren. Aber auch im Durchschnittsvergleich liegt der Australier in Sachen Zuckerverbrauch weit vorne. David Gillespie, Autor von »Sweet Poison«, schreibt: »Wenn eine vierköpfige australische Familie die Menge Zucker kaufen würde, die sie tatsächlich verbraucht, müsste sie jede Woche 6 Kilo Zucker aus dem Supermarkt nach Hause schleppen.«

2008 enthüllte der weltgrößte Cola-Konzern, dass er in Australiens Northern Territory die höchsten Pro-Kopf-Verkaufszahlen weltweit erzielte. Der Grund für diesen enormen Verbrauch lag vor allem an der hohen Nachfrage in den Stores der Aborigines. Bei der Untersuchung der Essgewohnheiten stellte sich heraus, dass Aborigines nicht selten bis zu 66 Teelöffel Zucker täglich zu sich nehmen. Kein Wunder, dass Fettleibigkeit, Diabetes und Nierenversagen sich wie eine Grippewelle ausbreiten. Und logisch, dass mittlerweile »Coke« nach »okay« das bekannteste in allen Sprachen verständliche Wort ist.

Zuerst einmal kommen wir nicht drum herum, uns die Welt der Zucker in »schwarz« und »weiß«, in »gute« und »schlechte Zucker« einzuteilen. Dieser Schritt wird unsere Suche nach dem perfekten Essenskonzept um einiges erleichtern. Die meisten der guten Kohlenhydrate befinden sich in Obst, Gemüse und Getreide. Wenn wir diese Nahrungsmittel weitestgehend im naturbelassenen und nicht raffinierten Zustand essen, befinden sich die meisten Kohlenhydrate in einem komplexen Zustand. Sie werden also während der Verdauung langsam und kontrolliert aufgeschlüsselt. Diese Nahrungsmittel enthalten außerdem Unmengen von Ballaststoffen, die wir Menschen zwar nicht verdauen können, die aber für unsere Gesundheit unentbehrlich sind. Obst, Gemüse und ungeschältes Getreide sind die gesündesten Nahrungsmittel und bestehen hauptsächlich aus Kohlenhydraten.

Auf der anderen Seite gibt es industriell weiterverarbeitete, hochraffinierte Kohlenhydrate, deren Ballaststoffe, Vitamine und Mineralien entfernt wurden. Diese einfachen Zucker finden wir im Weißbrot, in Backwaren, Keksen und Chips sowie in Schokoriegeln und Limonaden. Diese hochraffinierten Zucker werden im Körper in kürzester Zeit aufgenommen und überfluten in Windeseile unseren Blutkreislauf.

Leider ist diese Einteilung beim Spaziergang durch den Supermarkt gar nicht mehr so einfach. Wir werden regelrecht mit Zucker beschossen, selbst in Produkten, deren Logos uns das Produkt als das gesündeste der Welt verkaufen wollen. Einige »gesunde« Frühstückszerealien enthalten fast genauso viel Zucker wie die »schlimmen«. Die Gesundheitshinweise auf den Verpackungen bringen mich nur noch selten zum Lachen, sie machen mich eher stinksauer. Ich lese »mit vielen wichtigen

Vitaminen«, »Energie für den Tag« und »wertvolles Vollkorn« auf Produkten, die auf einem der ersten beiden Plätze der Zutatenliste Zucker zu stehen haben.

Fettarme Fruchtjoghurts sind die Schlupfwinkel der Zuckermafia und werden fälschlicherweise als »gesunde« Frühstückszutat vermarktet. Tatsächlich haben fettarme Lebensmittel häufig einen höheren Zuckeranteil als die Vollfettvarianten. Selbst in Produkten, mit denen wir eigentlich Gewicht verlieren und Muskeln aufbauen sollen, steckt noch überdimensional viel Zucker. Müsliriegel zum Beispiel, die wie verstaubte Asbestplatten aussehen und die Aufschrift »Fitness- und Gesundheitsriegel« tragen, enthalten mehr Zucker als Schokoladenriegel.

Und jetzt kommt es: Getränke mit Fruchtgeschmack, die mit dem missverständlichen Begriff »Nektar« für die meisten Menschen noch als »Saft« durchgehen, sind die mit Abstand schnellsten Zuckerlieferanten. Die erfolgreichste deutsche Fruchtgetränke-Marke bezeichnet eines ihrer Getränke als »Multivitamin«, und tatsächlich sieht es nicht nur wie »echter« Saft aus, sondern es schmeckt auch noch so. Allerdings beginnt die Zutatenliste mit Wasser und Zucker. Und immer wieder werde ich richtig sauer, wenn ich nicht einmal saure Gurken oder Bohnen im Glas kaufen kann, ohne 4 bis 7 Stück Würfelzucker gratis mitgeliefert zu bekommen.

Es lohnt sich, auch im Reformhaus oder in den Bio-Regalen die Etiketten von Produkten mit der Aufschrift »natürlich«, »vegan« und »gesund« gut zu lesen, selbst dann, wenn sie mit Bildern von Bienen, Blumen und Feldwiesen gepflastert sind.

Einen Grund, weshalb der Wirrwarr aus gegensätzlichen Studien immer undurchsichtiger wird, nannte Kimber Stanhope von der University of California. »Viele der Studien, die zu dem Ergebnis kommen, dass es keinen Beweis für den Zusammenhang zwischen Zucker und Stoffwechselerkrankungen jeglicher Art gibt, werden von der Zuckerindustrie finanziert.« Hier sind insbesondere die wissenschaftlichen Arbeiten gemeint, die durch die Sugar Association in Washington D.C. ins Leben gerufen werden, die sich dem Schutz und der Förderung des Zuckerkonsums verpflichtet hat, koste es, was es wolle. Es ist tatsächlich wichtig, die Methoden der Industrie zu verstehen. Wenn schlechte Presse gegen den Zucker in die Öffentlichkeit gelangt, hat die Zuckerlobby einen sich stets wiederholenden Strategieplan. Wissenschaftler werden für Gefälligkeitsstudien bezahlt und unangenehme Wissenschaftler und ihre Forschung werden diskreditiert. Menschen, die sich für eine bessere Ernährung einsetzen, werden als neurotische Spinner und paranoide Gesundheitsapostel abgestempelt. Die Glaubwürdigkeit von Zuckerkritikern wird in Frage gestellt, ebenso wie Fachverbände für Herzerkrankungen und Krebsstiftungen zur Imagepflege mit Geld unterstützt werden. Lebensmittelkonzernen in den USA ist es mehr als 4.500 Dollar wert, das Logo einer Herzstiftung auf ihre Produkte drucken zu dürfen. Der weltgrößte Fastfood-Riese zahlt jährlich 300.000 Australische Dollar an die australische Herzstiftung, um seine Produkte mit dem Siegel der Organisation schmücken zu dürfen.

Besonders traurig ist die Verwundbarkeit unserer Kinder gegenüber der Wirkung des Zuckers. Die Lebensmittelindustrie hat sich derart auf Kinder eingeschossen, dass Eltern ein komplettes Menü für die Schulpause zusammenstellen können und davon überzeugt sind, ihren Kindern etwas Gutes zu tun, während Zahnschäden, Konzentrationsschwäche, Fettleber und der Keim für eine Sucht die Folgen sind. Unseren Kleinsten, die ohne das Bedürfnis nach Zucker auf die Welt gekommen sind, wird beigebracht, dass fast alles, was sie essen, süß schmecken sollte. Michael Moss bezeichnet das zu Recht als »Geiselnahme der Biologie der Kinder«.

Der durchschnittliche Amerikaner nimmt pro Tag 32 Teelöffel versteckten Zucker zu sich und lebt ausschließlich von einfachem raffiniertem Zucker – auf Kosten der gesunden komplexen Kohlenhydrate.[40] Das ist der Grund, weshalb Kohlenhydrate so einen schlechten Ruf haben. Daher gibt es nichts Wichtigeres als ein umfassendes Allgemeinwissen über Ernährung, um nicht jeder Schmalspur-Diät und oberflächlichen Vorurteilen auf den Leim zu gehen, die als der neuste Trend verkauft werden, nur weil auf dem Cover ein Model mit Sixpack abgebildet ist. Ohne das Basis-Handwerkszeug kann jede einseitige Diät zu einem gesundheitlichen Risiko werden.

Bei seinem Selbstversuch zwang sich der Schauspieler Damon Gameau, 60 Tage lang täglich 40 Teelöffel Zucker runterzuschlucken.[41] Spann-

---

[40] Wylie TX et al. 1999
[41] Gameau D. »That Sugar Book« (Voll verzuckert), Gräfe und Unzer

enderweise verzichtete er konsequent auf Softdrinks, Eiscreme, Süßgebäck oder Schokolade und zeigte damit, wie leicht es ist, sich mit als »gesund« geltenden Lebensmitteln massenhaft »versteckten« Zucker einzuverleiben. Ansonsten aß er fettarm und blieb seinen regelmäßigen Fitnessübungen treu. Das Ergebnis erschütterte seinen Hausarzt genauso sehr wie ihn selbst. Die Folge waren verkorkste Blutdruckwerte, Bilirubinabfall – unser stärkstes körpereigenes Antioxidans –, einen Bauchspeckgürtel, dem man beim Wachsen zuschauen konnte, dauerhafte Müdigkeit und Konzentrationslosigkeit, erektile Dysfunktion – was so viel bedeutet, wie keinen Ständer mehr zu bekommen, selbst wenn die Frau wunderschön ist –, Sucht, Fettleber und Depression. Sein Buch »Voll verzuckert« hat nur einen Haken: Die Auswirkungen haben Damon so schockiert, dass er nach dem Experiment in das andere Extrem verfallen ist und seinen Lesern rät, lieber mehr Fleisch als Kartoffeln zu essen, obwohl Kartoffelstärke eine perfekte und gesunde Kohlenhydratquelle ist.

Nehmen wir doch mal an, du möchtest eine fettarme und kohlenhydratreiche Ernährungsweise befolgen und lebst ausschließlich von Weißmehl-Nudeln, Kartoffelchips, Limonade und fettarmen Schokoriegeln. Du würdest sicherlich deine Lebenserwartung um mindestens 7 bis 8 Jahre verkürzen.

Oder du willst auf den momentanen Trend aufspringen und nur noch Low-Carb leben. Ab sofort verzichtest du auf Obst, nimmst jeden Morgen eine Vitamintablette, hast das Buch »Voll verzuckert« gelesen und isst auch keine Kartoffeln mehr. Stattdessen nimmst du noch mehr Fleisch und Milchprodukte zu dir und schickst dein Immunsystem in die ewigen Jagdgründe.

Ich will mit diesen extremen und unrealistischen Beispielen nur verdeutlichen, dass Unwissenheit die am höchsten gepriesene Diät in eine tickende Zeitbombe verwandeln kann.

Und ich weiß, ich wiederhole mich. Aber stell dir vor, du liebst Tiere über alles und willst der Massentierhaltung den Kampf ansagen. Du entschließt dich, vegan zu leben, ohne dich jemals mit der möglichen Vielfalt pflanzlicher Nahrung beschäftigt zu haben. Du rauchst täglich deine zwei Schachteln Zigaretten und trinkst im Schnitt 3 bis 4 Flaschen Bier. Du lebst von Pommes Frites und gelatinefreien Gummibärchen. Zudem reagierst du allergisch auf jede Form von Bewegung und kommst außer dem Bier auf gerade mal einen halben Liter Wasser pro Tag. Ich verspreche dir, es werden keine zwei Monate vergehen, bis sich die ersten schwerwiegenden Mangelerscheinungen einstellen. Etiketten mit der Aufschrift »Low-Carb«, »Low-Fat« oder »vegan« sind noch lange kein Beweis dafür, dass du deinem Körper das gibst, was er braucht, auch wenn du damit auf Facebook Imagepflege betreibst.

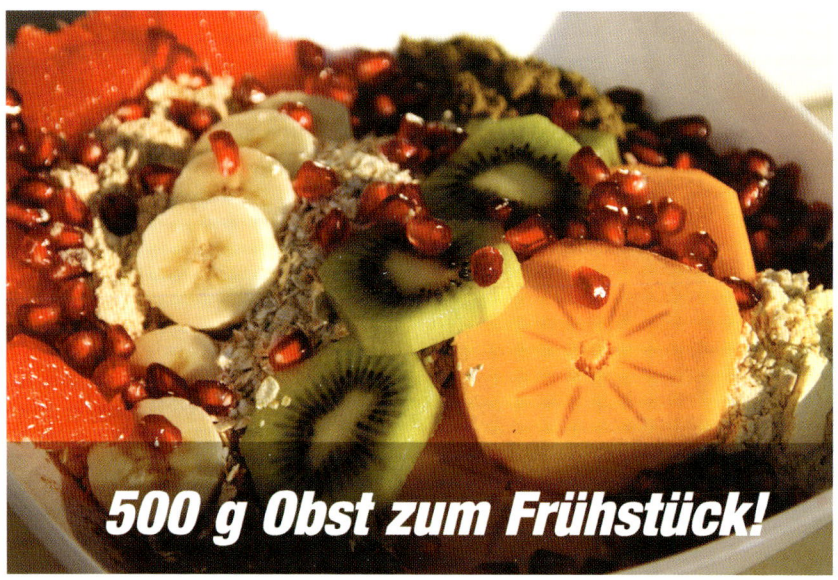

500 g Obst zum Frühstück!

Ich bin seit zwei Jahren Veganer und verzichte auf Produkte mit künstlich isoliertem Industriezucker, auch wenn mir das extrem viel Willenskraft abverlangt hat. Ich war so verschossen in Süßigkeiten – nein ich war süchtig nach ihnen –, dass ich völlig entspannt 300 Gramm Schokolade in weniger als 15 Minuten in mich hineinstopfen konnte. Jedes Schokoriegel-Wettessen hätte ich locker gewonnen. Und trotzdem ernähre ich mich nicht uneingeschränkt »Low-Carb«. Ich esse, wie bereits gesagt, jeden Morgen 500 Gramm Obst. Und das ist schnell gemacht. 1 Apfel + 1 Orange + 1 Kiwi + 1 Banane und weg ist es. Aber jetzt noch mal langsam. 1 Apfel mit einem Gewicht von 170 g hat nur 17 g Kohlenhydrate + 1 Orange mit 150 g hat 15 g Kohlenhydrate + 1 Kiwi wiegt 80 g mit insgesamt 11 g Kohlenhydraten + 1 Banane mit 100 g enthält 23 g Kohlenhydrate. Die Banane ist wegen ihres hohen Kalium-Gehalts bei mir aus dem Frühstück nicht mehr weg zu denken. Denn Kalium hält unsere Gefäßwände weich und schützt uns vor Herzinfarkt und hohem Blutdruck. Mittags versuche ich reichlich frisches Gemüse zu essen. Und wenn es mal ganz schnell gehen muss, esse ich zusätzlich zum Mittagessen einfach rohe Paprika, Zucchini oder Blattsalat. Abends nach 18 Uhr esse ich gar nicht mehr. Das Einzige, was ich dann noch verzehre, ist ein Proteinshake nach meinem Fitnessprogramm. Ich habe mich bei allen bereits ausprobierten Diäten niemals besser gefühlt als heute.

Natürliche Kohlenhydratträger liefern viele lebenswichtige Gesundheitsstoffe, die bei einer kohlenhydratarmen Ernährung fehlen. Komplexe, also langkettige Kohlenhydrate sind der »sauberste« Brennstoff unseres Organismus, weil er gleichmäßig und langsam zu Kohlendioxid verbrannt wird. Einfache Kohlenhydrate wie Glukose, der Haushaltszucker Saccharose (Glukose-Fruktose) und Weißmehl produzieren dagegen eine gefährliche Stichflamme, weil sie zu schnell das Blut und die Zellen überfluten, den Insulinspiegel explosionsartig in die Höhe treiben, in kürzester Zeit verbrennen und neue Heißhungerattacken erzeugen.
Auch die isolierte Fruktose ist für uns nicht gesünder. Sie führt zur Ansammlung von Bauch- und Leberfett. Die langen Kohlenhydratketten in Haferflocken, Naturreis, Vollkornmehl und Hülsenfrüchten dagegen werden langsam abgebaut und gleichmäßig im Darm aufgenommen. Das verschafft uns eine länger anhaltende Energieversorgung und unterstützt durch die zusätzlich enthaltenen Mineralstoffe, Vitamine und Ballaststoffe die Verstoffwechselung.

Low-Carb-Diäten – sinnvoll oder sinnlos?

Egal ob bei Gesprächen im Fitness-Studio, in Lifestyle-Magazinen und Kochshows, es geht immer wieder um Low-Carb-Diäten, die momentan auf dem Höhepunkt ihrer Popularität angekommen sind. Fast alle Ernährungsbücher, die ich momentan in den Buchhandlungen durchblättere, haben ein und dasselbe Thema: »Essen Sie so viel Protein, Fleisch und Fett, wie Sie wollen, aber halten Sie sich von diesen fettmachenden Kohlenhydraten fern.«

Mit einer Studie im Atkins Center for Complementary Medicine wollte man die Theorie belegen und setzte 51 dickleibige Menschen auf diese Diät. Innerhalb von 6 Monaten nahmen 41 Testpersonen etwa 9 Kilogramm ab.[42] Das war für viele schon so überzeugend, dass diese Lebensweise als die perfekte Schlankmacher-Diät um die Welt posaunt wurde. Was man völlig dabei zu erwähnen vergaß, war der Punkt, dass alle Testpersonen, die sonst etwa 2.250 Kalorien pro Tag zu sich nahmen, im Versuch auf 1.450 Kalorien herabgesetzt worden waren. Das sind satte 35 Prozent weniger Kalorien! Mir ist es egal, ob du Heuschrecken oder Pappkarton isst; wenn du 35 Prozent weniger Kalorien zu dir nimmst, wirst du an Gewicht verlieren und dein Cholesterinspiegel wird kurzfristig bessere Werte aufweisen.[43] Das bedeutet jedoch in keiner Weise, dass es für dich gesund ist.

Wenn man sich für eine Low-Carb-Lebensweise entscheidet, wie ich es getan habe, sollte man sie auf der Basis einer pflanzlichen Ernährung durchführen. Zum Frühstück gönne ich mir, wie schon erwähnt, 400 bis 500 Gramm Obst, zum Mittagessen gern auch Kartoffeln oder Vollkornprodukte, verzichte aber konsequent auf jedes Nahrungsmittel mit raffiniertem kurzkettigem Zucker. Schokolade, Cola, Limo, Eis und Weißmehlprodukte bleiben bei mir im Supermarktregal. Das ist die eigentliche Kunst meiner Low-Carb-Diät. Denn eine definierte und effiziente Muskulatur, geschweige denn ein Sixpack, gibt es nicht, wenn du dich den ganzen Tag über mit Zuckernahrung fütterst.

Ich möchte ein Bewusstsein für die Prioritäten deines Körpers schaffen, um ein gesundes Maß zu finden. Selten habe ich es erlebt, dass Menschen sich an Kartoffeln übergessen haben, ich sehe aber bei meinen Kollegen fast auf jedem Schreibtisch Eistee und Süßigkeiten herumstehen. Es ergibt keinen Sinn, bei der tatsächlichen Gefahr des Zuckers vom Genuss der Kartoffel abzuraten und mehr Fleischprodukte zu empfehlen. Sei konsequent und willensstark, aber höre auf mit der Schwarz-Weiß-Malerei. Meide isolierten Zucker, wo du nur kannst, aber beraube deinen Körper nicht lebenswichtiger Nährstoffe.

Eine Sache halte ich bei diesem Thema für sehr wichtig: Die Blutzuckerwirkung von Lebensmitteln wird fälschlicherweise häufig mit der Insu-

---

[42] Westman EC, Yancy WS, Edman JS et al. 2002
[43] Noakes M, Clifton PM et al. 2000

linwirkung gleichgesetzt. Wir zitieren oft nur den glykämischen Index und vergessen, dass auch Milch und Fleisch zu einer relativ hohen Insulinausschüttung führen, ohne den Blutzucker zu erhöhen. Deshalb verwende ich gern den Food-Insulin-Index, der mehr die vielfältige Wirkung des Hormons Insulin beleuchtet als die des Brennstoffs Glukose. Jede Nahrung, die deinen Insulinspiegel nach oben rauschen lässt, tut dir über kurz oder lang nicht gut, verringert deine Leistungsfähigkeit, macht dich dick und öffnet einer Flutwelle von Krankheiten Tür und Tor.

Low-Carb auf der Basis von pflanzlicher Ernährung senkt tatsächlich die Herz-Kreislauf-Sterberate, Low-Carb auf der Basis von Milch und Fleisch hingegen erreicht das Gegenteil. Käse und Steak schmecken den meisten aber besser als Kohlrabi und Brokkoli. Jeder von uns hat seine Vorlieben und ich habe Jahre gebraucht, bis mein Wille über die Leidenschaften meiner Geschmacksknospen gesiegt hat.

Diese Willensstärke Schritt für Schritt aufzubauen, wird dir nur durch rasche positive Veränderungen an deinem Körper gelingen, und das werden wir gemeinsam erreichen. Wenn du in den Spiegel schaust und merkst, wie dein Körper schlanker, leichter, sportlicher und attraktiver wird, wächst dein Selbstbewusstsein. Du bist motiviert, eine Lebensweise durchzuführen, die zwar deinen Gewohnheiten und Lieblingssünden widerspricht, die stattdessen aber Muskelaufbau und Fettabbau perfektioniert.

Vom Drogen-Trip mit Zuckerguss

Sobald Zucker vom Darm ins Blut wandert, schüttet unsere Bauchspeicheldrüse das Zuckerverarbeitungshormon Insulin aus. Insulin aktiviert wiederum die Bildung des Glückshormons Serotonin.

Oft leiden Menschen mit Depressionen oder Angstzuständen unter permanentem Serotoninmangel. Kakao enthält übrigens einen weiteren Stoff, der dem Serotonin sehr ähnlich ist. Dieser kann sogar Verliebtheitsgefühle simulieren. Das ist der einfache Grund, weshalb Schokolade mit der Kombination aus Zucker und Kakao zu den besten »Drogen-Trips« führt.

Strahlend weißer kristalliner Haushaltszucker, aber auch der braune, oft nur mit Malz eingefärbte Rohrzucker, stammen bekanntlich aus dem Zuckerrohr oder der Zuckerrübe. Da wir aber mit diesem Zucker nicht auch noch die Blätter des Zuckerrohrs oder der Rübe als Salat essen und wir auch nicht an deren Rinde knabbern, sondern diese Reste bestenfalls an Tiere verfüttern, kommen zwar diese Tiere in den Genuss all der Vitamine, Mineralstoffe und Spurenelemente, wir jedoch nicht.

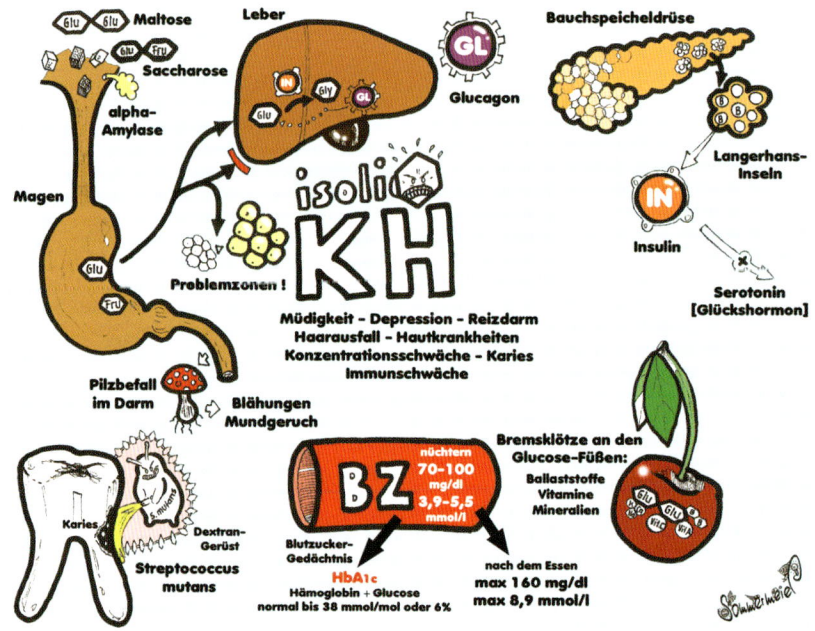

Ständiger Appetit oder Heißhungerattacken sind die Versuche des Körpers, seinem Besitzer begreiflich zu machen, dass lebensnotwendige Nährstoffe fehlen, welche er doch bitte mit der nächsten Mahlzeit aufnehmen möge.

Warum haben wir uns ausgerechnet diese beiden Stoffe, nämlich isolierten Zucker und isolierte Mehlprodukte, neben den mehr als fraglichen Eiweiß- und Fettlieferanten Fleisch und Milch als unsere Hauptnahrungsquellen ausgesucht? Und was wirklich besorgniserregend ist: Oft behalten wir diese Ernährungsform sogar dann noch bei, wenn wir erkannt haben, dass sie uns der Gesundheit beraubt. Nun macht uns diese Nahrung unglücklicherweise auch noch süchtig und damit zu leicht manipulierbaren Hampelmännern von Werbestrategen der Nahrungsmittelindustrie, verschafft uns Unwohlsein und stiehlt uns Lebensenergie und unseren individuellen Willen.

Aber was passiert, wenn du ein halbes Kilo leckerer schwarzer Süßkirschen verdrückst? Die Kirschen werden nach ihrer kurzen Reise durch deinen Magen im Dünndarm zwischengeparkt. Hier kümmert man sich zuerst um die Aufspaltung und Resorption der Zuckermoleküle. Die Glucose wandert durch die Darmwand und wird vom Blut der Pfortader in die Leber transportiert. Dein Blutzuckerspiegel befand sich vor dem Verzehr der Kirschen auf seinem Grundwert von etwa 80 bis 100 mg pro 100 ml Blut. Binnen ein bis zwei Stunden steigt er allmählich auf etwa 120 bis 150 mg an. Gleichzeitig erhält deine Bauchspeicheldrüse den Befehl, das Hormon Insulin zu produzieren. Insulin soll den Blutzuckerspiegel wieder dahingehend senken, dass er sich nach erneuten ein bis zwei Stunden auf seinen ursprünglichen Grundwert von 80 bis 100 mg eingependelt hat.

Diese Art von Glucose, die aus Früchten gewonnen wird, trifft nie pur im Körper ein. Stets ist sie in Begleitung von Vitaminen, Ballaststoffen und lebenswichtigen Mineralien. Diese Begleitstoffe wirken wie Bremsklötze an den »Glucose-Füßen«. Sie sorgen dafür, dass die Zuckermoleküle nicht drängeln und schön langsam und der Reihe nach ins Blut gehen.

Die Pressspanplatten im menschlichen Körper nennt man Glykogen. Das ist eine Speicherform der Stärke, die als Vorrat für magere Zeiten dient. Treten die einkalkulierten Hungersnöte nicht ein, sind die Lagerkapazitäten in der Leber bald erschöpft. Dann werden an anderen Stellen im Körper einfach neue Lagerhallen gebaut. Diese »anderen Stellen« nennt man auch »Problemzonen«! Nur kann dort keine Stärke gelagert werden. Diese wird deshalb in Fett umgewandelt und trägt nun dazu bei, dass das Bäuchlein ein wenig runder, die Oberschenkel noch etwas behäbiger und infolgedessen die Klamotten enger werden. Die wichtigste Regel dieses Kapitels lautet also: Unverbrauchter Zuckerüberschuss wird zu Fett umgewandelt!

Gelangt nach den Kirschen längere Zeit nichts mehr in den Magen, beginnt der Blutzuckerspiegel langsam, aber sicher zu sinken, denn Organe wie Herz, Lunge, Leber und Gehirn rufen unentwegt Glucose aus dem Blut ab.

Ein stetig sinkender Blutzuckerspiegel ist für die Bauchspeicheldrüse das Signal, eine Arbeitstruppe namens Glucagon ins Blut zu schicken. Das ist im Gegensatz zu unserem Spediteur Insulin ein Team, welches, mit Äxten, Beilen und Sägen ausgerüstet, damit beginnt, die Pressspanplatten in der Leber wieder auseinanderzureißen und sie zu einfachem Brennholz zu verarbeiten. Glucagon ist also ebenfalls ein Blutzucker regulierendes Hormon, nur wirkt es anders herum als Insulin. Auf diese Weise wird unser Blutzuckerspiegel stets relativ konstant ausgeglichen.

Im Magen, in dem sich viele Menschen eine üppige Pilzzucht »angezuckert« haben, sorgt die eintreffende Glucose aus isoliertem Fabrikzucker für eine rasche Vermehrung der schmarotzenden Mitbewohner. Und da wir nur mit viel Geduld Nahrungsmittel für den Frühstückstisch finden, die nicht mit Zucker bombardiert wurden, herrscht im Dünndarm eine ähnlich düstere Stimmung. Gutbürgerliche Zivilisationskost schafft es immerhin binnen sechs Wochen, eine intakte Darmflora relativ vollständig zu ruinieren. Alkohol, Nikotin und Medikamente verkürzen diesen Zeitraum noch. Und ist die Darmflora erst einmal zerstört, melden sich unweigerlich Mundgeruch, Blähungen und Verdauungsprobleme.

Die isolierten Kohlenhydrate – Weißmehl und Fabrikzucker – sind nichts anderes als komprimierte Glucose. Es mangelt ihnen einfach an allem. Auch Ballaststoffe, die in ausreichender Menge zwar in den Kirschen enthalten sind, fehlen dem Marmeladenbrot. Keine Ballaststoffe, keine Vitamine und keine Mineralstoffe bedeuten folglich auch keine Bremsklötze mehr an den »Glucose-Füßen«. Unsere Leber schwillt bei überzuckerter Nahrung regelrecht an. Sie wird größer, um leistungsfähiger zu werden und noch mehr Zucker aufnehmen zu können. Aber nur selten kann sie es mit den heute verzehrten Kohlenhydratmassen aufnehmen. Für ihre eigentliche Aufgabe, Giftstoffe aus dem Blut zu filtern und zu neutralisieren, fehlt ihr letztendlich die Kraft. Kalzium hat an der Zellentür hauptsächlich die Funktion, Giftstoffe abzuwehren. Wäre der Kalziumpegel im Organismus stets optimal, dann hätten Pestizidrückstände und Schwermetalle aus Zahnfüllungen gar nicht erst die Chance, in die Zelle zu gelangen. Permanenter Kalziumverschleiß durch Zucker kann ein echtes Problem darstellen. Kalzium wird im zuckerüberfluteten Körper für ganz andere Aufgaben gebraucht, sodass es für die Türstehertätigkeit kaum noch Zeit hat.

Bei der Umwandlung von Glucose in Energie entstehen in der Zelle Säuren. Diese sollten für gewöhnlich von einem Vitamin-B1-haltigen Enzym neutralisiert werden. Da Vitamin B1 in einem schlecht ernährten Körper Mangelware ist, übersäuern wir mehr und mehr. Jetzt müssen eilig Kalziummoleküle her, um all die Säuren zu binden, damit sie ausgeschieden werden können. Dazu wird das »Türsteher«-Kalzium abkommandiert. Das reicht aber mengenmäßig nicht aus, und so müssen ganze Kalzium-Sondereinheiten aus Knochen, Zähnen und den Gefäßwänden herausgelöst werden.

Vom Schlüsseldienst des Insulins

Insulin funktioniert wie ein Schlüssel zur Tür unserer Zellen. Es öffnet nicht nur die Zellen, um Zucker einzuschleusen, sondern baut auch Eiweißbausteine, Mineralien und Fette ein. Die Produktion von Proteinen und Fettsäuren wird angeregt und Fettzellwachstum gefördert. Ein Albtraum bleibt aber für jeden, der noch auf dem Weg zur Traumfigur ist: Insulin hemmt gnadenlos den Fettabbau. Das sollte man bedenken, wenn man überflüssige Pfunde verlieren will.

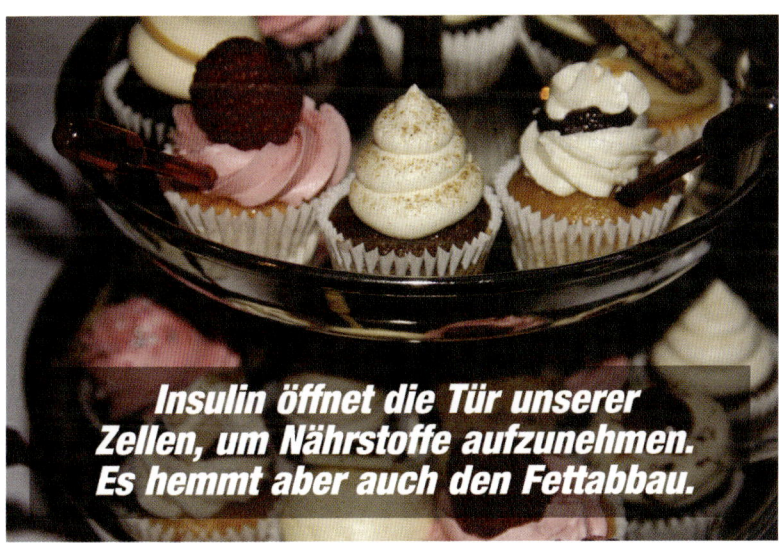

Insulin öffnet die Tür unserer Zellen, um Nährstoffe aufzunehmen. Es hemmt aber auch den Fettabbau.

Ein Übermaß an gesättigten Fettsäuren, Transfettsäuren und Salz sowie der Mangel an Kalium und Magnesium führen unweigerlich zur Insulinresistenz. Insulinresistenz bedeutet, dass der Schlüssel im Schloss stecken bleibt und sich nur mit viel Kraft drehen lässt. Unsere Zelltür öffnet sich also nicht immer gleich beim ersten Mal, weshalb sich die Glucose in unseren Blutgefäßen sammelt.

Die explosive Mischung

Vor allem die Kombination aus tierischem Eiweiß und kurzkettigen Kohlenhydraten, aus Milch und Zucker, führt zu einer hohen Insulinausschüttung. Unser Blutzucker rauscht in den Keller und das Gehirn verlangt nach der nächsten Mahlzeit. Ein Hamburger schmeckt eben am besten, wenn genügend Salz, Natriumglutamat und AGEs die Geschmacksknospen stimulieren und eine zuckerreiche Cola das Fast Food abrundet.

Von Abfallprodukten und Zellalterung

AGEs, Advanced Glycation Endproducts, sind schlicht und einfach Abfallprodukte, die vorwiegend durch die Mischung von Eiweiß und Zucker entstehen. Und da ich Eselsbrücken liebe: AGE lässt sich leichter mit der Bedeutung »Abfallprodukte aus Glucose und Eiweißverarbeitung« einprägen.
Besonders viele entstehen übrigens beim Erhitzen der Nahrung auf über 120° C. Ein unschönes Thema für alle Brat- und Grillfreunde unter uns. Diese AGEs sind im Prinzip für den Körper nutzlos, können nicht verstoffwechselt werden und bedeuten lediglich Ausscheidungsarbeit für die Nieren. Die Ausscheidung gelingt aber nur zum Teil. Der verbleibende Rest wird im Körper eingelagert und kann auf Dauer zu vorzeitiger Zellalterung und gesundheitlichen Problemen führen. Sämtliche Zellen, die mit AGEs zugemüllt wurden, schotten sich ab und verschließen ihre Türen, sodass unser Türöffner Insulin sie nicht mehr aufbekommt. Da haben wir sie wieder – die Insulinresistenz. Und weil wir uns immer weniger bewegen, wird das Übermaß an Glucose und Aminosäuren auch nicht in Energie oder Muskelmasse umgesetzt,

sondern überstimuliert das Gehirn. Kein Wunder, dass immer mehr Kinder zappelig sind und sich nicht konzentrieren können.

Und über die Jahrzehnte hinweg schädigt diese Masse aus Fett, Zucker und tierischem Eiweiß still und leise unsere Gehirnzellen. Eine erhöhte AGE-Konzentration ist in vielen Krankheitsbildern zu finden. AGEs reichern sich beispielsweise bei Patienten mit Grauem Star in den Augenlinsen an oder bei Alzheimerpatienten in den Nervenzellen. Sie sind Auslöser für chronische Entzündungen und spielen eine bedeutende Rolle in der Entstehung von Diabetes und Herz-Kreislauf-Erkrankungen. Und zu allem Überfluss stehen sie maßgeblich in Verbindung mit beschleunigter Zellalterung und Hautdegeneration. Wir sollten also unseren Zuckerkonsum im Auge behalten, um die Chance zu erhöhen, im Alter keine bösen Überraschungen zu erleben.

Der Zahn der Zeit

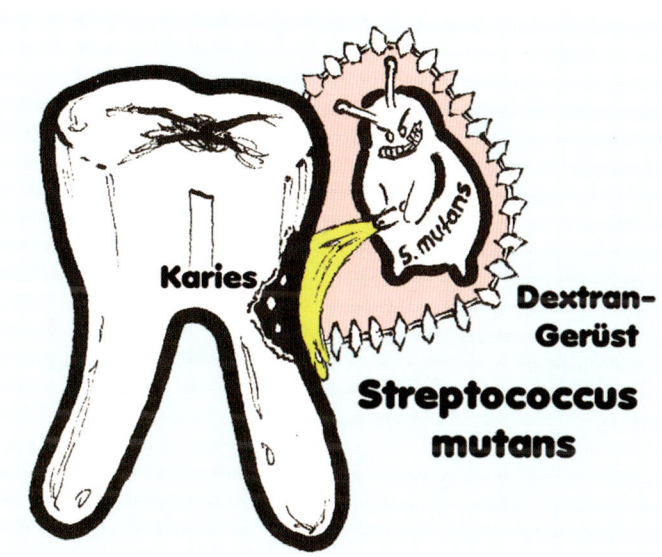

In unserem Mund leben so einige Bakterien, aber keins richtet mehr Schaden an als der Streptococcus mutans. Er nutzt den Zucker unserer Nahrung, um Glucose zu Dextran umzuwandeln und sich damit direkt am Zahn sein Zuhause zu bauen. Dummerweise kann der Mensch mit seinen Enzymen den Schutzschild aus hartem Dextran nicht abbauen und das Bakterium kann weder mit der Zahnbürste noch mit einer Mundspülung erreicht werden. Nun hat dieses Bakterium auch noch eine fiese Angewohnheit: Es produziert Unmengen an Säure und pinkelt diese geradewegs gegen unseren Zahnschmelz. Das nicht so hübsch anmutende Ergebnis nennen wir Karies, die auf unserem Globus am meisten verbreitete Erkrankung. Deshalb empfehle ich, nach jeder Mahlzeit binnen 30 Minuten die Zähne zu putzen und einmal täglich Zahnseide zu verwenden.

Bestimmt weißt du es bereits: Zur Remineralisierung deines Zahnschmelzes ist keine Überdosis Fluorid notwendig. Unser Speichel schafft das ganz allein. Wenn ich den Wunsch habe, meinen Zähnen doch mal etwas Gutes zu gönnen, verwende ich handgemachte Zahnpasta aus mineralisiertem Kokosfett.

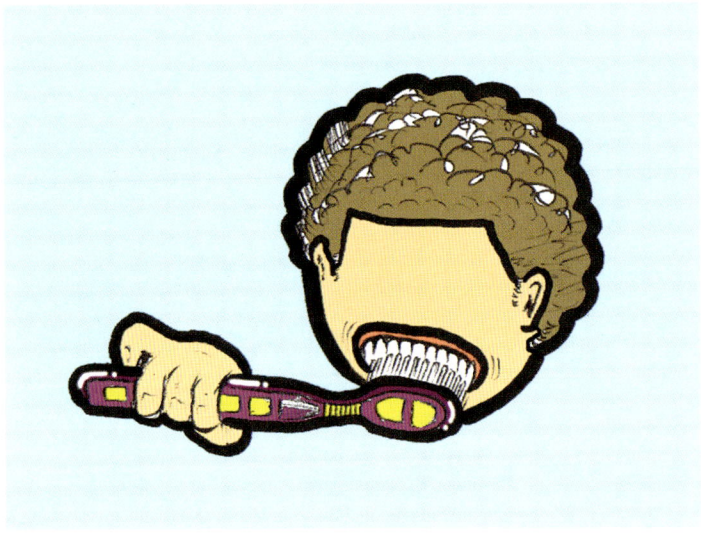

Ein Produkt des zweiterfolgreichsten Cola-Konzerns hat bisher alle Grabenkämpfe mit der führenden Konkurrenz überlebt und erfreut sich bester Popularität. Selbst in den Stores Berliner U-Bahn-Schächte und S-Bahn-Gleise sehe ich immer wieder diese Limo mit dem unschuldigen Namen eines himmlischen Naturphänomens. Eine Dose enthält umgerechnet 37 Teelöffel Zucker und 40 Prozent mehr Koffein als eine ebenso große Flasche Cola. Im US-Bundesstaat Kentucky haben viele Bewohner die Angewohnheit, ihren Kleinkindern dieses Getränk in die Babyflaschen zu füllen. Nicht wenige Kinder unter 12 trinken mehrere Dosen pro Tag. Ihr Zahnschmelz badet den ganzen Tag in Zuckerlösung und am Ende bleiben nur faulige schwarze Stümpfe übrig. Wer sich hier als Zahnarzt niederlässt, kann es schnell zum Millionär bringen.

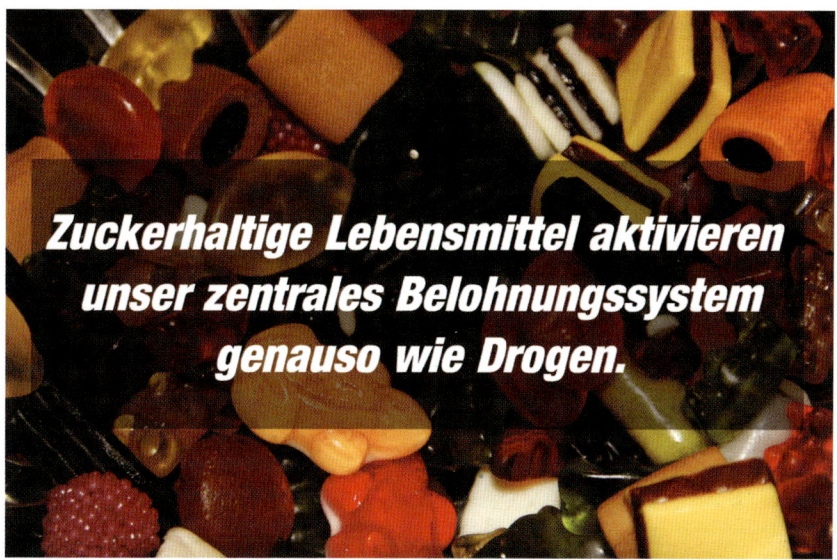

Vor über 150 Jahren schrieb Ellen G. White: »Zucker ist dem Magen nicht bekömmlich. Er verursacht Gärung, die ihrerseits das Denkvermögen beeinträchtigt und das Gemüt verdüstert. Zucker ist im Übermaß genossen schädlicher als Fleisch.«[44]

Die Wechselhaftigkeit des Zuckers

In der Natur finden wir eine Menge Bausteine, die auf unserer Zunge die Signallampe »süß« zum Leuchten bringen. Die bereits oft zitierte Glucose findet sich in fast allen Nahrungsmitteln und ist – in den richti-

---

[44] White Ellen G. »Councels on Diet and Foods« (Bewusst essen)

gen Nahrungsmitteln verpackt – eine lebenswichtige Energiequelle. Laktose, auch Milchzucker, ist die Mischung aus Glucose und Galaktose. Sie kommt nur in Tiermilch vor. Saccharose ist die Kombination aus Glucose und Fruktose. Sie ist ein natürlicher Bestandteil von Früchten, Zuckerrohr und Zuckerrüben. Bereits heute findet sie sich als künstliche Zugabe in 80 Prozent aller verarbeiteten Lebensmittel. Lässt man beim Raffinieren einen Teil der Melasse im Zucker, erhält er eine braune Farbe. Ein beliebter Trick der Nahrungsmittelindustrie, wertlosen Zucker gesünder aussehen zu lassen. Dagegen besteht Maltose aus zwei Glucose-Molekülen und findet sich in gekeimtem Getreide.

Fruktose lässt die Hosen runter

Und schließlich bringe ich noch das letzte Bollwerk der Zucker-Traumwelt zum Einsturz – die Fruktose. Dass wir einen Teil der aufgenommenen Fruktose sogar ohne Insulin verarbeiten können, ist eine beliebte Nachricht für alle Diabetiker. Obst ist gesund und steckt voller Fruktose. Doch jede noch so kleine Veränderung natürlicher Vorkommen kann massive Gesundheitsrisiken verursachen. Schon meine Großmutter meinte: »Trinke nur so viel Apfelsaft, wie du an Äpfeln essen würdest.« Aber wer bitte isst mehr als einen Apfel pro Tag? Während im Apfel die Fruktose in langen Zuckerketten als Saccharose gebunden ist, wird sie heute besonders für Softgetränke-Hersteller in vorgehäckselter Industrieform in Massen produziert. Und Fruktose ist der Bösewicht, der im Übermaß das Bauchfett wuchern lässt. Das liegt daran, dass unsere Leber schon bei dem geringsten Zuckerüberschuss Fruktose zu Fett umwandelt. Das Schlimme ist: Selbst wenn die Zuckerspeicher der Leber überfüllt sind, wird zusätzlich aufgenommene Fruktose vom Enzym Fruktokinase aus dem Blut gesaugt und immer weiter zu Leber- und Bauchfett umgewandelt. Eine Leberverfettung erhöht wiederum die Insulinresistenz und diese nicht zuletzt den Anstieg von Zucker im Blut. Das Fatale an der Geschichte ist, dass Fruktose kaum ein Sättigungsgefühl hinterlässt.

Wusstest du, dass sich 70 Prozent aller Nährstoffe des Apfels in seiner Schale befinden? Ein Glas Saft aus Äpfeln, die fein säuberlich von allen wertvollen Inhaltsstoffen und Fasern befreit wurden, enthält also nicht das Beste, sondern hauptsächlich den Zucker – immerhin 10 Teelöffel – aus vier Äpfeln. Wie sagt doch Prof. Barry Popkin von der Universität North Carolina: »98 Prozent der heutigen Saftgetränke sind eine Mischung aus Fruchtsaftkonzentrat, Wasser und Aromastoffen.« Es ist gut zu wissen, dass beim Genuss von Kristallzucker vor allem das Fruktosemolekül mit einer Süßkraft von 1,7 für den süßen Kick im Gaumen sorgt. Da schneidet die Glukose mit 0,7 eher deprimierend ab.

Meine morgendliche Portion Obst esse ich in der natürlichsten und für den Körper am verträglichsten Zuckerform, die es gibt. Vergiss bitte nicht: Fruktose hat einen glykämischen Index von nur 19 gegenüber Weißbrot, dessen Wert 95 beträgt. Das bedeutet, dass mein Insulinspiegel mit ein bisschen Bewegung relativ gleichmäßig bleibt. Würde ich meinen Körper mit »Industrie-Fruktose« fluten, würde er über kurz oder lang Schaden davontragen. Und wie meint Wissenschaftler Jean-Marc Schwarz von der Touro Universität in Kalifornien: »Je mehr vorgefertigte Lebensmittel Sie essen, desto mehr Fruktose nehmen Sie mit diesen Lebensmitteln auf.«

Bedenke, dass der Kolibri das einzige Lebewesen ist, das Fruktose direkt in Energie umwandelt, um fünfzig Mal pro Sekunde mit den Flügeln schlagen zu können.

Agavendicksaft oder Agavensirup wird aus dem Herzen der Agavenpflanze gewonnen und als gesunde Alternative zum Haushaltszucker angeboten. Wenn er schonend gewonnen und natürlich belassen wird, ist er in geringen Mengen sicherlich besser als jeder raffinierte Zucker. Leider ist das in der Preisdumping-Produktion für unsere Supermärkte nicht der Fall. Oft freuen wir uns, wenn auf der Zutatenliste unserer Einkäufe statt Zucker die Begriffe »Rohrohrzucker«, »Ahornsirup« oder »Agavendicksaft« stehen. Aber leider rauschen wir in diesem Buch von einer Enttäuschung zur nächsten. Wir werden hier und jetzt gemeinsam lernen, uns nicht mehr von der Nahrungsmittelindustrie für dumm verkaufen zu lassen. Und wenn bei unserem Agavendicksaft durch chemische Verarbeitung und Erhitzung weniger Vitamine und Mineralien enthalten sind als in einem Eukalyptusbonbon, dann handelt es sich um bloßes Blendwerk, das unser Gewissen beruhigen soll.

Wenn du den industriell ausgespülten Rohrzucker vermeiden möchtest, solltest du auf die Bezeichnung »Vollrohrzucker« achten. Darin sind wenigstens noch Mineralien und Ballaststoffe enthalten. Eine gesunde

Alternative zum Industriezucker ist Stevia, die süßeste Pflanze der Welt. Sie stammt aus Brasilien und Paraguay und ihre intensive Süße kann selbst durch Backen und Kochen nicht zerstört werden. Der alternative Kokoszucker wird aus den Blütenständen der Kokospalme gewonnen. Auch er ist im natürlichen Zustand voller Mineralien, Antioxidantien und Ballaststoffe und somit wertvoller als alle raffinierten Zucker zusammen. Oft wird Kokoszucker mit Palmzucker verwechselt. Palmzucker wird aus dem Saft der Palmyra- und Dattelpalme gewonnen. Dagegen ist Reismalz ein Sirup, der aus Reisstärke hergestellt wird. Er besteht aus einem Glukose- und einem Maltosemolekül und enthält keine Fruktose. Er gehört meiner Meinung nach in die Gruppe der gesündesten Süßungsmittel.

Wie uns die Nahrungsmittelindustrie für dumm verkauft

Michael Moss, Pulitzer-Preisträger und Autor des Buches »Das Salz-Zucker-Fett-Komplott«, beschreibt, wie der größte Schweizer Nahrungsmittelgigant 700 promovierte Wissenschaftler in der Forschung beschäftigt, um seine Produkte maximal attraktiv zu machen und ihr Suchtpotenzial zu steigern.

Howard Moskowitz ist der größte Marktforscher und Psychodoktor aller Zeiten. Die größten Lebensmittelkonzerne der Welt klopften bereits an seine Tür, wenn ihre Produkte nicht den gewünschten Erfolg erzielten. Mit seinem Forscherteam bastelt und tüftelt er so lange an der chemischen Zusammensetzung eines Lebensmittels herum, bis es uns auf der Zunge zergeht und in unseren Geschmacksknospen ein Feuerwerk auslöst. Sind zum Beispiel unsere Erdnussflips so fluffig, dass sie beim Hineinbeißen förmlich im Mund schmelzen, nennen wir das »flüchtige kalorische Dichte«. Moskowitz fand heraus, dass, wenn man die Zuckermenge eines Lebensmittels steigert, irgendwann ein Glückspunkt erreicht wird, der sogenannte »Bliss Point«, der Punkt, an dem wir uns oral auf Wolke sieben befinden. Ab diesem Punkt endet jede weitere Zuckerzugabe in Ekel und Übelkeit.

Zucker kann unser Belohnungssystem im Gehirn so überreizen, dass wir mit dem Essen nicht mehr aufhören können. Dass sich die Lust auf Süßes immer weiter steigert, je mehr Zuckerhaltiges wir essen, ist eine der interessantesten Forschungsergebnisse. Die Frage, ob der Genuss von stark zuckerhaltigen Lebensmitteln unser zentrales Belohnungs-system genauso aktiviert wie Drogen, beantwortet die Ernährungs-forschung mit einem klaren »Ja«.

Wenn wir herausfinden möchten, ob wir bereits nach Zucker süchtig sind, sollten wir versuchen, einen Tag lang darauf zu verzichten. Je stärker unser Belohnungszentrum darauf anspringt, desto miserabler werden wir uns fühlen. Sich komplett aus dieser Abhängigkeit befreien zu wollen, zieht meist eine harte Zeit nach sich. Immer wieder versucht sich das Verlangen nach Zucker einen Weg ins Bewusstsein zu bahnen. Deshalb ist es ein guter Rat, die Schleckereien dort zu belassen, wo sie liegen – im Supermarktregal. Hat der Süßkram einmal den Weg in unseren Schrank gefunden, ist der Rückfall nur eine Frage der Zeit.

Kennst du das Gefühl, bis über beide Ohren in jemanden verliebt zu sein? Dieses Gefühl entsteht durch Hunderte von Endorphinen. Auch Zucker setzt im Gehirn Beta-Endorphine frei und erzeugt ein ähnliches Gefühl wie Liebe, ist aber nur ein kurzlebiger und leider äußerst ge-sundheitsschädlicher Ersatz.

Wann bin ich zuckersüchtig?

Sucht entsteht immer dann, wenn scheinbar harmlose Nahrungsmittel eine schnelle und starke Insulinausschüttung bewirken. Die Bauch-speicheldrüse geht auf Rekordausschüttung und sorgt für einen extre-men Blutzuckerabfall. Dem Gehirn wird dieser Zuckerkonzentrations-sprung als bedrohliche Situation gemeldet, und schlagartig löst dies ein erneutes Hungergefühl aus. Das ist der Moment, wo wir abermals in die Gummibärchentüte greifen oder einen Schluck aus der Colaflasche nehmen. In der nachfolgenden Abbildung sehen wir Lebensmittel mit der gefährlichsten Kombination, die es für unseren Körper gibt. Sie ist vollgepackt mit schnell anflutendem Zucker und tierischem Eiweiß, massenhaft Salz (Natrium), Phosphat und der krankmachenden Amino-säure Methionin. Natrium führt zur Blutgefäßverhärtung, Phosphat schießt unseren pH-Wert in den sauren Bereich und Methionin provo-ziert Zellen durch Zunahme freier Radikale. Und weil wir, anstatt uns endlich mal eine richtige Mahlzeit zu kochen, lieber fortlaufend weiter-naschen, geht unsere Insulinansprechbarkeit der Zellen immer weiter zurück.

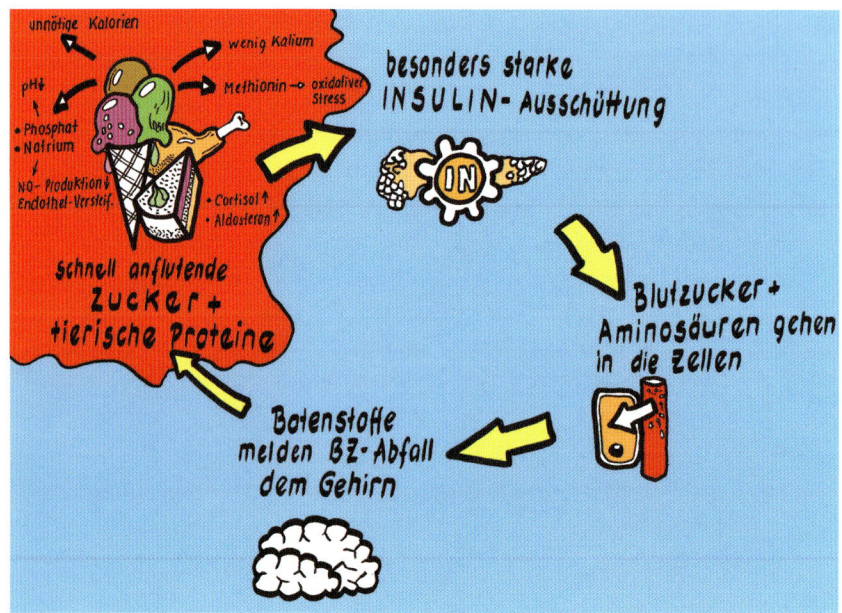

Mein langer Weg aus der Zuckersucht

Wenn wir eine Magnetresonanztomographie von unserem Gehirn machen lassen und dabei auf ein Bild mit einem Eisbecher schauen, fangen plötzlich unsere Belohnungszentren an zu leuchten. Bei dem Geschmack von Schleckereien schüttet unser Körper Opioide und Beta-Endorphine aus und wir fühlen uns fantastisch.

Der Weg aus der Zuckersucht hat mich viele Monate gekostet. Zunächst wählte ich pro Woche einen Tag aus, an dem ich nach Lust und Laune alle Süßigkeiten essen durfte. Das war immerhin ein guter Anfang. Diese Schleckertage erlaubte ich mir später nur noch einmal im Monat. An diesen Tagen überaß ich mich bewusst in der Hoffnung, das Bedürfnis nach Schokolade würde sich nicht so schnell wieder melden. Doch leider klopfte in der ersten Zeit der Appetit schon nach wenigen Tagen wieder an die Tür meiner Belohnungszentren. Also half ich mir mit »zuckerfreien« Schleckereien und kaufte mir Kekse und Gummibärchen mit Zuckerersatzstoffen. Ich bekam massive Durchfälle und fühlte mich von der Ladung chemischer Zusatzstoffe angewidert. Süßstoffe können eine süße Belohnung vortäuschen, aber Zucker nicht vollends zu unserer Befriedigung ersetzen. Die Wahrscheinlichkeit ist groß, dass wir am Ende doch zu einem Stück Kuchen oder Schokolade greifen.

Dann folgte eine deutlich fortschrittlichere Methode. Ich schnitt mir zum Frühstück trockene Datteln und Aprikosen ins Müsli und schmierte mir überschaubare Mengen Honig aufs Brot. Das war eine ausgezeichnete Idee. Mein Kopf hatte seine Ration Süßes erhalten und konnte beim Anblick von Zuckerbomben leichter widerstehen.

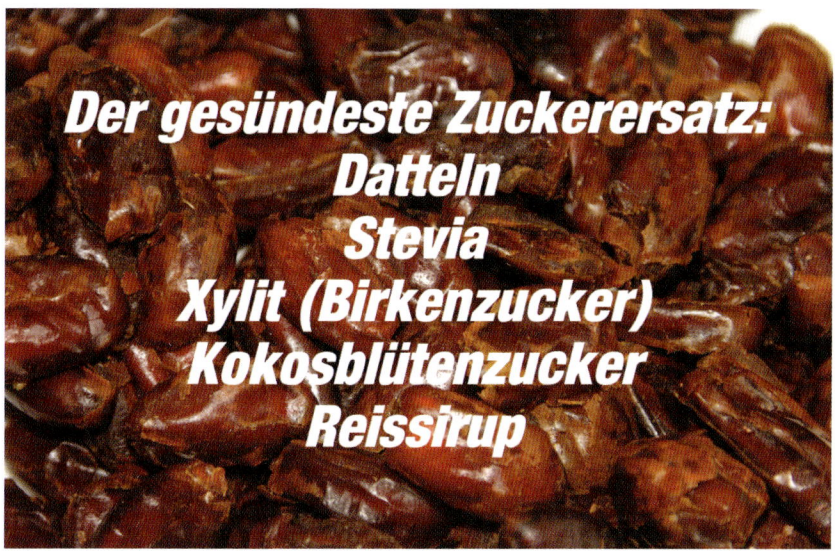

Der gesündeste Zuckerersatz:
Datteln
Stevia
Xylit (Birkenzucker)
Kokosblütenzucker
Reissirup

Um den Absprung vom Industriezucker zu bewältigen, entschied ich, auf gesunde und natürlich süße Lebensmittel wie Stevia, Kokosblütenzucker und Reismalz zurückzugreifen. Irgendwann brauchte ich nur noch einmal im Monat einen Cheatday und irgendwann war der Fluch vorbei. Ich konnte Freunden stundenlang beim Eisessen zusehen, ohne auch nur den geringsten Speichelfluss festzustellen.

Du entscheidest, wie weit du gehen willst. Wenn du industriezuckerfrei lebst, wirst du wieder auf die schönen Seiten des Lebens aufmerksam, die du vielleicht vor lauter Zucker aus den Augen verloren hast.

Vieles ist in meinem Leben besser geworden, seit ich den Industriezucker weglasse. Die neue »Süße« in meinem Leben hat ihren Ursprung in einer wacheren Persönlichkeit, einer gesünderen Ausstrahlung und einer tiefgründigeren Verbindung zu anderen. Ich bin davon überzeugt, dass eine dauerhafte Überzuckerung uns benebelt, unsere Wahrnehmung und Fähigkeiten trübt und wir weit hinter unserem geistigen Leistungspotenzial zurückbleiben.

Kathleen Desmaisons beschreibt die Phase nach dem Zucker so: »Manche Menschen durchleben eine Phase der Trauer, alles erscheint grau und schal – bis sich irgendwann ein innerer Frieden ausbreitet, und eines Morgens steht man auf und weiß, das ist der Grundzustand, in dem ich leben möchte.«[45]

Iwan Pawlow, der berühmte russische Psychologe, verabreichte einigen Testpersonen an fünf aufeinanderfolgenden Vormittagen ein stark zuckerhaltiges Frühstück. Noch Tage danach hatten die Probanden jeden Morgen um dieselbe Uhrzeit Heißhunger auf Naschwerk, selbst wenn sie normalerweise zu dieser Tageszeit nichts zu sich nahmen. Das ist Konditionierung, die nur schwer zu durchbrechen ist. Für den optimalen Zuckerausstieg ist es von enormer Bedeutung, alle Auslöser dieses Reizmusters aus dem Wege zu schaffen.

Verwandle deine Wohnung in eine sichere Festung und vernichte alle kleinen Verstecke und Schleckerschubladen. Beginne deine Selbstdisziplin unbedingt bereits im Supermarkt zu trainieren. Esse vor dem Einkauf Trockenobst wie Mango oder Aprikose. Das hilft dir zu widerstehen. Sei deinem Verlangen immer einen Schritt voraus. Und mache dir zu jedem Zeitpunkt klar, dass dieses Verlangen kein natürlicher Instinkt deines Körpers ist, sondern eine Manipulation deiner Sinne. Der profitorientierten Nahrungsmittelmafia ist es egal, ob du deinen Körper schrottest oder nicht.

Und nun kommt der wichtigste Schritt: Mach bitte nicht den gleichen Fehler mit deinen Kindern, den vielleicht deine Eltern mit dir begangen haben. Die Vorstellung von Zucker als Belohnung ist leider viel zu tief in unserer Gesellschaft verwurzelt. Verbiete es Menschen, die sich bei deinen Kindern beliebt machen wollen, ihnen pausenlos schön verpackten Zuckermüll in den Mund zu stopfen. Setze alles daran, Obst und Gemüse zum Highlight einer Mahlzeit zu machen. Bringe deine Kinder auf den guten Geschmack. Vielleicht werden sie als Teenager eine Zeit lang aussteigen, aber sie werden zurückkommen und dir dankbar sein.

---

[45] Desmaisons K. »The sugar addict's total recovery program«

Die Cola-Werbung beherrscht es perfekt, dass Produkte, die unseren Körper ruinieren, in unseren Gehirnen mit attraktiven Menschen, Lebenslust, lachenden Freunden und guter Laune verknüpft sind. Wir sollten uns immer wieder bewusst machen, dass man mit dieser schwarzbraunen Zuckerlösung Rost von Stoßstangen entfernen kann. Die Süße unseres Lebens sollte auf schönen Erlebnissen und positiven Gefühlen fundieren und nicht auf einer Flasche Cola oder einem Stück Kuchen.

Nach einem Jahr hatte ich es geschafft, mich von meiner Zuckersucht zu befreien. Seitdem genieße ich meine Unabhängigkeit.

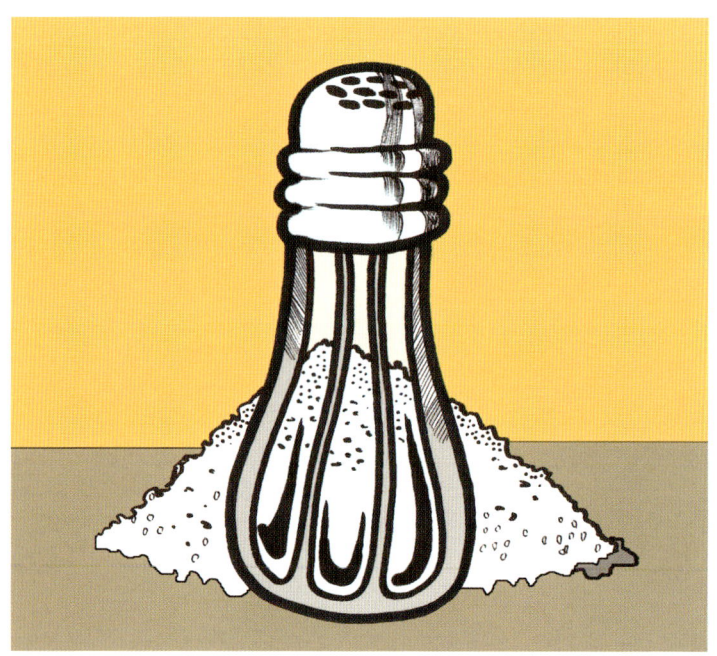

Von nützlichen Mineralien und gefährlichem Salzüberschuss

Ich finde es unglaublich spannend, dass die Keimzelle aller wichtigen Zivilisationskrankheiten im Mineralhaushalt und dem dicht damit in Verbindung stehenden Säure-Basen-Haushalt zu finden ist. Ein länger bestehendes Ungleichgewicht kann hier recht zügig zu Bluthochdruck und Schlaganfall, Herzrhythmusstörungen und Herzinfarkt, Niereninsuffizienz und Osteoporose führen. Ich habe einfach mal mit der Zusammenfassung begonnen. Das war es schon. Wem das aber nicht reicht, liest einfach weiter.

Und da ich aus der Nummer der Spaßbremse so oder so nicht mehr rauskomme, würde ich sagen, stürzen wir uns gemeinsam in dieses große und folgenschwere Thema, um es scheibchenweise auseinander zu nehmen. Aber es gibt schon mal eine gute Nachricht: Alle unglücklichen Folgen, die wir gleich besprechen, haben erstaunlicherweise kaum etwas mit unserem Salzstreuer zu tun. Wissenschaftler haben in

Studien Salzstreuer mit einer Substanz versehen, die sich im Urin nachweisen lässt. So konnte man mithilfe regelmäßig entnommener Proben feststellen, wie viel Salz im Körper tatsächlich aus den Streuern stammte. Und siehe da, das häuslich verwendete Salz in unserer selbstgekochten Suppe oder unserem Tomatensalat ist nur für schlappe 6 % des aufgenommenen Natriums verantwortlich.

Unsere Nieren sind mit einer Mütze bedeckt, den Nebennieren. Diese produzieren in ihrer Rinde das Hormon Aldosteron. Aldosteron regelt die Ausscheidungsvorgänge unserer Nieren. Egal ob rein oder raus, Aldosteron sagt, wo es lang geht. Da die ursprüngliche Ernährung des Menschen früher einmal natriumarm und kaliumreich war, holt Aldosteron so viel Natrium und Wasser wie möglich aus der Niere wieder ins Blutsystem zurück und schickt Kalium, Säuren und Ammonium über die Harnröhre, im wahrsten Sinne des Wortes, direkt den Bach runter. Allerdings stellen unsere heutigen Lebensgewohnheiten diesen bewährten Mechanismus auf eine harte Probe. Denn natriumarm essen nur noch wenige Bevölkerungsgruppen, wie die Yanomami-Indianer im Regenwald, wo sich Leopard und Vogelspinne gute Nacht sagen. Dauerstress, Reaktionslosigkeit unserer Zellen auf Insulin, Übergewicht und übersäuerte Nahrungsmittel steigern die Aldosteronausschüttung, obwohl wir uns mit Natrium vollpumpen. Doch was macht der Körper mit so viel Natrium? Er lagert es in unseren Zellen, vor allem in denen des Bindegewebes, ein. Bindegewebe voller Natrium zieht wiederum Flüssigkeit magisch an und wir entdecken bei uns geschwollene Beine mit Wassereinlagerungen, den sogenannten Ödemen. Was macht eine Zelle, die sich vor Natriumüberfüllung kaum noch retten kann? Sie besitzt in ihrer Zellwand eine genau dafür entwickelte Natrium-Kalium-Pumpe, um die Missstände dieser krankmachenden Ionenkonzentrationen auszugleichen. Diese Pumpe finden wir in der Natrium-Abbildung ganz oben, an der unteren Zellwand. Sie transportiert Kalium in die Zelle hinein und Natrium aus ihr heraus. Da jede Körperzelle bis zu 30 Millionen dieser Pumpen besitzt, müsste damit das Problem eigentlich gelöst sein. Unser Körper hat jedoch schon genug an Natrium im Blutkreislauf, sodass er auf keinen Fall noch den Ballast aus den überfüllten Zellen will. Deshalb stoppt er die Arbeit dieser wichtigen Pumpe. Und da wir in unserem Supermarktessen nicht ausreichend mit Kalium versorgt werden, verwendet die Pumpe als Kaliumersatz Ammonium, um überhaupt arbeiten zu können. Entschuldigung, ich habe glatt vergessen zu erwähnen, dass bei Menschen ohne sportliche Betätigung und einem regelmäßigen Alkoholkonsum sowie fettreicher Ernährung die Anzahl dieser Pumpen bis auf schlappe 800.000 pro Zelle abfällt.

An der rechten Zellwand finden wir in der Grafik noch eine zweite Pumpe. Die Aufgabe dieser Natrium-Calcium-Pumpe ist es, Calcium aus der Zelle und Natrium in die Zelle zu pumpen. Aufgrund der Überschwemmung mit Natrium, wird diese Pumpe jedoch ebenfalls gestoppt, sodass die Calciumkonzentration im Zellinneren ansteigt. Das bewirkt in den glatten Muskelzellen unserer Gefäßwände eine Daueranspannung. Genau diese Gefäßverengung steigert weiter unseren Bluthochdruck.

Und als ob das noch nicht reichen würde, strömt zusätzliches Natrium durch Zellwandkanäle ins Zellinnere. Nun ist der eigentliche Ruhezustand der Zelle nur mit einer negativen Ladung im Inneren möglich. Wir aber tun alles dafür, um die höchst mögliche Konzentration an positiven Ionen in die Zelle zu quetschen und das bedeutet Stress. Das wiederum sorgt für eine niedrige elektrische Spannung unserer Zellwände, zum leichteren Eindringen von Erregern sowie freien Radikalen und damit zur beschleunigten Krebsentstehung und Metastasierung.

Salz vermindert im Körper die Herstellung von Stickstoff-Monoxid (NO). Bedauerlicherweise verlieren ohne Stickstoff-Monoxid unsere Gefäßwände und unsere roten Blutkörperchen ihre Elastizität. Auch bei der Wahl des Gartenschlauchs würden wir uns lieber für die elastischere Variante entscheiden. Werden unsere Arterien hart, steigt unser Blutdruck in krankhafte Höhen ebenso wie das Risiko, einen Schlaganfall oder einen Herzinfarkt zu erleiden. Dass bereits jeder zweite Deutsche einen krankhaft erhöhten Blutdruck hat, sollte uns zu denken geben.

Das extrem günstige Universalwürzmittel Salz landet fast so reichlich auf unseren Tellern, wie im Winter auf unseren Straßen. Gerade deshalb dürfen wir nicht vergessen, dass ein erhöhter Blutdruck inzwischen der führende Risikofaktor für Mortalität weltweit und verantwortlich für 13 % aller Todesfälle ist. Sogar 54 % aller Schlaganfälle werden durch hohen Blutdruck ausgelöst.

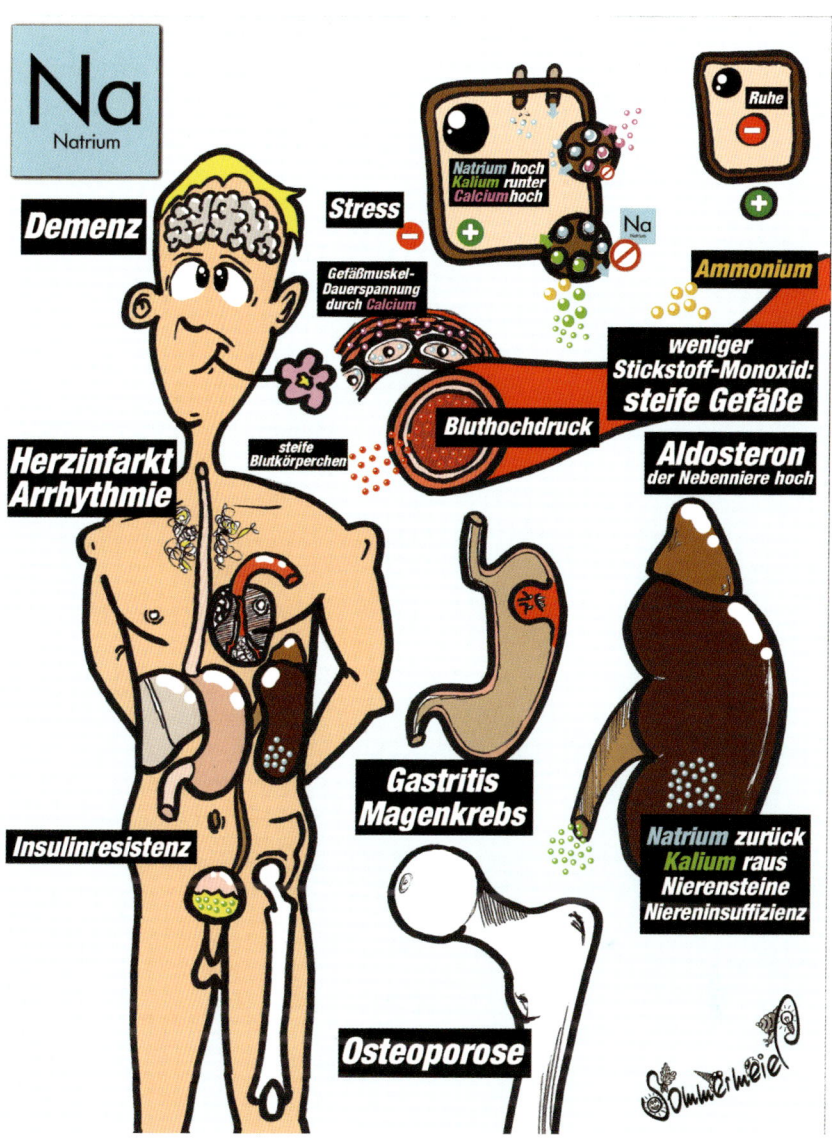

Und nein, den erhöhten Blutdruck mit Ramipril-Tabletten künstlich zu senken ist kein normaler und auch kein unheilbarer Zustand unseres Körpers, auch wenn Hausärzte und Kardiologen uns das aus Verzweiflung, Zeitmangel und Unwissenheit einreden wollen. Denn die erhöhte

Sterblichkeit von Bluthochdruck-Patienten wird durch die medikamentöse Einstellung kaum verändert. Und wenn du Zweifel hast, anders leben zu können, um deinen Körper wieder in Harmonie mit den Naturgesetzen zu bringen, dann schnapp dir deinen Rucksack, schieße ein Ticket nach Manaus und wandere zum Stamm der Yanomami. Diese Reise war für mich eine einzigartige Erfahrung. Denn der Verzicht auf Dinge, die dich krank machen, ist kein Verlust der Lebensqualität, sondern ein Gewinn an Vitalität und Gesundheit. Und ich wiederhole mich. In der zweiten Hälfte unseres Lebens bekommen wir die Rechnung aufs Brot geschmiert und versuchen krampfhaft die letzten 30 Lebensjahre rückgängig zu machen. Die Ausrede meiner Patienten, die nicht so alt werden möchten, um nicht noch eine weitere Legislaturperiode der GroKo mitzuerleben, zählt nicht, wenn deine Freizeit als Rentner darin besteht, dich in deinem Terminplaner nur von einem Arzttermin zum anderen zu hangeln. Ich möchte, dass du mit deinen Enkeln im Garten Fußball spielst, statt in einem Aufklärungsgespräch für die dritte Bypass-Operation zu sitzen.

1300 ältere Patienten im Alter zwischen 67 und 84 wurden in einer 3-Jahres-Studie auf ihre geistigen Fähigkeiten in Bezug zu ihrer Salzaufnahme untersucht. Personen der Gruppe mit deutlich geringerer Salzaufnahme zeigten eine signifikant bessere Gehirnfunktion und ein geringeres Demenz-Risiko (Fiocco et al., 2012). Das Ergebnis wurde nur noch durch diejenigen Personen getoppt, die neben geringem Salzverzehr auch regelmäßig Sport trieben. Also Turnschuhe raus und Junkfood von der Nahrungsmittelliste streichen.

Eine zu hohe Salzkonzentration unserer Nahrungsmittel schädigt außerdem die Magenschleimhaut und erleichtert die Immigration von bakteriellen Terroristen. So ein als harmloser Flüchtling getarnter Terrorist ist der Helicobacter pylori. Er ist dankbar über die selbstlose Willkommenskultur unserer Darmschleimhaut und wenn er sich ausreichend vermehrt hat, beginnt er eine Schleimhautentzündung nach der anderen zu provozieren. Und da man diesen Bösewicht nur unter Zuhilfenahme von mehreren Antibiotika ausweisen kann, schafft er es in der Zwischenzeit, die Erbsubstanz unserer Magen- und Darmzellen zu zerstören und unser Krebsrisiko massiv zu erhöhen.

Das wusste bereits unsere Gesundheitsexpertin Ellen White. Sie schrieb am 6. November 1883 in der Zeitschrift Review and Herald: „Ich verwende Salz in geringen Mengen, denn es ist für das Blut sogar notwendig. Aber auf meinen zahlreichen Reisen quer durch den Kontinent suche ich nie den Speisewagen auf und kehre nie in ein Restaurant ein – aus einem einfachen Grund. Die Speisen werden so sehr gesalzen und gewürzt, dass sie auf Dauer unsere empfindlichen Magenwände reizen und entzünden. Ich sah einmal eine Magenschleimhautprobe eines Alkoholikers und konnte beobachten, dass mit Salz und scharfen Gewürzen überladene Mahlzeiten eine sehr ähnliche Reizwirkung hervorrufen. Ein solcher überreizter Magen erzeugt ein suchtartiges Verlangen nach größeren und stärkeren Mengen dieser Lebensmittel, obwohl er sich anstrengen muss, die ihm aufgezwungene Ladung zu verarbeiten.

Ähnlich sind die Speisen, die im Allgemeinen Kindern vorgesetzt werden. Ihre Wirkung ruft bei ihnen Nervosität und Mattigkeit hervor und erzeugt einen Durst, den Wasser nicht löschen kann. Ihr Geschmacksempfinden ist mitunter so entartet, dass sie kein Verlangen nach einer gesunden Ernährung aus Früchten, einfachem Brot oder Gemüse haben. Eltern können nicht erwarten, dass ihre Kinder Speisen, die von den bisher gewohnten abweichen, mit Lust essen.

Um die Liste zu vervollständigen: Salz vermindert die Vitamin-D-Produktion und beschleunigt die schon so häufig erwähnte Insulinresistenz. Es erhöht den Cortisol- und Aldosteron-Spiegel. Aber eine oft unterschätzte Folge der kristallinen Verbindung aus Kochsalz- und Harnsäure ist der beschleunigte Gelenkverschleiß.

Kalium ist im Vergleich zu Natriumchlorid das genaue Gegenteil. Kalium ist der ultimative Weichmacher der Gefäßwände, senkt die Wahrscheinlichkeit für Herzrhythmusstörungen und minimiert die Entstehung freier Radikale.

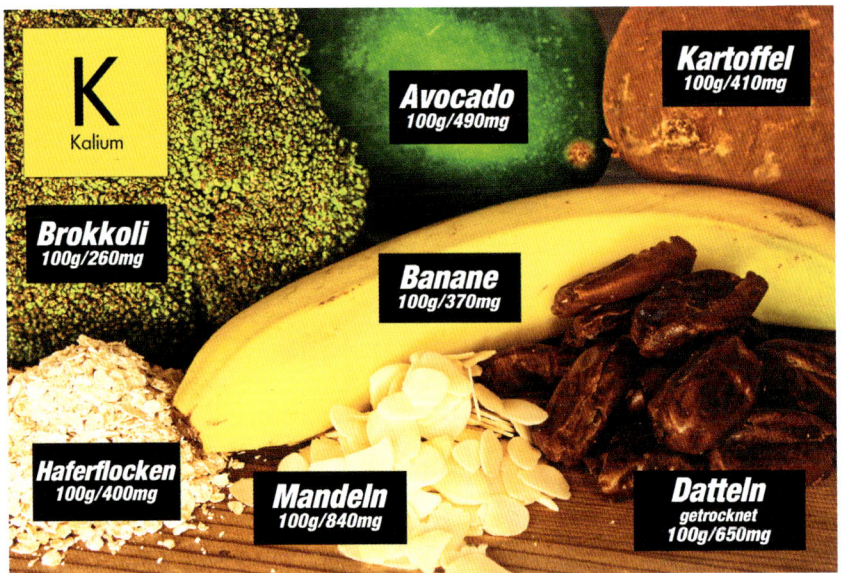

Zu den Nahrungsmitteln mit dem höchsten Kaliumgehalt und mit einer breiten Anwendungsmöglichkeit auf unserem Speiseplan gehören Avocado, Banane, getrocknete Datteln, Haferflocken, Mandeln und Pellkartoffeln. Das zu wissen ist Gold wert, denn die Kaliumzufuhr eines Erwachsenen sollte möglichst 4,7 Gramm pro Tag erreichen. Das klingt viel, ist aber nötig, um in unzähligen Stoffwechselreaktionen unserer Zellen die Ansammlung von Abfällen und Schadstoffen zu verhindern. Außerdem vermeiden wir mit der richtigen Kaliumkonzentration in der Nahrung eine in unserer Gesellschaft weitverbreitete Übersäuerung des Körpers.

Aber machen wir uns noch einmal klar, dass der Salzüberschuss der Nahrung nicht aus unserem mäßig verwendeten Salzstreuer kommt, sondern hauptsächlich aus den Fertigprodukten der Nahrungsmittelindustrie. Und hier handelt es sich nicht um Zufälle, sondern um Absicht und Berechnung. Um erfolgreiche Kartoffelchips auf den Markt zu bringen, verlangt es höherer Mathematik. Es braucht hierbei Spitzenteams von Chemikern, Regressionsanalysen, komplizierte Tabellen, präzise psychologische Zielgruppenbestimmung und eine Menge Probanden um unseren Glückspunkt, was Brancheninsider als „bliss point" bezeichnen, zu berechnen. Wird dieser perfekte orale Höhepunkt in unserem Gaumen erzeugt, greifen wir ohne wirklich Hunger zu haben, wie automatisiert immer wieder in die Chipstüte, bis sie leer ist. Der Reiz, der von Fett und Salz ausgeht, überwiegt die gesundheitlichen Bedenken der Öffentlichkeit problemlos. Und dabei ist Salz nicht einfach nur Salz. Der größte Salzlieferant der Welt benötigte ein Team aus 25 Chemikern und gute 2 Jahre, um ein Verfahren zu entwickeln, Salz zu so feinem Puder zu zermahlen, sodass in wenigen Sekunden fast sämtliche Geschmacksknospen erreicht werden und eine „Geschmacksexplosion" entsteht. Und genau diese verlockendsten Produkte, mit dem höchsten Salz-, Zucker- und Fettgehalt sind in unseren Supermärkten wie Fallen strategisch günstig auf Augenhöhe platziert. Gesündere Produkte stehen grundsätzlich weit oben oder ganz unten im Regal. Doch ein Leitsatz der industriell verarbeiteten Lebensmittel ist der Branche heilig: Keine Verbesserung in Bezug auf den Nährwert eines Produktes darf dessen Reiz vermindern. Dies hat zu einem der hinterlistigsten Schachzüge der Industrie geführt: Wenn eine der „bösen" Zutaten wie Fett reduziert wird, fügt man stillschweigend mehr Zucker oder Salz hinzu, um die Leute weiterhin bei der Stange zu halten. Selbst in der Rubrik der herzhaften Gaumenfreuden kommen wir ohne Zucker nicht aus. Niemals vergessen: Die Belohnungszentren des Gehirns leuchten bei Zucker genauso auf, wie bei Kokain. Die Tatsache, dass die größten Nahrungsmittelkonzerne durch den größten Zigarettenhersteller übernommen wurden, macht die rücksichtslosen Strategien der Manager ganz bestimmt nicht harmloser. Keiner hatte mehr Erfahrung als die Tabakindustrie, wenn es um die Zerstreuung von zunehmenden gesundheitlichen Bedenken der Öffentlichkeit ging. Leider haben sie damit ungeheuren Erfolg. Die Weltgesundheitsorganisation empfiehlt eine maximale Natriumdosis von 2 g Natrium (macht 5 g Salz) täglich. Ist man älter als 50 Jahre oder leidet an Diabetes, Bluthochdruck oder einer chronischen Nierenkrankheit, sollte die Natriumzufuhr unter 1,5 g liegen. Etliche Mikrowellengerichte aus unseren Supermärkten kommen auf Werte über 5 g Natrium, was mehr Salz ist, als man im Verlauf von zwei Tagen essen sollte. Fazit: Wer mehr als 2 g Natrium pro Tag zu sich nimmt, und das tut fast jeder, sollte sich auch mehr als 3,5 g Kalium einverleiben, um den Schaden zu neutralisieren. Auch die Einwohner der Insel Okinawa zeigen uns, wie es geht und nehmen täglich nicht mehr als 1,1 g Natrium, aber dafür 3,5 g Kalium zu sich.

So, hier ist nun endlich der Platz, um mit der veralteten Zungenkarte aufzuräumen. Eine Landkarte, die unsere Zunge darstellt, auf der alle Geschmacksknospen, die einen bestimmten Geschmackssinn wahrnehmen, in Regionen zusammengefasst sind. Laut dieser Karte schmecken wir Salz nur an unseren Zungenrändern. Wir schmecken aber salziges Essen wie süßes im ganzen Mund. Also einfach mal selber ausprobieren und die Zungenspitze in eine Speisesalzlösung stecken.

Und auch hier kommen wir, dank Psychiatrieprofessor Stephen Woods, nicht am Thema Sucht vorbei. Im Gehirn wirken Speisen mit viel Salz, Zucker und Fett, auf sehr ähnliche Weise wie Betäubungsmittel. Nachdem wir sie geschluckt haben, rasen sie durch dieselben Bahnen und nutzen dieselben neurologischen Schaltkreise, um das Genusszentrum des Gehirns zu erreichen, den Bereich, der uns mit angenehmen Gefühlen belohnt. Bereits 2008 waren sich alle Forscher der Universität of Iowa auf dem Gebiet der Psychobiologie einig: Salz besitzt wie Fett und Zucker süchtig machende Eigenschaften.

Aber jetzt kommt der Knaller. Wissenschaftler des Monell-Zentrums sind der Meinung, dass die Hersteller von industriell verarbeiteten Lebensmitteln ein Verlangen nach Salz geschaffen haben, wo vorher gar keins war. Babys mögen Zucker ab dem Augenblick ihrer Geburt. Ein Tropfen Zuckerwasser zaubert ihnen ein Lächeln ins Gesicht, aber kein Salz. Sie mögen es absolut nicht, bis sie sechs Monate oder älter sind. Auch dann muss man sie dazu drängen. Der Gedanke, dass Salz unseren Kindern aufgezwungen wird und sie ein Leben lang dafür verwundbar macht, zaubert mir zumindest kein Lächeln ins Gesicht. Im American Journal of Clinical Nutrition von 2012 fand ich dann das beeindruckende Experiment zu diesem gewagten Vorwurf. Leslie Stein verabreichte Säuglingen im zarten Alter von zwei Monaten schlückchenweise verschieden starke Salzlösungen und alle lehnten ab. Doch als sie mit sechs Monaten noch einmal getestet wurden, ließen sich die Kinder in zwei Gruppen teilen. Diejenigen, die inzwischen mit Obst und Gemüse gefüttert wurden, zogen immer noch einfaches Wasser den salzigen Lösungen vor. Doch diejenigen, die mit salzigem Essen gefüttert worden waren, mochten die Salzlösung plötzlich.

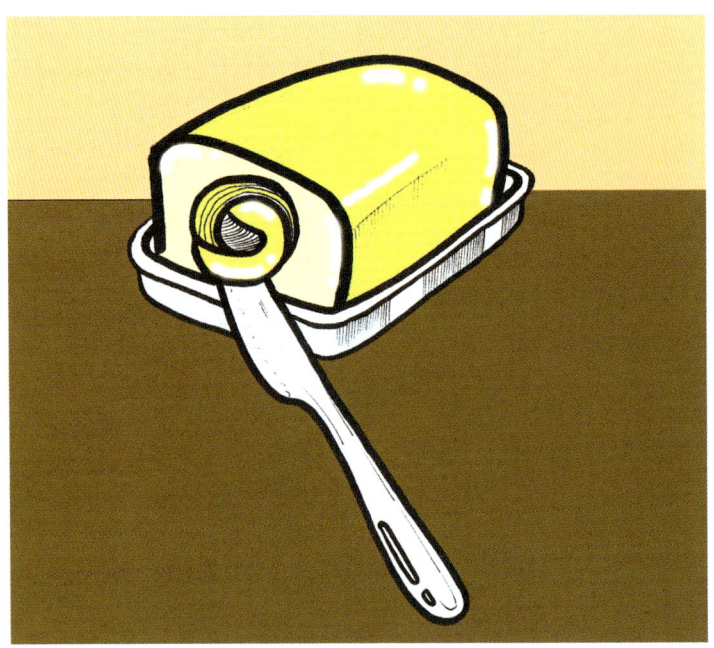

Von harmlosen und hinterhältigen Fetten

Bei dem Thema Fett sind viele Verbraucher verunsichert. Wie viel Fett sollten wir täglich zu uns nehmen, ohne uns zu schaden? Welche Art von Fett ist ideal? Sind mehrfach ungesättigte Fette besser als gesättigte? Und was ist mit diesen speziellen Fetten wie Omega-3, Omega-6 und Transfetten? Ist Kokosfett wirklich so gut, wie behauptet wird? Das ist irgendwie alles sehr verwirrend, selbst für einen Schulmediziner.

Die meisten Wissenschaftler halten einen Fettanteil unserer Nahrung von 30 Prozent für völlig in Ordnung, solange wir uns für die richtigen Fette entscheiden. Dabei ist es verblüffend, wie wenig wir über den Fettgehalt unserer Nahrung informiert sind.

Logisch, Butter besteht zu 100 Prozent aus Fett. Ein Doppelcheeseburger erreicht einen Fettanteil von immerhin 67 Prozent. Aber dass Kuhmilch zu 64 Prozent aus Fett besteht, wird kaum realisiert. Ganz klar zeigt sich, dass alle Lebensmittel mit reichlich tierischem Protein auch überdurchschnittlich viel Fett enthalten.[46]

Kann zu viel Fettgewebe Krebs erzeugen?

Der Körper von Frauen hat einen durchschnittlichen Fettanteil von 28 Prozent, der von Männern von nur 18 Prozent. Fett verteilt sich bei Frauen an den Beinen, der Taille oder am Po. Ein Vorteil. Männer entwickeln eher das sogenannte viszerale Fett, auch besser bekannt als Fettschürze oder Bierbauch. Das Bauchfett produziert verschiedene Entzündungsbotenstoffe, und die erhöhen massiv das Risiko, an Herzinfarkt, Bluthochdruck, Schlaganfall und Arteriosklerose zu erkranken.

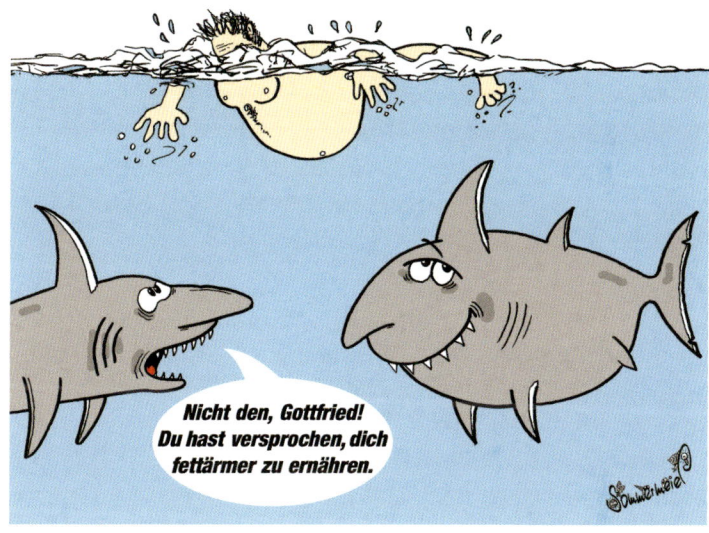

Als ich neulich einen Bericht über den Zusammenhang von aufgenommener Fettmenge und der Brustkrebssterberate bei Frauen las, kippte ich aus den Latschen. In Ländern wie Japan, Thailand und Sri Lanka ist der Fettverbrauch der Bevölkerung unterdurchschnittlich gering. Je weniger Fett Frauen pro Tag zu sich nahmen, desto weniger von ihnen starben letztendlich an Brustkrebs. In Ländern wie England, Kanada und

---

[46] Armstrong D, Doll R et al. 1975

der Schweiz dagegen liegt der Fettverbrauch um mehr als das Vierfache höher und die Brustkrebssterberate schießt förmlich durch die Decke. Noch beeindruckender waren die Ergebnisse, als man die Auswirkungen tierischer Fette betrachtete.[47]

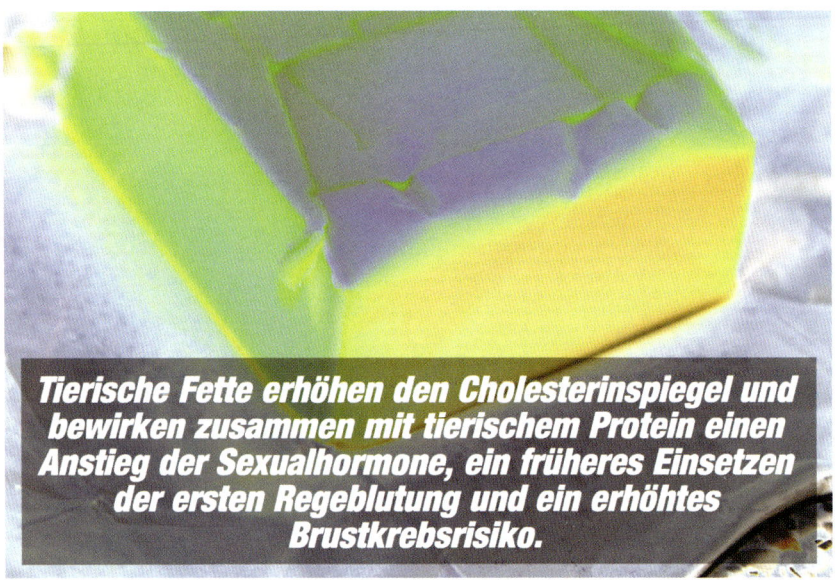

Tierische Fette erhöhen den Cholesterinspiegel und bewirken zusammen mit tierischem Protein einen Anstieg der Sexualhormone, ein früheres Einsetzen der ersten Regelblutung und ein erhöhtes Brustkrebsrisiko.

Was für mich noch vor Jahren unglaubwürdig geklungen hätte, ist heute wissenschaftlicher Fakt. Wer weniger Fett isst, verringert sein Risiko, an Brustkrebs zu erkranken. Während unsere Ernährungsexperten eine Ernährung mit 30 Prozent Fettanteil schon für »fettarm« halten, zeigen chinesische Provinzen mit einem auf 6 Prozent heruntergeschraubten Fettanteil, dass sich das Brustkrebsrisiko weiter reduzieren lässt. Diese chinesischen Frauen hatten nur einen halb so hohen Östrogenspiegel wie die britische Durchschnittsfrau. Was aber bitte schön hat der Hormonspiegel damit zu tun? Tierische Fette erhöhen rasch unseren Blutcholesterinspiegel und bewirken in Kombination mit der Aufnahme von tierischem Protein ein früheres Einsetzen der ersten

---

[47] Carroll KK, Braden LM, Bell JA et al. 1986

Regelblutung. Erhöhte Sexualhormone stehen in direktem Zusammenhang mit dem ansteigenden Brustkrebsrisiko.[48]

Auch in diesen Fällen galt, dass Menschen, die von einer Region in eine andere umzogen und die Ernährungsgewohnheiten ihres neuen Wohnortes annahmen, auch die dortigen Krankheitsrisiken übernahmen. Das zeigt ein weiteres Mal, dass Vererbung nicht notwendigerweise eine wichtige Rolle spielt, sondern Ernährung und Lebensweise die führenden Ursachen für diese Krankheiten bleiben.[49]

Wie produziert man Öle und Fette?

Industriell hergestellte Fette werden in massiver Form verändert, damit sie uns möglichst billig, geruchslos und mit maximaler Haltbarkeit angeboten werden können. Die Nüsse und Kerne werden unter Zuhilfenahme chemischer Lösungsmittel ausgepresst. Diese Vorgehensweise garantiert höchstmögliche Erträge. Dann wird dieses Öl entwachst, mit aggressiven, stark basischen Stoffen raffiniert und gebleicht. Bei Temperaturen bis zu 270° C wird die Geruchsintensität minimiert. Chemische Konservierungsstoffe werden dazugegeben. Abschließend wird das Öl entschäumt und gehärtet. Was nach einem derartigen Bearbeitungsprozess vom eigentlichen Öl noch übrig bleibt, ist für den Körper nicht nur absolut wertlos, sondern auch schädlich.

Gesunde Fette werden während des gesamten Herstellungsprozesses äußerst schonend behandelt. Das Entsteinen und Pressen der Kerne geschieht manuell. Das Öl wird kalt gepresst und nicht erhitzt. Nur so bleibt die vorhandene Nährstoffdichte der Fette erhalten. Sonnenblumenöl muss nach Sonnenblumenkernen riechen, Sesamöl nach Sesam, Kokosöl nach Kokosnuss, Olivenöl nach Oliven und Palmöl nach roten Palmenfrüchten. Nur ein kalt gepresstes Öl aus erster Pressung, natürlich duftend und nicht erhitzt, kann einen wesentlichen Beitrag zur Gesundheit und Vitalität unseres Körpers beitragen.

---

[48] Key TJA, Chen J, Wang DY et al. 1990
[49] Haenszel W, Kurihara M et al. 1968

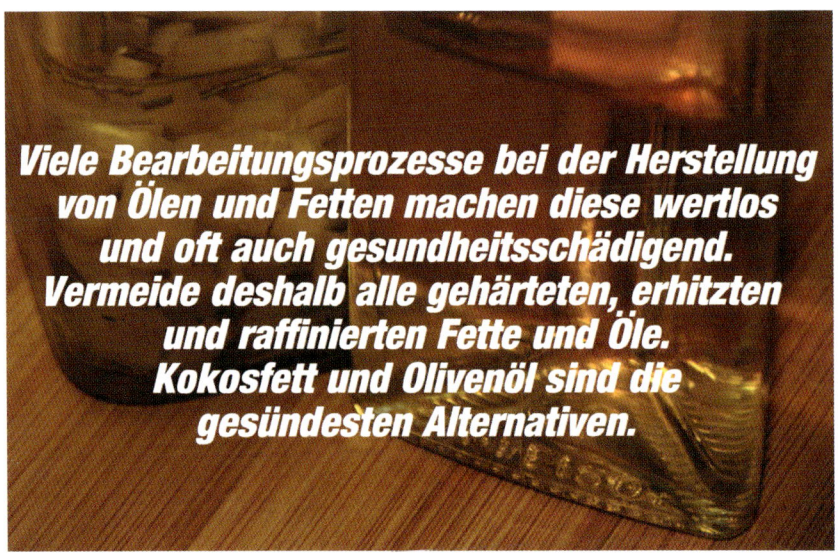

Viele Bearbeitungsprozesse bei der Herstellung von Ölen und Fetten machen diese wertlos und oft auch gesundheitsschädigend. Vermeide deshalb alle gehärteten, erhitzten und raffinierten Fette und Öle. Kokosfett und Olivenöl sind die gesündesten Alternativen.

Indem man das Öl härtet und die Moleküle strukturell verändert, entsteht Margarine. Dabei entstehen aber auch sehr unerwünschte Reaktionen. Fast 40 Prozent der Ölsäure wird dabei zu Transfettsäuren umgewandelt. Gemeinsam mit Cholesterin und gesättigten Fettsäuren können Transfettsäuren unsere Gefäßauskleidung beschädigen und sich in die Gefäßwände einlagern. Das ist der Grund, weshalb Bio-Butter in den meisten Fällen gesünder ist als Pflanzenmargarine.

Das Angstwort des Jahres – Cholesterin

Wir kennen nur zwei Formen von Cholesterin. Zum einen gibt es das Nahrungscholesterin, welches nur in tierischen Lebensmitteln vorkommt. Zum anderen wäre da noch das messbare Blutcholesterin als Produkt unseres Leberstoffwechsels. In unserer Bevölkerung lässt sich ein direkter Zusammenhang zwischen der Höhe der Blutcholesterinwerte und dem Auftreten »westlicher« Zivilisationserkrankungen wie Diabetes und Herzerkrankungen erkennen.

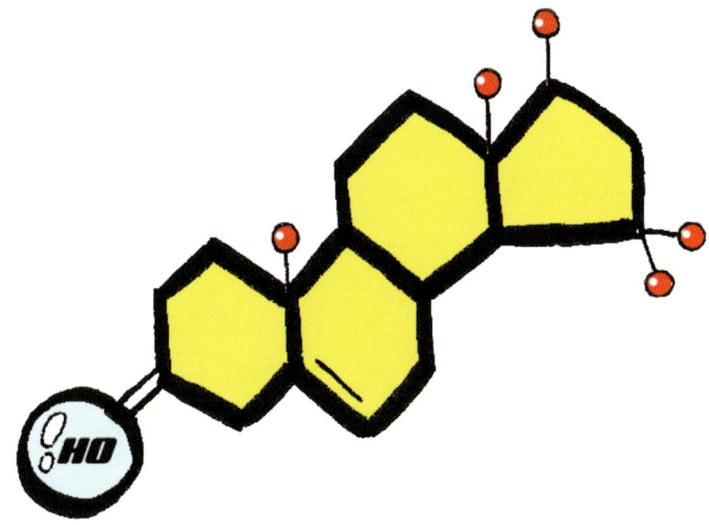

Der Cholesterinspiegel eines Durchschnitts-Chinesen beträgt gerade mal 127 mg/dl, während der des Durchschnitts-Amerikaners in den USA mit einem Wert von 215 mg/dl durch die Decke schießt. In den ländlichen Provinzen Chinas, in denen man noch vom Ertrag seines Reisfeldes und Obstgartens lebt und keine Fertiggerichte und Fast-Food-Restaurants kennt, werden mitunter geringe Durchschnittswerte von 94 mg/dl erreicht. Die Bevölkerung erlebt man hier ausgesprochen vital und unverbraucht. Mit dem Unterschreiten des durchschnittlichen Blutcholesterinwertes einer Bevölkerungsgruppe unter 170 mg/dl sinken schlagartig auch die Erkrankungszahlen an Leukämie, Darm-, Brust-, Leber- und Lungenkrebs.

Da wundert es uns doch nicht, wenn die Sterblichkeitsrate aufgrund der koronaren Herzerkrankung bei amerikanischen Männern 17 Mal höher ist als bei Männern aus ländlichen Gebieten Chinas. Zudem war die amerikanische Todesrate von Brustkrebserkrankten in Nordamerika 5 Mal höher als in ländlichen chinesischen Provinzen.[50]

---

[50] Campbell TC, Parpia B, Chen J et al. 1998

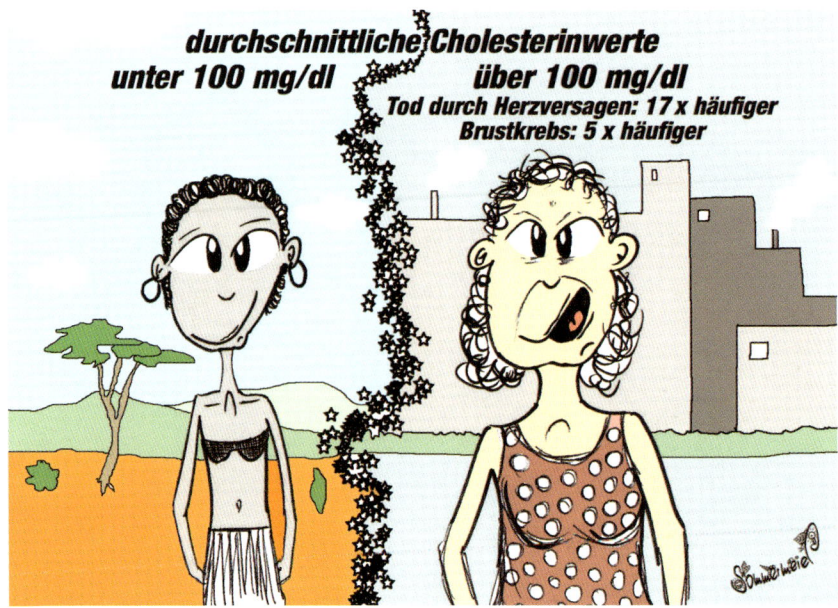

durchschnittliche Cholesterinwerte
unter 100 mg/dl **über 100 mg/dl**
Tod durch Herzversagen: 17 x häufiger
Brustkrebs: 5 x häufiger

Wichtig bleibt der Fakt, dass pflanzliche Nahrungsmittel kein Cholesterin enthalten, sondern sogar helfen, den Blutcholesterinspiegel zu senken. Wirkungsvolle Cholesterinsenker sind pflanzliches Protein, Ballaststoffe in Vollkornprodukten, B-Vitamine, Karotten, Kartoffeln, Hülsenfrüchte und Obst.

Einen wichtigen Zusammenhang zwischen Aufnahme von tierischem Fett und dem Auftreten des gefürchteten Dickdarms-Krebs sollten wir uns genauer anschauen. Die Masse an Cholesterin und die nun in großen Mengen ausgeschüttete Gallensäure stauen sich nach einer Mahlzeit mit reichlich tierischem Fett in unserem Darm und werden von unseren Darmbakterien umgebaut. Dabei entstehen giftige Stoffwechselprodukte, die unsere Darmschleimhaut reizen. Diese permanente Reizung löst einen Wachstumsschub der bereits beschädigten Darmschleimhaut aus. Am Ende steht eine der gefürchtetsten Krebsarten der Menschheitsgeschichte.[51]

---

[51] Schneider E. »Nutze die Heilkraft unserer Nahrung«, S. 48–49

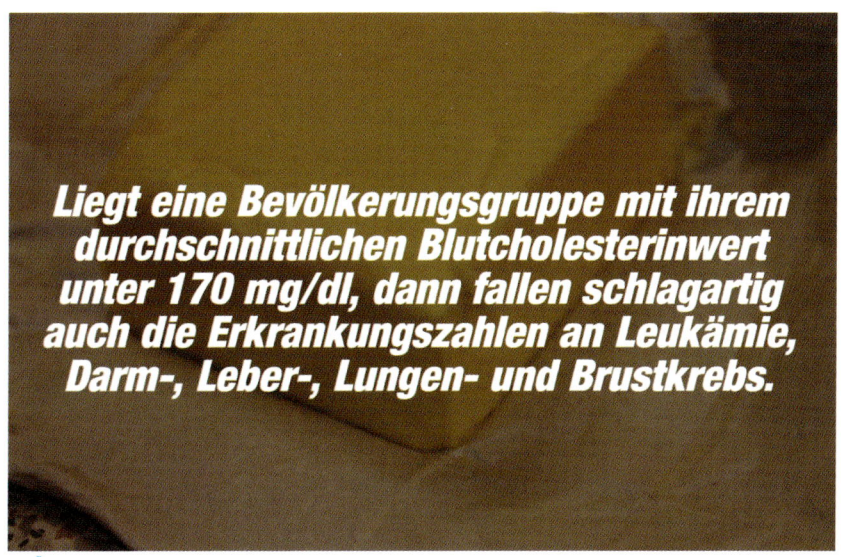

Liegt eine Bevölkerungsgruppe mit ihrem durchschnittlichen Blutcholesterinwert unter 170 mg/dl, dann fallen schlagartig auch die Erkrankungszahlen an Leukämie, Darm-, Leber-, Lungen- und Brustkrebs.

Der Shuttleservice des Cholesterins

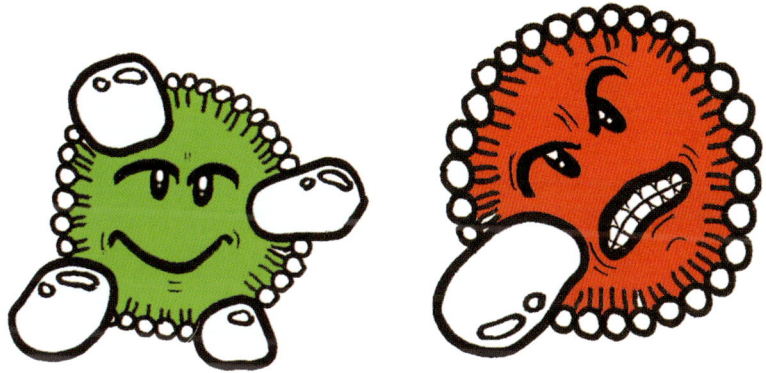

Cholesterin ist im Blut an Transportproteine gebunden. Dazu gehören auch LDL und HDL. Übersetzt und vereinfacht kann man sie als das Lipoprotein mit niedrigem Dichte-Level und das Lipoprotein mit höherem Dichte-Level bezeichnen. Bezugnehmend auf ihre Ladung und weniger wissenschaftlich ausgedrückt kann man LDL als das »schlechte« und HDL als das »gute« Cholesterin bezeichnen. Sehr deutlich sind erhöhte LDL-Werte mit dem Auftreten westlicher Zivilisationskrankheiten verknüpft. Dass jedoch der Konsum von tierischem Protein mit einer Erhöhung der ungünstigen LDL-Blutcholesterinwerte einhergeht, während pflanzliches Protein sie sogar mindert, ist meist nicht bekannt.

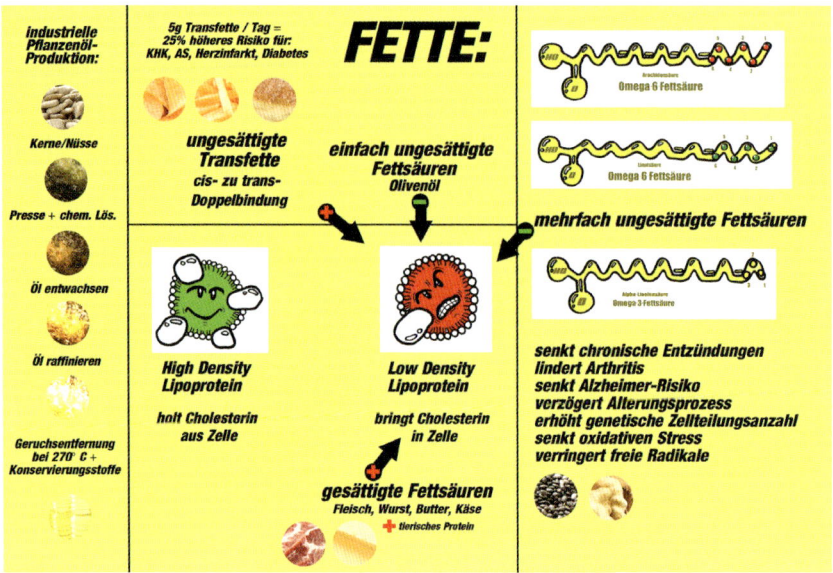

Das Wundermittel gegen vorzeitiges Altern

Was ist dran am Geheimnis der Unsterblichkeit? Können Omega-3-Fettsäuren unser genetisches Material tatsächlich schützen? In nahezu jeder einzelnen Körperzelle befindet sich eine genetische Datenmenge in Form von 46 Chromosomen, die größer ist als Wikipedia. An den Enden eines jeden Chromosoms befinden sich die sogenannten Telomere. Telomere sind wie steckbare Kopienzähler am Kopierautomaten, die aufpassen, dass man nur so viele Kopien anfertigt kann, wie man an der Kasse auch bezahlt hat.

Bevor sich eine Zelle teilt, muss sich zunächst ihr gesamtes genetisches Material verdoppeln, damit die neue Zelle ebenfalls einen kompletten Datensatz an Erbsubstanz erhält. Bei jeder Zellteilung verkleinern sich dabei die steckbaren Kopienzähler. Wenn diese nach vielen Hundert Zellteilungen sehr kurz geworden sind, kann sich die Zelle nicht mehr teilen. Sie stirbt. Gäbe es keine Telomere, wären wir fast schon unsterblich.

Die Anti-Aging-Forschung konzentriert sich daher seit vielen Jahren darauf, Methoden zu finden, mit denen sich diese kontinuierliche Verkürzung der Kopienzähler aufhalten lässt. Man möchte auf diese Weise den Alterungsprozess verlangsamen. Wissenschaftler aus Ohio fanden nun heraus, dass sich Telomere innerhalb der weißen Blutkörperchen verlängern ließen, wenn die betreffenden Menschen für ein gesundes Fettsäureverhältnis in ihrer Ernährung sorgten. Omega-3-Fettsäuren konnten die Verkürzung dieser Kopienzähler und den eintretenden Zelltod deutlich herauszögern.[52]

Entzündliche Prozesse sind der Grund für außerordentlich viele gesundheitliche Probleme. In einer Studie zeigten die Teilnehmer mit zusätzlicher Omega-3-Fettsäure-Einnahme eine deutliche Reduzierung der Entzündungsmarker. In der Gruppe, die täglich 1,25 Gramm Omega-3-Fettsäuren einnahm, sank der Entzündungsmarker Interleukin-6 um 10 Prozent, in der Gruppe mit 2,5 Gramm um 12 Prozent. Je mehr die Entzündungsreaktionen im Körper verhindert wurden, desto länger waren die Telomere und desto langsamer der Alterungsprozess.

Vor allem Menschen mit chronischen Krankheiten, Übergewicht und Dauerstress, so betont Professor Kiecolt-Glaser, profitieren von Nahrungsergänzungsmitteln mit Omega-3-Fettsäuren, weil diese den oxidativen Stress abbauen und das Vorkommen von freien Radikalen im Blut reduzieren.

Forscher der Penn State University im Bundesstaat Pennsylvania haben festgestellt, dass eine Ernährung mit reichlich Walnüssen dem Körper bei der Stressbewältigung helfen kann. Denn Omega-3-Fettsäuren können die »schlechten« Low-Density-Lipoproteine reduzieren und dadurch den Blutdruck senken.

---

[52] Kiecolt-Glaser J et al.

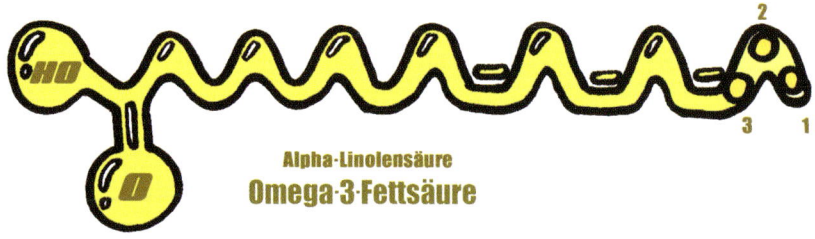

Alpha-Linolensäure
Omega-3-Fettsäure

Die hochaktiven Omega-3-Fettsäuren Eicosa-Pentaensäure (EPA) und Docosa-Hexaensäure (DHA) sind mehrfach ungesättigte Fettsäuren und kommen nur selten in pflanzlichen Nahrungsmitteln vor. Eine Omega-3-Fettsäure, die auch in Samen und Früchten zu finden ist, heißt Alpha-Linolensäure (ALA). Sie kommt im Rapsöl, in Leinsamen und Walnüssen vor. Unser Körper ist in der Lage, einfache Alpha-Linolensäure in die kostbaren hochaktiven Formen EPA und diese wiederum in DHA umzuwandeln, tut dies aber leider nur mit etwa 5 Prozent der aufgenommenen Menge.

Und jetzt kommt ein weiterer Nachteil: Je mehr sich von der eigentlich »guten« Omega-6-Fettsäure namens Linolsäure in unserer Nahrung befindet, desto weniger wird von den einfachen in die hochaktiven Omega-3-Fettsäuren umgewandelt.

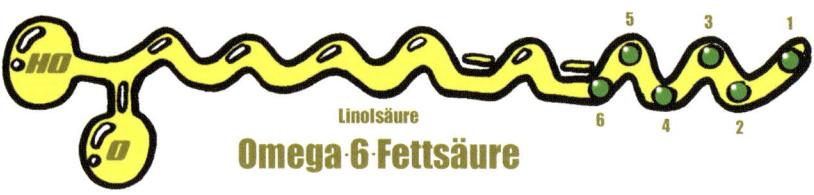

Linolsäure
Omega-6-Fettsäure

Da die meisten Pflanzenöle wie Sonnenblumen-, Weizenkeim- und Distelöl reich an Omega-6-Linolsäure sind, nehme ich wenigstens einmal im Monat einen Esslöffel mit Meeresalgen-Öl zu mir, denn das steckt voller langkettiger Omega-3-Fettsäuren.

Aber wenn die Linolsäure trotz ihrer Schattenseite, konkurrierende Fettsäuren auszubremsen, eine »gute« Omega-6-Fettsäure ist, muss es doch auch eine »schlechte« geben. Im Grunde hasse ich dieses stark vereinfachte Schubladendenken. Wissenschaftler haben noch lange nicht alle Fähigkeiten und Funktionen der Omega-Fettsäuren erforscht, werfen uns ein paar Fakten zu, und schon wird die Welt in »weiß« und »schwarz« eingeteilt. Das ist aber völlig menschlich. Wir überblicken bei Weitem noch nicht den gesamten Horizont, versuchen uns aber die komplexen biochemischen Vorgänge vereinfacht vorzustellen.

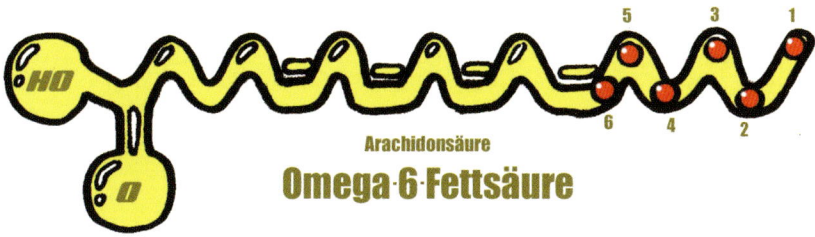

Die angebliche »schlechte« Arachidonsäure gehört also auch zu den mehrfach ungesättigten Omega-6-Fettsäuren. Tierische Lebewesen produzieren sie aus der »guten« Linolsäure, um ihr Muskelwachstum sicherzustellen. Das ist ja erst einmal nicht verkehrt. Als dann aber Forscher herausfanden, dass die Arachidonsäure als Grundbaustein für entzündungsfördernde Signalstoffe gilt, landete sie sofort in einer der miesen Schubladen. Wir haben in unserem Körper Waffenfabriken für den absoluten Notfall und die Arachidonsäure ist das Schwarzpulver dafür. Haben wir einen furchtbaren Autounfall überlebt und die abgelederte Haut unseres gebrochenen Beines hängt wie ein Scheuerlappen bodenwärts, dann brauchen wir ein schlagkräftiges Abwehrsystem, um Schadstoffe, Bakterien und Gifte schnellstmöglich unschädlich zu machen. Verbrennungs- und Schürfwunden werden maximal durchblutet und Tausende Abwehrzellen riegeln die aufgerissenen Eintrittspforten unseres Körpers ab. Das Spektakel aber als Dauerzustand mit sich herumzutragen, ist tatsächlich mies. Arachidonsäure kann mit seiner radikalen Einstellung Entzündungskrankheiten wie Rheuma, Gicht, Gelenksentzündungen und Herz-Gefäßerkrankungen begünstigen.

Wir wären fein raus, wenn wir mit dem Verzicht von Fleischprodukten diesem Problem ein für alle Mal aus dem Weg gehen könnten. Zumindest lässt sich mit einer überwiegend pflanzlichen Ernährung massiv das Entzündungsrisiko senken. Allerdings verwandeln wir mit einem überdurchschnittlich großzügigen Gebrauch von Raps-, Soja-, Sonnenblumen- oder Maisöl »gute« in »schlechte« Omega-6-Fettsäuren.

Vom harmlosen Pflanzenfett zum radikalen Draufgänger

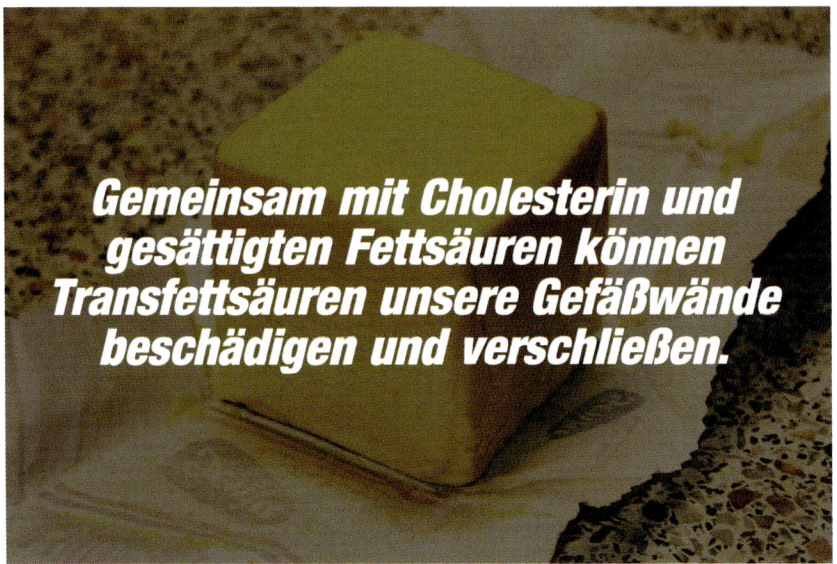

Aufgrund ihrer chemischen Struktur sind die meisten pflanzlichen Fette bei Zimmertemperatur flüssig und relativ anfällig für Oxidationsvorgänge, was nichts anderes bedeutet, als dass Fette ranzig werden. Fetthärtung ist ein Verfahren, um Fette haltbarer zu machen. Gehärtete Fette werden industriell aus pflanzlichen Ölen hergestellt, indem die Ausgangsöle mehrere Stunden lang auf Werte zwischen 150 und 240° C erhitzt werden. Dabei entstehen aus mehrfach ungesättigten Fetten für unseren Körper neue und fremde Fettmoleküle – die Transfette.
Transfette sind Wölfe in Schafspelzen. Unser Körper erkennt sie nicht als Gefahr, sondern verwechselt sie aufgrund ihrer chemischen Ähnlichkeit mit essentiellen Fetten. Aber essentielle Fette sind im Gegensatz zu Transfetten eher flüssig und durchlässig. Je durchgängiger die Zellen sind, desto besser können Nährstoffe eingeschleust werden. Mit Transfetten »verfestigen« sich unsere Zellwände und der Cholesterin-

spiegel im Blut schießt nach oben. Selbst wenn wir genügend Omega-3-Fettsäuren aufnehmen, kann unser Körper diese unter Transfett-Einfluss nicht mehr vernünftig verwerten. Das Risiko einer Entzündung im Körper erhöht sich, rote Blutkörperchen werden unelastisch und auch das Risiko für Blutgefäßschäden steigt. Das wiederum führt zu einer Erhöhung des Schlaganfall- und Herzinfarktrisikos. Und da die Lawine nun schon mal bergab rollt, erhöht sich auch noch das Risiko, an Diabetes zu erkranken, da Insulin an den transfettgeschädigten Zellen nicht mehr so gut wirken kann.

Langzeitstudien mit 84.000 Frauen zeigten, dass eine Erhöhung der Transfettzufuhr um nur 2 Prozent das Diabetes-Risiko um 36 Prozent in die Höhe rauschen lässt. Außerdem sind sie Pro-Oxidantien, die die Bildung von freien Radikalen beschleunigen. Um genau diese ungünstigen Effekte zu vermeiden, sollten wir Olivenöl oder Kokosfett zum Backen verwenden.

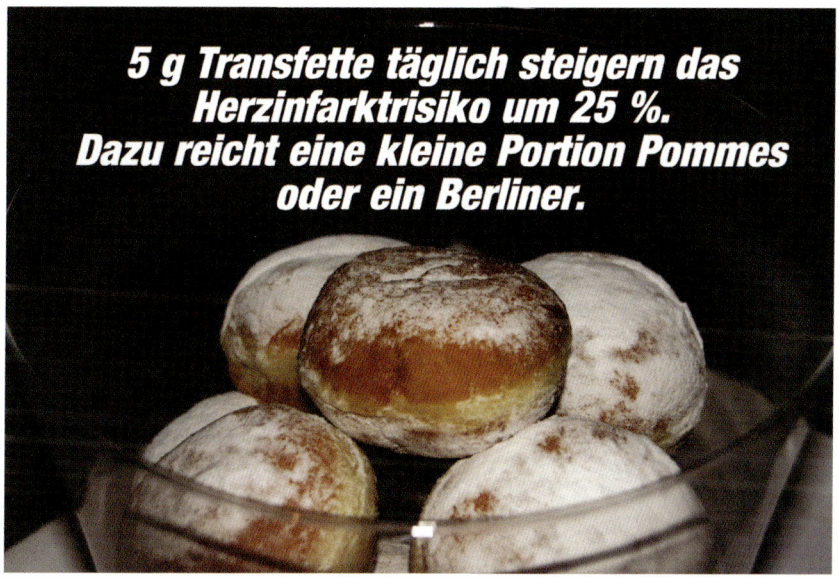

Bereits 5 Gramm an Transfetten täglich genügen, um das Risiko für einen Herzinfarkt um 25 Prozent zu erhöhen. Hier reicht eine kleine Portion Pommes oder ein Berliner. Gerade deshalb ist es wichtig, auf den Etiketten über die versteckten Fette informiert zu werden. Laut

dem Nahrungsmittelchemiker Gerhard Jahreis der Unversität Jena gewinnt der Blätterteig unter den schädlichsten Backzutaten mit einem 50-prozentigen Anteil an Transfetten den ersten Preis.

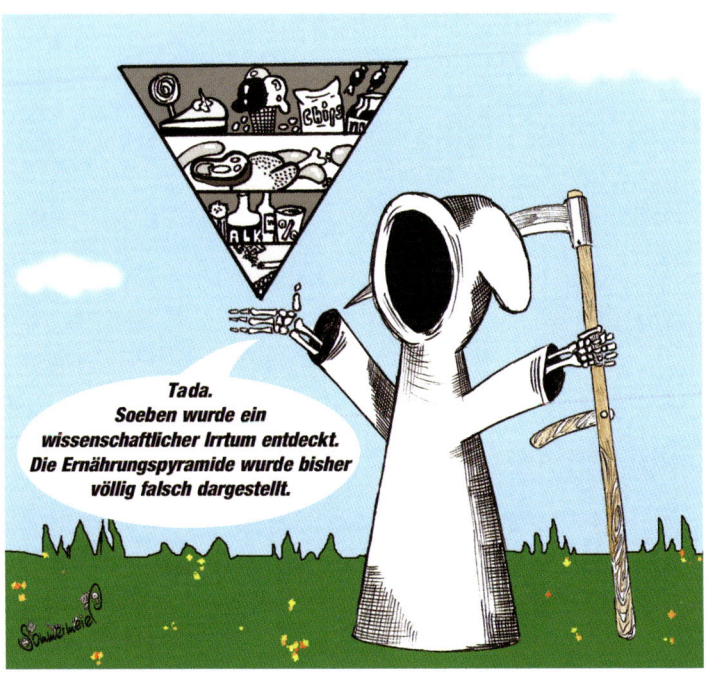

Meine Lieblingsfette

Ganz ehrlich: Hätten wir das geahnt, dass eine Handvoll Walnüsse den durchschnittlichen täglichen Fettbedarf eines Erwachsenen deckt? Aber was ist dann mit den fettlöslichen Vitaminen in unserem Salat? Bisher wurden einem aus diesem Grund fetttriefende Salatblätter gereicht. Ein paar kleingehackte Nüsse reichen doch, oder?

Klar, dass eine Handvoll Walnüsse nicht ausreicht, wenn man sich als Leistungssportler oder Schwerarbeiter betätigt. Aber wir reden hier auch über den Durchschnitt unserer Bevölkerung, und der schleppt nicht acht Stunden lang Zementsäcke über eine Baustelle. Die meisten heißen Snacks an Ständen und Bistros meinen es wirklich »gut« mit uns, was ihren Fettanteil angeht. Und wir entfernen uns nicht nur immer weiter von unserem Idealgewicht, sondern auch von unserer Gesundheitsprognose für den Rest unseres Lebens.

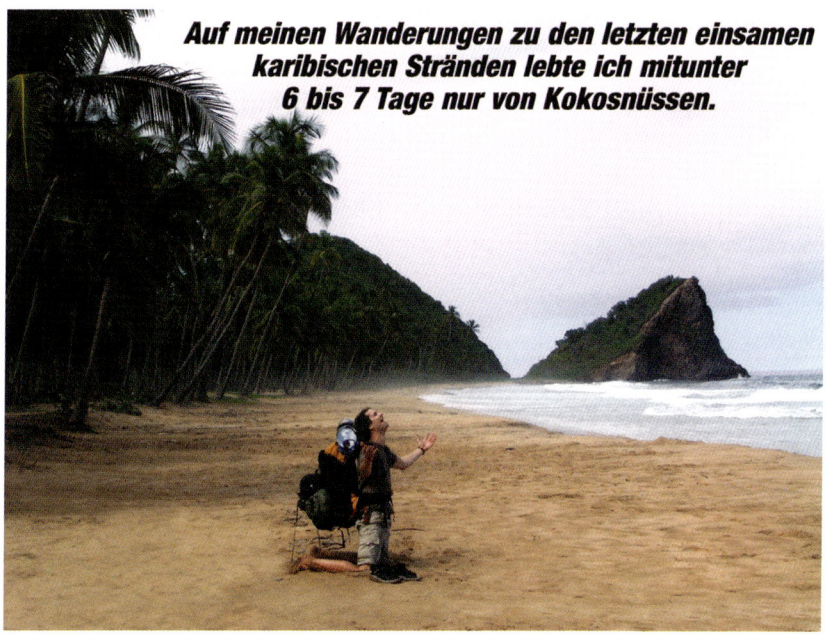

Auf meinen Wanderungen zu den letzten einsamen karibischen Stränden lebte ich mitunter 6 bis 7 Tage nur von Kokosnüssen.

Auch wenn ich mich wiederhole: Kaum einer meiner Patienten hat den Wunsch, älter als 80 Jahre zu werden. Aber die wirklichen Fragen lauten doch: Wie altern wir? Und wie sterben wir? Die Betonung liegt jeweils auf dem »Wie«. Finden wir es normal, hochriskante Bypass-Operationen und Gelenksprothesen-Implantationen über uns ergehen zu lassen? Haben wir uns daran gewöhnt, dass jeder von uns ein Familienmitglied mit einer Krebsdiagnose kennt, welches den langen Leidensweg einer Chemo- oder Bestrahlungstherapie gehen muss? Ist es völlig unbedeutend geworden, ob wir bereits im Alter von 30 Jahren blutdrucksenkende Medikamente schlucken müssen und ab 50 Jahren mitunter mehr als zehn bunte Pillen auf unserem Frühstücksteller liegen? Ist es uns egal, ob wir ab 60 Jahren kaum noch einen schmerzfreien Tag erleben und ein erhöhtes Knochenbruchrisiko prognostiziert bekommen? Ist es völlig okay, sich mit 70 Jahren als einzige Freizeitbeschäftigung auf den Besuch beim Hausarzt zu freuen? Ich denke nein!

In den Mittelmeerländern sind die Menschen gesünder, sagt man. Und tatsächlich erkranken dort weit weniger Menschen an Arteriosklerose und Herzinfarkt als in unseren nördlichen Breiten. Auch ist die Sterblichkeitsrate an Dickdarmkrebs bedeutend niedriger. Untersuchungen der mediterranen Ernährungsgewohnheiten nach Schutzfaktoren vor Zivilisationskrankheiten kamen dem Olivenöl auf die Spur.

Sicherlich hat jeder seine eigenen Vorlieben von Geschmack und Konsistenz eines Brat-, Back- oder Streichfettes. Aber bei mir hat sich das Kokosfett durchgesetzt. Sehr genial ist dessen Eigenschaft, selbst nach mehrmaligem Erhitzen keine körperschädlichen Reaktionsprodukte zu bilden, während andere Pflanzenfette, wie bereits erwähnt, beim Erhitzen messbare Transfette produzieren. Kokosfett wird völlig naturbelassen gefertigt und verfügt über eine ideale Streichfähigkeit. Es verliert nicht einmal an Qualität, wenn es ungekühlt und angebrochen über Monate gelagert wird. Die Vielseitigkeit bei seiner Verwendung mit Mineralien als Zahnpasta oder Hautpflegemittel ist ideal. Man muss eben nur mit dem Geschmack klarkommen. Viele Kokosfette sind aber äußerst mild im Aroma.

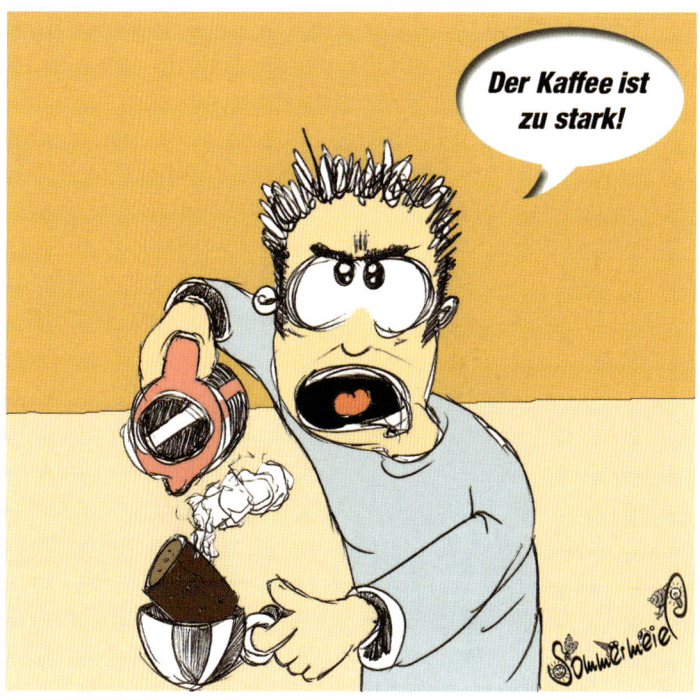

Kaffee – der Freund, der zum Feind wurde

Kaffee wird häufig gegen Müdigkeit, zur Verdauungsförderung oder einfach in netter Gesellschaft getrunken. Aber wer, bitte schön, weiß schon, dass Kaffee – paradoxerweise – gerade Müdigkeit, Erschöpfung und Verstopfung verursacht? Kaffee versetzt unseren Körper in einen Fluchtzustand, indem das Koffein die Nebenniere zur Adrenalin-Produktion anregt. Dies ist jedoch ziemlich unnütz, wenn man am Schreibtisch sitzt und sich lediglich mit dem PC rumschlägt. Denn wenn der Adrenalinkick wieder abebbt, kehren Erschöpfung, Müdigkeit, Kopfschmerzen oder Reizbarkeit ebenso schnell zurück. Dies ist der Moment, in dem wir aufstehen, zur Kaffeemaschine gehen und den nächsten Koffeinschub suchen.

Um den Adrenalinhahn der Nebennieren zu öffnen, imitiert Koffein ein Hormon, das sonst nur bei Stress auslösenden Situationen produziert wird. Die Nebennieren glauben, von ihnen wird erwartet, zusätzliche

Stresshormone auszuschütten, um den Körper in Alarmbereitschaft zu versetzen.[53] Unsere inneren Kontrollzentren stellen sich auf eine Bedrohung ein und die Muskeln spannen sich an. Der Blutzucker steigt an, um zusätzliche Energie freizusetzen. Puls und Atmung werden beschleunigt und unsere Konzentrationsfähigkeit schnellt nach oben, um die Gefahr in unserer Umgebung entweder bekämpfen zu können oder ihr zumindest zu entkommen. Dabei sitzen wir vielleicht nur an einem Tisch oder im Büro und trinken eine Tasse Kaffee. Unser Körper weiß das jedoch nicht. Er bereitet sich auf einen Kampf vor, als ginge es um Tod oder Leben.[54]

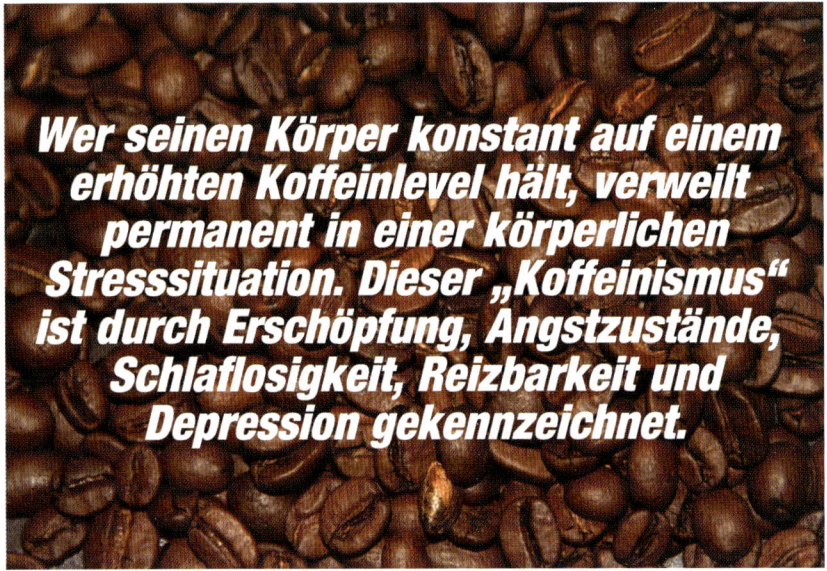

Wer seinen Körper konstant auf einem erhöhten Koffeinlevel hält, verweilt permanent in einer körperlichen Stresssituation. Dieser „Koffeinismus" ist durch Erschöpfung, Angstzustände, Schlaflosigkeit, Reizbarkeit und Depression gekennzeichnet.

Koffein regt auch die Produktion eines weiteren Stresshormons – Norepinephrin – an, das direkt auf das Gehirn und das Nervensystem wirkt. Epinephrin und Norepinephrin sind verantwortlich für die Erhöhung der Herzfrequenz und des Blutdrucks und erzeugen das Gefühl, sich in einer Notfallsituation zu befinden.[55]

---

[53] Ralph T, Golan ND. »Herbal Defense«, S. 280
[54] Whitaker J. »The Memory Solution«, S. 261
[55] Cherniske S. »Caffeine Blues«, S. 57

Außerdem erhöht Koffein den Noradrenalinspiegel – ein das Nervensystem stimulierendes Hormon – und reduziert den beruhigend wirkenden Neurotransmitter Serotonin. Wer seinen Körper konstant auf einem erhöhten Koffeinlevel hält, verweilt also in einer körperlichen Stresssituation. Stephen Cherniske nennt diesen permanenten Alarmzustand des Körpers »Koffeinismus«, welcher durch Erschöpfung, Angstzustände, Stimmungsschwankungen, Schlaflosigkeit, Reizbarkeit und Depression gekennzeichnet ist.

Kaffee zwingt unsere Nebennieren dazu, Substanzen auszuschütten, selbst dann, wenn sie kaum noch etwas ausschütten können. Daher müssen sie tiefer und tiefer »graben«, was uns zunehmend erschöpft.

Entzugserscheinungen können bereits nach einigen Stunden eintreten. Manche Menschen fühlen sich depressiv oder sind ängstlich, auch wenn sie nur zu spät ihren morgendlichen Kaffee getrunken haben. Ob jemand koffeinabhängig ist, sei einfach zu erkennen, sagt Dr. Griffiths. Verzichte für einige Tage auf deine tägliche Koffeinquelle – Kaffee, schwarzen Tee, Softdrinks – und schaue, ob du ermattet, unmotiviert, griesgrämig und depressiv wirst oder ob du womöglich Kopfschmerzen bekommst. Kopfschmerzen und Depression sind die klassischen Signale für Koffeinentzug.

Grundsätzlich wird unser Körper durch Kaffee im Ganzen beschleunigt, indem unsere sogenannte »basale Stoffwechselrate« erhöht wird, was zu einer gesteigerten Kalorienverbrennung führt. Koffein senkt zunächst den Blutzucker. Das allerdings löst rasch ein Hungergefühl in uns aus – oder einfach nur Heißhunger nach einem schnellen Snack wie Süßigkeiten.[56] Koffein kann aber noch zusätzlich unseren Blutzucker durcheinanderwirbeln. Wenn Koffein aufgenommen wird, wird das Nervensystem angeregt. Das freigesetzte Adrenalin veranlasst die Leber, gespeicherten Blutzucker abzugeben. Dann wird schließlich Insulin freigesetzt, woraufhin der Blutzuckerspiegel unter den normalen Wert fällt.[57]

Dieses zum Standard-Lifestyle gehörende Getränk ist eine nicht zu unterschätzende Droge, die als Dankeschön Herzrasen, Panikattacken,

---

[56] Haas E. »The New Detox Diet«, S. 30
[57] Khalsa DS. »Brain Longevity«, S. 266

Unterzuckerung, schmerzhafte Magenschleimhautentzündung, Erschöpfungszustände und Schlaflosigkeit hinterlässt. Das Schlimme am Kaffee ist aber, dass er nicht »nur« Stress verursacht und uns Energie raubt, sondern dass er zur Übersäuerung beiträgt und uns krank macht.

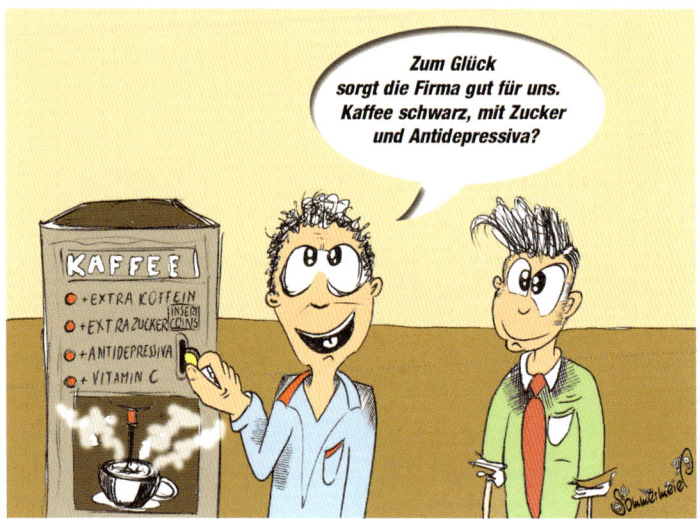

In Phase 1 des Verhältnisses von Koffein und Nebenniere werden Stresshormone in übermäßiger Zahl ausgeschüttet. Dies beeinträchtigt das Immunsystem und erhöht das Risiko, an einer Vielzahl gesundheitlicher Leiden zu erkranken – insbesondere an Störungen des Herz-Kreislauf-Systems. Koffein senkt zudem die Produktion von DHEA, eines Hormons, das für die optimale Funktion unseres Immun- und Nervensystems sowie des Fortpflanzungsapparates entscheidend ist. Neueste Forschungsergebnisse enthüllen, dass Cortisol und DHEA – die beide in der Nebennierenrinde produziert werden – eine umgekehrt proportionale Beziehung zueinander haben. Wenn der Cortisolspiegel ansteigt, fallen die DHEA-Werte. Es könnte daher sein, dass Stress und Koffein einen so hohen Bedarf an Cortisol verursachen, dass die erschöpften Nebennieren schlicht und ergreifend die DHEA-Produktion nicht mehr auf einem optimalen Level halten können.[58]

---

[58] Meltzer B. »Food Swings«, S. 56

Es ist übrigens bekannt, dass Koffein den Cholesterinspiegel anhebt, die B-Vitaminvorräte aufbraucht, den Magen und die Blase angreift, die Nebenniere schädigt und wahrscheinlich auch zu Brust- und Prostata-problemen führen kann.[59] Magenreizungen und Zystenbildung in der weiblichen Brust sind also ernst zu nehmende Folgen des Kaffee-Genusses.[60] Und die vom Koffein geklauten B-Vitamine sind für die Funktion des Gehirns und des Nervensystems unverzichtbar, sagt Michael Murray, ein naturheilkundlicher Arzt in Seattle. Um die Ange-legenheit noch schlimmer zu machen, verhindert Koffein zudem die Eisen-Absorption. Eisenmangel führt über kurz oder lang zu Blutarmut, der sogenannten Anämie. Das bedeutet, dass wir zu wenig von den für den Sauerstofftransport zuständigen roten Blutkörperchen haben, was gleichzeitig ein Hauptauslöser der Erschöpfung ist.

Als Tein bezeichnet man das Koffein des Tees. Während eine Tasse Kaffee 100 Milligramm Koffein enthält, kommen wir mit einer Tasse schwarzem Tee auf 30 Milligramm Tein. Mit einem Liter Cola nehmen wir übrigens 120 Milligramm Koffein zu uns. Tein ist zum großen Teil an Gerbstoffe gebunden, die eine Aufnahme durch die Darmschleimhaut verzögern. Das erklärt den verspäteten Wirkungseintritt im Gegensatz zur raschen Wirkung des Koffeins.
Ellen G. White brachte es bereits im frühen 19. Jahrhundert auf den Punkt: »Tee und Kaffee wirken als Anregungsmittel. Die Magennerven werden angeregt; sie leiten den Reiz an das Gehirn weiter, dieses wiederum regt das Herz zu gesteigerter Tätigkeit an und vermittelt dem Organismus kurzlebige Energie, aber keine Nährstoffe. Flaut die unnatürliche Kraft ab, sind Trägheit und Schwäche größer als vorher. Dem fortgesetzten Gebrauch folgen Kopfschmerzen, Schlaflosigkeit, Herzrasen, Verdauungsstörungen, Zittern und viele andere nachteilige Auswirkungen.«[61]

---

[59] Mayell M. »Off-the-Shelf Natural Health – How to use herbs and nutriens to stay well«, S. 112
[60] Gordon JS. »Manifesto For A New Medicine«, S. 155
[61] White Ellen G. »Auf den Spuren des großen Arztes« (The Ministry of Healing), S. 263

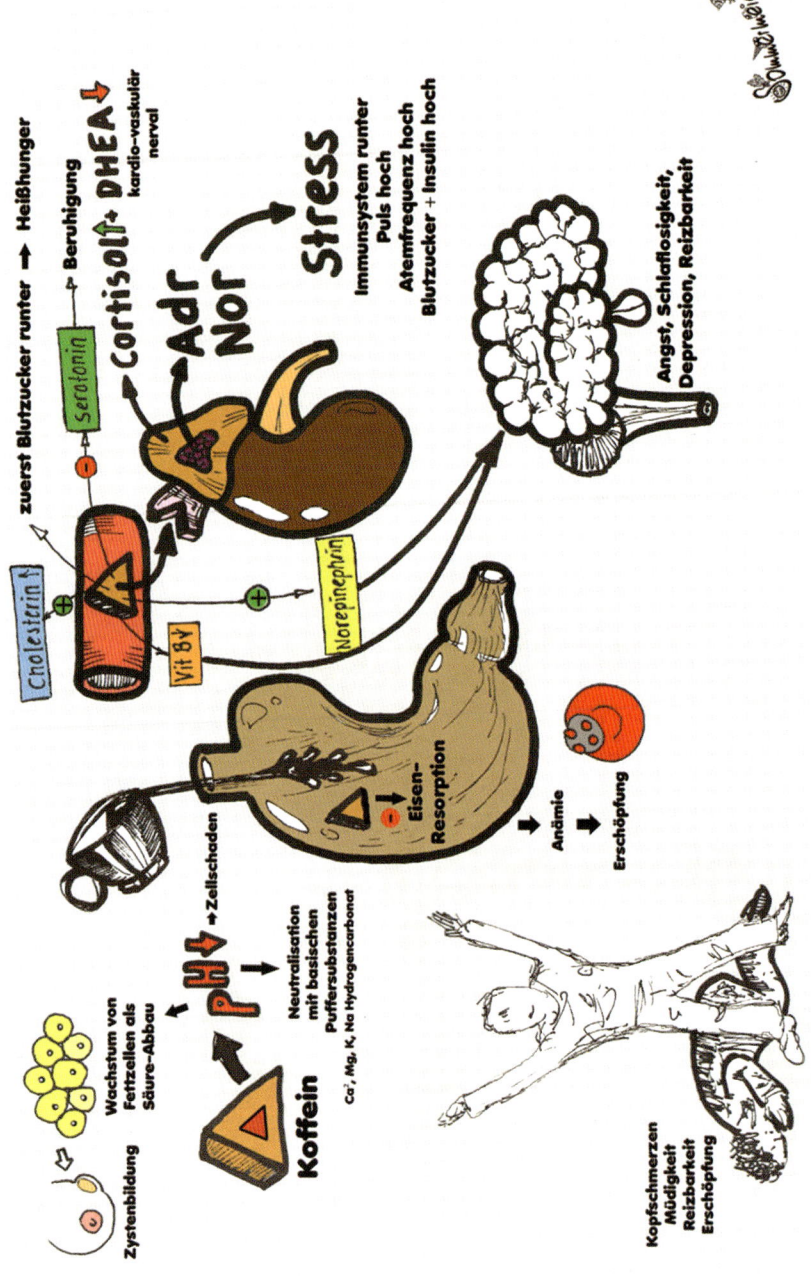

188

Gut, dass wir ausgezeichnete Alternativen haben. Beim Tee gibt es köstliche Varianten für jeden Geschmack. Kräutertees sind koffeinfrei und schmecken warm oder kalt. Mein absoluter Favorit ist der Pfefferminztee mit seiner stark basischen Wirkung und einem unverwechselbaren Geschmack. Dicksäfte oder Stevia geben Süße. Früchtetees mit Apfelstücken, Hagebutte, Orangenschale und Hibiskus sind erfrischend. Rooibos, auch Rotbuschtee genannt, schmeckt milder als Schwarztee und ist etwas süß, enthält kein Koffein und wenig Bitterstoffe. Ayurvedische Tees sind oft Kräutermischungen mit Gewürzen wie Ingwer, Zimt oder Koriander. Und wem zwischendurch vor lauter Müdigkeit die Augen zufallen, sollte frisch gepressten Orangensaft probieren, einen kurzen Spaziergang an der frischen Luft wagen und einfach mal eine Stunde früher als sonst ins Bett gehen.

Sauer ist nicht lustig

Jeder hat es irgendwie schon mal aufgeschnappt. Die meisten sind gelangweilt oder genervt, weil zu den ohnehin bereits fünfhundert neumodischen Ernährungstrends noch einer den Weg in die Medienwelt gefunden hat. »Basisch leben« war immer der Slogan für Hochleistungssportler. Seit einigen Jahren taucht er in jeder fünften Frauenzeitschrift auf. Handelt es sich dabei nur um ein neues Hobby für Ernährungsfreaks und Öko-Schlaumeier?

Unser Problem ist tatsächlich, dass die meisten Produkte und Fertignahrungsmittel aus dem Supermarkt unseren Körper massiv übersäuern. Das brauchen wir also nicht dem Dschungelkind im brasilianischen Regenwald zu erzählen, denn Übersäuerung ist wieder einmal das Resultat unserer »westlichen« Ernährung. Und die wird durch eine Nahrungsmittelindustrie gefertigt, der ihre Gewinnstatistik wichtiger ist als deine Gesundheit. Bei meinen Vorträgen über gesunden Lifestyle gibt es diesen einen Moment, in dem alle anwesenden Frauen die Augen aufreißen und mit konzentrierter Ernsthaftigkeit aufmerken. Und es ist dabei gar nicht notwendig, die Fitnesstrainer und Physiotherapeuten aus meiner Praxis für Workout-Tipps auf die Bühne zu holen. Allein der Fakt, dass Übersäuerung massiv Cellulite, Haarausfall und Altersflecken verstärkt, löst bei den meisten Frauen einen Alarm in den Gehirnarealen für Selbstwahrnehmung und Verlustängste aus. Um die gleiche Alarmstärke bei Männern zu erreichen, müsste ich sehr wahrscheinlich Fotos einer Kastration aus dem Archiv meines urologischen Kollegen zeigen.

In unserem Körper laufen unentwegt chemische Prozesse ab. Sie bestimmen das Stoffwechselgeschehen und die Tätigkeit aller lebensnotwendigen Körpervorgänge. Damit alles reibungslos funktioniert, muss in den Körperflüssigkeiten und im Inneren der Zellen ein ausgeglichenes Verhältnis zwischen Säuren und Basen bestehen. Weil dieses Gleichgewicht der Säfte so elementar wichtig ist, hat unser Körper gleich mehrere Regulationsmechanismen parat, um nicht so leicht aus dem Gleichgewicht zu geraten.

Aber was sind Säuren und Basen? Eine Säure enthält chemisch betrachtet positiv geladene Wasserstoff-Ionen (H+) und eine Base negativ geladene Hydroxid-Ionen (OH-Gruppe), also einen Mix aus einem Wasserstoff- und einem Sauerstoff-Ion. Überwiegen also in einer Lösung die freien Wasserstoff-Ionen, dann ist sie sauer, sind dagegen mehr OH-Ionen frei, ist sie basisch.

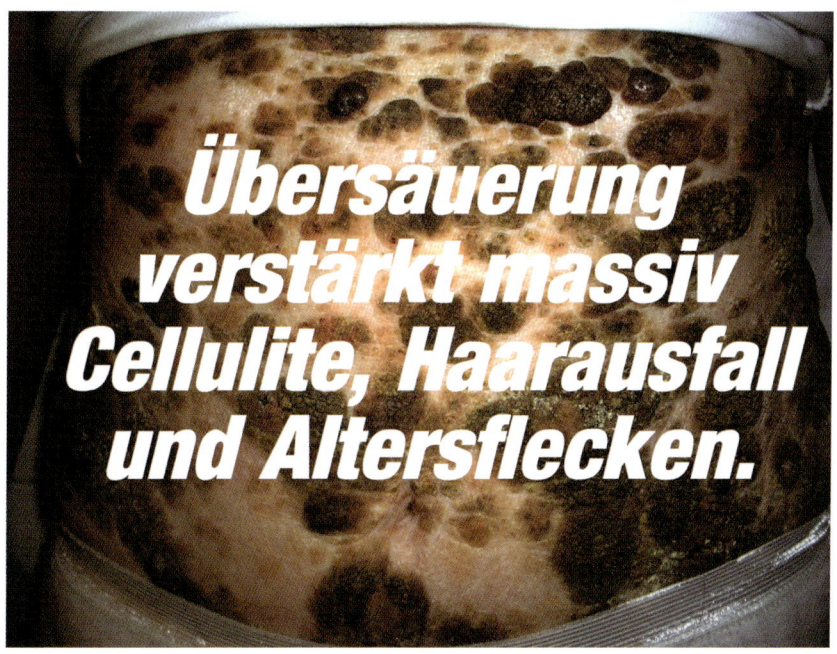

Der pH-Wert wiederum ist das Maß für die Konzentration der Wasserstoff-Ionen in einem Liter wässriger Lösung. Die sauerste »Suppe«, die unser Körper herstellen kann, hat einen pH-Wert von 1. Das ist unser Magensaft. Der pH-Wert unseres Blutes beträgt knapp über 7 und ist damit chemisch neutral. Es besitzt also die gleiche Menge an sauren (H+) wie an basischen (OH-) Teilchen. Einen pH-Wert von 14 bezeichnen wir als stark basisch. Ihn finden wir in unserer Bauchspeicheldrüse. Und Vorsicht: Abhängig davon, um welches Organ es gerade geht, können bereits kleine Schwankungen im Säure-Basen-Haushalt Störungen verursachen. Denn der Säuregrad im Organismus wirkt sich auf die Beschaffenheit und Funktionsfähigkeit unserer Eiweißmoleküle, auf die Struktur der Zellbestandteile und die Durchlässigkeit unserer Zellwände aus. Außerdem ist er zuständig für die Wirksamkeit von Enzymen und

Hormonen und beeinflusst die Fließfähigkeit unseres Blutes. Nur in einem pH-Bereich zwischen 7,36 und 7,44 kann unser arterielles Blut auf unseren Körperautobahnen Sauerstoff und chemische Substanzen optimal transportieren.

Als hätte unser Schöpfer bereits geahnt, dass uns ungesundes Essen einfach besser schmeckt, hat er unseren Körper mit Schutzvorrichtungen, den sogenannten Puffersystemen, ausgestattet. Leber, Lunge, Nieren, Haut und Darm sind pausenlos als Säurepuffer damit beschäftigt, unsere »kleinen« Ernährungssünden auszubügeln.

Und natürlich sind es mal wieder die Nahrungsmittel, die uns am besten schmecken und die bei über 90 Prozent unserer Bevölkerung täglich auf den Tisch kommen. Um den Körper so schnell wie nur möglich zu übersäuern, sollte man den Tag mit Milch, Kaffee, reichlich Würfelzucker, Weißbrot und einer extra dicken Schicht Marmelade beginnen. Etwas anderes als Weißmehlprodukte mit einer Überdosis Zucker ist im Bäckergewerbe oft auch nur als Sonderanfertigung zu erwerben. Selbst die dunkel gefärbten Sportvarianten von Brötchen mit drei Haferflocken auf der Oberfläche haben einen Nährwert, der mit dem eines vier Wochen alten Tafelschwamms gleichzusetzen ist. Dazu noch ein Ei aus Käfighaltung und ein Glas Orangensaft aus Fruchtsaftkonzentrat. Wer lieber Wurst und Schnittkäse auf seinem Brötchen mag, kein Problem. Und Booom – fertig ist die Säurebombe!

Wir machen uns auf den Weg zur Arbeit, falls wir noch keine Alternative gefunden haben, um uns das zu ersparen, und fühlen uns gut. Unser Gehirn meldet: »satt und zufrieden«. Aber nur, weil es keine Ahnung hat, was tatsächlich gerade im Körper abgeht. Wenn unser Blut-Kreislauf-System reden könnte, würde es jetzt schreien. Unser Blut-pH-Wert rauscht unter dem Ansturm der unzähligen Säuren nach unten.

Leider können die entstehenden Säuren nicht so einfach wieder ausgeschieden werden. Sie müssen zumeist erst neutralisiert werden, damit ihre ätzenden Eigenschaften die Zellen nicht schädigen können. Das geschieht mit Hilfe von körpereigenen basischen Puffersubstanzen wie dem Natriumhydrogencarbonat oder auch durch basische Mineralstoffe wie Kalzium, Kalium und Magnesium, die unser Körper aber eigentlich für eine Vielzahl von lebenswichtigen Aufgaben benötigt.

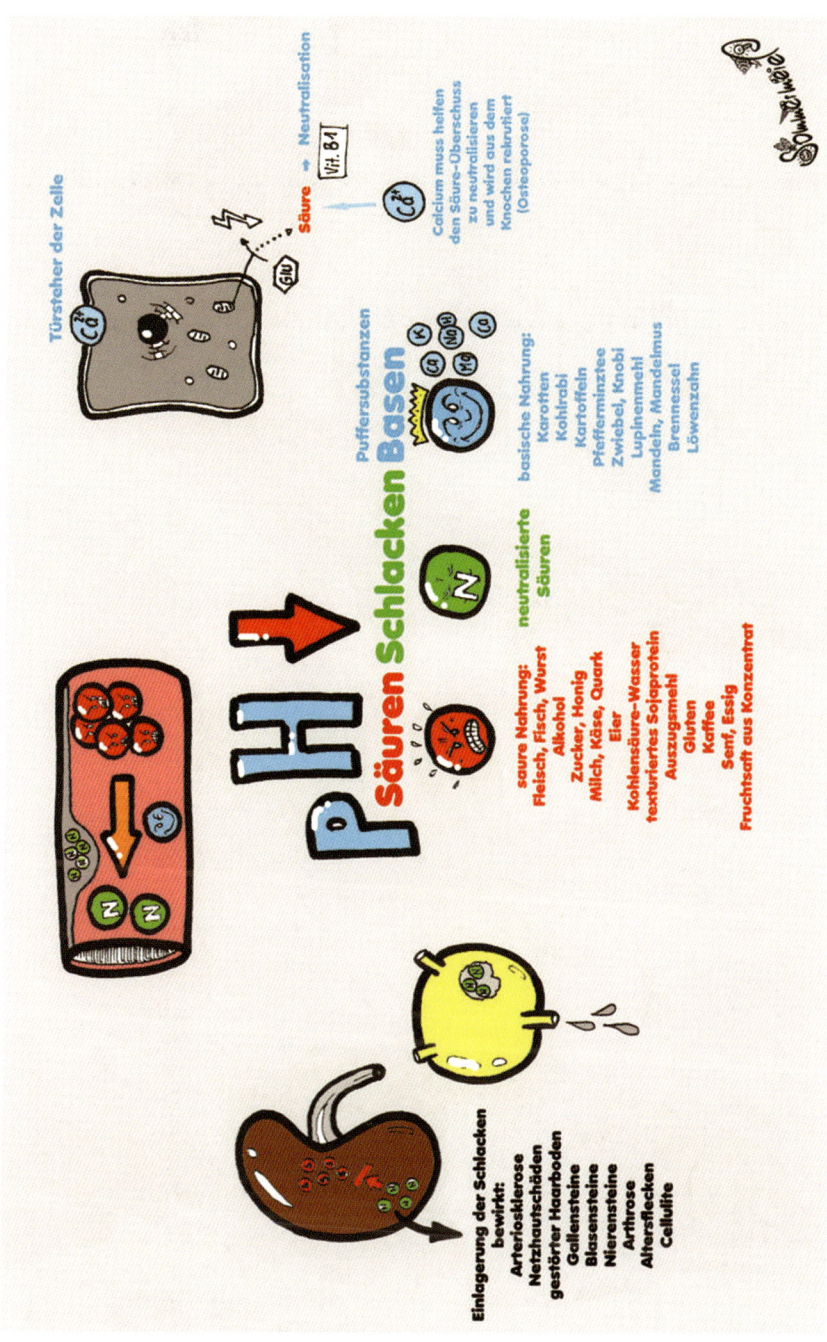

Da jedes Glas Wasser mehr Mineralien enthält als die meisten Weiß-mehl-Brötchen, versucht unser Körper diese auf irgendeine Weise zu organisieren, koste es, was es wolle. Und da auch unsere ausgekochte Marmelade aus raffiniertem Wertlos-Zucker in dieser Situation nicht helfen kann, klaut er sich das Kalzium aus unseren Knochen, um die Säuren zu neutralisieren. Puh, gerade so geschafft, möchte man sagen. Pustekuchen! Wir rennen geradewegs in eine Knochenarmut, auch Osteoporose genannt, was beim nächsten Sturz ein höheres Bruch-risiko mit sich bringt. Und glaube bitte nicht, dass nun die massenhaft entstandenen Schlackenstoffe die Ideallösung sind. Denn jetzt versucht unser Körper, diese kleinen neutralen Gesellen irgendwo unterzu-kriegen, denn die stören extrem den Verkehr auf unserer Blutkreislauf-Autobahn.

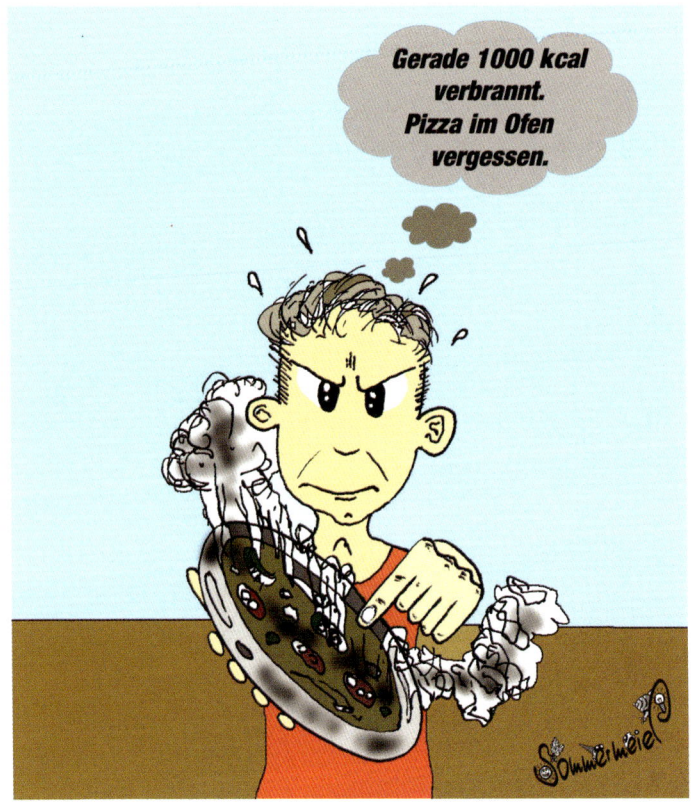

Also werden die Schlackenstoffe in die Blutgefäßwände eingelagert – fertig ist die Arteriosklerose. Die Blutgefäße werden nun immer enger. Und weil die meisten von uns Sport als Mord bezeichnen und schon bei 2 Litern Wasser pro Tag das Gefühl haben zu ertrinken, wird unser Blut immer dickflüssiger und langsamer. Das geht nur so lange gut, bis sich Blutgerinnsel bilden, die an einer dieser verdickten Gefäßwände eine ganze Arterie stilllegen. Einer der unangenehmsten Orte dafür ist unser Herzmuskel, der jede seiner Zellen braucht, um sich 100.000 Mal pro Tag zusammenzuziehen und 5.000 Liter mit Sauerstoff angereichertes Blut in unseren Körper zu pumpen.

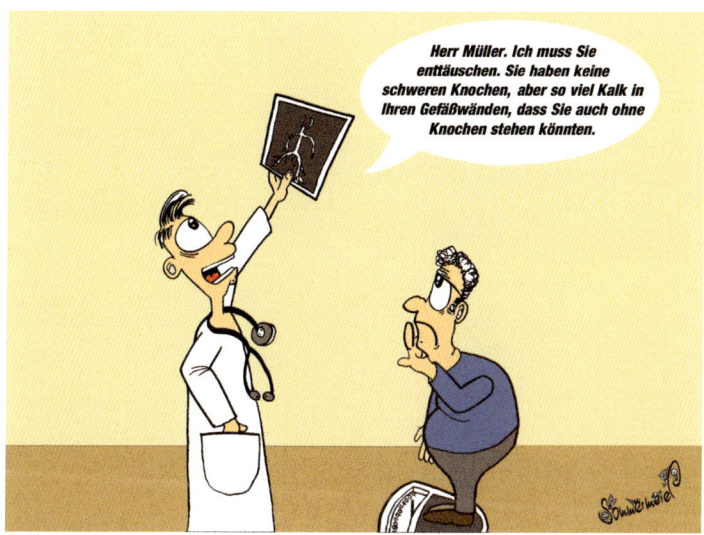

Das Absterben von Herzmuskelgewebe durch mangelnde Blutzufuhr bezeichnen wir als Herzinfarkt. Geschieht das Ganze im Gehirn, sprechen wir von einem Schlaganfall. Allerdings sollte es sich hier um unterversorgte Nervenzellen statt um Muskelzellen handeln.

Da jetzt ein großer Teil der Herzmuskelzellen nur noch leblose Masse darstellt und sich zu Fett mit Bindegewebe verwandelt, lässt die Pump-kraft unseres Herzens derartig nach, dass eine Menge ausgestoßenen Blutes aus der Hauptschlagader wieder ins Herz zurückfließ. Die noch funktionierenden Muskelzellen müssen nun die Arbeit für ihre ver-storbenen Kollegen mitmachen. Und aus lauter Verzweiflung essen sie deren Nahrung mit und versuchen, noch größer zu werden, um die Arbeit halbwegs zu schaffen – sie schaffen es aber nicht. Trotzdem wird unser Herz immer größer. Diesen Zustand bezeichnen wir als Herzinsuffizienz.

Wie Übersäuerung uns dick macht

Mit jeder Woche, in der wir unseren Körper im Dauerzustand der Übersäuerung festfrieren, wächst unser Fettgewebe. Unser Körper legt so viele Fettzellen wie möglich an, denn Fettzellen sind die perfekten Müllhalden. Wir kennen das aus der Politik, wo sich in heftigen Debatten Umweltschützer und Kernkraftenergie-Lobbyisten über Sondermülldeponien streiten. In unserem Körper ist diese Entscheidung schon längst getroffen, denn Fett eignet sich prima zur langfristigen Einlagerung von Säuren und ihren Schlacken und schützt gleichzeitig die lebenswichtigen Organe vor dem gefährlichen Sondermüll.

Und wir schauen in den Spiegel und werden breiter und dicker. Wir nennen es »Doppelkinn«, »Problemzone« und »Fettschürze«, »Nackenspeck«, »Bierbauch« und »Schwimmring«, doch was unsere Ecken und Kanten so harmonisch abrundet, sind gefährliche Sondermüll-Deponien. Solange wir übersäuert sind, bleibt eine dauerhafte Gewichtsabnahme ein unerfüllter Wunsch.

Was uns so richtig sauer macht

Glücklich zu Schlacken neutralisierte Säuren sollten jetzt eigentlich ausgeschieden werden. Das gelingt aber aufgrund der großen Säuremenge aus der üblichen Ernährungsweise nicht vollständig. Die in die Gefäßwände abgelagerten Schlacken führen zu Bluthochdruck, sie nisten sich im Haarboden ein und verursachen Haarausfall, sie bilden Nieren-, Gallen- und Blasensteine. Sie lagern sich in die feinen Gefäße der Augennetzhaut ein und verschlechtern unsere Sehkraft. Sie verändern schmerzhaft unsere Gelenke und setzen sich zwischen die Zellen der Haut. Das macht alt, faltig und lässt Altersflecken und Cellulite entstehen.

Wenn du mehr basische Lebensmittel zu dir nehmen willst, sind Pfefferminztee, Brokkoli, Zwiebeln, Kartoffeln und Karotten, Knoblauch und Kohlrabi, Brennnessel und Löwenzahn, Mandeln, Mandelmus und das proteinreiche Lupinenmehl eine gute Wahl.

Die folgenden Säurebildner hingegen solltest du deutlich reduzieren oder mit ein wenig Mut von deiner Speiseliste schmeißen: Fleisch und Wurst, Schinken und Eier, Fisch und Meeresfrüchte, Milch und Milchprodukte wie Quark, Joghurt und Käse, Getreideprodukte aus Weißmehl, Zucker und Honig, kohlensäurehaltiges Wasser, Fruchtsaft aus Konzentrat, Alkohol, schwarzen Tee und Essig.

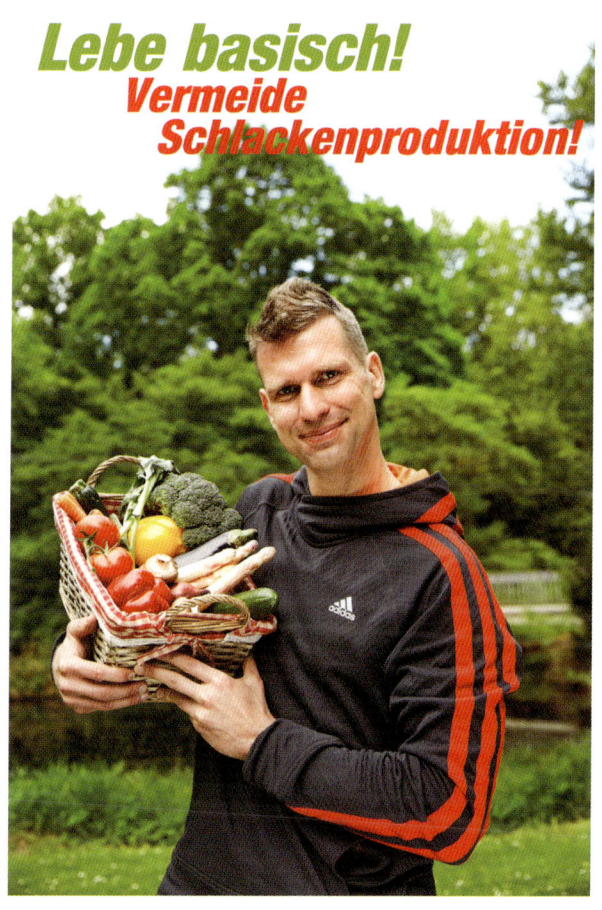

Grundnahrungsmittel Getreide

Das Getreide gehört seit vielen Jahrtausenden zu den Grundnahrungs-mitteln der Menschen. Der häufigste Fehler bei der Nutzung ist zum einen die Verwendung von geschältem und poliertem Getreide und dass es oft viel zu kurz gekocht wird. Stets sollte Mehl aus dem vollen Getreidekorn verarbeitet werden und keine Auszugsmehle. Gerade durch den Verfeinerungsprozess werden lebenswichtige Nährstoffe wie Vitamin B1, Mineralstoffe und hochwertige Eiweiße, die sich in den Randschichten und im Keimling befinden, abgesiebt und zu Tierfutter verarbeitet. Außerdem wird nur durch Quellen oder lange Hitzeein-wirkung auf das Getreide – egal ob beim Backen, Kochen oder Rösten – Stärke in Dextrin umgewandelt und damit wasserlöslich. Alle Getreide-arten sind hochwertige Eiweiß- und Kohlenhydratträger. Die Haupt-bestandteile des Weizenmehls sind 75 Prozent Stärke und 12 Prozent Klebereiweiß.

Seit Ende des 19. Jahrhunderts wissen wir durch Mediziner wie Bircher-Benner, Bruker, Kneipp und Kollath in Deutschland, dass Vollkorn gut und Zucker und Weißmehl nicht gut für uns sind. Diese ganzheitlichen Grundprinzipien einer gesunden Ernährung gehen leider immer mehr verloren. Stattdessen erleben wir Modetrends mit pseudowissenschaft-licher Basis.

Der Mineraliendieb Phytin

In fast allen Getreidesorten kommt der Stoff Phytin vor. Phytin bindet wichtige Mineralstoffe an sich, beispielsweise Kalzium, Eisen und Magnesium, die dann für den menschlichen Organismus nicht mehr zur Verfügung stehen. Sie werden als Phytinsalze ausgeschieden. Auch Hülsenfrüchte wie Erbsen, Linsen und Bohnen oder Ölsamen wie Sesam und Sonnenblumenkerne enthalten Phytin. Entfernen wir vom Getreide-dekorn die Spelzen, verliert es einen Großteil seines Phytins.

Viel einfacher ist es, das vorhandene Phytin unwirksam zu machen, indem wir zum Getreide säurehaltiges Obst und Gemüse essen. Süd-früchte und Tomaten sind die perfekten Equalizer, um das Phytin auszuschalten. Aber auch simples Einweichen des Getreides ist eine

Lösung. Die ganzen Körner von Weizen, Reis, Roggen, Gerste, Hafer und Mais sollten mindestens eine Stunde und Mehl 30 Minuten lang in Wasser mit einer Temperatur um die 55° C eingeweicht werden. Dieser Vorgang aktiviert ein Enzym namens Phytase, welches in kürzester Zeit Phytin abbaut. Nach einer Einweichzeit von 10 Stunden ist das Phytin vollständig ausradiert. Auch beim Backen sollte eine Gehzeit des Teiges von mindestens einer Stunde beachtet werden. Ein Darm, der an Vollkorngetreide gewöhnt ist, vermag häufig eine Bakterienflora zu entwickeln, die selbst Phytase bilden kann und Phytin spaltet.

Die Angst vor moderner Weizenzüchtung

Der Kardiologe Dr. med. William Davis aus Milwaukee, Wisconsin hat die immer wiederkehrende Skepsis am mehrfach gekreuzten und genveränderten Weizen neu ins Leben gerufen. Für ihn zählen ganz klar die weizenhaltigen Produkte wie Weißbrot zu Nahrungsmitteln, die dem Körper mehr schaden, als dass sie Nutzen bringen. Seine Erklärung, weshalb Getreide, aber vor allem Weizen, zu den Ursachen vieler Gesundheitsprobleme zählt, ist die genetische Veränderung des Einkorns der Ur-Weizenpflanze durch Hochleistungszüchter der 60er und 70er Jahre des vergangenen Jahrhunderts. Damit hat sich auch das Weizenprotein Gliadin zu einem echten Suchtfaktor entwickelt. Je mehr wir davon essen, desto mehr wächst das entzündungsfördernde tiefe Eingeweidefett. Ein weiterer Fakt scheint hierbei sehr bedenklich, dass nämlich spezielle Proteine wie die Lektine entzündliche Reaktionen im Magen-Darm-Trakt, in den Gelenken und sogar im Gehirn fördern und damit für ein unglaubliches Ausmaß an entzündungsbedingten Krankheiten und Krebsentstehung mitverantwortlich sein können. Wer die Möglichkeit hat, Getreidekörner oder Mehl der alten Getreidesorten Einkorn oder Emmer zu bestellen und Hybridweizen zu vermeiden, sollte davon Gebrauch machen.

Vom schlechten Ruf des Gluten

Weizen enthält von allen Getreidesorten mit 15 Prozent den höchsten Proteinanteil. 80 Prozent davon sind Gluten. Dieses sogenannte Klebereiweiß verleiht dem Brot seine Elastizität und seine Triebeigenschaften, wenn Hefe mit im Spiel ist. Die Immunreaktion des Körpers auf Gluten ist heute als Zöliakie bekannt und führt zu einer großflächigen Entzündung der Darmschleimhaut. Einige Ernährungswissenschaftler sehen im Gluten den Ursprung etlicher Stoffwechselerkrankungen. Und je mehr wir über das Gluten lernen, desto mehr verliert es seine Unschuld. Wir sollten besser alternativen pflanzlichen Proteinquellen den Vorzug geben.

Vom Wunder durch Ballast

Ballaststoffe sind pflanzliche Fasern, die den Zellwänden der Pflanzen ihre nötige Stabilität verleihen. Sie bestehen aus hochkomplexen Kohlenhydratmolekülen, die wir Menschen nicht verdauen können. Dennoch sind sie für uns unverzichtbar. Sie ziehen Wasser aus dem Körper in den Dickdarm, um unseren Speisebrei beweglicher zu machen, saugen aber auch schädliche chemische Substanzen auf, bevor sie über die Darmschleimhaut aufgenommen werden. Ohne sie würden wir noch häufiger unter Verstopfung leiden, was wiederum schneller zu Dickdarmkrebs, Hämorrhoiden und Krampfadern führt. Übrigens gilt die Behauptung, Ballaststoffe würden die Aufnahme lebenswichtiger Mineralien in unserem Körper verhindern, bereits seit Jahren als wissenschaftlich überholt. Der Durchschnitts-Asiate isst drei Mal so viele Ballaststoffe wie wir Europäer und zeigt dabei doppelt so hohe Eisenwerte.[62] Eine ballaststoffreiche Ernährung senkt im Übrigen effektiv den Blutcholesterinspiegel.

Ohne Kompass durch die Diätenwelt

Atkins, Low-Carb und ketogene Diäten gegen Krebs sind oft viel zu einseitig und irreführend, denn sie treffen keine Aussage über den echten Gesundheitswert unserer Lebensmittel. Der typische wissenschaftliche Tunnelblick, der aus der Kombination von tiefgründigem Einzelwissen und mangelndem Verständnis für die Zusammenhänge

---

[62] Guo W, Li J, Blot WJ et al. 1990

entsteht, entfernt uns immer mehr von einer natürlichen und gesunden Lebensweise.

Kohlenhydratreduzierte Diäten stellen den Blutzuckerspiegel in den Vordergrund und vernachlässigen, dass die Insulinantwort einen wichtigeren Einfluss hat. Denn Insulin und insulinartige Wachstumsfaktoren sind maßgeblich an der Entstehung unserer Zivilisationskrankheiten beteiligt. Sie beeinflussen zentrale Stoffwechselabläufe, Zellwachstum, Zelltod, Blutdruck, Puls und Cholesterinsynthese.

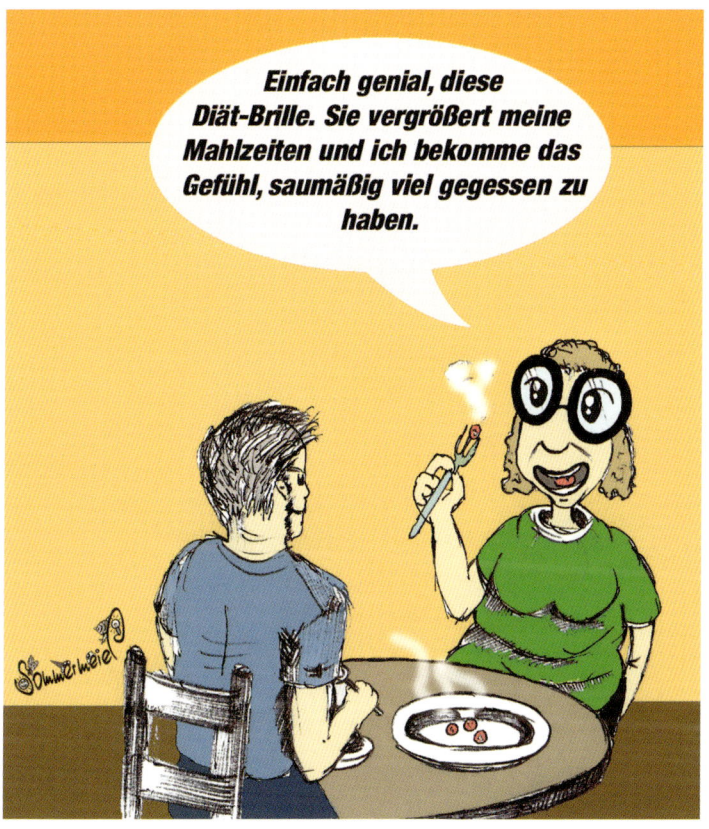

Eins habe ich in den letzten Jahren gelernt. Wer sich ausgewogen und vielseitig ernährt, ist auf keine Diät angewiesen. Der Weg zum Idealgewicht wird weniger durch kurzeitige Hungerkuren oder Diätpläne erreicht, sondern vielmehr durch eine langfristige Lifestyle-Umstellung und regelmäßige Bewegung.

An apple a day keeps the doctor away!

Was ist dran an dem Sprichwort »Ein Apfel pro Tag erspart den Arztbesuch und hält den Doktor fern«?
Vor einigen Jahren las ich in einer Fachzeitschrift von einer EPIC-Studie mit 500.000 Teilnehmern aus zehn Ländern, die ein verblüffendes Ergebnis über die Verwendung von Obst deutlich machte.
Die Hälfte der Probanden musste mindestens 500 Gramm Obst pro Tag zu sich nehmen, während die Teilnehmer der anderen Gruppe grundsätzlich nie mehr als 70 Gramm essen durften. Das Langzeitergebnis zeigte ein um 40 Prozent geringeres Risiko für Lungenkrebs unter den Viel-Obst-Essern.

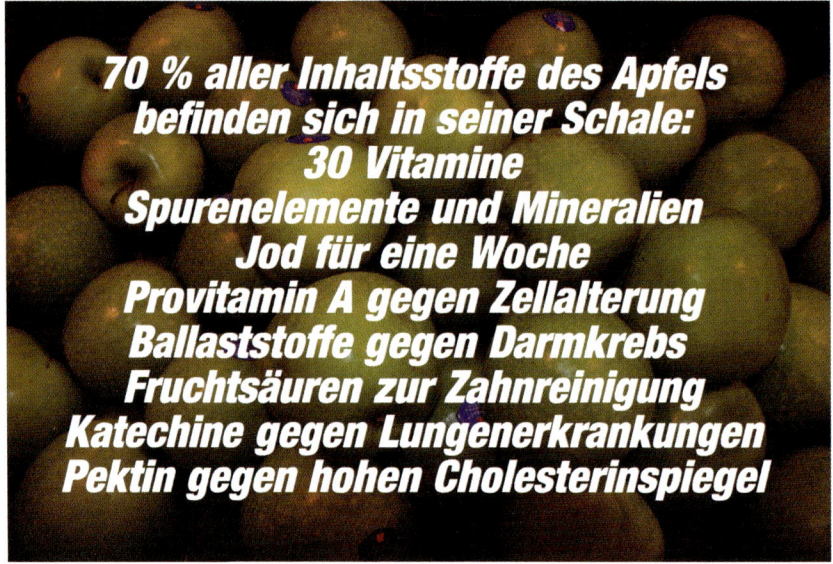

Obwohl es noch unzählige Studien über den Nutzen von reichlichem Obstverzehr gibt, war es genau die genannte, die mich darin bestärkte, trotz gewünschten Muskelaufbaus beim Fitnesstraining nur auf unbrauchbare Kohlenhydrate zu verzichten, aber niemals weniger als

500 Gramm Obst pro Tag zu essen. Du findest, ein halbes Kilo Obst klingt viel? Dann wiege mal einen Apfel, eine Banane und eine Grapefruit, und du wirst sehen, dass das schon ausreicht.

Auch wenn der Granatapfel in der Krebsvorbeugung und -behandlung die allererste Wahl ist, bleibt doch der Apfel die ungeschlagene Königsfrucht. »Äpfel sind jedem Obst überlegen«, sagt sogar meine Lieblings-Lifestyle-Expertin.[63] Sie sind vollgestopft mit über 30 Vitaminen (darunter Provitamin A, Thiamin B1, Riboflavin B2, Niacin B3, Pyridoxin B6, Fohlsäure B9, Tocopherol E, Ascorbinsäure C), unzähligen Spurenelementen sowie Mineralien (180 mg K+, Phosphat, Ca2+, Mg2+, Fe2+). Während Provitamin A als Carotinoid eine Zauberwaffe gegen Zellentartung und Tumorentstehung ist, reinigen Ballaststoffe und Fruchtsäuren Zähne und Darm. Bereits das Kerngehäuse eines Apfels deckt unseren Jodbedarf für eine gesamte Woche. Katechine wirken günstig auf Lungenerkrankungen und das Pektin senkt den Cholesterinspiegel und ist ein perfekter Schadstoffbinder. Aber jetzt kommt der Knaller schlechthin: 70 Prozent all dieser Inhaltsstoffe des Apfels befinden sich in seiner Schale. Wenn du also einen Apfel schälst, kannst du ihn auch gleich in einer Fritteuse totbrutzeln und mit Zuckerguss übergießen.

Das gilt übrigens auch für viele andere Obst- und Gemüsesorten. So sind die Schalen von Kartoffeln, Gurken, Karotten, Auberginen, Mangos und Kiwis regelrechte Ballungszentren von Mineralien, Vitaminen und Nährstoffen.

Die Müdemacher-Kombi

Bereits um 1860 äußerte die ihrer Zeit weit vorauseilende Ellen G. White: »Es ist nicht gut, Obst und Gemüse während ein und derselben Mahlzeit zu essen. Wenn die Verdauung schwach ist, wird der Genuss von beidem Müdigkeit und Unfähigkeit zu weiterer geistiger Leistung verursachen.«[64] Tatsächlich werden Obst und Gemüse von so unterschiedlichen Arbeitsenzymen im Darm verarbeitet, dass sie sich gegenseitig hemmen. Wir stellen uns einen Rohrbruch von Gas- und Wasser-

---

[63] White Ellen G. »Counsels on Diet and Foods« (Bewusst essen), S. 130
[64] White Ellen G. »The Ministry of Healing« (Auf den Spuren des großen Arztes), S. 241

leitungen vor. Ein Gas-Team und ein Wasserrohr-Team rücken zu dem gegrabenen Schacht vor. Beide Teams versuchen nun zur gleichen Zeit, ihren Schaden zuerst zu beheben. Dabei entsteht ein heilloses Chaos. Ein Grund mehr, die Portion Obst auf das Frühstück und das Gemüse auf das Mittagessen zu legen.

Nahrungsergänzungsmittel

Immer wieder werde ich bei meinen Vorträgen gefragt, was ich von Nahrungsergänzungsmitteln halte. Logisch, dass vor allem in der Schwangerschaft und der Stillzeit die Zugabe von Folsäure, Eisen und Spurenelementen nötig sein kann. Und auch wenn ich davon überzeugt bin, dass man mit einer abwechslungsreichen Ernährung – ohne Verwendung tierischer Nahrungsmittel – den Körper ohne Mangelerscheinungen ernähren kann, erleichtern und beschleunigen Nahrungsergänzungsmittel die vollständige Abdeckung unseres Nährstoffbedarfs. Denn oft ist es nicht die Frage des Könnens, sondern des zeitlichen Schaffens. Mitten im Berufsleben eingespannt, fehlt häufig die Zeit, um alle notwendigen Zutaten zu kaufen und diese dann noch schonend zu verarbeiten. Ein weiterer Punkt ist, dass wir die Qualität und die Nährstoffdichte unserer Nahrung nicht immer überprüfen können. Hält das Bio-Siegel tatsächlich in jedem Fall, was es verspricht? Und was ist mit der finanziellen Frage? Darf es nicht auch mal das Gemüse aus dem Supermarkt von nebenan sein? Und nein, ich möchte nicht auf eigene Kosten alle vier Wochen eine Blutprobe ins Labor schicken. Genau das ist der Punkt, wo Nahrungsergänzungsmittel nicht für die Minderwertigkeit einer Lebensweise, sondern für Prävention stehen. Mit ihnen beugst du vor, um auf der sicheren und maximal gut versorgten Seite zu sein.

Lange Rede, kurzer Sinn. Ich werde mich jetzt outen und aufzählen, was ich mir zusätzlich zu meinen regulären Mahlzeiten so einwerfe.

Bierhefe

Jeden Morgen – und wirklich jeden Morgen! – nehme ich zu einem Liter Wasser 3 Bierhefetabletten ein. Hopfen, Malz und quellfrisches Wasser dienen der Bierhefe beim Bierbrauen als idealer Nährboden. Die Bierhefezelle besteht zu über 40 Prozent aus hochwertigem Eiweiß – genial für alle, die Muskelzellen statt Fettzellen auf den Rippen züchten wollen. »Hochwertig« bedeutet, mit einer 90-prozentigen Verwertbarkeit unseres Körpers. Fleisch hingegen kann nur eine Ausnutzbarkeitsquote von 76 Prozent vorweisen. Das Biotin in der Bierhefe verhindert vorzeitige Hautalterung und kräftigt unsere Haarwurzeln. Die Vitamine B1, B2, B6 und Niacin unterstützen unseren Energiestoffwechsel und verringern zusammen mit der enthaltenen Folsäure Müdigkeitszustände. Und zu guter Letzt kommt noch die Portion Kalium, Eisen und Zink. Bierhefe sorgt zudem für einen besseren Abbau der Stoffwechselschlacken in der Leber und eine höhere körperliche und geistige Leistungsfähigkeit. Für Diabetiker ist vor allem die Aktivierung der körpereigenen Insulinproduktion durch die B-Vitamine von unschätzbarem Wert.

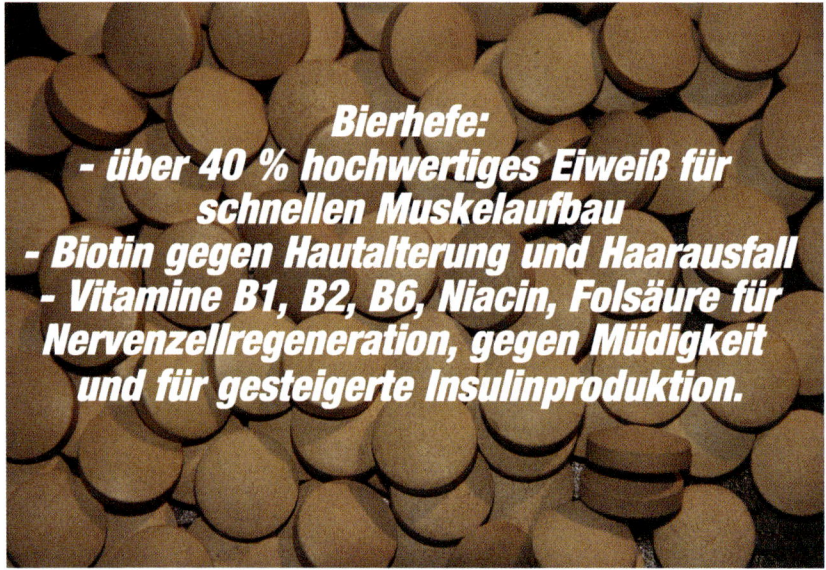

Vitamin B12

Was ist eigentlich mit möglichen Mangelerscheinungen einer rein pflanzlichen Ernährung? Nehmen wir doch mal das Vitamin B12. Der Referenzbereich für Erwachsene liegt bei 200 bis 1000 ng/l Blutserum. Die Deutsche Gesellschaft für Ernährung (DGE) empfiehlt Erwachsenen eine Zufuhr von 3 µg pro Tag. Schwangere und Stillende benötigen 0,5 beziehungsweise 1 µg zusätzlich. Der Vegetarier hat damit also gar kein Problem, denn ihm reicht jede Woche ein Ei, um jeglichen Mangel zu vermeiden. Der Veganer hat es nicht ganz so leicht, denn unsere Darmbakterien produzieren zwar Vitamin B12, aber nicht in ausreichenden Mengen. Wie bereits erwähnt, sollten vor allem in der Schwangerschaft der Folsäure-, Eisen-, Kalzium-, Jod- und Vitamin-B12-Spiegel regelmäßig kontrolliert werden, um nötigenfalls Nahrungsergänzungsmittel einzusetzen.

Auch wenn es unnatürlich und befremdlich klingt: Ich habe nach meiner veganen Ernährungsumstellung jede Woche eine Kapsel Vitamin-B12 geschluckt. Erst viel später habe ich versucht, meinen Bedarf auf natürliche Weise zu decken. Auf viele Menschen wirkt es negativ, wenn dein doch so gesunder Lifestyle nicht die Bedürfnisse deines Körpers abdeckt und du zum Frühstück eine Tablette einwerfen musst. Jetzt mische ich mir etwas Algenpulver oder Gerstengrassaftpulver ins Müsli. Auf 100 Gramm liegt der Vitamin-B12-Gehalt bei getrockneten Rot- und Braunalgen bei 7 µg. Gerstengrassaftpulver enthält sogar 30 µg und AFA-Algenpulver 40 µg des notwendigen Vitamins.

Trockenobst

Genauso wie die Bierhefe gehört eine Handvoll getrockneter Aprikosen und Feigen zum täglichen Programm. Im getrockneten Zustand sind beide echte Mineral-Bomben und voller Kalium und Eisen. Aprikosen punkten zusätzlich mit einer ausgesprochen hohen Dosis Vitamin A für eine gesunde, straffe Haut. Feigen hingegen sind im Bereich der Kalziumversorgung der Knochen echte Überflieger und machen Kalzium-Tabletten bei Osteoporose-Patienten unnötig. Zusätzlich enthalten Feigen einen großen Anteil an Vitamin B1 – dem Aneurin, einem Basisbaustein für Nervenregeneration. Ohne ihn schnellt das Risiko für Neuralgien und Nervenentzündungen nach oben. Bei häufigem Alkoholgenuss, Diabetes und Schilddrüsenleiden kommt es oft zu einem Aneurin-Mangel.

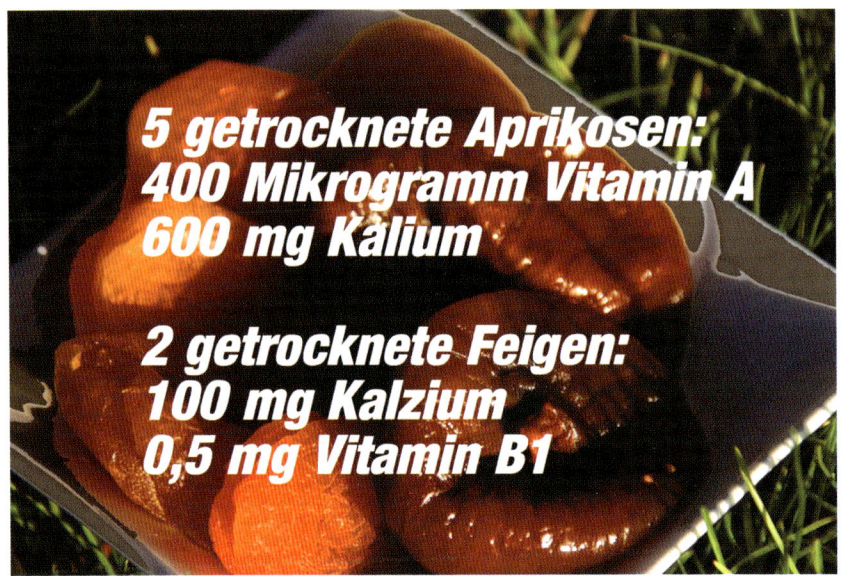

5 getrocknete Aprikosen:
400 Mikrogramm Vitamin A
600 mg Kalium

2 getrocknete Feigen:
100 mg Kalzium
0,5 mg Vitamin B1

Ein Vitamin-B1-Mangel, auch Beriberi genannt, breitete sich wie ein Flächenbrand in Asien aus, als die Urbevölkerung begann, uns Europäern die Fehler nachzumachen, und nur noch geschälten Reis aß. Nervenentzündungen, Herzmuskelschwäche und Kräfteverfall griffen wie eine Grippewelle um sich. Ein Grund mehr, endlich die Finger von Instantmehl und Weißmehlprodukten zu lassen.

Chia-Samen

Für die alten Maya waren Chia-Samen Grundnahrungsmittel und Heilmittel in einem. Inzwischen ist auch Europa auf das Superfood aus Mexiko aufmerksam geworden. Mit ihrem erstaunlichen Gehalt an Antioxidantien, Kalzium, Kalium, Eisen, Omega-3- und »guten« Omega-6-Fettsäuren stellen Chia-Samen so manch anderes bewährtes Lebensmittel in den Schatten. Einfacher geht es nicht. Einfach einweichen und quellen lassen. Und wer es pur nicht runterbekommt, gibt es ins Müsli oder isst es zu Joghurt und Früchten.

Braunhirse

Braunhirse ist die rotorange Form der Rispenhirse aus der Familie der Süßgräser. Sie ist meine ultimative Waffe gegen Arthrose, den schmerzhaften Gelenkverschleiß, aber auch bei Patienten mit Knochenheilungsstörungen nach Brüchen oder Umstellungsoperationen am Knochen. Braunhirse ist eines der mineralstoffreichsten Getreide der Erde. Sie ist vollgestopft mit Kieselsäure (Silicium), Fluor, Phosphor, Eisen, Magnesium, Kalium und Zink und verhindert damit wirkungsvoll eine Übersäuerung unseres Körpers. Besonders reichlich sind die Vitamine der B-Gruppe – B1, B2, B6, Folsäure, Pantothensäure und Niacin – vertreten. Im Mittelpunkt der genannten Wirkstoffe steht aber ganz klar die unvergleichlich hohe Dosis an Silicium. Braunhirse ist außerdem glutenfrei, also frei von Klebereiweiß, und damit auch perfekt für Menschen mit Zöliakie. Bindegewebsschwäche, Karies und Krampfadern bis hin zu Haarausfall und Rheuma werden durch Braunhirse effektiv bekämpft. Braunhirse wird im Naturkost- und Reformwarenhandel angeboten – allerdings nicht als Korn, sondern meist in Form von feinem Mehl, das esslöffelweise als Nahrungsergänzung in Speisen und Getränke gerührt oder auch in kleinen Mengen in Brotrezepturen eingesetzt wird. Mit Hilfe eines speziellen Mahlverfahrens, dem sogenannten Zentrophanverfahren, kann die Braunhirse samt ihren wertvollen Randschichten so fein zerkleinert werden, dass deren Inhaltsstoffe vollständig für uns Menschen verfügbar sind und sehr leicht verwertet werden können. Sobald ich im MRT meiner Patienten einen fortgeschrittenen Knorpelschaden der Gelenke oder im CT eine Knochenheilungsstörung nach Brüchen entdecke, empfehle ich ihnen dringend, täglich 3 Esslöffel Braunhirse einzunehmen. Braunhirse macht die Einnahme von Gelatine überflüssig.

Sesam

Bis heute ist Sesam mit seinen 60 Prozent Fettanteil einer der wichtigsten Öllieferanten der Welt. Geröstet hat er einen köstlichen Duft und einen angenehmen nussartigen Geschmack. Bei 220° C 15 Minuten lang schwach gebräunt ist er perfekt zum Überstreuen von Gebäck, Süßspeisen und Rohkostsalaten. Sesam sollte bei Frauen nach der Menopause nicht mehr fehlen, denn es ist der Kalzium-Lieferant schlechthin. Auf nur 100 Gramm enthält Sesam 1.500 Milligramm Kalzium.

Curcuma

Curcuma ist mehr Heilmittel als Gewürz. Es hilft gegen Krebs, beugt Alzheimer vor, leitet Schwermetalle aus, schützt vor Fluoriden, heilt die Leber und ist gleichzeitig ein starkes Antioxidans. In Asien, der fernen Heimat des Curcuma, ist eine ganz andere Anwendung des gelben Pulvers üblich. Dort wird es nämlich in deutlich höheren Mengen verwendet, weshalb die Menschen auch tatsächlich von all den gesundheitlichen Vorteilen der Pflanze profitieren können. Bei dem kleinsten Anzeichen von Erkältung und grippalem Infekt vollbringt Curcuma-Pulver wahre Wunder.

Aroniabeere

Die ersten beiden Sträucher, die ich in meinem Garten gepflanzt habe, waren ein Aronia- und ein Goji-Strauch. Allerdings empfehle ich darauf zu achten, einen Strauch der großen und saftigen Aroniabeeren zu kaufen. Jedes Mal, wenn ich an den Sträuchern vorbeikomme, stecke ich mir ein paar der Beeren in den Mund. Aufgrund des gewaltigen antioxidativen Potenzials ihrer Flavonoide und Anthocyane ist die Gesundheitswirkung von Aroniabeeren enorm. Ihre Heilkraft wurde bereits in zahlreichen Studien belegt. Die Aroniabeere, auch Apfelbeere genannt, schmeckt eher herb-säuerlich und hat ihren Ursprung im östlichen Nordamerika.

Goji-Beere

Goji-Beeren, auch Wolfsbeere oder Bocksdornfrucht genannt, sind kleine rote Wunderfrüchtchen. Sie vereinen nahezu alle lebenswichtigen Nähr- und Vitalstoffe in einer einzigartigen Kombination und enthalten darüber hinaus eine Vielzahl jener sekundären Pflanzenstoffe, die in unserer alltäglichen Nahrung nur noch unzureichend vorhanden sind. Goji-Beeren sind infolgedessen ein perfektes Lebensmittel – ein Superfood, das jede Ernährung bereichern und unsere Gesundheit optimieren kann. Die Heimat der Goji-Beere liegt in China und der Mongolei. Und so ist sie auch seit vielen Jahrtausenden bei ganz unterschiedlichen Beschwerdebildern ein fester Bestandteil der traditionellen chinesischen Medizin. Goji-Beeren können mit ihrer einzigartigen Polysaccharid-Mischung die T-Lymphozyten unseres Immunsystems aktivieren. Das sind spezialisierte Abwehrzellen, die sich besonders auf den Kampf gegen Krebszellen und Viren konzentrieren. Goji-Beeren sind ferner extrem reich an den einzigartigen Phytonährstoffen und Antioxidantien namens Lutein und Zeaxanthin. Diese beiden Vitalstoffe gehören zur Grundversorgung für gesunde Augen und für ein gesundes Nervensystem.

Granatapfel

Für Anfänger im Granatapfel-Essen ist das Schälen dieser Frucht eine echte Herausforderung. Ich habe mich bei meinem ersten Granatapfel so ungeschickt angestellt, dass danach in einem Umkreis von 2 Metern die Küche versaut war. Da die tiefroten Flecken dieser schnell saftenden Frucht ähnlich schwer lösbar sind wie die von Rotwein, endete meine Aktion für die Küchenwand und meine Klamotten in einem echten Fiasko. Aber die immer wiederkehrenden fulminanten Ergebnisse in der Krebsbekämpfung ließen mich nicht aufgeben. Mit Arbeitsanzug und einem bereitgestellten Eimer Wandfarbe machte ich mich erneut ans Werk. Wenn eine Frucht in der Lage war, die biochemischen Wege der Krebsentstehung zu knacken, musste ich sie haben.

Am leichtesten lassen sich die wertvollen Fruchtkerne bergen, indem man zuerst vom Granatapfel den oberen Strunk und den unteren Boden abschneidet, ohne zu viele Fruchtkerne zu verletzen. Die Haut des Granatapfels wird nun mit der Messerspitze von oben nach unten entlang der Segmentgrenzen eingeritzt. Dann kann der Granatapfel aufgebrochen werden und die Kerne lassen sich leicht mit den Fingern aus dem Verbund lösen. Wer dennoch Angst vor schwer löslichen Spritzern hat, sollte die Prozedur in einer wassergefüllten Schüssel durchführen.

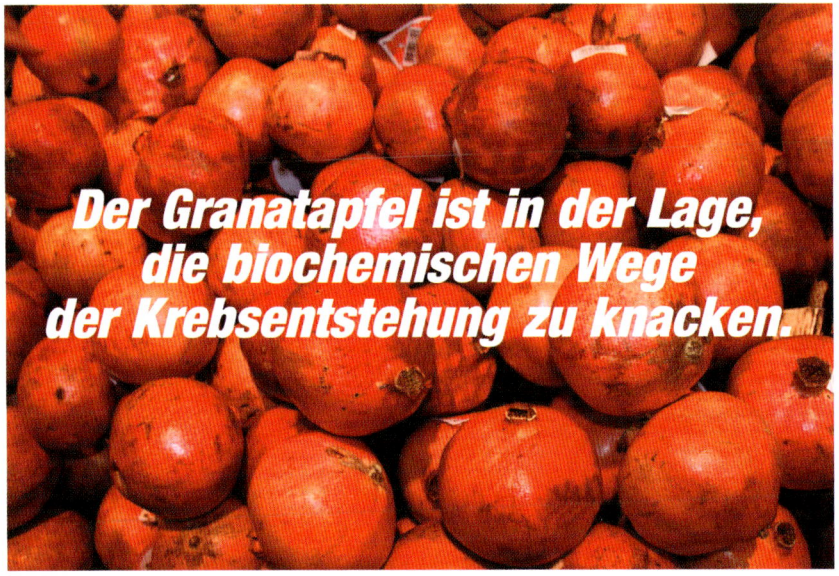

Der Granatapfel ist in der Lage, die biochemischen Wege der Krebsentstehung zu knacken.

Seitdem ich den Granatapfel als Spitzenkandidat der Krebsbekämpfung für mich entdeckt habe, esse ich seinen leckeren Inhalt wenigstens einmal pro Woche. Seine Heilkräfte sind nicht nur in der Krebsvorbeugung einzigartig, sondern sie sind auch eine effektive Waffe gegen bereits bestehende Tumorgeschwüre. Klinische Studien mit Prostatakrebspatienten zeigten eine enorme krebshemmende Wirkung. Die moderne Heilfrucht vermag aber auch andere Krebsarten wie Darm-, Haut-, Blut-, Lungen- und Brustkrebs günstig zu beeinflussen. Im Dschungel der Ernährungsempfehlungen und widersprüchlichen Studienergebnisse für Prostatakrebs ist der Granatapfel die Frucht mit der besten Studienevidenz. Selbst bei Prostatakrebspatienten, die nach einer Operation oder Bestrahlung wieder ein Fortschreiten der Krebserkrankung zeigten, konnten mit Granatapfelsaft die PSA-Werte stabil gehalten werden. Der PSA-Wert ist ein wichtiger Verlaufsmarker bei Prostatakrebs. Je langsamer dieser nach einer Therapie ansteigt, desto länger ist normalerweise die Lebenserwartung. Die für die Wirkung wichtigen Granatapfel-Polyphenole liegen in der Frucht sowie im Saft überwiegend an Zuckermoleküle gebunden vor. Um resorbiert zu werden und ihre Wirkung zu entfalten, müssen diese Zuckerbindungen gespalten werden. Die mengenmäßig im Granatapfel besonders wichtigen Ellagitannine sind schwer resorbierbar und müssen erst durch Bakterien im Dickdarm enzymatisch zerlegt werden. Die dabei gebildeten Verbindungen sind viel leichter resorbierbar und an der krebshemmenden Wirkung des Granatapfels beteiligt, wie Untersuchungen an Brustkrebs- und Prostatakarzinomzellen gezeigt haben. Die individuelle Enzymausstattung sowie die Stoffwechselaktivität der Dickdarmflora haben also einen direkten und entscheidenden Einfluss auf die biologische Wirkung des Granatapfels. Je schwächer das Verdauungssystem mit seiner enzymatischen Ausstattung ist, desto wichtiger ist die Vorfermentation von Lebensmitteln, weil dadurch bereits außerhalb des Körpers die Pflanzenstoffe aufgeschlossen und bioverfügbarer gemacht werden. Bei der Lebendfermentation wirken besondere probiotische Mikroorganismen mit ihrem natürlichen Enzymspektrum auf die Granatapfelsaft-Polyphenole ein und können so die enzymatische Umwandlung der schwer resorbierbaren Granatapfel-Polyphenole zu bioaktiven Krebsvernichtern bewirken. Zudem werden bei der Fermentation neue Wirkstoffe, Enzyme, Vitamine, organische Säuren sowie Aromastoffe gebildet. Ein Plus für Diabetiker: Durch die Fermentation werden auch die freien Zucker des Granatapfelmarks abgebaut, wodurch der Zuckergehalt extrem absinkt.

Walnüsse

Eine Handvoll Walnüsse gehört als hochwertige Fett- und Eiweißquelle zu jedem Frühstück. Wer sich auf einen Diätplan gesetzt hat und überflüssige Pfunde verlieren will, kann getrost auf jede Form von Butter und Margarine verzichten, denn ich kann es gar nicht oft genug wiederholen: Eine Handvoll Walnüsse deckt den durchschnittlichen Fettbedarf eines ganzen Tages! Und wer mag, kann sich die passierten Nüsse als Nussmus aufs Brot schmieren.

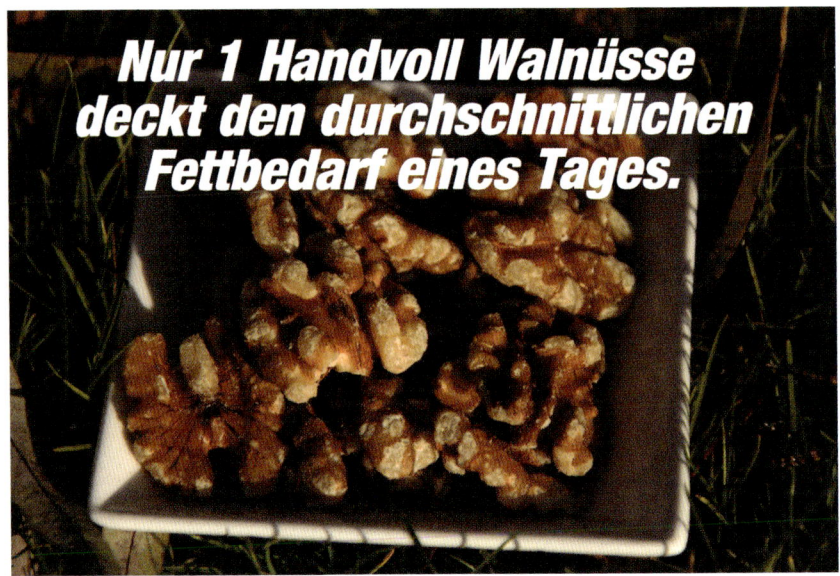

Knoblauch

Er hat genauso viele Feinde wie Freunde und zählt zu den stärksten pflanzlichen Antibiotika. Der Hauptwirkstoff des Knoblauchs ist erst seit wenigen Jahrzehnten bekannt. Im Jahre 1944 wurde die ölige Substanz Allicin entdeckt, die nicht nur das Bakterienwachstum hemmt, sondern auch lästige Krankheitskeime abtötet. Das Allicin, das dem Knoblauch seinen typischen und gefürchteten Geruch verpasst, bewirkt zwar das Absterben von krankmachenden Darmbakterien, fördert aber das Wachstum unserer natürlich vorkommenden Escherichia coli – auch Kolibakterien genannt. Außerdem beruhigt er unseren Darm, hat eine nachweislich krebsfeindliche Wirkung und hilft gegen Wurmbefall. Aber jetzt kommt es: Oft wurde diese These hinterfragt und verworfen, aber Knoblauch wirkt regulierend auf entgleisten Blutdruck und erweitert unsere Herzkranzgefäße.

Das Geheimnis reiner, gesunder Haut

Jeder weiß doch, dass es auf die inneren Werte ankommt. Zumindest sollte man bei einem Vorstellungsgespräch diese Einstellung von seinem zukünftigen Chef erwarten. Aber leider hält der sich nicht daran. Niemand hält sich daran. Es gibt Gelegenheiten, bei denen das äußere Erscheinungsbild ebenso wichtig ist wie das Fachwissen und eine überzeugende Rhetorik. In wenigen Sekunden fällt die Entscheidung für Sympathie oder Antipathie, ob bewusst oder unbewusst. Und hier geht es nicht um Vorurteile, die mitunter nicht mehr aus unseren Gehirnwindungen rauszubekommen sind. Nein, jeder Mensch – und wirklich jeder Mensch – hat eine Vorliebe für Schönheit, auch wenn sie unterschiedlich definiert wird.

Spätestens wenn man alle 5 bis 10 Jahre zu einem Klassentreffen fährt, kann man bei den ehemaligen Mitschülern den Alterungsfortschritt im Gesicht ablesen, und der spricht mitunter Bände. Oft werde ich gefragt, warum ich mit meinen 40 Jahren kaum eine Falte im Gesicht habe und bei meinem stressigen Job als Unfallchirurg 10 Jahre jünger aussehe, als ich eigentlich bin. Deshalb werde ich jetzt alle meine kleinen Lifestyle-Geheimnisse für eine schönere Haut lüften. Und dass Rauchen die Haut schneller altern lässt, muss ich hier ganz sicher nicht erzählen. Eine Zigarette reduziert die Durchblutung in unseren kleinsten Blutgefäßen, den Arteriolen, um satte 15 Minuten. Das bedeutet einen empfindlichen Schnitt in der Sauerstoffzufuhr unserer Hautzellen.

Es gibt zehn Anti-Aging-Giganten, die du kennen solltest, wenn du Hautalterung und Faltenbildung aktiv verhindern möchtest.

Anti-Aging #1: Vitamin A. Axerophtol zählt zu den stärksten Epithelschutzvitaminen, hält die Haut weich und wirkt übermäßiger Verhornung entgegen. Es regt außerdem die Zellteilung an und erneuert dadurch alternde Hautschichten schneller. Der unkomplizierteste Weg, Vitamin A aufzunehmen, geschieht durch getrocknete Aprikosen.

Anti-Aging #2: Vitamin B. Der Verbund aus B-Vitaminen ist ein bewährter Helfer bei rauer und schuppiger Haut und ist am einfachsten durch die Einnahme von Bierhefetabletten sicherzustellen.

Anti-Aging #3: Vitamin C. L-Ascorbinsäure stärkt das Bindegewebe direkt, indem es die Herstellung der Mikroproteine und des Gewebekollagens unterstützt. Es wehrt freie Radikale und andere aggressive Molekülgruppen, die den Alterungsprozess beschleunigen, ab und fördert die Durchblutung der Haut. Wer nicht immer frisches Obst zur Hand hat, kann sich mit den Trockenprodukten aus der Acerola-Kirsche helfen. Nur 100 Gramm Frischsubstanz enthalten 1.550 Milligramm Vitamin C und sind als zuckerfreie Lutschpastillen ein nützlicher Begleiter.

Anti-Aging #4: Vitamin E. Tocopherol stabilisiert Vitamin A und sorgt für glatte Haut, indem es deren Oberflächenstruktur verbessert. Es erhöht die Fähigkeit der Haut, notwendige Feuchtigkeit zu speichern. In den tieferen Hautschichten fördert Vitamin E die Enzymtätigkeit und damit den Stoffwechsel und beugt effektiv Haut- und Zellschäden vor. Wir finden Vitamin E in Walnüssen und im Olivenöl. Die höchste Dosis von diesem wirkungsvollen Hautschutzvitamin enthalten aber Mandeln mit 25,9 mg auf 100 g.

Anti-Aging #5: Vitamin H. Biotin sorgt für gesunde Nägel und Haare und ist haufenweise in Bierhefetabletten zu finden.

Anti-Aging #6: Omega-3- und Omega-6-Fettsäuren. Sie sind in der Lage, den Zelltod und damit unsere Hautalterung entscheidend zu verzögern. Der leichteste und natürlichste Weg, an sie ranzukommen, ist der Genuss von Chia-Samen.

Anti-Aging #7: Wasser. Drei Liter Wasser pro Tag getrunken, beugt der Austrocknung und der Faltenbildung besser vor als die teuerste Feuchtigkeitscreme.

Anti-Aging #8: Schlaf. Wer lieber die Nächte durchfeiert, als zu schlafen, muss schon mit einer günstigen genetischen Veranlagung ausgestattet worden sein, wenn seine Haut nicht vorschnell verbraucht aussehen soll. Denn der tagsüber nachgeholte Schlaf kann die nächtliche Regenerationsphase unserer Zellen nicht ersetzen. Das belegen erhöhte Erkrankungszahlen an Brustkrebs bei Arbeiterinnen im Nachtschichtsystem.[65] In Dänemark wurden bereits Krankenschwestern, die ausschließlich als Nachtwachen arbeiteten, beim Auftreten von Brustkrebs entschädigt. Der Mythos von der Wichtigkeit des Vormitternachtschlafs lässt sich zwar bis heute nicht beweisen, aber ohne ihn geben die meisten Befragten einen weniger erholsamen Schlaf an. Der zirkadiane Rhythmus ist die zentrale Uhr deines Körpers und er steuert hormonell Müdigkeit und Wachheit in deinem Körper. Diesen mit Aufputschmitteln oder Schlaftabletten auszutricksen, funktioniert mühelos, aber immer auf Kosten deiner Gesundheit.

Anti-Aging #9: Hautpflege. Hautpflege gut und gern, aber lies dir wenigstens die Inhaltsstoffe durch, bevor du dir jahrelang irgendetwas auf die Haut schmierst. Je natürlicher die Zutaten sind und je weniger Parfüm, Alkohol sowie künstliche Chemikalien enthalten sind, desto besser.

Anti-Aging #10: Q10. Dieses vitaminähnliche Co-Enzym liefert Energie für die Zellerneuerung. Es wird vom Körper selbst gebildet, nimmt aber jenseits des 30. Lebensjahres kontinuierlich ab. Auch Q10 kann direkt als Nahrungsergänzung eingenommen werden.

Bei wem all diese Tipps zu spät kommen und sich aus den ersten weichen Falten schon statische Ackerfurchen gebildet haben, muss zur Strafe in meine Botulinum- und Hyaluronsäure-Therapie. Besonders empfehlenswert ist sie für Patienten mit Migräne und Spannungskopfschmerzen, denn diese beiden Übel werden gleich mit ausgelöscht. Ursprünglich begann ich die Therapie mit Botulinum, einem Bakteriensekret, ganz klassisch für Achillessehnenverkürzungen und Tennisellenbögen. Dann kamen die Patienten, deren Schweißabsonderung unter den Achseln so stark waren, dass sie sich 7-mal pro Tag das Hemd wechseln mussten. Schließlich dauerte es nicht mehr lange bis Frauen und Männer mit ihrer Zornesfalte zwischen den Augenbrauen zu mir kamen, denn man unterstellte ihnen permanent einen bösen Blick oder das Gefühl schlecht drauf zu sein. Heute reisen Patienten aus ganz Deutschland für diese Therapie in meine Praxis.

---

[65] Deutsches Ärzteblatt 24. September 2010 107 (Heft 38), S. 657

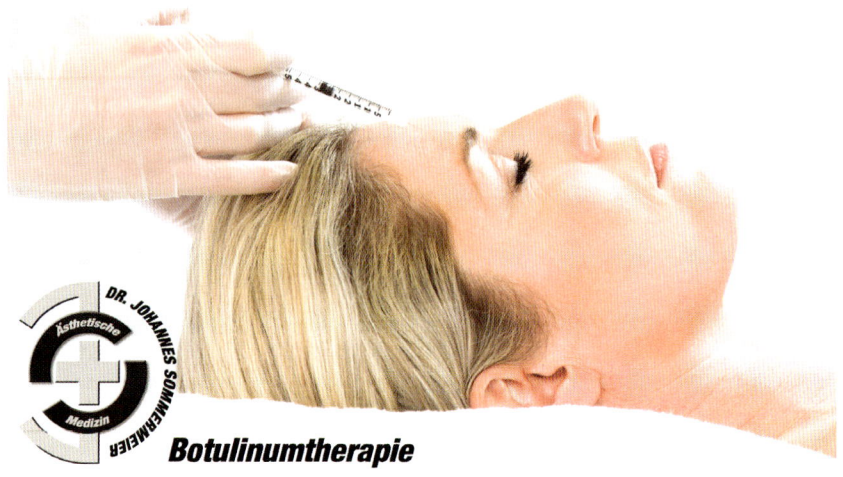

Migräne und Spannungskopfschmerz nehmen und faltenfrei und entspannt aussehen.

Botulinumtherapie

Viele Patienten mit Wundheilungsstörungen nach Operationen oder Hautverletzungen suchen Rat in meiner Praxis. Und genau den bekommen sie auch. Ich heile seit nun mehr als 5 Jahren schlecht heilende Wunden erfolgreich mit einer selbst angefertigten Mischung aus wildem Manuka-Honig und Hyaluronsäure. Das erste Mal entdeckte ich diesen Wunderhonig auf meiner Wanderung über die Südinsel Neuseelands.

Und die Ergebnisse sind verblüffend. Trotz entzündeter Wundränder oder sezernierender und infizierter Wundflächen wird die Verschlusszeit der Haut massiv verkürzt und eine ästhetische Narbenheilung begünstigt. Nur sehr selten wird eine Zusatztherapie mit Antibiotika noch notwendig. Der große Unterschied zu herkömmlichem Honig ist der Hauptinhaltsstoff Methylglyoxal mit seiner spektakulären antibakteriellen Wirkung. Die Menge dieses Inhaltsstoffs bestimmt die Qualität des Honigs und wird als MGO-Gehalt in mg/kg angegeben. Der durch eine Laborkontrolle bestimmte UMF- oder IAA-Wert kennzeichnet die Qualität des Honigs. Je höher der Wert, desto wirkungsvoller ist seine biochemische Aktivität.

Oft finden aber auch Patienten ohne ein wirklich orthopädisches Problem den Weg in meine Praxis. Sie entdecken an ihrem Körper gerötete, überwärmte und geschwollene Hautareale mit massiven Druckschmerzen. Findet man in diesem Hautbereich eine Einstichstelle, handelt es sich häufig um Insektenbisse oder Stichverletzungen. Während Mückenstiche und Insektenbisse ohne vorliegende Allergie eher harmlos sind, sollten Tierbisse und Stichverletzungen mit zunehmender Beschwerdesymptomatik unbedingt ärztlich vorgestellt werden. Eingedrungene Bakterien führen nach bereits erfolgtem oberflächlichem Hautverschluss nicht selten zur Abszessbildung, also Eiteransammlungen im Gewebe, und im schlimmsten Fall zu einer Sepsis, der sogenannten Blutvergiftung. Diesen sehr ernst zu nehmenden Zustand der Sepsis bezeichnen wir besser als Lymphangitis, weil sich die Bakterien im Gewebe rasch vermehren und in den Lymphgefäßen Richtung Herz wandern. Dann bilden wir die immer länger werdenden roten Linien auf unserer Haut aus. Dieser Zustand sollte antibiotisch oder operativ versorgt werden, bevor er lebensbedrohlich wird. Erst kürzlich kam ein Handwerker zu mir, der mit seinem Schraubenzieher abgerutscht war und sich den rechten Arm verletzt hatte. Von der Einstichstelle ausgehend hatte sich bereits eine 5 Zentimeter lange rote Spur gebildet. In solchen hoch akuten Situationen muss der Arzt rasch reagieren.

Befindet sich auf der geröteten und geschwollenen Hautfläche keine Einstichstelle, handelt es sich oft um ein Furunkel, besser bekannt als Haarwurzelentzündung, oder die bereits genannte Abszessbildung. Während meine Urgroßmutter bei allen nicht gefährlichen Hautentzündungen und Eiteransammlungen noch eifrig mit einer Glasflasche Kohlblätter walzte und diese dann als Umschlag um den Entzündungsherd wickelte, bevorzuge ich die natürliche Anwendung von Heilerde, die es bereits für innere und äußere Anwendung in jedem Online-Versandhandel zu bestellen gibt. Sollte eine Eiteransammlung mit konservativen Heilmitteln nicht besser werden, erfolgt in den häufigsten Fällen eine operative Eröffnung. Verbrennungen in den ersten beiden Stadien ohne Hauteröffnung reagieren dagegen fantastisch auf Aloe Vera.

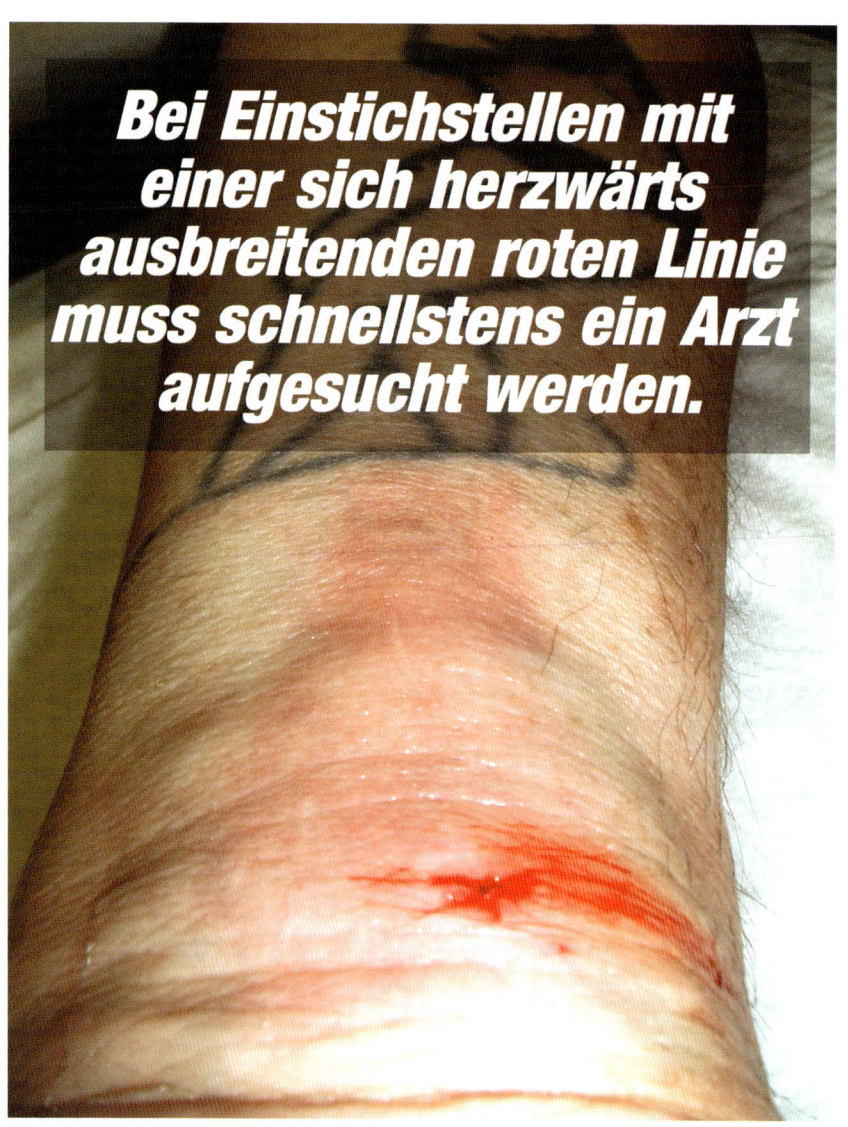

Bei Einstichstellen mit einer sich herzwärts ausbreitenden roten Linie muss schnellstens ein Arzt aufgesucht werden.

Die Formel für schnellen Gewichtsverlust

Wer das vorliegende Buch bis zu diesem Kapitel gelesen hat, hat viele Methoden kennengelernt, um überflüssige Pfunde loszuwerden. Und da Gewichtsreduktion ein entscheidender Punkt in Sachen Krankheitsvorbeugung ist, erfolgt hier eine kurze Zusammenfassung aus allen Kapiteln. Wer die folgenden Tipps in seinem Leben umsetzt, wird in wenigen Monaten ein drastisches Dahinschmelzen lang gepflegter Fettpolster und Problemzonen feststellen. Also, hier sind sie, die »Zehn Gebote« des Fettverbrennens.

Fettkiller #1: Vermeide Mahlzeiten nach 18 Uhr. Die letzte Mahlzeit sollte wenigstens 3 Stunden vor dem Schlafengehen gegessen sein. Allerdings gehören hierzu leicht verdauliche Speisen wie frische Salate und Vollkornprodukte. Fettige und tierische Nahrung braucht mitunter 4 bis 6 Stunden, um vollständig verdaut zu sein, und belastet deinen Verdauungstrakt unnötig.

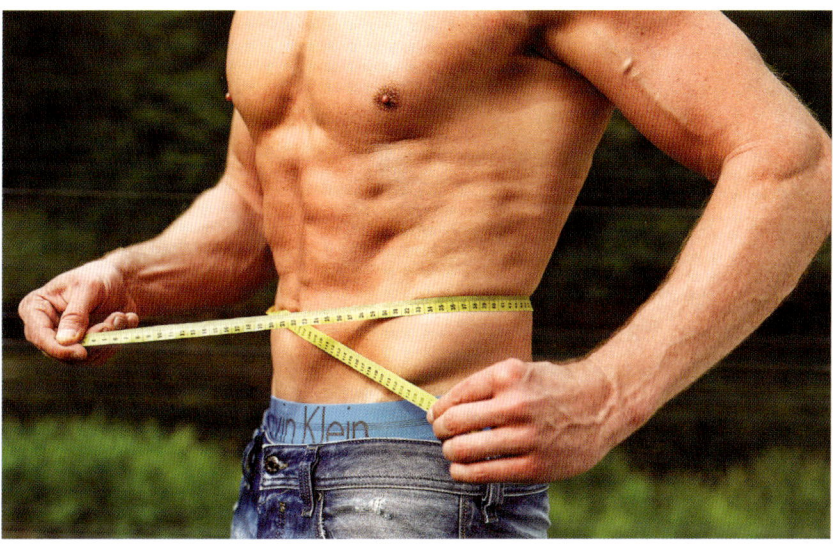

Fettkiller #2: Vermeide raffinierten Industriezucker und Weißmehlprodukte. Industriezucker besteht aus kurzkettigen Kohlenhydraten, und die lassen deinen Insulinspiegel im Blut nach oben rauschen. Insulin hemmt dummerweise die Fettverbrennung. Außerdem werden überflüssige Zucker im Körper zu Fett umgebaut. Also Finger weg von Süßkram und Weißmehlprodukten.

Fettkiller #3: Vermeide tierische Fette. Denke daran, dass eine Handvoll Walnüsse pro Tag den durchschnittlichen Fettbedarf abdeckt. Es ist nur selten nötig, sich zusätzlich mit Butter, Margarine und Öl zu belasten. Avocado als Brotaufstrich übertrifft alle herkömmlichen Streichfette, Kokosfett ersetzt jegliches Brat- und Backfett und kaltgepresstes Olivenöl passt zu jedem Salat.

Fettkiller #4: Vermeide tierische Proteine. Vergiss nie, dass nur tierische Produkte wie Fleisch und Wurst den Cholesterinspiegel nach oben treiben, während pflanzliche Nahrung den Cholesterinspiegel senkt. Die meisten Stoffwechselerkrankungen unserer westlichen Zivilisation werden durch tierisches Protein verstärkt ausgebildet.

Fettkiller #5: Iss nicht zwischen den Mahlzeiten. Und damit meine ich nichts. Keinen Apfel, keinen Schokoriegel – einfach nichts. Wenn du deinem Magen-Darm-Trakt nach einer Mahlzeit keine 5 bis 6 Stunden Ruhe gönnst, hast du im Kampf gegen das Übergewicht schlechte Karten.

Fettkiller #6: Reduziere die Anzahl deiner Mahlzeiten. Verfügst du über ein halbwegs intaktes Verdauungssystem und leidest nicht an Diabetes, dann brauchst du keine 4 bis 5 Mahlzeiten pro Tag. 3 Mahlzeiten sollten das absolute Maximum sein. Viele meiner Patienten haben bereits wunderbare Erfahrungen mit nur 2 Mahlzeiten pro Tag gemacht.

Fettkiller #7: Bewege dich mindestens 3 Mal pro Woche. Damit meine ich wirklich bewegen. Zieh deine Turnschuhe an und geh an die frische Luft. Egal ob Joggen, Walken, Fahrradfahren oder Inlineskaten. Ohne Bewegung wird jede Diät zur Enttäuschung.

Wer lästiges Bauchfett verbrennen will, sollte vor allem kurze und intensive Workouts absolvieren. Ich empfehle als Trainingsformen sehr gerne die Tabata-Methode und das High Intensity Intervall Training (HIIT).

In den letzten Jahren ist ein deutlicher Wechsel bei den Trainingsempfehlungen zum Abnehmen zu beobachten. Früher haben Fitnesstrainer vor allem lockeres Ausdauertraining im Fettstoffwechselbereich empfohlen. Langsames Joggen oder Radfahren im Bereich des individuellen Fettverbrennungspulses sollte dabei helfen, während der Belastung möglichst viel Fett zu verbrennen. Der gesamte Energieverbrauch ist dabei aber relativ niedrig. Trainiert man nur kurz, ist extensives Ausdauertraining wenig effektiv, wenn man Fett reduzieren möchte. Hochintensive Trainingsformen haben sich als effizienter herausgestellt. Der Stoffwechsel wird in den nachfolgenden Stunden deutlich stärker angekurbelt und damit erhöht sich auch die relative Fettverbrennung. Man profitiert also davon, dass insgesamt mehr Kalorien während des Trainings verbrannt werden und durch den sogenannten Nachbrenneffekt der Energiebedarf in der Ruhephase steigt.

Diesen Vorteil haben Tabata und HIIT gemeinsam. Dennoch gibt es wesentliche Unterschiede zwischen den beiden Belastungsformen. Tabata-Training wurde durch eine Studie des japanischen Wissenschaftlers Izumi Tabata bekannt. Tabata fand heraus, dass intensive, vierminütige Workouts an fünf Tagen in der Woche über einen Zeitraum von sechs Wochen zu einer massiv gesteigerten maximalen Sauerstoffverwertung und einer Anpassung des aeroben Stoffwechsels führen. Je kürzer ein Training dauert, desto höher sollte die gewählte Intensität liegen.

Das typische Tabata-Intervall dauert 20 Sekunden und die Pausenzeit zwischen den Intervallen beträgt 10 Sekunden. Üblicherweise werden 8 Intervalle ausgeführt. Bei einem Krafttraining werden also 20 Sekunden lang so viele Wiederholungen ausgeführt wie möglich. Oder im Ausdauertraining wird maximal gesprintet. Die Workout-Dauer beträgt bei klassischen Tabata-Workouts daher im Grunde nur vier Minuten. Die Tabata-Methode wird heute auch über längere Zeiträume oder bei mehreren Übungen hintereinander angewendet, um die beschriebenen Anpassungen zu erreichen.

High Intensity Intervall Training ist dagegen eine Trainingsform mit längeren Intervallen bei etwas niedrigerer Belastung. Während bei Tabata die Ziel-Herzfrequenz bei 100 Prozent liegt, werden beim HIIT nur etwa 80–95 Prozent der maximalen Herzfrequenz erreicht. Dafür sind die Belastungsintervalle mit 1–2 Minuten deutlich länger. Die Pausen zwischen den Intervallen sind ebenfalls länger. Typische HIIT-Workouts dauern in der Regel zwischen 20 und 40 Minuten. Die erwünschten Anpassungen an den Trainingsreiz sind eine gesteigerte Fettverbrennung, eine bessere Insulinsensitivität und eine Verbesserung der aeroben Stoffwechselkapazität.

Während Tabata-Intervalle mit exakt 20 Sekunden definiert sind, gibt es bei HIIT eine größere Bandbreite. Intervalle reichen von 30 Sekunden bis zu 2 Minuten. Häufig werden Be- und Entlastungsphasen gleich lang gewählt: 30 Sekunden Belastung und 30 Sekunden Pause, eine Minute Belastung und eine Minute Pause sind typische Beispiele. Wobei auch hier gilt: Je kürzer die Belastung dauert, desto höher sollte die Intensität gewählt werden, desto länger sollte aber auch die Pause sein.

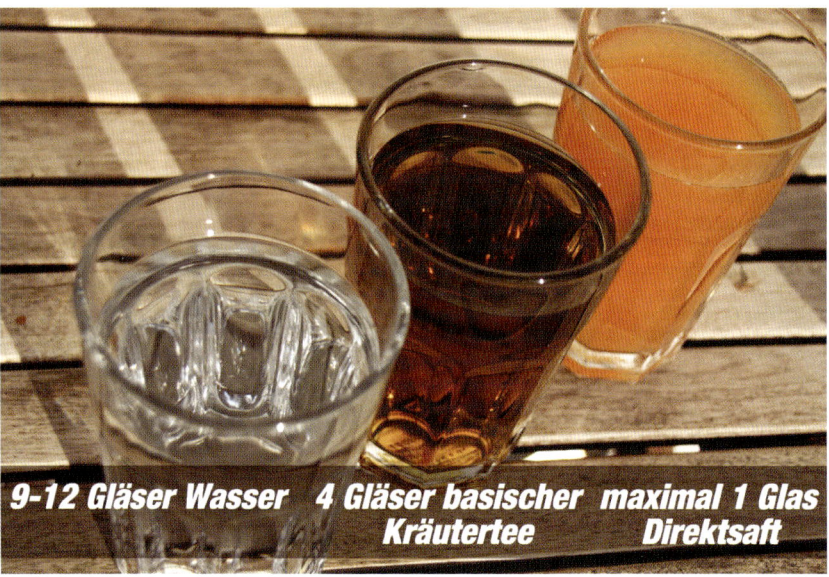

9-12 Gläser Wasser   4 Gläser basischer   maximal 1 Glas
                     Kräutertee   Direktsaft

Fettkiller #8: Trinke mindestens 3 Liter Wasser pro Tag. Vermeide überzuckerte Softdrinks und reduziere deinen Saftkonsum drastisch. Trinke nur so viel Saft, wie du als Obst essen würdest! Ein halbes Glas Direktsaft ohne Konzentrat und Zuckerzusätze sollte deine Tageshöchstdosis sein. Wasser ist die Basis aller Stoffwechselvorgänge und kann kurzfristig zu einem angenehmen Sättigungsgefühl führen.

Fettkiller #9: Iss viel frisches Gemüse und ballaststoffreiche Nahrung. Gemüse kennt kein Cholesterin und besitzt wichtige Mineralien und Nährstoffe, um deine Fettverbrennung anzukurbeln. Je ballaststoffreicher deine Ernährung ist, desto weniger überfallen dich Heißhungerattacken und die ewige Lust auf Süßkram.

Fettkiller #10: Ernähre dich basisch. Ein übersäuerter Körper, in dem die Schlackenstoffe fleißig unsere Fettzelldepots auffüllen, wird niemals längerfristig sein Idealgewicht erreichen.

Heilfasten – Verzicht tut gut

Spätestens wenn sich der Sommer ankündigt und wir die Badesachen rauskramen, wird uns klar, dass wir in den letzten Monaten viel zu viel gegessen haben, dazu oft noch das Falsche, und wir nicht einmal motiviert waren, unseren Körper in Bewegung zu halten.

Essen am Tage und Fasten in der Nacht gehören ganz selbstverständlich zu unserem Lebensrhythmus. Wenn wir allerdings am Abend spät gegessen haben, fehlt am nächsten Morgen meist der Appetit. Unser Körper meint damit, dass seine für ihn notwendige Fastenzeit noch nicht beendet ist. 12 Stunden bleiben ihm in der Nacht für Abbau, Umbau und Aufbau von Körpersubstanzen sowie zur Erholung.

Wenn wir uns vor Augen halten, dass unsere Verdauung zwischen 40 und 60 Prozent unserer Tagesenergie verbraucht, wird klar, weshalb fiebernde Kinder Nahrung ablehnen und nur Appetit auf Fruchtsäfte haben. Kranke Hunde verkriechen sich in ihrer Hütte und fressen tagelang nichts. Kranke Lebewesen verhalten sich also instinktiv richtig: Sie fasten. Der kranke Organismus braucht zur Genesung Zeit und Kraft für sich selbst. Die notwendige Energie für die Wiederherstellung kranker und für die Neubildung gesunder Zellen gewinnt er aus seinen körpereigenen Nahrungsdepots.

Wölfe können sogar wochenlang ohne Nahrung leben und dabei Hunderte von Kilometern zurücklegen. Im Hochgebirge verzichten Steinböcke, Gämsen, Hirsche und Murmeltiere ganze Wintermonate auf Nahrung. Zugvögel können in einer »Fastenzeit« Nonstop-Flüge bis zu 5.000 Kilometern Länge bewältigen.

Dieses instinktive Fasten im Fieber oder bei bestimmten Krankheiten ist eine großartige Selbsthilfe, die wir uns auch bewusst zunutze machen sollten. Wir wissen, dass Fieber und gleichzeitiges Fasten Bakterien- und Virenwachstum hemmen, unser Immunsystem mit seinen Abwehrzellen stärken und die Ausscheidung von Gift- und Schlackenstoffen steigern.

Meine Empfehlung ist, wenigstens einen Tag im Jahr ganz bewusst zu fasten – ich nehme dafür gern einen arbeitsfreien Sonntag. Wasser und Tee sind dabei wichtige Begleiter, um unser Verdauungssystem komplett von Speiseresten zu reinigen und unsere Zellen aufzufüllen. Dabei

men große Ohren, sobald wir befürchten, unsere eigene Krebskolonie im Körper zu züchten.

Krebsentstehung

Jede Körperzelle wird pro Tag etwa 10.000 Mal von freien Radikalen attackiert. Das ist normal und mit dieser Menge werden die eigene Abwehr und die Zellreparaturmechanismen selbst fertig. Bei ungesunder Kost, schlechter Luft, einem zu hohen Konsum von Alkohol, Nikotin, Kaffee und Medikamenten jedoch werden die Körperzellen täglich bis zu 80.000 Mal von ihnen angegriffen. Mein Lieblingsbeispiel ist die Pizza abends um 22 Uhr. Der überbackene Käse überschwemmt unsere Körperzellen förmlich mit freien Radikalen. Der Käse braucht mindestens 6 Stunden, um vollständig verdaut zu werden. Da wir aber kurz nach dem Verzehr ins Bett gehen, wird die Liegezeit im Darm ordentlich verlängert und die Gärungsprozesse reizen unsere Schleimhaut.

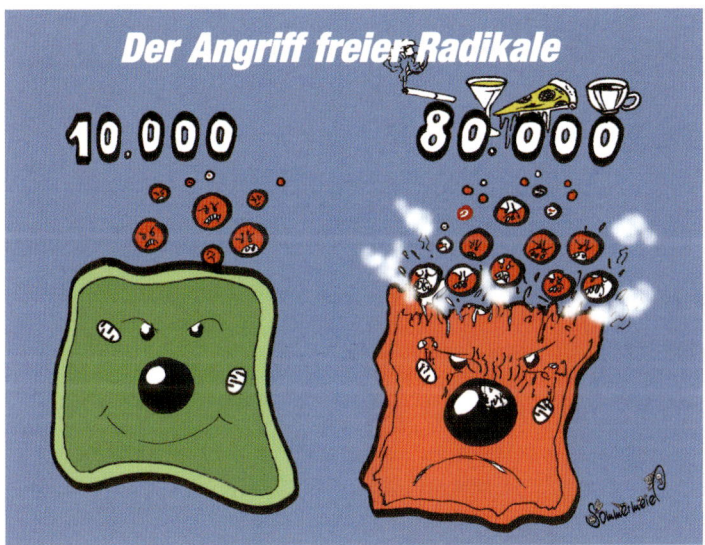

Freie Radikale sind kurzlebige aggressive Produkte unliebsamer Sauerstoffreaktionen. Da ihnen ein Elektron in der Hülle fehlt und sie dadurch äußerst instabil sind, haben sie es sich zur Lieblingsbeschäftigung gemacht, ihrer Umgebung ein Elektron zu klauen. Je mehr von diesen

Sauerstoffreaktionen in unserem Körper ablaufen, desto höher ist der oxidative Stress. Allein die ungezügelte Nahrungsaufnahme über jegliches Hungergefühl hinaus führt zu einem sagenhaften Anstieg der Radikalproduktion.

Der beste Schutz vor diesen kleinen Monstern ist die Zufuhr von Substanzen, die genügend Elektronen besitzen, um die Radikale zu stabilisieren und in harmlose Kuscheltiere zu verwandeln. Antioxidantien aus Obst und Gemüse haben immer ein Elektron für solche Fälle locker und können aggressive Elektronenjäger neutralisieren, bevor sie unsere Organe schädigen.

Nacktmulle, die bei der Wahl zum schönsten Tier des Jahres sicherlich den letzten Platz belegen würden, besitzen übrigens einen speziellen Mechanismus, der übermäßiges Wachstum von Zellen unterdrückt – die sogenannte Kontaktinhibition. Sie stoppt ab einer gewissen Dichte die Vermehrung von Zellen.

Was bei diesen faltigen Nagern auf harmonische Weise gelenkt wird, findet bei uns Menschen auf etwas brutalere Art statt. Unser Körper versucht Krebszellen zum Selbstmord zu zwingen. Biologen nennen diesen Vorgang Apoptose. Dazu brauchen wir Überwachungszentralen, die Zellteilungen und Zellveränderungen pausenlos kontrollieren. Diese Zentralen oder Checkpoints werden durch Tumorunterdrückungsgene wie das Gen p53 gesteuert. Läuft bei einer Zellteilung etwas schief oder eine Zelle wird so beschädigt, dass sie zur Krebszelle mutiert, dann zwingt sie unser Checkpoint zum Selbstmord.

Die Krebserkrankung durchläuft drei Stadien: die Entstehung, das Wachstum und die Ausdehnung. Während die Entstehung in wenigen Tagen ablaufen kann, braucht das Wachstum je nach »Bosheitsgrad« der Tumorzellen mitunter Jahre. Und jetzt kommt der eigentliche Knaller: Krebs im Wachstumsstadium setzt bestimmte Bedingungen voraus, um ideal wachsen zu können, und kann – davon bin ich fest überzeugt – mit dem richtigen Lebensstil aufgehalten werden.

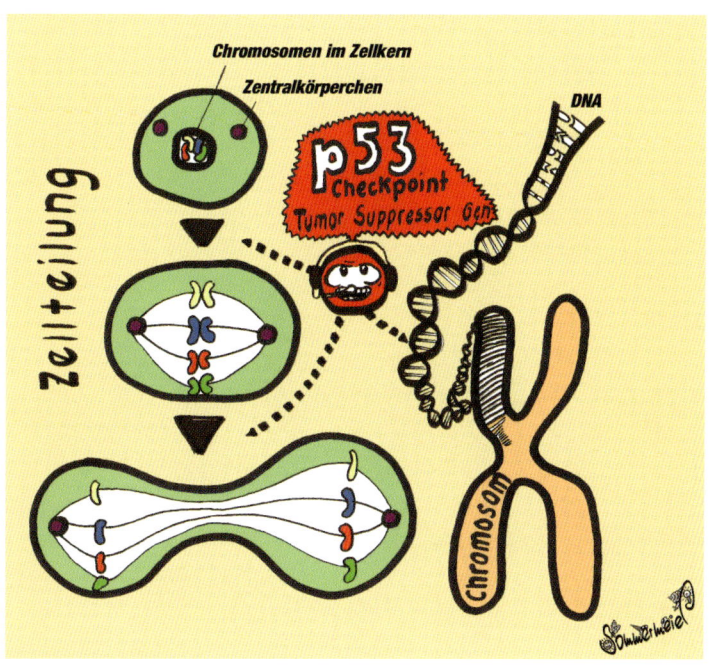

Ärztliche Kunstfehler mit Todesfolge

Der größte Fehler der meisten Krebspatienten ist es, sich ihrem Schicksal hoffnungslos zu ergeben. Aus lauter Unwissenheit laufen viele mit dem Stempel »unheilbar« auf ihrer Stirn zur Chemotherapie, zur Bestrahlung und zur Operation – wie Schafe zum Schlachthof. Die Schulmedizin schafft es nur in wenigen Fällen, zielgerichtete und effiziente Tumorbekämpfung zu betreiben, ohne den Patienten dabei zu ruinieren. Das sage ich als überzeugter und praktizierender Arzt. Nur wenige Tumorarten sprechen in einem bestimmten Stadium auf die im Krankenhaus empfohlenen Therapien an. Eins der wenigen Paradebeispiele, bei dem die Chemotherapie den Tumor dahinschmelzen lässt, ist der Krebs aus Lymphgewebe.

Seit meinem ersten Studientag an der Humboldt Universität in Berlin habe ich es mir auf die Fahne geschrieben, jede noch so ehrwürdige und gelehrte Überzeugung meiner Professoren zu hinterfragen. Jeder

Arzt freut sich über einen willenlosen und gefügigen Patienten, doch mitunter kann das drastische Folgen haben.

Einmal las ich im Journal of the American Medical Association einen Artikel von Dr. med. Barbara Starfield. Sie erklärt darin auf nüchterne Weise, dass allein in den USA jährlich 225.400 Menschen durch ärztliche Kunstfehler und unerwünschte Wirkungen von Medikamenten oder Operationen getötet werden.[67] Das bedeutet, dass das Gesundheitssystem bei den führenden Todesursachen in den USA an dritter Stelle steht, gleich hinter Krebs und Herzerkrankungen.[68]

Vom häufigen Tod philippinischer Kinder

Als ich die Forschungsergebnisse von T. Colin Campbell in die Finger bekam, fiel mir glatt die Kinnlade runter. Sein Forschungsteam hatte sich auf die Philippinen begeben, um die Ursache für das ungewöhnlich hohe Auftreten von Leberkrebs bei den dort lebenden Kindern zu finden. Das ist schon merkwürdig, da Leberkrebs normalerweise bei Erwachsenen und nicht im Kindesalter auftritt. Als man die Lebensmittel der Einheimischen untersuchte, fand man einen Schimmelpilz auf den in Mengen angebotenen Erdnüssen, der das stärkste krebserzeugende Lebergift dieses Planeten enthielt – Aflatoxin.[69] Als man die sozialen Schichten der erkrankten Kinder betrachtete, zeigte sich, dass es hauptsächlich Kinder aus wohlhabenden Familien traf. Das Kuriose an der Geschichte war, dass Kinder, die am meisten Protein zu sich nahmen, eher an Leberkrebs erkrankten. Die reichsten Familien aßen vor allem mehr tierisches Eiweiß als alle anderen im Land.

Also führte man folgende Studie durch: Ratten wurden in zwei Gruppen geteilt. Alle Tiere erhielten täglich 200 µg Aflatoxin pro Kilogramm Körpergewicht – eine auf längere Sicht todsichere Dosis.

---

[67] Starfield B et al. 2000
[68] Anderson RN et al. 2002
[69] Madhavan TV, Gopalan C et al. 1968

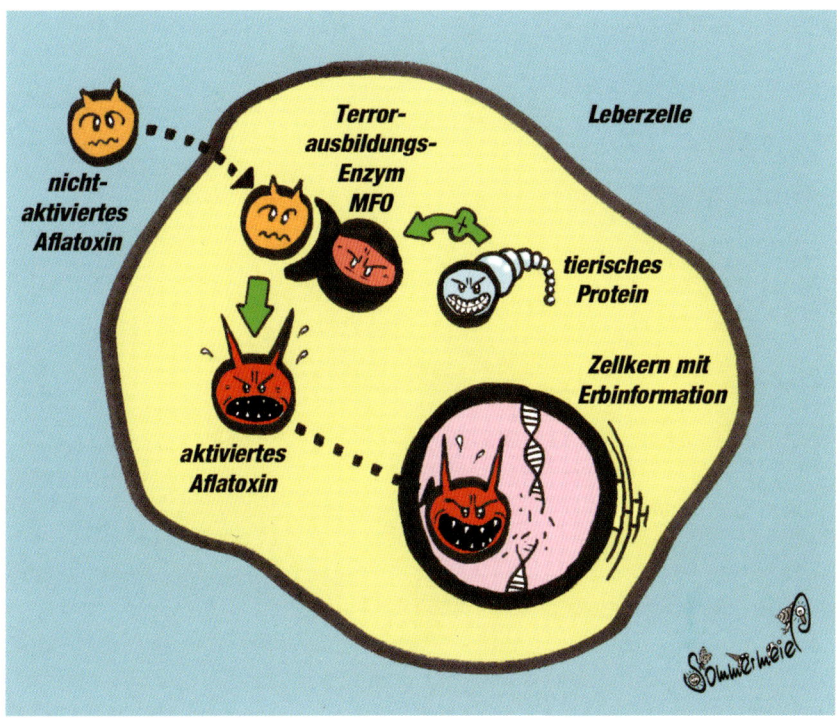

Aflatoxin wird in der Leberzelle durch ein »Terrorausbildungsenzym«, die multifunktionelle Oxidase, zum aggressiven »Killer-Aflatoxin« umgewandelt, das unser genetisches Material im Zellkern anfrisst. Jede Zellteilung produziert nun aggressive Krebszellen.

Das Futter der ersten Gruppe enthielt 5 Prozent Protein, das der zweiten Gruppe 20 Prozent. Erstaunlicherweise entwickelte jede Ratte mit proteinreichem Futter Leberkrebs, aber kein einziges Tier der proteinarmen Gruppe. Das Ergebnis war also 100 zu 0!
Das stimmte mit den Beobachtungen bei den philippinischen Kindern überein. Tierisches Protein sorgt dafür, dass unser »Terrorausbildungsenzym« maximal aktiv ist und viel aggressives Aflatoxin bildet. Deshalb überlebte keine Ratte der 20-Prozent-Protein-Gruppe die 100 Wochen des Experiments, während sich die andere Gruppe eines fabelhaften Gesundheitszustands erfreute.

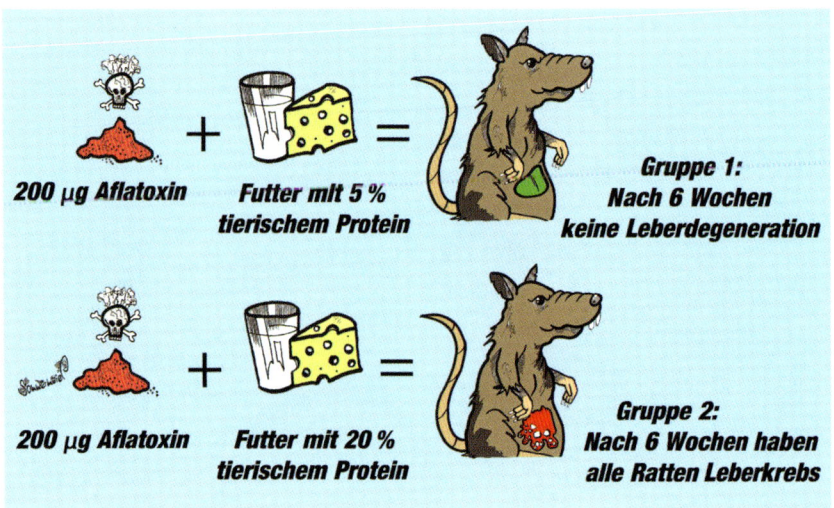

200 μg Aflatoxin + Futter mit 5 % tierischem Protein = Gruppe 1: Nach 6 Wochen keine Leberdegeneration

200 μg Aflatoxin + Futter mit 20 % tierischem Protein = Gruppe 2: Nach 6 Wochen haben alle Ratten Leberkrebs

Als ich das las, war ich völlig aus dem Häuschen, denn es war in den meisten Fällen möglich, allein mit Ernährung die Entstehung von Krebs zu verhindern, auch wenn der Körper mit dem stärksten Lebergift beschossen wurde. Diese Aussagen standen in absolutem Widerspruch zu allem, was ich während meines Medizinstudiums an der Uni gelernt hatte. Wer so etwas heute ohne handfeste Belege herumerzählt, wird von der Gesellschaft und der Nahrungsmittelindustrie schnell als Spinner hingestellt. Ehrlicherweise muss ich sagen, dass es schwer ist, eine glaubhafte Studie zu organisieren, bei der man Beweise für den Zusammenhang von Ernährung, Lebensstil und dem Auftreten einer bestimmten Erkrankung liefern kann, da alle komplex in unzähligen biochemischen Vorgängen miteinander verstrickt sind.

Aber das Spiel geht noch weiter. Als man im MRT der erkrankten Ratten die Tumorherde nachweisen konnte, tauschte man innerhalb der beiden Gruppen das Futter. An Krebs erkrankte Ratten bekamen ab sofort nur noch proteinarmes Futter und die gesund gebliebene Gruppe proteinreiches. Das Resultat zog mir die Schuhe aus. Die Krebsherde der erkrankten Ratten wurden tatsächlich kleiner. Das Futterprotein der Tiere war Kasein, das 87 Prozent des in der Kuhmilch enthaltenen Proteins ausmacht. Spannend dabei war die Tatsache, dass, wenn die Wissenschaftler Proteine pflanzlichen Ursprungs aus Weizen und Soja im Tierfutter verwendeten, die Krebsentstehung in keiner Weise begünstigt wurde.

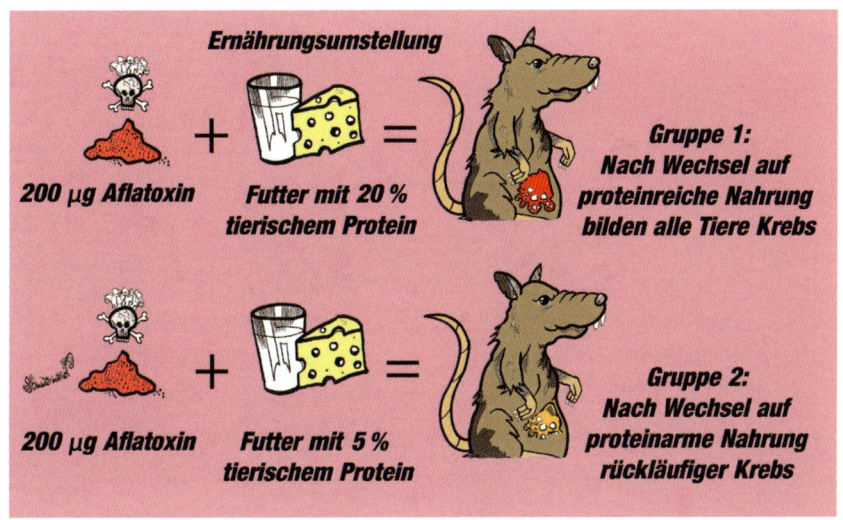

In unserer Gesellschaft haben wir ähnliche Zusammenhänge zwischen Ernährung und Krankheitsentstehung. Diejenigen Menschen, die die meisten Nahrungsmittel tierischen Ursprungs zu sich nehmen, leiden nachweisbar am häufigsten unter chronischen Erkrankungen.
Die zahlreichen Ergebnisse dieser Studiengruppe zeigen, dass Herzerkrankungen, Diabetes, Autoimmunerkrankungen, ja sogar Krebserkrankungen mit einer gesunden Ernährungsweise rückgängig gemacht werden können. Genau das erzähle ich Patientinnen, die sich aus lauter Angst vor Brustkrebs ihre Brüste operativ entfernen lassen wollen – manche weiten diesen Wunsch sogar auf die Brüste ihrer Töchter aus. Die Ernährung hat einen weit größeren Einfluss auf das Wachstumsstadium von Krebs als die Menge des krebsauslösenden Gifts.

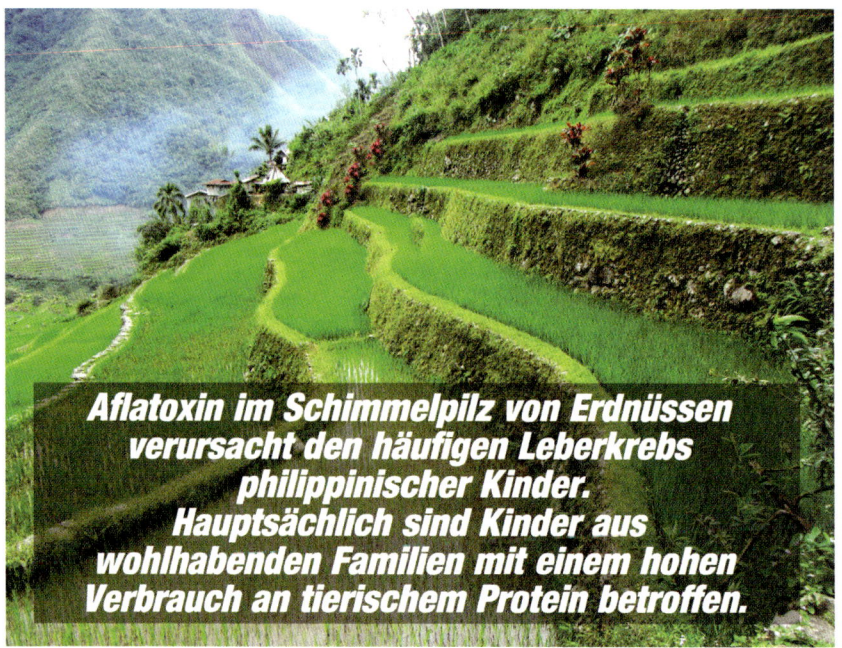

Aflatoxin im Schimmelpilz von Erdnüssen verursacht den häufigen Leberkrebs philippinischer Kinder. Hauptsächlich sind Kinder aus wohlhabenden Familien mit einem hohen Verbrauch an tierischem Protein betroffen.

Macht Armut krank?

Was für eine merkwürdige Frage. Wo doch in jedem Lifestyle-Magazin zu lesen ist, dass die wohlhabenderen Deutschen im Schnitt ausgewogener und gesünder essen als niedrigere soziale Schichten.

In China formulierte man auf diese Frage eine ungewöhnliche Antwort. Anfang der 1970er Jahre fand dort nämlich die größte Datenerhebung über Sterblichkeitsraten von 12 unterschiedlichen Krebsarten in mehr als 2.400 chinesischen Landkreisen mit 880 Millionen ihrer Einwohner statt. Alles wurde penibel vermerkt und auf der Landkarte markiert.

Schnell merkte man, dass Krebs in China örtlich begrenzt war. Einige Krebsarten kamen an bestimmten Orten häufiger vor als an anderen. Ja die Schwankungen waren sogar extrem. Wenn Tumore auftraten, dann bis zu 100 Mal häufiger.[70] Man wusste, dass der genetische Hintergrund in ganz China ähnlich war und somit nicht die eigentliche Ursache sein konnte. Je wohlhabender eine Provinz war, desto häufiger

---

[70] Li J-Y, Liu B-Q, Li G-Y et al. 1981

238

starben Menschen an westlichen Zivilisationskrankheiten. Lagen in einer ländlichen Region die durchschnittlichen Cholesterinwerte unter 100 mg/dl und in einer städtischen Region über 150 mg/dl, dann starb die städtische Bevölkerung 17 Mal häufiger an Herzversagen und erkrankte 5 Mal häufiger an Brustkrebs.

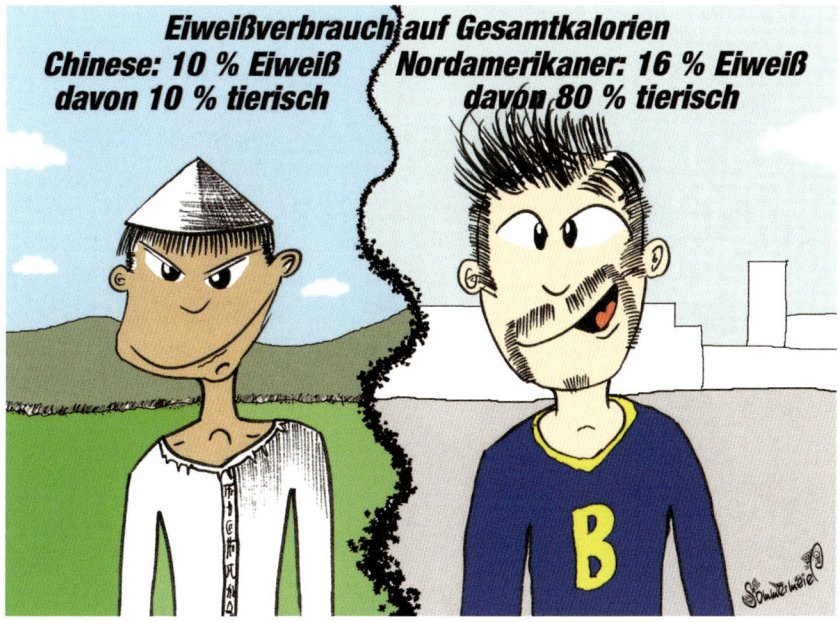

Das Forscherteam um T. Colin Campbell reiste in 65 Landkreise Chinas, um mit Befragungen, Blut- und Urintests dem Problem auf die Spur zu kommen. Während der Nordamerikaner seine Gesamtkalorien mit 16 Prozent Protein abdeckt und davon 80 Prozent tierisches Eiweiß sind, nimmt der Provinz-Chinese lediglich 10 Prozent Protein auf. Nur 10 Prozent sind davon tierischen Ursprungs.

Sicherlich ist das ein wichtiger Grund, weshalb Krebserkrankungen in China viel seltener verbreitet sind als in Europa und Nordamerika. Erstaunlicherweise traten in den Regionen mit hoher Krebs-Dichte grundsätzlich auch Erkrankungen durch Nahrungsüberfluss wie beispielsweise Diabetes und Herzerkrankungen auf. Dies war unverkennbar der Fall, sobald Ballungszentren oder Provinzen es zu Reichtum und Wohlstand gebracht hatten und ihre Ernährungsgewohnheiten unseren westlichen Verhältnissen anpassten. Ärmere Landregionen, die unter mangelhafter Ernährung und schlechten hygienischen Bedingungen litten, klagten häufig über das Auftreten von Lungenentzündung, Tuberkulose und parasitären Erkrankungen, aber niemals über westliche Zivilisationskrankheiten – die sogenannten »Wohlstandskrankheiten«.[71]

Die Radikal-Killer

Die bunten Farben von Obst und Gemüse sind chemische Substanzen, die wir auch Antioxidantien nennen. Sie sind für die Pflanze unverzichtbar, um freie Radikale und fehlgeleitete Elektronen zu neutralisieren, bevor sie Schaden anrichten können. Sobald irgendwo eine riskante Reaktion abläuft, bilden die Antioxidantien darum einen Schutzschild und saugen alle gefährlichen Nebenprodukte und hochreaktive Substanzen wie ein Staubsauger auf.

---

[71] Campbell TC, Chen J, Brun T et al. 1992

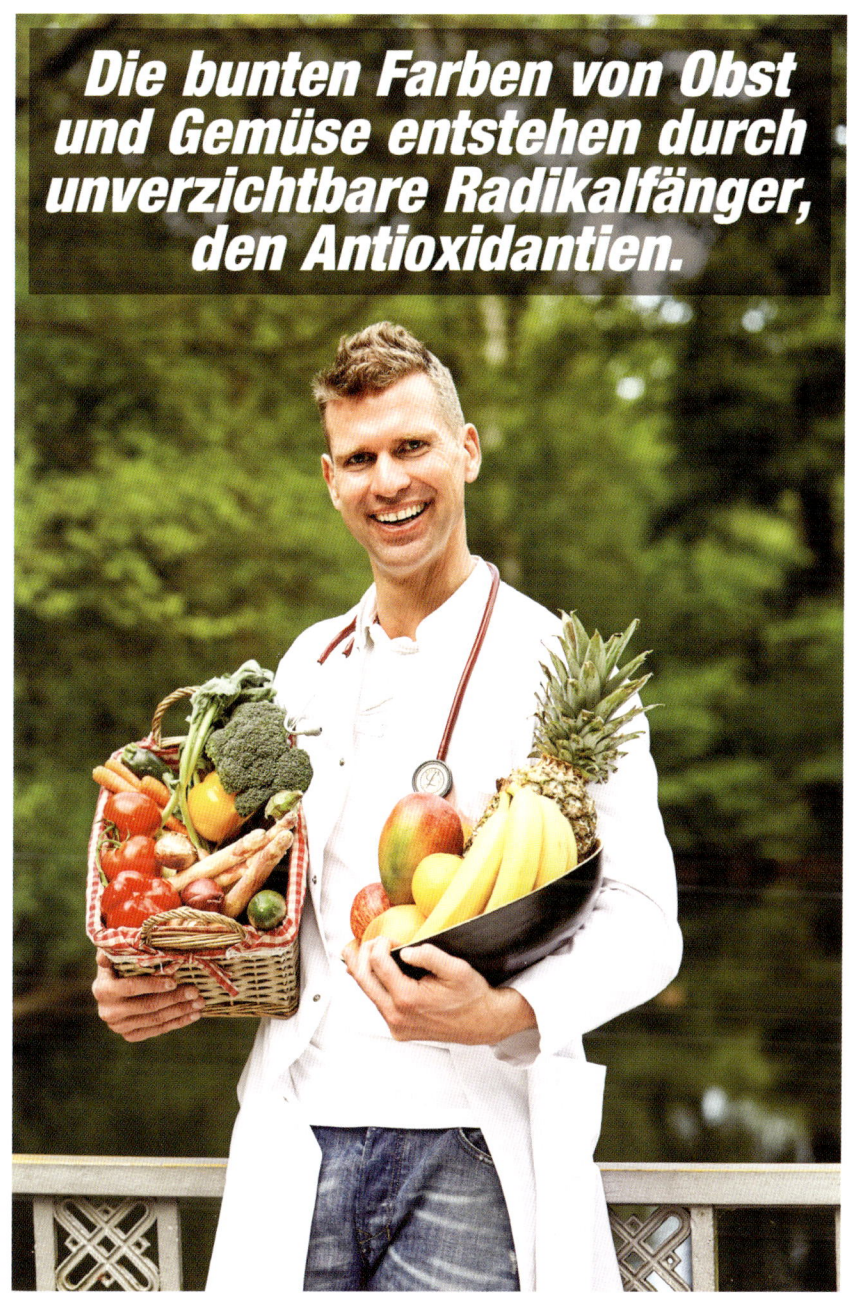

Die bunten Farben von Obst und Gemüse entstehen durch unverzichtbare Radikalfänger, den Antioxidantien.

Auch in unserem Körper entstehen zeitlebens freie Radikale, die unsere Zellen und unsere Gewebe starr und funktionslos werden lassen und wie ein Alterungsbeschleuniger wirken. Unsere Augenlinsen werden trüb, Blutgefäße hart, Lungenbläschen unelastisch und Zellen erhalten einen Reiz, sich zu Krebszellen zu entwickeln. Da wir nicht wie Pflanzen unsere kleinen Schutzschilder aus Antioxidantien selber produzieren können, müssen wir sie aus der Nahrung aufnehmen. Ist zum Beispiel der Vitamin-C-Spiegel bei einem Menschen längerfristig am unteren Limit, schießt als Antwort seines Körpers das Krebsrisiko in die Höhe.[72]

Also mein Tipp für alle, die im Herbst schon ein Kratzen im Hals spüren und die nächste Grippewelle im Anmarsch ist: Jeden Tag 12 mg des Algen Antioxidans Astaxanthin und täglich zusätzlich 5 Gläser Wasser mit je einem Teelöffel Camu-Camu Pulver, welches aus den getrockneten Früchten des peruanischen Strauchs entsteht und voller Vitamin C steckt.

Die tragische Geschichte über den Gelenkverschleiß

Ein allgegenwärtiges Problem, welches mitunter mehr als 30 mal pro Tag in Form von Gelenkbeschwerden durch meine Praxistür spaziert, nennen wir Arthrose. Während der Wortanfang sich aus dem griechischen „Arthron" ableitet und schlicht für Gelenk steht, hängen wir im medizinischen Fachchinesisch überall eine „-ose" ran, wo etwas degeneriert, sich abbaut oder einfach verschleißt. Da bekommt die Redewendung „tote H-ose" gleich eine viel dramatischere Bedeutung. Unsere Gelenke sehen also je nach Alter, Belastung, Ernährung und Körpergewicht wie ein Käse aus, an dem von allen Seiten Mäuse herumknabbern. Knorpelgewebe franst aus wie ein Perserteppich und wird immer dünner, bis der darunterliegende Gelenksknochen zum Vorschein kommt. Der Knochen verliert an vielen Stellen seine Stabilität, entkalkt und bildet Luftblasen, die sogenannten Knochenzysten. Irgendwie versucht der Körper diesen schleichenden Verfall aufzuhalten und baut an den verschiedensten Gelenkflächen neues Knochenmaterial an. Solche Anbauten aus Knochen, die unsere Gelenkbeweglichkeit immer mehr einschränken, nennen wir Osteophyten. Entzündet

---

[72] Guo W, Li J, Blot WJ et al. 1990

sich so ein heruntergewirtschaftetes Gelenk, zum Beispiel durch abgeriebene Knorpelstückchen, die eine Schleimhautreizung provozieren, reden wir von einer aktivierten Arthrose und hängen die Endung „-itis" hinten dran, was für Entzündung steht, sodass wir von einer Arthritis sprechen.

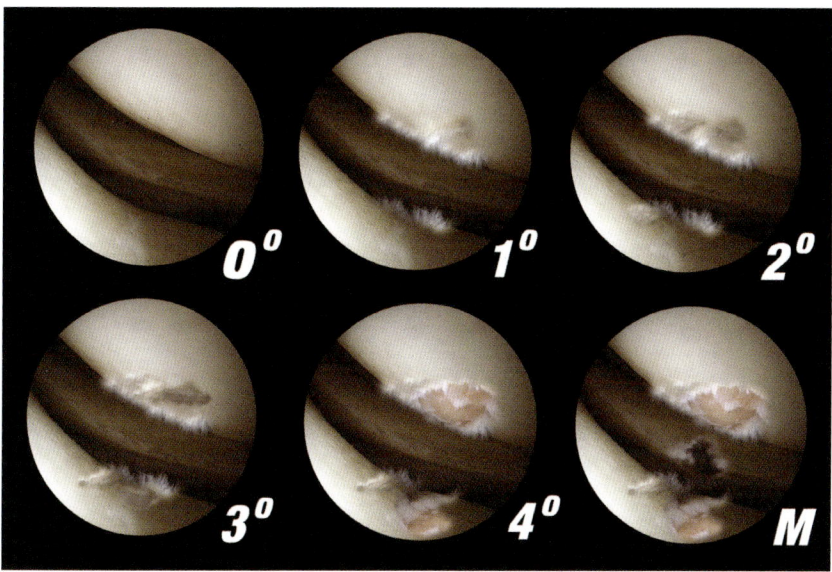

Auf dieser Darstellung sehen wir die vier Stadien des Knorpelschadens im Kniegelenk. Zuerst wird unser Knorpel weicher und anfälliger und sieht mit seinen Fransen aus wie eine ungemähte Wiese. Bei einem Knorpelschaden Grad 2 bilden sich Knorpelvertiefungen, die allerdings von ihrer Tiefe noch nicht die Hälfte der eigentlichen Knorpeldicke überschritten haben. Erst Grad 3 erreicht eine Tiefe, bei der unser Knochen nur noch von einer hauchdünnen Schicht Knorpel überzogen wird und die Knochenhaut schon darunter hervorleuchtet. Beim vierten Grad ist der Knochen vollständig freigelegt und ohne abfedernden Knorpel dem Gelenkdruck und der Reibung zwischen den Gelenkpartnern schutzlos ausgeliefert. Meistens vereinen wir mehrere unterschiedliche Degenerationsgrade in unseren Gelenken, wobei sich bei nicht gerader Beinachse im Knie zuerst die Seite mit der größten Belastung abreibt. Beim typischen Fußballer mit O-Beinen wäre das die

Innenseite und bei X-Beinen die Außenseite des Kniegelenkes. Dieser unschöne Prozess bekommt aber bei unserem Knie eine noch dramatischere Wende, wenn ein Meniskus, die halbmondförmige knorpelige Gelenkzwischenscheibe, einreißt und mit den Riss-Enden wie eine Fahne im Wind weht.

Bis zum Grad 3 rate ich dringend von einer überstürzten Operation ab, denn der Operateur kann den Knorpelzustand kaum verbessern. Er glättet nur den Fransenteppich, entfernt bestenfalls frei herumschwimmende Knorpelstückchen und minimiert gewuchertes Fettgewebe und unnötige Schleimhautfalten. Viel wichtiger ist es, vorher sämtliche konservative Therapiemöglichkeiten auszuschöpfen. Leider haben Schulmediziner, die niemals über den Tellerrand ihres Fachgebietes geschaut haben, davon nur sehr wenig Ahnung. Wer schon Schäden dritten Grades hat und nicht binnen weniger Jahre bei Grad 4 landen will, sollte auf die tägliche Einnahme von feingemahlener Braunhirse, die voller wunderwirkender Kieselsäure steckt, und auf die konsequente Reduktion von schwefeloxidhaltigem Schweinefleisch achten. Wer bereits im fortgeschrittenen Alter ist und unter beginnender Knochenarmut leidet, sollte auch den Gebrauch von phosphatreicher tierischer Milch runterfahren und stattdessen auf kalziumreiche Früchte zurückgreifen, wie getrocknete Feigen. Vor allem Frauen nach der letzten Regelblutung sollten die knochenaufbauende Wirkung der Phytoöstrogene in Sojaprodukten für sich nutzen. Naturbelassene Produkte mit den Pflanzenextrakten aus Hagebutte, Teufelskralle, Kurkuma, Pinienrinde, Weidenrinde, Brennnessel und Ackerschachtelhalm sollten nicht unterschätzt werden. Selbst Heilfasten hilft uns durch die aktivierende Wirkung auf unsere Stammzellen.

Eine weitere Option ist die Gelenkspritze mit Hyaluronsäure. Wir produzieren selber Hyaluronsäure als zähflüssigen Hauptbestandteil unserer Gelenkschmiere in unserer Schleimhaut im Inneren der Gelenkkapsel. Das Zeug sieht aus wie die Schleimspur einer Nacktschnecke, ist aber das perfekte Schmiermittel zwischen unseren Gelenkpartnern. Hyaluronsäure hat mit ihrer Druckbeständigkeit eine ausgesprochene Pufferwirkung und ist die Nahrung für unsere äußeren Knorpelflächen, die nicht von Durchblutung leben, sondern von Osmose. Bei der Betreuung von Hochleistungssportlern konnte ich durch eine dreimalige Gelenksspritze mit dieser zähen Masse in den meisten Fällen nach einem Jahr eine sichtbare Knorpelneubildung im MRT nachweisen. Klar kann man die Wirkstoffe der Gelenkschmiere auch als Tabletten schlucken. Leider wird die geringe Menge, die unseren Magen-Darmtrakt und die Leber überlebt, auf alle Gelenke unseres Körpers verteilt, weshalb sie so nur begrenzt helfen kann.

Leiden wir unter zunehmenden langanhaltenden Gelenkschmerzen, die jeden kleinen Spaziergang zu einer Katastrophe werden lassen, verordne ich meinen Patienten eine Szintigraphie. Hierbei werden weiße Blutkörperchen mit einer kleinen radioaktiven Markierung in die Blutbahn gespritzt. Diese sogenannten Leukozyten gehören in unserem Körper zum Wachpersonal und wandern genau zu den Orten, an denen etwas nicht stimmt oder gerade eine Entzündungsparty tobt und lassen sich durch ihre Markierung mit einer Gamma-Kamera perfekt darstellen. Sie klammern sich auch an unsere Arthrose und zeigen mir wo und wie stark unser Gelenk beschädigt und entzündet ist. Bei einer fortgeschrittenen Arthrose mit Entzündung, das wäre die bereits genannte Arthritis, kann die Verödung der inneren Gelenkkapsel mit ihrer schmerzempfindlichen Schleimhaut durch eine kleine Gelenkspritze mit radioaktivem Material schlagartig unsere Schmerzen nehmen. So eine Radiosynovektomie kann jedoch leider weder die Ursache des Schadens noch den Knorpelschaden selbst verbessern. Ähnliches gilt für die fünfmalige Bestrahlung eines zerstörten Gelenkes für jeweils 10 Sekunden mit Röntgenstrahlen. Beide Therapien sind also für einen stark gestörten Gelenkszustand gedacht, um auf die Schnelle für mitunter mehr als ein Jahr die Schmerzen und Entzündung zu nehmen und uns vor massivem Gebrauch von magen- und nierenunfreundlichen Schmerzmedikamenten zu bewahren. Wollen wir unser Gelenk aber längerfristig wieder auf Vordermann bringen, sollten wir bei diesen Therapieformen, auch wenn sie oft einen sinnvollen Behandlungsbeginn darstellen, nicht stehen bleiben. Hierbei müssen wir aber mit aller Deutlichkeit betonen, dass ein Meniskusriss, die Durchtrennung unserer knorpeligen Gelenkszwischenscheibe ein völlig neues Thema ist. Am häufigsten kommen Skifahrer und Basketballer in meine Praxis, die sich ihren Fuß verkantet und ihr Knie dabei verdreht haben. Ist der Einriss so groß, dass wir durch umgeschlagene Rissenden oder Meniskusverdrehungen unser Knie dauerhaft weder beugen noch strecken können und jeder Schritt massive Schmerzen auslöst, nähe ich während einer

Kniespiegelung den frischen Riss wieder zusammen oder entferne einen älteren Riss mit degenerierten Meniskusrändern durch sparsame Gewebeentnahme mit einer Saugfräse.

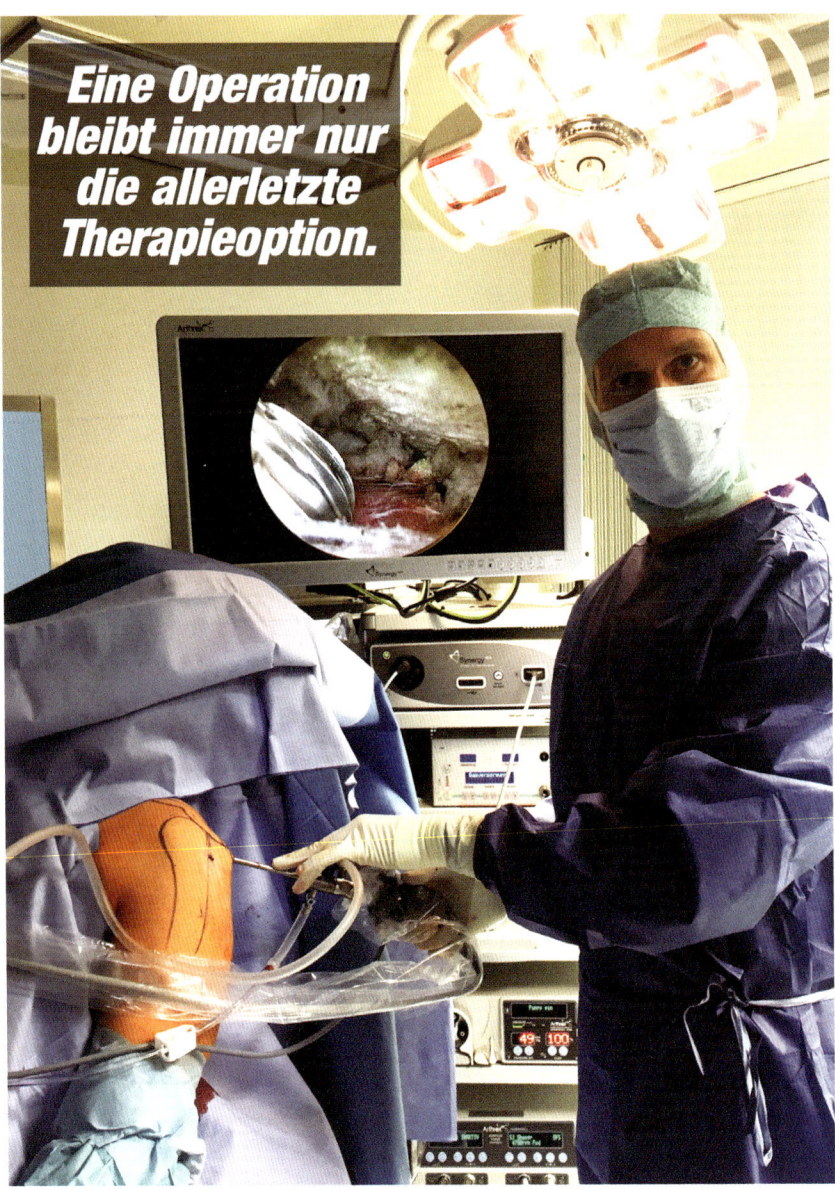

Aber ich operiere niemals einen Patienten nur aufgrund eines MRT-Befundes oder eines Röntgen-Bildes. Ist der Einriss so klein, dass wir kaum Schmerzen oder Bewegungseinschränkungen haben, werde ich auf keinen Fall operieren. Eine Gelenkoperation bleibt für mich nur die allerletzte Therapieoption, wenn alle konservativen Alternativen keinen bleibenden Erfolg erzielen konnten und der Schaden bereits so enorm ist, dass eine Bewegungstherapie bei massiven Schmerzen nicht durchführbar ist.

Ein sehr wichtiger Fakt ist die Tatsache, dass selbst ein fortgeschrittener Gelenkschaden nicht immer starke Schmerzen verursacht und im Gegensatz dazu mitunter Patienten mit einem weniger spektakulären MRT-Befund den Tag nur mit Hilfe von vier Ibuprofen-Tabletten überstehen. Sprechen wir darüber mit unserem Hausarzt oder Orthopäden, stoßen wir meist auf unbeholfene Ratlosigkeit.

Das beste Beispiel ist meine Großmutter Hertha Sommermeier, die mit 96 Jahren noch jeden Tag ihre 9 Kilometer durch den Thüringer Wald wanderte. Die Röntgenbilder ihrer Hüftgelenke und der MRT Befund des rechten Knies zeigten fortgeschrittene Gelenksschäden.

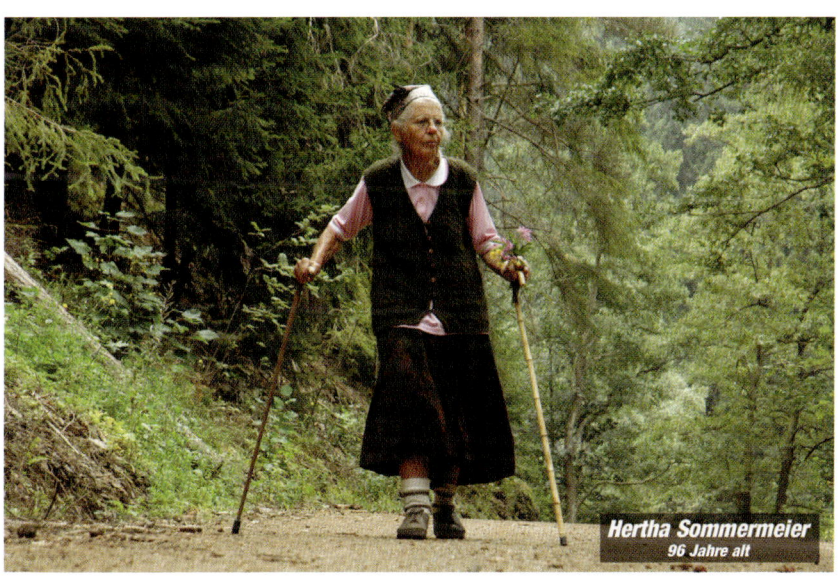

Hertha Sommermeier
96 Jahre alt

Doch trotzdem klagte sie nur selten über geringe bis mäßige Gelenkbe-schwerden. Ist das alles nur ein glücklicher Zufall? Hätte sie sich mit diesen Befunden und zusätzlichen Schmerzen bei einem profitorien-tierten Gelenkchirurgen vorgestellt, hätte sie jetzt mit großer Wahr-scheinlichkeit mehr Titan als Knochen in ihren Beinen und so viele Kunstgelenke in ihrem Körper, dass man sie glatt mit einem Terminator verwechseln könnte. Es ist also kein unabänderliches Schicksal, mit 50 oder spätestens mit 60 Jahren Arthrose und immer mehr Schmerzen zu bekommen.

Ja, ich bin davon überzeugt, dass wir mit dem richtigen Lifestyle, ge-sunder Ernährung und den richtigen Bewegungsübungen Arthrose stoppen, Gelenkschmerzen lindern und Knorpelschäden regenerieren können. Ab heute wird uns die traurige Tatsache, dass weit mehr als 35 Millionen Menschen über Arthrose klagen, nicht mehr entmutigen, genauso wenig wie der Fakt, dass von allen 70- bis 79-jährigen Frauen bereits 49,9 % an einer schmerzhaften Gelenkzerstörung leiden.

Heute wissen wir, dass Bewegung für einen gesunden Knorpel lebens-notwendig ist. Wer bereits an Arthrose leidet und denkt, er müsse sich nun erst recht schonen, hat schon verloren. Der Knorpel kann die Nährstoffe der Gelenkschmiere nur aufnehmen, wenn er mehrfach pro Tag komprimiert wird. Es müssen keine 9 Kilometer wie bei Hertha sein, aber schon 2 Kilometer täglich durch den Stadtpark sind ein guter Anfang.

Wir dürfen niemals vergessen, dass Schmerzen und Arthrose am häu-figsten durch Bewegungsmangel und eine falsche Ernährung entstehen. Die Spannung der Muskeln steigt an. Aber auch unsere Faszien, die dünnen bindegewebigen Schutzhüllen unserer Muskeln, verkürzen und verspannen sich. Knorpel und Bandscheiben werden überlastet und verschleißen. Die Faszien beginnen immer mehr zu verfilzen und zu verkleben. Nährstoffe und Stoffwechselabfall stauen sich in der Zwi-schenzellflüssigkeit, die mehr und mehr übersäuert. Die Zellen werden immer weniger gut versorgt und können ihre Müllhalden nicht mehr abbauen.

Hierbei gibt es noch eine wichtige Sache zu bedenken. Unsere gerade genannten Faszien, die wie Klarsichtfolien zueinander gehörende Muskelgruppen einpacken, werden permanent umgebaut. Diese Netze aus Bindegewebe passen sich unseren Bewegungen an. Nur leider bewegen wir uns kaum noch. Wir sitzen unsere 8 Stunden täglich am Schreibtisch und nach dem Feierabend auf der Couch. Unsere Gelenkbewegungen werden kaum noch gebraucht, unsere Bewegungsprogramme im Gehirn für die jeweiligen Gelenke reduzieren ihre Arbeit und legen die Anspannung unserer Muskeln auf eine ständig angewandte Fehlstellung, unsere Muskeln verkürzen und verkleinern sich, und jetzt kommt es: unsere Faszien passen sich an diesen untauglichen Muskelzustand an und verkleben in den ungünstigsten Positionen. Und dann wundern wir uns über Rücken- und Gelenkschmerzen, Tennisellenbögen, Fersensporn und Achillessehnenverkürzungen, die oft der beste Physiotherapeut nicht dauerhaft beheben kann. Alle Gelenke unseres Körpers sind für bestimmte Maximalwinkel vorgesehen, aber wir reduzieren sie auf ein Minimum und erwarten von unserem Orthopäden Probleme in einer Woche zu lösen, die sich durch falsche Gewohnheiten über Jahre falsch entwickelt haben. Doch es kommt noch schlimmer. Durch diese Fehlverspannung und Verkürzung unserer Muskeln und Bindegewebsnetze werden die knöchernen Gelenkpartner mit ihren knorpeligen Berührungspunkten immer mehr zusammengedrückt. Jetzt kommt es zu Reibungsbewegungen, die unser Gelenk unmöglich über Jahre aushalten kann und wir entwickeln eine Arthrose.

Dazu kommt noch die Übersäuerung unseres Körpers durch eine ungesunde Ernährung und mit ihr die Einlagerung von Schlackenstoffen, Harnsäurekristallen und Schwefeloxiden in unseren Knorpel, der dadurch schneller abgerieben wird. Und irgendwann ist er da, der erste Alarmschmerz. Muss ein Muskel massiv gegen eine ihn umgebende stark verkürzte Faszie arbeiten, entsteht ein heftiger Überlastungsschmerz. Das ist dann der Moment in dem die Betroffenen zu mir in die Praxis kommen und wir das erste MRT eines Gelenkes anfertigen. Zum Glück haben meine Patienten zu diesem Zeitpunkt den Knorpelschaden-Grad 3 noch nicht überschritten und wir haben noch ein ganzes Spektrum an Therapiemöglichkeiten, die wir auf den jeweiligen Körperzustand anpassen können.

Erst im Stadium 4 mit großflächigen Knorpelschäden, den sogenannten Knorpelglatzen mit freiliegendem Knochen, wird die Frage nach der richtigen Therapie und den Chancen auf Regeneration des Schadens etwas schwieriger. Oft ist die Beweglichkeit des Gelenks stark durch knöcherne Anbauten eingeschränkt und die schmerzempfindliche Knochenhaut bereits verletzt. Zusätzlich leiden die Patienten dieses Stadiums oft an Übergewicht, was den Druck auf die beschädigten Gelenke erhöht und die generelle Motivation, sich zu bewegen, reduzieren kann. Trotzdem sollten wir zuerst alle konservativen Möglichkeiten ausschöpfen. Beim Versagen aller schonenden Therapiemöglichkeiten unterhalten wir uns über sinnvolle Operationen, wie die knöcherne Keilentnahme aus dem Schienbein bei einseitiger Kniegelenks-Arthrose, dem Anbohren des freiliegenden Knochens zur Knorpelneubildung, dem Aufkleben von Knorpelzellen auf die Knorpelglatze, dem Ausstanzen von gesundem Knorpel aus Randregionen der Gelenke und Einbringen desselben in die Defektzone und zu guter Letzt die Implantation eines künstlichen Gelenks.

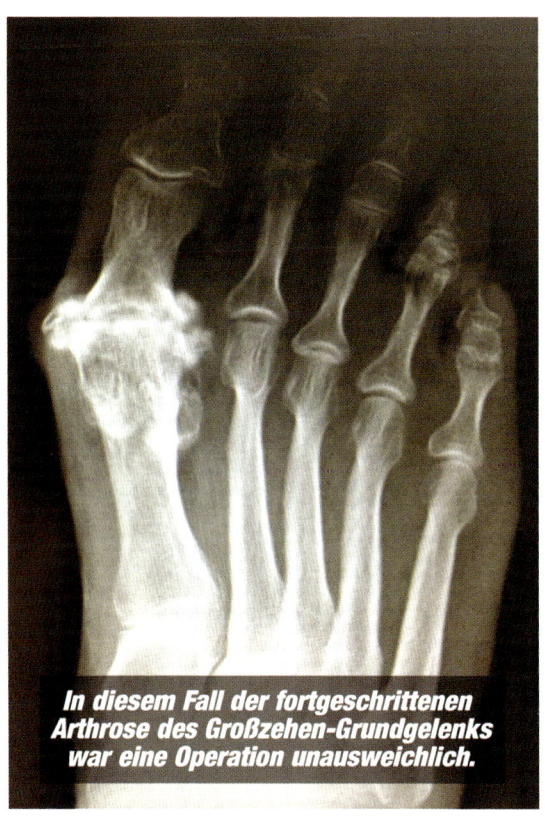

In diesem Fall der fortgeschrittenen Arthrose des Großzehen-Grundgelenks war eine Operation unausweichlich.

Stress verspannt nicht nur schmerzhaft unsere Muskelfasern, sondern aktiviert zudem unsere Fibroblasten, die Zellen unserer Faszien. Diese werden nun überaktiv und spinnen besonders dichte Netzwerke. Das wiederum erhöht unseren Gelenkdruck und kann einen Gelenkverschleiß beschleunigen. Jeder Knorpelverschleiß löst wiederum Reparaturvorgänge aus, wobei die Gelenkinnenhaut sich entzündet, um die nötigen Materialien so schnell wie möglich bereitzustellen.

Also im Klartext, Schmerzen unserer Arthrose nehmen nicht zu, weil wir älter werden, sondern weil wir mit zunehmendem Alter immer mehr Lebenszeit in schädigenden Haltungen und mit mangelnder Gelenksbewegung verbracht und immer mehr muskulär-fasziale Verspannungen aufgebaut haben. Meine Großmutter Hertha ist der Beweis, dass das so nicht sein muss.

Wie bekommen wir jetzt am besten unsere Faszien und Muskeln wieder weich und elastisch? Wasseranwendungen nach Kneipp, Massagen, wärmender Ultraschall, Elektrotherapie wirken für kurze Zeit immer angenehm auf verhärtete und verkürzte Strukturen, wirken aber oft nur oberflächlich und löschen nur selten die Muskelspannungsprogramme im Gehirn. Gehhilfen, Orthesen und Bandagen geben zunächst eine gewisse Sicherheit und fördern die Schmerzlinderung, wirken aber auf unsere Muskeln und Bänder strukturabbauend. Bei der Osteopressur werden Schmerztriggerpunkte mit dem Finger oder einem Instrument fest komprimiert. Das kann die Schmerzen deutlich reduzieren.

Ich empfehle wenigsten jeden Tag 10 bis 15 Minuten zu investieren, um Gelenke zu bewegen, Muskeln zu dehnen und Faszien zu lockern. Eine einfache Methode hierbei ist die Nutzung einer Muskelfaszien-Massagerolle. An schmalen oder unebenen Körperregionen kann der Einsatz eines Massageballs nützlich sein. Statt viel Geld auszugeben kann ein Tennisball und für die Fußsohle ein Golfball als Massageball genutzt werden. Ebenso gut können viele gelenkstärkende Übungen mit einem elastischen Gymnastikband durchgeführt werden. Das Internet ist voller Übungen, deshalb werde ich hier nur einige Regionen mit ein paar wichtigen Übungen zeigen. Aber ich warne euch: Anfangs wird die Rolle oder der Ball massive Schmerzen auslösen. Doch bereits nach wenigen Wochen wird es bedeutend leichter gehen. Ziel ist es, langsam zu rollen und dabei fest aufzudrücken.

Halswirbelsäulen-Training:

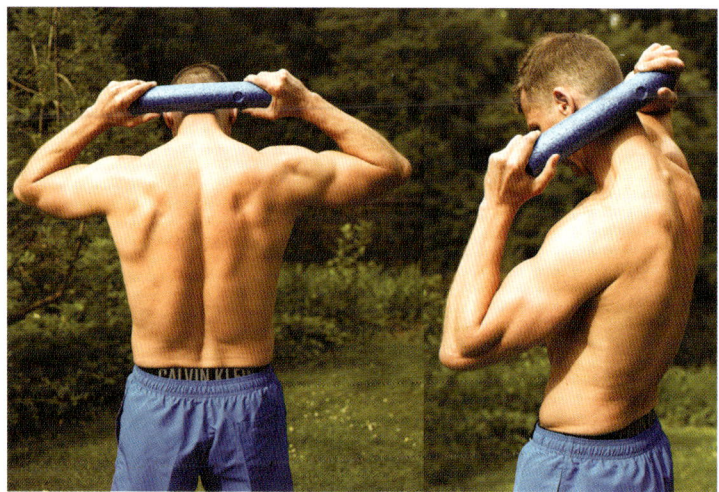

Fasst die Massagerolle mit beiden Händen und setzt sie an dem fühlbaren Knochenvorsprung hinter dem Ohr oder am hinteren Schädelende auf. Rollt nun so weit und so langsam wie möglich, mit kräftigem Druck, in Richtung Schulterblatt.

Brust- und Lendenwirbelsäulen-Training:

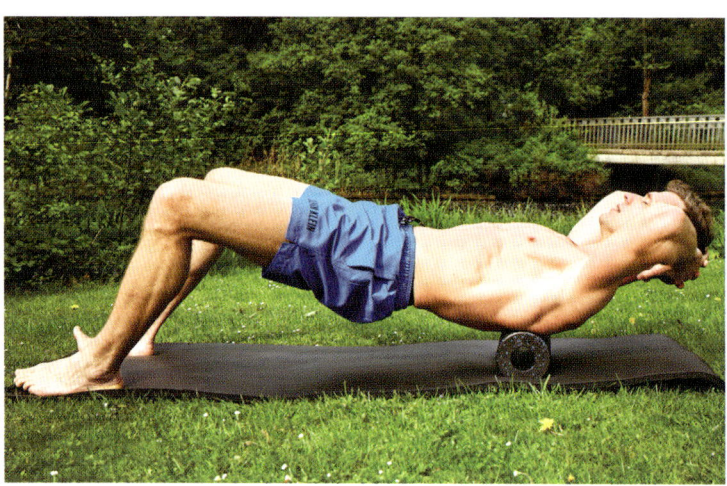

Einfach mit dem Rücken auf die Massagerolle legen und Brust- und Lendenwirbelsäule bis zu ihren Enden ausrollen. Und auch hier das Wichtigste nicht vergessen: Ganz langsam und mit erhöhtem Druck bewegen, auch wenn es anfangs gemein schmerzt.

Iliosakralgelenk- und Becken-Training:

Statt der Rolle könnt ihr gerne 2 Tennisbälle mit Lenkerband zusammen wickeln und damit gleichzeitig beide Iliosakralgelenke zwischen Kreuzbein und Darmbeinschaufeln mobilisieren und deblockieren.

Hüftgelenk-Training:

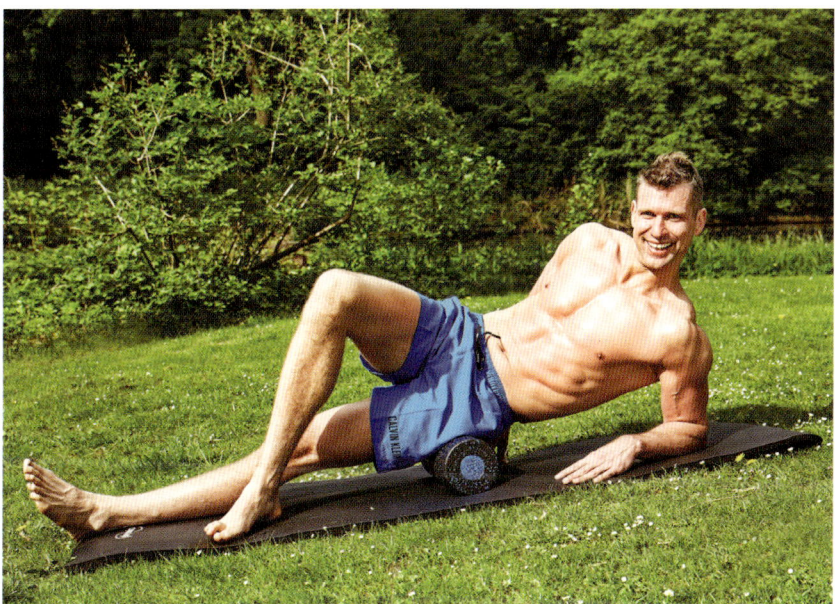

Positioniert die Massagerolle etwas unterhalb des Knies und rollt sie die Außenseite eures Beines hinauf, über das Gesäß bis zur Darmbeinkante. Vorsicht, dieser Bereich ist sehr empfindlich.

Kniegelenk-, Unterschenkel- und Fuß-Training:

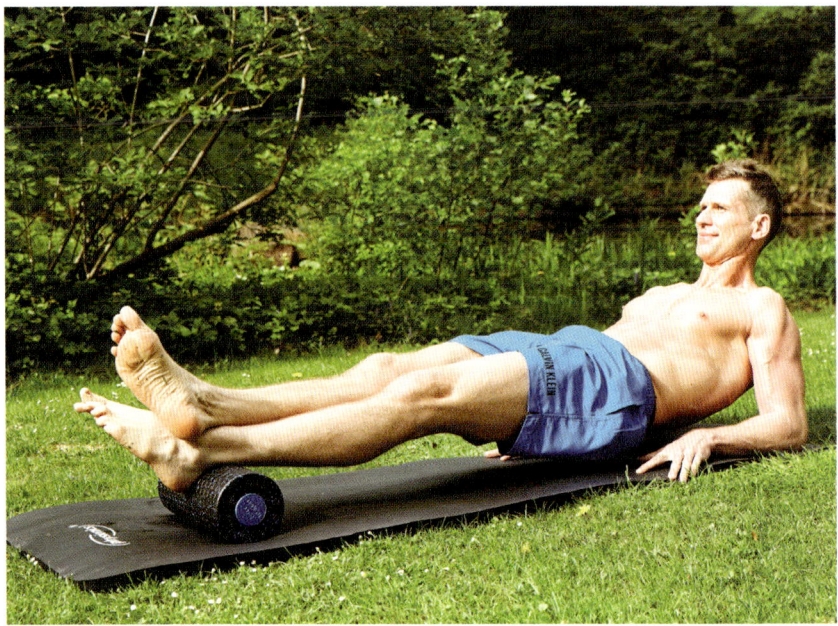

Wer unter beginnender Kniegelenksarthrose leidet oder die Schmerzen einer Achillessehnenentzündung regelmäßig verspürt, kommt an den Übungen des Unterschenkels nicht vorbei. Gerne darf gelenksübergreifend von allen Seiten bis in den Oberschenkel gerollt werden.

Viele weitere Übungen findest du auf meinem YouTube-Kanal:
Dr. Johannes Sommermeier.

Von meiner Familie und seltenen Therapiemethoden

Was hatte meine Großmutter Hertha Sommermeier (auf dem Familienfoto ganz rechts, neben ihren beiden Schwestern Hanna und Ruth) in ihrem Leben richtig gemacht, um mit 96 Jahren noch so fit wie ein Turnschuh zu sein? Ich hoffe ihr nehmt es mir nicht übel, wenn ich nur um einige hundert Jahre aushole. Denn ihr Lebensstil beruht auf einer langen Familientradition, die von einer Generation zur nächsten weitergegeben und durch viele Erfahrungen verbessert wurde.

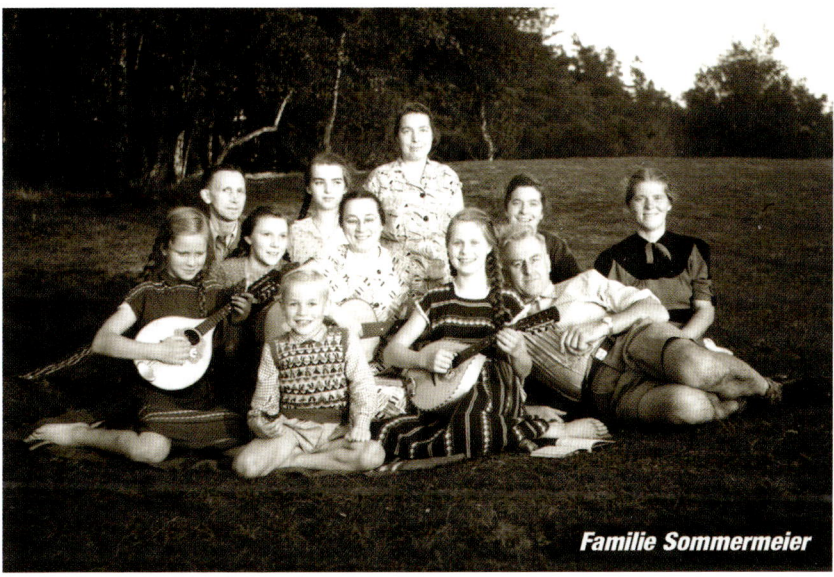

Familie Sommermeier

Aus meiner Ahnentafel, hinterlassenen Briefen und Tagebuchaufzeichnungen geht hervor, dass bereits mein Ur-Ur-Ur-Ur-Ur-Großvater Matthias Sommermeier, der 1762 in Magdeburg geboren wurde, auch noch bei winterlichen Temperaturen durch die eisigen Fluten der Elbe schwamm und seinen Sohn Christoph bereits als Kleinkind nach jedem warmen Bad mit kaltem Wasser abschreckte, wie ein gekochtes Ei. Obwohl Sebastian Kneipp, der Begründer der Wassertherapie, erst 61 Jahre später geboren wurde, war eine das Immunsystem stärkende Tradition in unserer Familie entstanden. Christoph Sommermeier, der sein Geld als Maurer verdiente, zog mit seiner Frau nach Burg, pachtete einen Garten, in dem er eigenes Obst und Gemüse anbaute. Wir bezeichnen das heute als „Clean Eating", wenn wir frische Nahrungsmittel ohne lange Transportwege auf den Teller bekommen und minderwertige Tiefkühlkost und Fertigessen meiden. Sein Sohn Johann, geboren 1821, war der erste in unserer Familie der sich für Heilkräuter interessierte und nicht nur den Dachboden in eine Sammlung getrockneter Pflanzen verwandelte, sondern auch das Trinken entschlackender und basischer Kräutertees einführte und damit das Kaffeetrinken verdrängte. Sein um 1856 geborener Sohn Karl Sommermeier brachte es zum Stadtrat der Stadt Burg, befestigte als Schlossermeister die erste Klimmzugstange an unserem Haus und liebte die sportliche Betätigung. Sein Motto war: „Selbst die gesündeste Ernährung ist ohne Bewegung nur halb so viel wert." Sein 1883 geborener Sohn Erich war ein begnadeter Radrennfahrer und mit seiner Frau Margarethe achtete er auf eine sparsame und kontrollierte Verwendung von Süßigkeiten aus raffiniertem Industriezucker, führte die langen Familienwanderungen ins Burger Umland ein und verbot seinen Kindern das Essen von warmen frisch gebackenen Brot, da es für den Magen-Darm-Trakt nur schwer bekömmlich ist. Ihre um 1922 geborene Tochter Hertha, meine Großmutter, führte den Vegetarismus in unserer Familie ein, trank vor jedem Frühstück einen Liter lauwarmes Wasser, erntete auf den Plantagen Obst und Gemüse für ihre Familie und brachte es tatsächlich fertig, die für ihre Enkel bestimmten Süßigkeiten still und heimlich zu vernichten und ihnen stattdessen Trockenfrüchte und frisches Obst als Nachtisch vorzusetzen. Als mein Bruder mit 12 Jahren mit einer getrockneten Feige im Mund verzweifelt versuchte seinen Würgereflex zu überlisten und in der Mülltonne meiner Oma fünf nagelneue Schokoladentafeln fand, begann die erste Rebellion der jungen Generation. Ich mache es kurz. Meine Oma gewann. Sie brachte es fertig, den Geschmack und den Genuss für Nahrung völlig neu zu definieren. Was sie immer wieder beiläufig erwähnte, wenn sie uns ihren fast ungenießbaren bitteren Salat voller Löwenzahn, Brennnesseln und Scharfgarbe vorsetzte, war, dass Essen nicht lecker oder schmackhaft ist, weil es unsere Geschmacksknospen so empfinden, sondern weil es gesund ist. Tatsächlich prägte sie damit eine völlig neue Esskultur. Wenn sie uns einen neuen Brotaufstrich präsentierte, der sich einfacherweise hauptsächlich aus Haferflocken, gebratenem Gemüse und Gewürzen zusammensetzte, lobten wir den Geschmack der Nahrung nicht aufgrund der chemischen Prozesse unserer Zunge, sondern allein durch das Wissen, etwas zu verzehren, das unserem Körper in jeder Weise gut tut. Man hätte unsere Geschmacksknospen mit einem Lötkolben gerben können, zu den Mahlzeiten waren die verbalen Laute zur Bestätigung der Köchinnen so ausgeprägt, dass man sich manchmal vorkam wie in einem Kuhstall. Das passte, denn wenn man dann in die Schüsseln und Töpfe schaute, sah das meistens aus wie in einem Futtertrog für Kühe. Sie sorgte dafür, dass unser nüchterner Verstand wieder die Kontrolle über die domestizierten Geschmacksvorstellungen einer von der Nahrungsmittelindustrie gesteuerten Gesellschaft übernahm, auch wenn wir das als Kinder überhaupt nicht lustig fanden.

All diese Erfahrungen aus 214 Jahren Familiengeschichte gipfelten in den Erziehungsmaßnahmen meiner Mutter Esther (ganz links auf dem Familienfoto). Allerdings gab es da ein Problem. Ich war diesmal das Opfer.

Ich wurde nach jedem Bad kalt geduscht, bekam Süßigkeiten äußerst sparsam zugeteilt, musste mich vor jedem Mittagessen oral durch einen Berg frisch geriebener Möhren und Rote Beete arbeiten, erntete mit meiner Mutter auf unzähligen Plantagen eimerweise Obst, pflanzte im gepachteten Garten mein eigenes Gemüse, sammelte Heilkräuter, trank Kräutertee statt Kaffee und Alkohol, liebte das Eisbaden, trank vor jedem Frühstück einen Liter lauwarmes Wasser, fuhr liebend gern Rennrad und joggte mit meinem Vater jeden Sonntag durch den Stadtpark. Ich glaube heute würden die meisten Kinder bei so einer Erziehung ihre Eltern auf Körperverletzung verklagen.

Meine Mutter hatte inzwischen die nächst höhere Ernährungsstufe erklommen und führte mit meinem 12. Lebensjahr den veganen Lifestyle bei uns ein. Und so geht es anscheinend immer weiter, denn meine Schwester Maria, mein Bruder Andreas und ich leben heute vegan und lieben den Langstreckenlauf. Das funktioniert nur, wenn man naiv und gutgläubig ist, sich die Geschmacksknospen flambiert, oder weil jede Generation die nächste von den gesundheitlichen Vorteilen dieser Lebensweise überzeugt hat.

Auf meiner Wanderung über den gesamten südamerikanischen Kontinent, besuchte ich in Venezuelas Regenwald einige Stämme am Orinoco. In der Regenzeit schüttet es dort solche Wassermassen herab, dass Jagen, Klettern und Sammeln immer schwieriger wird. Die Wälder verwandeln sich in unbegehbare Sumpflandschaften. Endlich sah ich es mit eigenen Augen, wie die Einheimischen sich in dieser Jahreszeit aus dem Schlamm des Flusses Kugeln drehten, die sie wie selbstverständlich als Nahrung aßen, bis die Trockenzeit begann. Heute wissen wir, dass diese Kugeln eine unglaubliche Fülle an Nährstoffen und Mineralien enthalten. Trotzdem fühlte ich mich schon etwas eigenartig, als ich vor den Augen der Dorfbewohner meine selbstgeformten Schlammkugeln verschluckte. Heute kennen wir wärmende Schlammpackungen aus der Physiotherapie, ohne zu wissen, dass die Anwendungsgebiete von mineralienreicher Erde viel größer sind.

Immer wenn ich als Kind eine heftige Erkältung, Virusgrippe oder Bronchitis bekam, wickelte mich meine Mutter nach einem heißen Bad in ein mit kaltem Wasser getränktes Laken, packte mich dann in unzählige Decken, bis ich mir vorkam wie eine Kohlroulade und ließ mich einige Stunden im Bett schwitzen. Das war aber noch nicht alles. Nach einem weiteren heißen Bad wurde mein Oberkörper mit aufgeweichter Heilerde eingestrichen und mit Tüchern umwickelt. Erst wenn die Erde so trocken war, dass sie abkrümelte, wurde ich von ihr befreit. Übrigens ist das auch eine ausgezeichnete Methode bei Eiterbeulen, den sogenannten Abszessen, Hautbeschwerden, eiternden und nässenden Geschwüren, Verbrennungen, entzündlichen und degenerativen Gelenk- und Wirbelsäulenerkrankungen, Weichteilrheumatismus oder als Gesichtsmaske bei Akne.

Aber erinnern wir uns wieder an die alten Orinoco-Ureinwohner. Auch heute noch ist die innere Anwendung von feiner Heilerde bei Durchfall, Bauchkrämpfen, Sodbrennen, Magenschleimhautentzündung und Magengeschwüren eine hervorragende Therapiemethode. In der heutigen Zeit haben vor allem Adolf Just, der „Lehmpfarrer" Emanuel Felke und Sebastian Kneipp die Erde für die Naturheilkunde wiederentdeckt. Die Inhaltsstoffe einer solchen Erde wie Silikat, Kalkspat, Dreischichttonmineralien und Dolomit neutralisieren überschüssige Magensäure, entschlacken und entgiften unseren Darm und binden Cholesterin, Fette und Schadstoffe aus der Nahrung. Bevor ich einmal im Monat in meinen Fastentag starte, schlucke ich am Vorabend präventiv

2-3 Esslöffel von Adolf Justs feiner Heilerde um den Entschlackungseffekt zu erhöhen.

Vom Orinoco machte ich mich auf den Weg zum Amazonas. Ich war auf der Suche nach den subtropischen Wunderbäumen und Heilpflanzen, die mit ihrem Harz und Rindenwirkstoffen so manche unserer Pillen aus der Apotheke erblassen lassen. Auf dem Weg dorthin wanderte ich durch den Regenwald des Schwarzwasserflusses Rio Negro. Das war extrem wohltuend, denn in dem durch Mineralien und Gerbsäure schwarzgefärbten Flusswasser können sich keine Mücken vermehren. Das erspart einem das nächtliche Aufspannen eines Moskitonetzes. Je weiter ich flussaufwärts zog, umso mehr freute ich mich auf meine erste Begegnung mit dem Stamm der Yanomami, die wir bereits unter den drei Bevölkerungsgruppen mit der höchsten Lebenserwartung kennengelernt haben. Überall lachten mich die gigantischen Urwaldriesen Cumaru, Itauba und Aritú, mit ihrem unverwüstlichen harten Tropenholz an. Ich fand einen Lacri-Baum, dessen gelber Saft desinfiziert und die Wundheilung sagenhaft beschleunigt. Als ich mir in der Dämmerung an den messerscharfen 4 cm langen Stacheln einer Tucuma-Palme meinen Arm aufschnitt, war die Zeit gekommen, die heilende Wirkung dieser Pflanze auf die Probe zu stellen. Normalerweise wird durch die Hitze, den Schweiß und Schmutz jeder kleinste Kratzer zu einem schmerzhaften Entzündungsherd. Nicht dieses Mal. Der klebrige gelbe Saft versiegelte die Wunde vor vermehrungswütigen Fliegen und die heilenden Wirkstoffe regten in ungewohnter Geschwindigkeit das Zellwachstum an. Sternfrucht-, Papaya- und Chambubäume boten vitaminreiche Mahlzeiten und Acerolakirschsträucher waren immer eine willkommene Erfrischung. Fernab jeglicher Zivilisation wird ein Mittagsschläfchen unter einem Fruchtbaum im Dschungel zu einem wahren Spektakel von herumspringenden Affenhorden und krächzenden Tucanen. An einem kleinen Quellfluss entdeckte ich eine tiefgrüne Pflanze mit unpaarig gefiederten rautenförmigen Blättern und einer etwas helleren Blattspindel. Die Einheimischen nennen sie Samacura - die stärkste potenzfördernde Pflanze der tropischen Wälder. Ihr Pflanzensaft hat eine ähnlich starke Wirkung wie Sildenafil, auch bekannt als Viagra®. Ihn zu trinken hätte für die nächsten 12 Stunden massive logistische Probleme nach sich gezogen. Wenn eine Frau ihrem Mann in dieser Region einen Samacura-Tee zubereitet, sagt sie ihm damit

„Quero namorar com você" und er kann sich auf eine betriebsame schlaflose Nacht freuen.

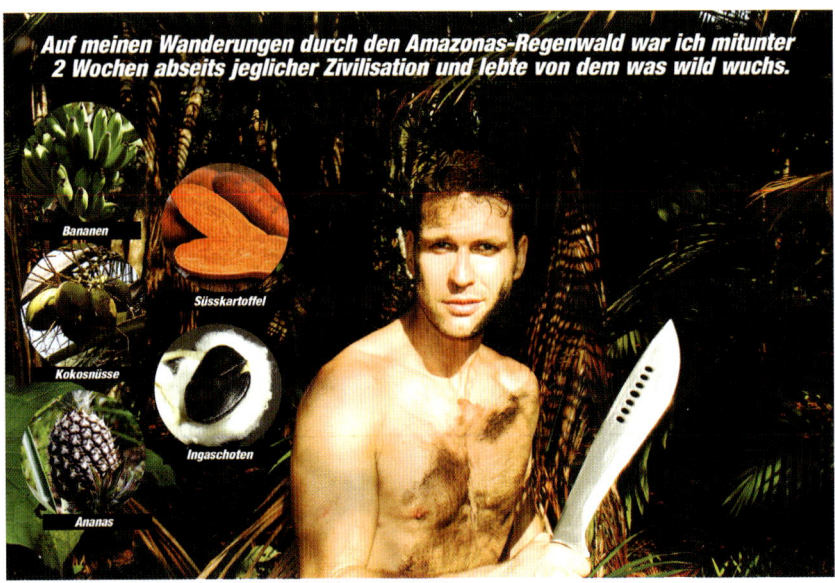

Auf meinen Wanderungen durch den Amazonas-Regenwald war ich mitunter 2 Wochen abseits jeglicher Zivilisation und lebte von dem was wild wuchs.

Als ich meine Wanderstiefel auszog, um die verschwitzten Füße in den kühlen Bach zu halten, waren sie voller Blutegel. In dieser Region war das nicht meine erste beeindruckende Begegnung mit Blutegeln. Berühmte antike Ärzte wie Plinius und Galen verwendeten sie bereits gegen fiebrige Erkrankungen, chronische Kopfschmerzen und Gelenksentzündungen. Erst im 16. Jahrhundert gelangte die Blutegeltherapie nach Deutschland. Die Behandlung gehörte zu den Ausleitungstherapien, wie auch Aderlass und Schröpfen. Nachdem die kleinen Sauger in Vergessenheit geraten waren, wurden sie 1920 für die Behandlung von Blutgerinnseln und Gefäßentzündungen wiederentdeckt. Auch die Militärärzte zeigten plötzlich Interesse, als sie herausfanden, dass sich nach Anlage von wenigen Blutegeln Wundheilung und Durchblutungsstörungen nach schweren Operationen deutlich verbesserten.

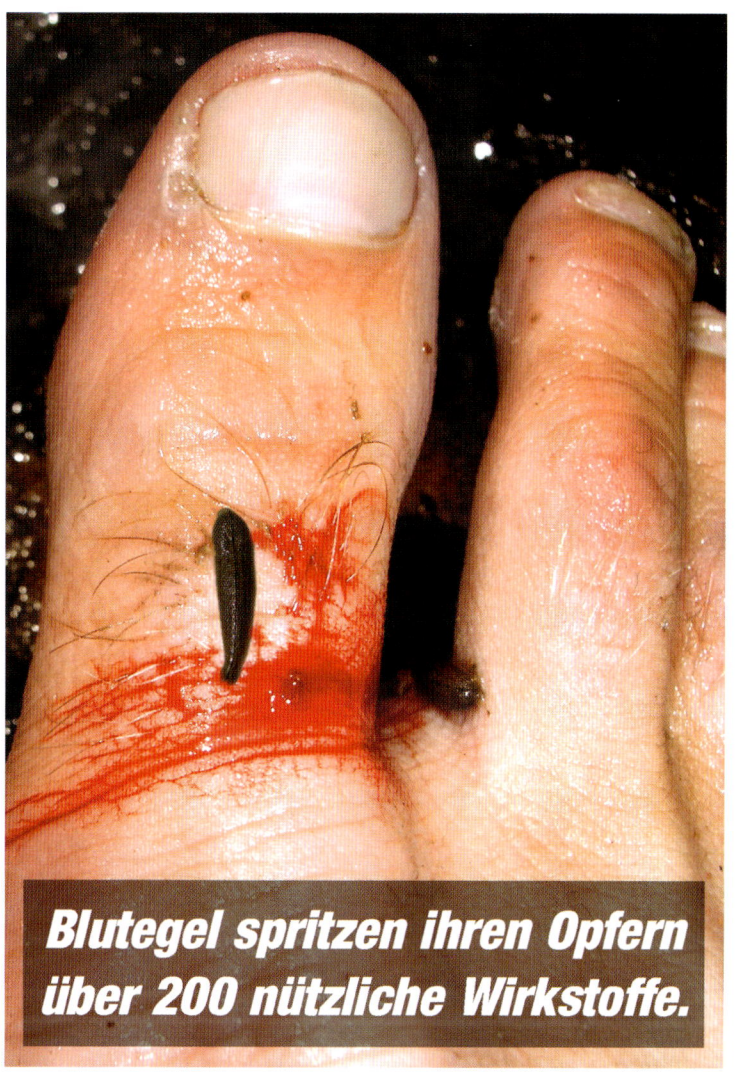

Blutegel spritzen ihren Opfern über 200 nützliche Wirkstoffe.

Mich haben diese kleinen Vampire, mit ihren drei Kiefern voller scharfer Zähnchen, bereits im Studium so fasziniert, dass ich ihnen meine Doktorarbeit widmete. Lebewesen mit einer Körpertemperatur zwischen 35 und 40°C, mit einem Geruch nach Glukose und Schweiß und einer Menge pulsierender Adern, machen sie richtig scharf und sie beißen zu. Diesen Biss spüren wir meist nicht, denn der Egel spritzt uns zahlreiche Betäubungs- und Schmerzmittel in die Haut. Manchmal sind sie so faul und träge, dass sie beim Trinken einschlafen. Dann reicht ein sanftes Streicheln, um sie aus ihrem Schlaf aufzuwecken und sie saugen weiter. Um zu verhindern, dass unser Blut gerinnt, spritzen uns die kleinen Saugmonster zusätzlich zu den über 200 bioaktiven Substanzen den Gerinnungshemmer Hirudin in den Körper. Wir trinken unsere heiße Schokolade schließlich auch lieber ohne Kakaoklumpen. Immerhin wollen sie ungestört so viel Blut trinken, dass sie ganze 2 Jahre davon leben können. Jedoch fanden Wissenschaftler der Universität Lausanne heraus, dass Hirudin nicht nur die stärkste blutverdünnende Substanz auf unserem Globus ist, sondern auch Gelenkentzündungen maßgeblich reduzieren kann.

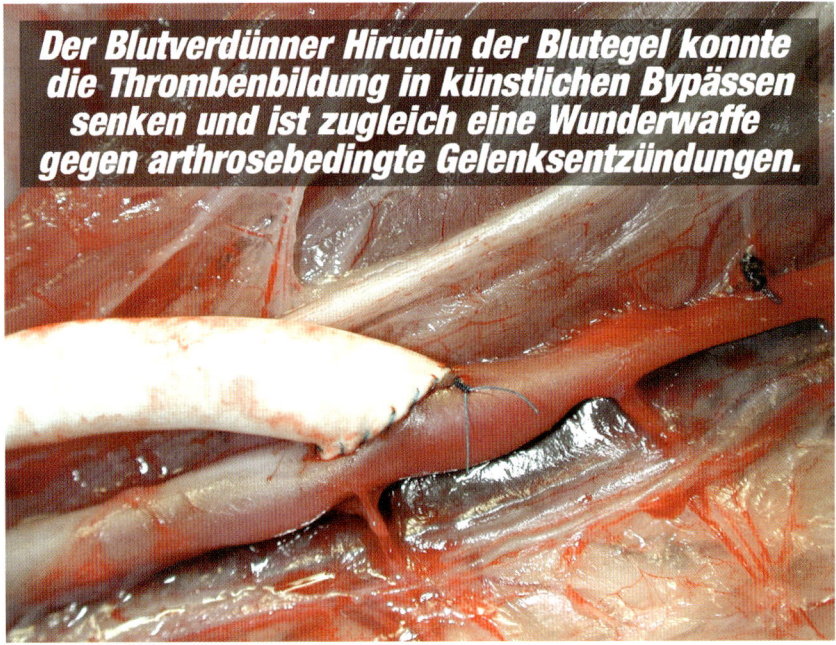

Der Blutverdünner Hirudin der Blutegel konnte die Thrombenbildung in künstlichen Bypässen senken und ist zugleich eine Wunderwaffe gegen arthrosebedingte Gelenksentzündungen.

Das rief mich auf den Plan, denn es gab ein schwerwiegendes Problem zu lösen. Ältere Menschen mit einem Verschluss ihrer Herzkranzgefäße haben oft keine gesunden Venen, die man ihnen als Überbrückung, wie einen Umgehungskreislauf, vor und hinter den verschlossenen Gefäßabschnitt annähen kann. Dann wird diesen Patienten häufig der Einbau einer künstlichen Gefäßprothese empfohlen. Die größte Komplikation nach einer gut überstandenen Herzoperation bleibt aber der frühe Verschluss dieser Kunststoffröhre bereits innerhalb der ersten 3 Wochen durch Gerinnsel und Schleimhautwucherungen. Gemeinsam mit dem Chefarzt für Allgemein- und Viszeralchirurgie Professor Dr. med. Michael Heise aus Berlin Lichtenberg und dem stellvertretenden Klinikdirektor Professor Dr. med. Gerhard Schmidmaier aus Heidelberg nutzten wir nun das Wundermittel Hirudin, welches an der Innenwand des Kunstgefäßes mit Hilfe von aneinander gebundenen Milchsäuremolekülen angebracht war. Es war ein medizinischer Meilenstein, dass sich genau diese Milchsäuremoleküle im Körper gleichmäßig abbauen und dabei unsere Wunderwaffe Hirudin freigeben und so den Blutfluss am Laufen halten. Nach 2 Jahren Forschungsarbeit in der Charité erhielt ich dafür meinen Doktortitel und glaubte der Menschheit einen großen Gefallen getan zu haben.

Das änderte sich schlagartig, als ich mich immer mehr mit den Patienten beschäftigte, die Kandidaten für künstliche Gefäße am Herzen waren. Je mehr ich mit diesen Menschen sprach, umso klarer wurde mir, dass wir Schulmediziner uns für angebliche Errungenschaften und wissenschaftlichen Fortschritt gegenseitig auf die Schulter klopfen, aber nur in den seltensten Fällen die Ursache der Krankheiten beseitigen. Alle diese herzkranken Menschen bekamen von ihren Ärzten nur Therapiemöglichkeiten zur Linderung ihrer Symptome gezeigt, aber keine einzige Alternative, um die biochemischen Prozesse der Krankheitsentstehung schon im Keim zu ersticken. Ganz ehrlich. Als ich mich mit den Studien beschäftigte, die man an keiner Universität zu lesen bekommt und mir ganz offensichtlich klar wurde, mit welchen geringen Veränderungen unseres Lebensstils das Risiko für koronare Herzerkrankungen in den Keller rauscht, schämte ich mich. Ich schämte mich für die tausenden Euro Forschungsgelder, die wir verballert hatten, ich schämte mich für die 40 Schweine, die für diese Dissertation ihr Leben ließen und irgendwie war mir mein Doktortitel völlig gleichgültig. Meine Familientradition, die Erfahrungen einer einfachen Hugenottenfamilie hatte mich wieder eingeholt und auf den Boden der Realität gebracht.

Das verringerte nicht meinen Glauben an die Sinnhaftigkeit einer Blutegeltherapie. Vor allem bei dem häufigen Verschleiß unserer Kniegelenke, der sogenannten Gonarthrose, zeigte sich bei über 80 Prozent meiner Patienten mit dem Ansetzen von vier bis sechs Blutegeln am Knie eine fast wunderhafte Schmerzreduktion. Auch wenn die Bisswunden bis zu 24 Stunden lang nachbluten, sollte man sich nicht abschrecken lassen. Am einfachsten geschieht die Therapie bei vorgewärmter Haut, zum Beispiel durch ein heißes Bad. Wenn der aufgesetzte Sauger beginnt, sich von der Zielstelle zu entfernen, stülpt man ihm ein kleines Schnapsglas über. Spätestens nach einer Stunde sind die Egel so satt getrunken, dass sie sich fallen lassen. Unsere Wunde blutet aber mitunter noch lange Zeit nach. Auf keinen Fall sollte man die Blutung mit einem Kompressionswickel verhindern, sondern mit einem leichten Watteverband kontrollieren. Für meine Arthrosepatienten empfehle ich die Egeltherapie zweimal pro Jahr.

Wir hatten bereits erwähnt, dass seit meinem Ur-Ur-Ur-Ur-Ur-Großvater die Anwendung von kalten Bädern zur Stärkung des Immunsystems in meiner gesamten Familiengeschichte von einer Generation zur anderen weitergegeben wurde. Mit Sebastian Kneipp feierten wir den Einzug der Wasserheilkunde in die Medizin. Das ist aber nicht ganz richtig, denn bereits der schlesische Arzt Johann Siegmund Hahn schrieb 1783 in seinem Buch von der Kraft frischen Wassers zur inneren und äußeren Anwendung bei unzähligen Krankheiten. Aber bringen wir es mal auf den Punkt. Wasser ist eines der ältesten Heilmittel der Welt. Denken wir nur an die römischen Thermen oder die Schwitz- und Wannenbäder des Mittelalters. Es bleibt dabei. Wasser ist das Medium, das nun mal am besten Wärme und Kälte transportiert. Unsere Muskeln entspannen sich und die Durchblutung steigt bei Wärme. Abwehrzellen und Hormone werden aktiviert. Kaltes Wasser lindert Schmerzen, hemmt Entzündungsvorgänge und lässt Blutgefäße enger werden. Besonders der Wechsel zwischen kalten und warmen Anwendungen regt unseren Stoffwechsel am effektivsten an. Eine der Hauptzielgruppen sind hierbei Menschen mit einer Herzschwäche, der sogenannten Herzinsuffizienz, bei denen sogar der regelmäßige Saunabesuch wahre Wunder wirkt, da der Blutdruck in der Hitze durch die weiten Gefäße nach unten rauscht und der Herzmuskel sich endlich mal von seinen Überstunden erholen kann. Aber auch ein warmes Fußbad kann bei Einschlafstörungen Erstaunliches vollbringen. Denn wie Kurt Kräuchi von der Universität Basel feststellte, beträgt die durchschnittliche

Einschlafzeit bei kalten Füßen 25 Minuten, hingegen bei Warmfüßlern nur 10 Minuten. Mein tägliches Kneippen beschränkt sich meistens auf einen kalten Ganzkörperguss nach einer heißen Dusche. Dazu nehme ich den Wasserschlauch und beginne nacheinander an Händen und Füßen, gehe dann zu den Unterarmen und Unterschenkeln – immer mit dem Wasserstrahl von außen Richtung Herzen und innen wieder runter. Dann geht's weiter und höher zu den Oberarmen und Oberschenkeln, um dann mit meinem Wasserstrahl Brust und Rücken abzukühlen.

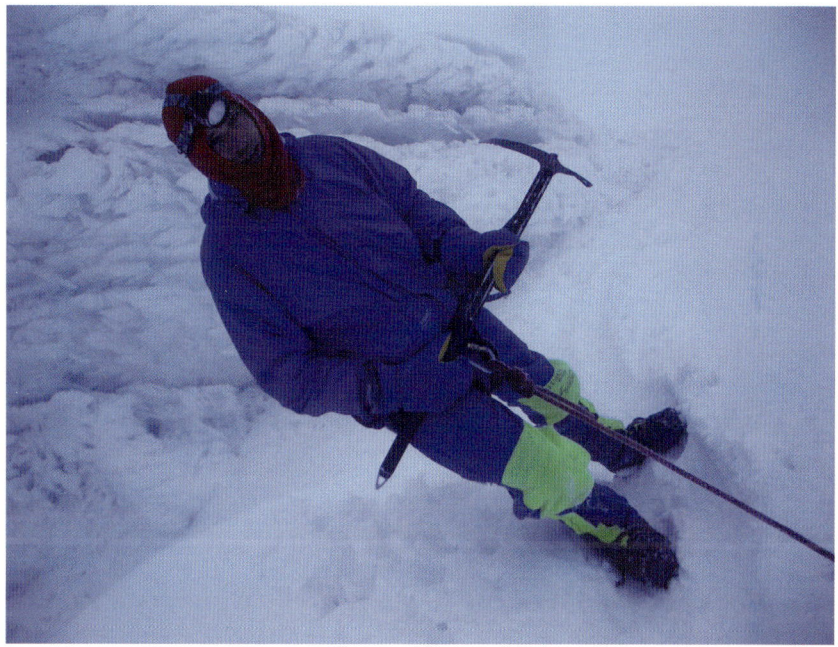

Allerdings kann man es mitunter auch ordentlich übertreiben und Dinge schlimmer machen, als sie sind. Ich befand mich in Ecuador und hatte gerade trotz erbitterter Stürme und eisiger Kälte den Krater des Cotopaxi, dem höchsten aktiven Vulkan mit 5897 Metern Höhe, erreicht. Ich hatte bereits um Mitternacht mit dem Aufstieg begonnen, da tagsüber die Lawinengefahr zu stark ist. Mitunter lief ich 40 cm schmale Wege, die in die Eiswand geschlagen waren, bei denen man sich auf der einen Seite mit dem Eispickel einschlug und auf der anderen 400 Meter senkrecht hinabschaute. Da ich in mir oft einen unstillbaren Wunsch habe, neue Rekordzeiten aufzustellen, kam ich die letzten Meter relativ verschwitzt am Kraterrand an. Schon in dieser Pausenzeit spürte ich, dass mit mir irgendetwas nicht stimmte. Ich trank den letzten Schluck Zunfo-Tee, ein südamerikanischer Zaubertrank gegen Höhenkrankheit, und begann mit dem Abstieg. Als die Sonne aufging und die Wolkendecke sich wie ein Kinovorhang zur Seite zog, blieb mir fast die Spucke weg. Denn im Dunkeln sahen die Wege nur halb so gefährlich aus, wie sie eigentlich waren. Ich zog mir meine Steigeisen fest und schob mich mitunter ganze 200 Meter mit dem Rücken an der Eiswand nach unten. Verflixt, warum müssen immer gerade in solchen Momenten Statistiken im Gehirn aufleuchten, dass in diesen Gletscherspalten, in die ich da hinabschaute, jedes Jahr 5 bis 7 Bergsteiger ihr Leben lassen. Völlig entkräftet erreichte ich das Basislager und nach einem kurzen Gewaltmarsch die Stadt. Jetzt begann ich den dümmsten Fehler überhaupt. Ich packte mich, angeschlagen wie ich war, in die Sauna, legte mich ganz oben auf die Dielen und schlief ein. Im wahrsten Sinne des Wortes gab es ein böses Erwachen, denn meine anfängliche Abgeschlagenheit hatte sich in kürzester Zeit zu einem heftigen Infekt entwickelt. Hat man es mit der Länge der Saunagänge oder mit ihrer Zahl übertrieben, erreicht man nicht selten das Gegenteil.

Sex als Medizin

Schon im Medizinstudium wusste unser Professor für Urologie wie man sich die Aufmerksamkeit seiner Zuhörer verschafft – mit dem Thema Sex. Er erklärte uns in seiner Vorlesung, wie man das vorzeitige Abspritzen von Samenflüssigkeit, die sogenannte Ejaculatio präcox, beim Geschlechtsverkehr verhindern könne. Er hielt eine Flasche mit Betäubungsgel nach oben. Das verwendeten wir bisher nur, um die Harnröhre schmerzunempfindlich zu machen, bevor einem Patienten ein Silikon-Katheter in die Harnblase geschoben wurde. Er meinte, man solle sich damit die Eichel vor dem Sex einreiben, um weniger empfindlich zu sein und länger durchhalten zu können.

Für viele Sportwissenschaftler ist Sex nicht nur die schönste Nebensache der Welt, sondern auch noch ein echter Gesundheits-Booster. Sex reduziert unser Stresslevel. Klar, wir bewegen uns dabei (hoffe ich doch wenigstens) und schalten die Verarbeitung von Problemen und Gedanken aus. Aber nicht nur das, denn Sex fördert die Bildung neuronaler Stammzellen im Hippocampus. Nicht zu verwechseln mit einem Uni-Gelände für hochbegabte Nilpferde, handelt es sich hierbei um den Teil des Gehirns, der unseren Stresspegel kontrolliert und in diesem Fall herunter dimmt.

Und was soll ich sagen, Sex ersetzt unsere Schokoladen-Fressattacken durch die Ausschüttung unzähliger Glückshormone, den Endorphinen, und ist damit sogar in der Lage nervige Kopfschmerzen runter zu fahren. Das gilt allerdings nicht für Cluster-Kopfschmerzen. An der Uni in Münster kam man zu dem Ergebnis, dass Sex sogar bei Migräne helfen kann. Das nenn ich doch mal eine sinnvolle Investition von Forschungsgeldern.

Und wer hätte es für möglich gehalten? Laut Dr. Laura Bergmann aus dem „Berman Center for Women´s Sexual Health", kommt es beim Sex zur Ausschüttung des Hormons Oxytocin, welches uns besser einschlafen lässt. Ich werde sie mal fragen, ob bei Männern der maximale Hormonpegel direkt nach der Ejakulation erreicht wird, denn da fallen den meisten schlagartig die Augen zu, während vielen Frauen sich noch über ein Nachspiel freuen würden. Das ist aber immer noch besser, als schon loszuschnarchen, wenn der Partner gerade erst mit dem Vorspiel beginnt.

Doch jetzt kommt der Knaller. Die Psychologen Carl Charnetsk und Francis Brennau von der Wilkens Universität in Pennsylvania fanden heraus, das Menschen mit ein bis zwei Mal Sex pro Woche mehr Immunglobuline bilden. Diese Antikörper schützen uns wirksam vor Schnupfen und Erkältung. Das gilt allerdings nicht für die Masturbation, denn nur beim intimen Kontakt mit dem Partner fährt der Körper als Schutzmaßnahme das gesamte Immunsystem hoch.

Bei all diesen gesundheitlichen Vorteilen wäre es fatal, wenn uns einfach die Lust auf Sex abhandengekommen ist. Eine Möglichkeit für den Verlust unserer Libido, also sozusagen der Lustverlust, ist ein Mangel des Sexualhormons Testosteron. Schön, wenn wir in diesem Fall rasch nachhelfen können, denn bereits einmal im Monat nur einen

Tag zu fasten, steigert deutlich die Produktion unseres Testosteronspiegels. Eine Verringerung der Libido tritt aber auch durch Stress, Schlafmangel, Depressionen, zu wenig Sport und Bewegung, einen erhöhten Alkohol- und Nikotinkonsum und einige Blutdruck- und Diabetesmedikamente auf. Von einer Libidostörung sprechen wir aber wirklich erst, wenn das Lustempfinden über einen Zeitraum von mindestens 6 Monaten ausbleibt. Spätestens nach diesem Zeitraum kommen die meisten Patienten zu mir, um sich ihre Packung Viagra verschreiben zu lassen und sich endlich mal wieder gut zu fühlen.

Aber es gibt auch einige nützliche Luststeigerer aus der Natur, die wir nicht unterschätzen sollten. Und ich meine hier nicht die chinesische Tradition bei Impotenz gegrillten Tigerhoden zu verzehren. Wir essen ja auch kein Gehirn bei einer Alzheimererkrankung. Wahre Wunder beim Ankurbeln unseres sexuellen Verlangens bewirkt die Wurzel der asiatischen Ginsengpflanze. Sie kann so effektiv die Durchblutung unserer Geschlechtsorgane begünstigen, dass der Spruch „Ich bin heiß" thermisch realistisch wird. Auch Yohimbin, eine Substanz aus der Rinde des Yohombe-Baumes, regt die Sexuallust an. Und während Artischocken die Ausschüttung des weiblichen Lusthormons Östrogen bewirken, regen Granatäpfel und Erdbeeren die Testosteron-Produktion an.

Oft heißt es, Frauen seien von sexueller Unlust betroffen. Manchmal werden Frauen als frigide, also als gefühlskalt und sexuell schwer erregbar, bezeichnet. Die Gründe dafür können körperlicher, psychischer und medikamentöser Natur sein. Dazu gehören die Schmerzen beim Sex, die allgemeine Angst vor dem Sex oder das Einnehmen bestimmter Anti-Baby-Pillen. Dann heißt es, auf den Partner einen Schritt zuzugehen. Mach ihr deutlich, dass du nicht genug von ihr bekommen kannst. Viele Frauen haben Angst, nicht den Vorstellungen des Partners zu entsprechen. Zeig ihr, dass du sie attraktiv findest und gib ihr das Gefühl von Geborgenheit und Vertrauen. Das gibt ihr mehr Selbstvertrauen und kann die Sexlust steigern. Wer sich begehrt fühlt, kann sich einfach besser fallen lassen.

Wie unterschiedlich doch die Vorlieben für einen Lustgewinn sein können, erlebte ich unzählige Male in meinen nächtlichen Bereitschaftsdiensten in der Rettungsstelle. Mindestens fünfmal pro Monat klingelte mich mein Pieper in die Notaufnahme, um einem Patienten sein anal zu tief eingeführtes Sexspielzeug wieder zu entfernen. Dafür nutzte ich meist einen gynäkologischen Stuhl, auf dem ich den Patienten mit gespreizten Beinen platzierte, um mit einer 30 cm langen Kornzange nach dem Vibrator zu angeln. Das war nicht ganz einfach, da unser Enddarm zum Anus hin sehr eng wird. Wurde das Spielzeug so tief eingeführt, dass es förmlich vom Schließmuskel verschluckt wurde, blieb es nicht direkt hinter dem Muskelring, sondern rutschte den engen Enddarmteil 20 cm ins Körperinnere. Waren zudem noch die Batterien gut aufgeladen, arbeitete das Objekt immer genau in die Richtung, in die ich es nicht haben wollte. Ein Röntgenbild konnte mir vorher sagen, wo es sich befand und mit dem Stethoskop konnte man die Stärke der Vibration feststellen. Was man dann hörte, waren mit Sicherheit keine Schmetterlinge im Bauch. Im Laufe eines halben Jahres hatten wir in unserer Notaufnahme so viele gebrauchte Liebesspielzeuge gesammelt, dass ich einen Secondhand-Shop hätte eröffnen können.

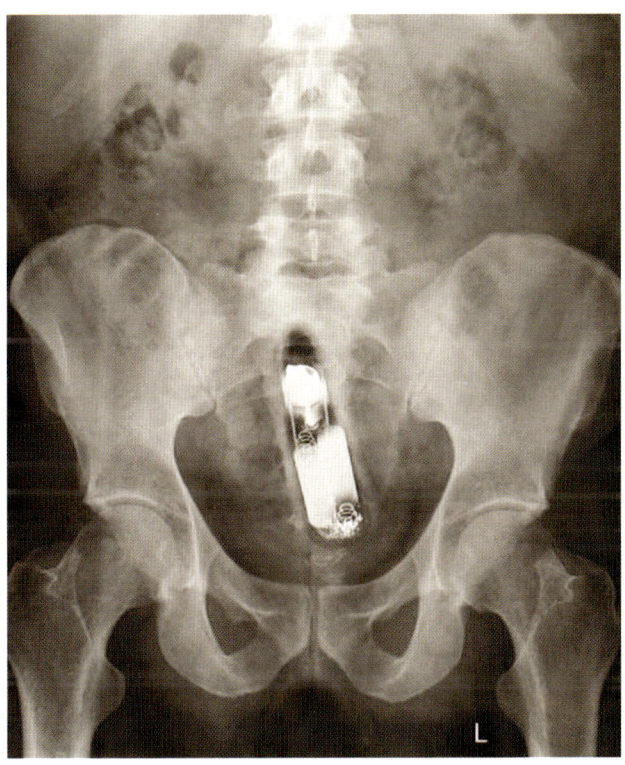

Es ist erstaunlich, wie vielfältig die Fragen der Patienten auf meiner Praxis-Mailbox sind, auch wenn wir auf Gelenks-, Fußchirurgie und Ästhetische Medizin spezialisiert sind. Aber bei meinen deutschlandweiten Vorträgen über Lifestyle und Ernährung stelle ich mich gerne genau den Problemen, die gerade in der Bevölkerung brodeln. Mit der Erlaubnis der Patienten möchte ich einige der am häufigsten gestellten Fragen hier kurz anführen.

Dietmar B., 44 Jahre, Lübeck
Guten Tag Dr. Sommermeier. Gestern war ich in Ihrem Vortrag, habe mich aber danach nicht getraut in einem überfüllten Raum mit 120 Leuten meine Frage zu stellen. Ich leide nun schon seit fast 2 Jahren darunter, kein steifes Glied bekommen zu können. In meinem Fall vermute ich, dass es der ständige Stress im Berufsleben war, der mich in einen Teufelskreis aus Druck, Versagensangst und tatsächlichem Versagen geführt hat. Die Umstrukturierung in unserer Firma hatte mich schlichtweg überfordert. Ich hatte manchmal Existenzängste und dachte oft: So geht es nicht mehr weiter. Irgendwann habe ich dann das erste Mal beim Sex versagt. Danach hatte ich immer öfter Erektionsstörungen. Mit Mitte vierzig hatte ich mit so einer Situation nie gerechnet. Es hat mich ganz schön aus der Bahn geworfen. Ich hatte vorher noch nie Potenzprobleme. Mein Sexualleben war stabil, ich liebte meine Frau wie am ersten Tag und war glücklich verheiratet. Umso peinlicher wurde es, dass ich meiner Frau nicht mehr zeigen konnte, wie attraktiv ich sie fand. Sie dachte, ich hätte eine Affäre mit einer anderen Frau. Das hat alles noch schlimmer gemacht. Vielleicht können Sie mir helfen, dieses Problem auf natürlichem Wege zu lösen.

Hallo Herr B. Danke zuallererst für Ihre Offenheit und Ihr Vertrauen. Ich kann Ihre momentane Situation und die daraus resultierenden Fragen sehr gut verstehen. Immer öfter werde ich von meinen Patienten nach Therapiemöglichkeiten einer erektilen Dysfunktion angesprochen. Schwierig sind für die meisten Patienten die weitreichenden Nebenwirkungen des Wirkstoffs Sildenafil, auch bekannt als Viagra ®, wie unter anderem Kopfschmerzen, Verdauungsstörungen, Muskelbeschwerden und Herzrasen. Aber zuallererst sollten Sie das Gespräch mit Ihrer Frau suchen und ganz ehrlich und offen sein. Glücklicherweise gibt es etliche gesündere Alternativen als die synthetischen Potenzmittel. So kann die Einnahme von speziellen Aminosäurekombinationen, wie Arginin und Ornithin, die Erektionsfähigkeit deutlich verbessern. Arginin kommt besonders hochdosiert in Erdnüssen, Sojabohnen, Haferflocken und Weizenkeimen vor. Schon seit Jahrhunderten gilt Hafer als Aphrodisiakum und Potenzmittel, ähnlich dem Extrakt aus Ginseng-Blättern. Allerdings kann es bei der Anwendung dieser Naturprodukte bis zum Wirkeintritt einige Monate dauern. Hilfreich sind auch natürliche Testosteronverstärker mit den Wirkstoffen aus Erd-Burzeldorn, Bockshornklee, Brennnessel und Sägepalme. Und bitte nicht durch den Begriff „Sägepalme" irritieren lassen, der bei einigen Patienten eine unbegründete Form von Kastrationsangst auslöst. Professor Saller aus der Uni Zürich konnte nicht nur die entzündungshemmende Wirkung des Sägepalmenextrakts bei Prostatabeschwerden nachweise, sondern auch eine Verbesserung beim Erreichen und dem Erhalt der Erektion. Dabei sollte es an Vitamin C, E, A und Zink nicht fehlen. Als pflanzlichen Stimmungsaufheller bei Versagensängsten und Stress empfehle ich sehr gerne Johanniskrauttee. Frauen sollten dabei nicht vergessen, dass Johanniskraut die Wirkung der Anti-Baby-Pille vollständig aufheben kann.

Claudia M., 18 Jahre, Senftenberg
Liebes Dr.-Sommermeier-Team! War bei euch zur Behandlung meiner Migräne mit Botulinum gewesen. Hat übrigens sehr gut angeschlagen. Danke. Hab mal eine kleine Frage an euch zum Aufbau des weiblichen Körpers. In meiner Krankenpflegeausbildung übten wir das Legen eines Blasenkatheters bei Mann und Frau und sprachen über das Vermeiden von Reizungen empfindlicher erogener Zonen. Die Dozentin konnte leider nichts zur anatomischen Beschaffenheit des G-Punktes bei der Frau sagen. Ist dieser Stimulationsort medizinisch belegt?

Hallo Claudia. Zuallererst möchte ich sicher gehen, dass du uns nicht mit dem Dr.-Sommer-Team der Zeitschrift BRAVO verwechselst. ;) Da du aber schon einmal bei uns in Behandlung warst, können wir das glücklicherweise ausschließen. Deine Frage ist absolut gerechtfertigt, weil der heutige medizinische Nenner von Experten der Frauenheilkunde und der Anatomie den Erfahrungen vieler Frauen widerspricht.

Wenn es um die Lust der Frau geht, kommt die Sprache immer wieder auf ihn: den legendären "G-Punkt". Ekstase pur und ein Plus an Lust - so zumindest das Wunschdenken. Von der Existenz des G-Punkts wissen wir dank Entdecker Dr. Ernst Gräfenberg schon seit 1950. Er fand heraus, dass die Scheidenwände der Frau mit zahlreichen erogenen Nervenenden ausgestattet sind. Hier befindet sich die Gräfenberg-Zone, denn die Bezeichnung „Punkt" ist eigentlich falsch. Vielmehr geht es um eine Zone entlang der weiblichen Harnröhre, die sich in Gräfenbergs Untersuchungen und Befragungen als besonders sensibel herausgestellt hat. Sie soll circa fünf bis sechs Zentimeter vom Scheideneingang entfernt sein. Das Problem: Zum einen ist sich die Wissenschaft nicht einig, ob es den G-Punkt wirklich gibt. Zum anderen spürt ihn nicht jede Frau gleich stark. Manche empfinden seine Stimulation als extrem erregend, andere als eher unangenehm und bei einigen hingegen bleibt eine besondere Erregung aus. Größe, Form oder Empfindlichkeit sind jedoch von Frau zu Frau äußerst verschieden. Die meisten Experten für Histologie und Anatomie halten heute die Wunderzone schlicht und ergreifend für eine simple Reizung der druckempfindlichen Harnröhre.

Marvin S., 27 Jahre, Trebbin
Hallo Dr. Sommermeier! Ich habe eine völlig unorthopädische Frage, die mich aber nun seit geraumer Zeit beschäftigt und hoffe, dass Sie mir helfen können. Vor genau 7 Jahren lernte ich meine heutige Frau kennen. Als sie vor 3 Jahren schwanger wurde, haben wir geheiratet. Vor der Geburt unseres Kindes hatten wir ein erfüllendes Sexualleben. Irgendwie habe ich aber seither das sexuelle Interesse an meiner Frau verloren. Stattdessen wurde die Selbstbefriedigung zu einem wichtigen Bestandteil meines Lebens. Es war der perfekte Blitzableiter bei Stress und Anspannung. Irgendwie war es angenehm, ein Gefühl der Befriedigung und Entspannung zu erreichen, ohne Rücksicht auf einen Partner nehmen zu müssen. Das Ganze steigerte sich, bis ich bei jedem kleinsten Lustgefühl mich selber befriedigte. Tat ich es nicht, entstand immer mehr ein Unruhegefühl in mir. Heute onaniere ich 10 bis 12mal täglich. Birgt das medizinische Risiken? Spricht man in meinem Fall von einer Sucht?

Hallo Marvin. Sehr viele Paare schildern nach der Geburt ihres ersten Kindes einen starken Abfall ihres Sexuallebens. Ob dieser Zustand eine zwischenmenschliche Sackgasse bleibt, entscheiden wir selber. Kann diese Blockade aber überwunden werden, beschreiben die Partner danach ein deutlich gesteigertes Wohlbefinden in der Beziehung. Ob du an einer Sucht leidest, kannst du ganz alleine feststellen. Versuche einfach 2 Wochen auf das Masturbieren zu verzichten. Jede Form der Sucht nimmt dir ein Stück deiner Freiheit.

Wenn es dir nicht gelingt, dann vergiss bitte nicht, dass unser Belohnungszentrum die zentrale Schaltstelle im Gehirn darstellt, um die Qualität von Erlebnissen zu beurteilen. Dabei werden, vereinfacht gesagt, alle Erfahrungen als positiv bewertet, die eine Aktivierung des Zentrums bewirken – fettiges Essen, Schokolade, Alkohol oder Sex. Sie werden als »wünschenswert« im Gedächtnis abgespeichert und bewirken dadurch einen Lerneffekt: Positiv markierte Erlebnisse wollen wir wiederholen, negative vermeiden. Selbst der Fadenwurm ist auf ein Belohnungszentrum angewiesen. Setzt man bei ihm die Belohnungs-Neurone außer Kraft, kriecht der millimeterlange Wurm an seiner Leibspeise, einem Klumpen Bakterien, einfach vorbei. Durch das häufige Onanieren wird das Belohnungszentrum mit Dopamin regelrecht überflutet und verlangt immer mehr nach diesem Kick. Außerdem werden diese neuronalen Transportbahnen, die mit dem Reiz beim Masturbieren zusammenhängen, bei häufiger Benutzung verstärkt. So erhöht sich die Zahl jener Schaltstellen, die Dopamin-Signale empfangen können. Das steigert bei den meisten Betroffenen in einer Beziehung die Häufigkeit der Selbstbefriedigung und senkt das sexuelle Verlangen nach dem Partner. Aber nur weil dein Körper danach verlangt, heißt es noch lange nicht, dass es gut für dich ist. Bereits 1869 beobachtete die Lifestyleexpertin Ellen White eine Veränderung an jungen Patienten die mehrfach pro Tag masturbierten. Sie schreibt: „Die empfindlichen Gehirnnerven verlieren ihre gesunde Spannkraft durch die häufige Reizung und steigern das Verlangen nach noch mehr Befriedigung. Der Umlauf der elektrischen Ströme im Nervensystem verbraucht den fünften Teil unserer Kraft und schwächt unseren Organismus." Die komplizierte Frage ist aber, ob es denn einen Unterschied zwischen Selbstbefriedigung und Sex mit dem Partner gibt. In einer neuro-endokrinologischen Studie (Brody und Krüger 2006) konnte gezeigt werden, dass der nach einem Orgasmus bei Männern und Frauen eintretende Anstieg von Prolaktin (der bisher einzige zuverlässige „Orgasmusmarker") bei einem im Partnerkontakt bzw. beim Geschlechtsverkehr erlebten Orgasmus massiv höher ausfällt als bei einem masturbatorischen Orgasmus. Das ist der Grund, warum das Entspannungs- und Glücksgefühl nach einem Orgasmus in einer Partnerschaft über mehrere Stunden anhält und beim Masturbieren nur wenige Minuten. Vielleicht sind die Argumente eines befriedigenderen Orgasmus, eines geringeren Energieverlustes mit mehr Tatendrang und die Steigerung des Immunsystems gute Gründe dem Liebesleben mit deiner Frau wieder eine Chance zu geben.

Das Schicksal chronischer Erkrankungen

Denken wir noch einmal an das Tortendiagramm der Dinge, die Krankheiten in uns auslösen oder verhindern, welches ganz am Anfang im Buch beschrieben ist. Hier erzähle ich, dass die Genetik als Ursache der Krankheitsentstehung eine eher untergeordnete Rolle spielt, hingegen Ernährung und Bewegung die dominanten Überflieger sind. Doch jetzt wird es Zeit, über die Krankheiten zu sprechen, bei denen diese 10 % Genetik ihr krankmachendes Potential vollends ausreizen, da negative familiäre Verkettungen uns schon im jungen Alter viele Steine in den Weg gelegt haben.

Wenn ich zweimal pro Monat deutschlandweit einen Gesundheitsvortrag halte, werde ich im Anschluss von drei Personengruppen umgeben. Die erste ist völlig harmlos, denn sie möchte nur ein Autogramm in ihr Buch. Die zweite Gruppe zeigt mir Körperteile wie Hände und Füße mit einem orthopädischen Problem. Auch diese Gruppe macht es mir immer leicht und gerne helfe ich mit Diagnosefindung und Therapievorschlägen. Aber die wirklich anspruchsvolle dritte Gruppe macht es mir umso schwerer. Nicht weil ich ihre Probleme nicht verstehe, nein, sondern weil sie unter fortgeschrittenen Krankheiten leiden, die man nicht einfach so mit 65 Lebensjahren im Handumdrehen mit einer Ernährungsumstellung heilt. Die Betonung liegt auf heilen. Denn ich bleibe dabei, auch die kniffligste chronische Krankheit lässt sich durch eine Lebensumstellung herauszögern oder verbessern. Diese genannte Gruppe tut mir so furchtbar leid. Sie laufen einer ungewissen Zukunft entgegen, merken, wie die Beweglichkeit und die Gehirnleistung immer schlechter wird und kein Arzt ihnen helfen kann. Ich spreche hier vor allem von Patienten mit Parkinson, Multiple Sklerose und Amyotrophe Lateralsklerose, also Krankheiten, die relativ spät in unserem Leben auftreten, dann aber nie mehr von unserer Seite weichen und unsere Lebensqualität in mehr oder weniger raschem Tempo massiv einschränken.

Während zum Beispiel Diabetiker und Krebskranke, ohne vielerorts Tochterzellen gebildet zu haben, erstaunlich gute Heilungschancen aufweisen, erlebt der Parkinsonpatient einen langsamen fortschreitenden Verlust von Nervenzellen. Es sterben vor allem die dopaminproduzierenden Nervenzellen in unserem Mittelhirn ab und wir bekommen steife bewegungsmüde Muskeln und unsere Hände beginnen zu zittern. Schon Jahre vor Ausbruch dieser Krankheit leiden die Patienten unter Stimmungsschwankungen, Depressionen, Verstopfung und Verlust des Geruchssinnes. Verantwortlich gemacht werden dafür Mutationen unserer Erbdatenträger, den Genen. Heute wissen wir, dass ein dauerhaft erhöhter Cholesterinspiegel den Ausbruch von Parkinson erst möglich macht!

Wenn fälschlicherweise unsere eigenen Abwehrzellen die Schutzhüllen unserer Nerven anknabbern und sich infolgedessen riesige Entzündungsherde in Gehirn und Rückenmark bilden, sprechen wir von Multiple Sklerose. Jedes Jahr erkranken daran in Deutschland 4000 Menschen. Leider ist die Tendenz steigend. Traurigerweise beträgt das Durchschnittsalter der Betroffenen bei Krankheitsbeginn gerade mal 30 Jahre. Interessant ist, dass bei keinem MS-Patienten eine intakte Darmflora nachgewiesen werden konnte. Außerdem besitzen sie, laut Dr. Felix Perger, ein durchweg schlechteres Immunsystem (gemessen an den Gamma-Globulinen) als die Durchschnittsbevölkerung, wobei der Einsatz von Antibiotika in der Massentierhaltung und Cortison einen Großteil der Schuld trägt.

Bei ALS, der Amyotrophen Lateralsklerose, kommt es zu einer fortschreitenden nicht reparierbaren Schädigung von Nervenzellen, die für unsere Bewegungen zuständig sind. Durch die Lähmungen der Muskulatur kommt es zu Gang-, Sprach- und Schluckstörungen. Aber besonders spannend ist, dass fehlgefaltete Proteine den Selbstmordmodus (Apoptose) in unseren Nervenzellen aktivieren. Eine Studie der Universität Pavia stellte bei einer Untersuchung italienischer Fußballprofis, die besonders häufig leichte bis schwere Schädelprellungen erlitten, ein erhöhtes Risiko für das Erkranken an ALS vor dem 49. Lebensjahr fest.

Am Ausbruch der Krankheiten wie Parkinson, Multiple Sklerose und ALS tragen wir nicht alleine die Verantwortung. Ich hole mal etwas weiter aus. Der Schüler Sigmund Freuds, Carl Gustav Jung, schrieb einmal: „Ich habe sehr stark das Gefühl, dass ich unter dem Einfluss von Dingen oder Fragen stehe, die von meinen Eltern und Großeltern und den weiteren Ahnen unvollendet und unbeantwortet gelassen wurden. Es hat oft den Anschein, als läge ein unpersönliches Karma in einer Familie, welches von den Eltern auf die Kinder übergeht."

Natürlich rede ich hier nicht von Karma, sondern von Genmutationen, die über mehrere Generationen weitergegeben wurden. Vergessen wir bitte auch hier nicht, dass es diese Krankheiten unter den Yanomami-Indianern und den Okinawa-Japanern nicht gibt, außer sie wandern in die westliche Zivilisation aus. Und auch dann dauert es mindestens 3 Generationen, bis sie auftreten. Das, was uns mit unserer Familie verbindet, beginnt schon vor der Empfängnis. Als unbefruchtete Eizelle, als früheste biologische Form, teilen wir bereits ein gemeinsames zellulares Umfeld mit unserer Mutter und Großmutter. Als meine Großmutter mit meiner Mutter im fünften Monat schwanger war, war die Vorläuferzelle der Eizelle, aus der ich hervorgegangen war, im Eierstock meiner Mutter bereits schon da. Das klingt irgendwie verwirrend. Aber bevor meine Mutter geboren wurde, waren meine Mutter, meine Großmutter und die frühesten Spuren von mir selber in ein und dem selben Körper. Wir haben also drei Generationen mit dem gleichen biologischen Umfeld. Und das ist nichts Neues. Wir lesen das seit einem Jahrhundert in Büchern der Embryologie. Auch die Vorläuferzellen der Samenzelle, aus der ich hervorgegangen bin, waren in meinem Vater schon vorhanden, als er noch ein Fötus im Bauch seiner Mutter war. Dank der unzähligen Studien des Teams um den Wissenschaftler Yehuda, konnten die Auswirkungen von Stress auf die Erbsubstanz unserer Kinder und Enkel erschreckend deutlich beleuchtet werden. Während die Spermien meines Vaters sich noch um ein Vielfaches neu reproduzierten, wurde meine Mutter bereits bei der Geburt mit einem lebenslangen Vorrat an Eizellen ausgestattet. Irgendwann 12 bis 40 Jahre später entwickelt sich dann unter der Mitarbeit eines Spermiums meines Vaters, der Mensch, der ich heute bin. In den Vorläuferzellen von Spermien und Eizellen können Ereignisse Spuren hinterlassen, die sich auf die kommenden Generationen auswirken. Doch wenn tatsächlich bereits der Stress einer Nachtschicht-Krankenschwester nachweisbare Folgeschäden hinterlässt, weil die Regenerationskraft des Körpers vermindert ist, was, bitte schön, ist dann erst mit den 2 Schachteln Zigaretten, der verschwiegenen Alkoholabhängigkeit, der Unmäßigkeit mit Industriezucker und tierischem Protein, dem massiven Bewegungsmangel eines Schreibtischtäters, der Übersäuerung und Stresshormonüberschwemmung durch unsere 10 Tassen Kaffee pro Tag, den unzähligen freien Radikalen und Transfetten? Das kommt alles auf die Endabrechnung und du bist vielleicht der Pechvogel, der für alle Generationen blechen muss. Das Erbgut unserer Großeltern ist ein genetischer Entwurf, der ständig äußeren und inneren Einflüssen ausgesetzt ist.

Der herausragende Zellbiologe Bruce Lipton konnte an der Stanford Universität bereits 1987 beweisen, dass Umgebungssignale durch die Zellmembran hindurch wirken und entscheiden, ob ein Gen aktiviert oder abgeschaltet wird. Ja, er konnte sogar belegen, dass unsere Zellen das Zellgedächtnis unserer Mutter in sich tragen. Denken wir zurück an das Rattenexperiment im Kapitel Krebs. Ratten, die sehr viel tierisches Eiweiß zum Schimmelgift erhielten, bildeten alle einen Tumor der Leber aus. Setzte man die tierischen Eiweiße auf Sparflamme oder tauschte sie gegen pflanzliche, stoppte das Krebswachstum und der Tumor wurde sogar rückläufig. Setzte man nun die gerade in der Heilung begriffenen Tiere wieder unter eine erhöhte Dosis tierischer Eiweiße, aktivierte sich das Zellgedächtnis und der Krebs wuchs in der doppelten bis dreifachen Geschwindigkeit als zuvor. Unsere Zelle vergisst nicht so schnell, vielleicht hatte deine Mutter noch „Glück" und dann bekommst du die Rechnung aufs Brot geschmiert. Lipton geht sogar so weit, dass er behauptet, dass Wut und Angst auf eine andere Weise den biochemischen Genausdruck ihrer Nachfahren verändern, als Liebe und Hoffnung. Wut und Angst lösen eine völlig andere Hormonausschüttung aus. Diese Hormone wandern durch die Plazenta in den Fötus und aktivieren bestimmte Rezeptorproteine für Stoffwechsel und

Verhalten. Dennoch dürfen wir hierbei nie vergessen, dass wir den Ausbruch und den Verlauf dieser chronischen Krankheiten massiv selber mit beeinflussen.

Die Dr. Sommermeier Ernährungspyramide

Ich helfe mir bei der Auswahl meiner Nahrungsmittel mit der Aufteilung in vier Lebensmittelkategorien. Auch dir erleichtert es die Überprüfung der Ernährung zu Beginn deiner Lifestyle-Umstellung.

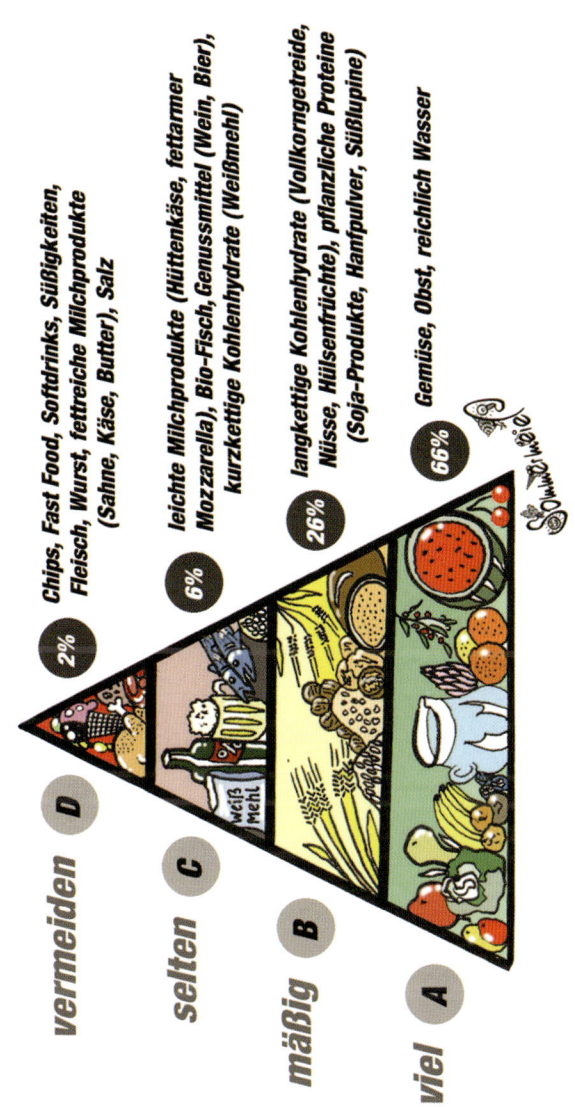

Hierbei ist es mir wichtig, dass die vier Schubladen Rücksicht auf vorhandene Basen, Antioxidantien, die Beeinflussung der Insulinausschüttung und die Energie- und Nährstoffdichte nehmen. Die Anteile der Nahrungsmittel der vier Kategorien lassen sich gut merken. Es ist die 2-6-26-66-Prozent-Regel, die nicht immer deinen Bedürfnissen und geschmacklichen Leidenschaften gerecht wird, die aber deinem Körper genau das gibt, was er braucht, um maximal leistungsfähig und gesund zu sein.

Und ich wiederhole es noch einmal: Lass dich von einem hochgesteckten Ziel nicht entmutigen, weil du an deinem Willen und deiner Selbstbeherrschung zweifelst und vor deinen Gewohnheiten und geschmacklichen Bedürfnissen auf die Knie gehst. Beginne langsam, Schritt für Schritt. Viele meiner Patienten begannen die Regel mit einer Verteilung von 10-20-30-40 Prozent und erreichten meine Ernährungsformel erst nach 10 bis 12 Monaten.

Kategorie D enthält Fleisch, Fast Food, Chips, Softdrinks, Wurst, raffinierten Zucker, Süßigkeiten, fettreiche Milchprodukte wie Hartkäse und Butter. Sie alle haben eine zu hohe Energiedichte, enthalten zu viel Salz und Zucker, stecken voller gesättigter Fette und Transfettsäuren, überschütten deinen Körper mit Cholesterin und tierischem Protein und schädigen deine Zellen mit AGEs.

Versuche diese Lebensmittel zu meiden, wo es nur geht. 2 Prozent deines Tagesbedarfs dürfen aus Nahrungsmitteln dieser Kategorie bestehen. Das wird dir auf den ersten Blick extrem wenig erscheinen. Aber immerhin gönne ich meinen Patienten damit 7 Tage im Jahr, an denen sie all diese Nahrungsmittel essen dürfen – und zwar so viel sie wollen. Das sind Tage wie Weihnachten, Geburtstage, Grillpartys mit Familie, Nachbarn und neuen Freunden – Feiern, bei denen es keinen Spaß machen würde, als Spießer oder Gesellschaftskiller geoutet zu werden. Durch diese Ausnahmetage wird vielen meiner Patienten der Sprung in eine neue Ernährungsform erleichtert. Doch je überzeugter wir von der schädigenden Wirkung dieser Lebensmittel sind, desto seltener werden wir davon Gebrauch machen.

Kategorie C enthält leichtere Milchprodukte wie Hüttenkäse oder fettarmen Mozzarella, Fisch und Weißmehlprodukte. Während du den

Kategorie-D-Lebensmitteln rasch aus dem Weg gehen solltest, darfst du während deiner Umstellung in der Gruppe C länger verweilen. Ganz besonders die Menschen, die mit Fitness und Kraftsport Muskeln aufbauen wollen, werden noch länger an den proteinreichen Milchprodukten hängen, bis sie ausreichend Alternativen in der Kategorie B ausprobiert und schätzen gelernt haben. Auch hier werden dir 6 Prozent jämmerlich gering vorkommen, aber das sind immerhin fast 2 Tage in jedem Monat, an denen du diese Produkte essen kannst.

Kategorie B steckt voller essentieller Fettsäuren, Vitamine und Aminosäuren, komplexer Kohlenhydrate und Ballaststoffe. Hierzu gehören Vollkornprodukte, Nüsse und Hülsenfrüchte und ein reichhaltiges Angebot an pflanzlichen Proteinen. Viele der Produkte haben allerdings noch eine sehr hohe Energiedichte, was dem Leistungssportler gelegen ist, dem Übergewichtigen jedoch ein Hindernis bei der Gewichtsreduktion darstellt. Der Kraftsportler dagegen wird hier die Kohlenhydrate reduzieren und den Schwerpunkt auf pflanzliche Proteine setzen. Wem Sojamehl zu fettreich ist, findet mit Erbsenprotein- und Reisproteinpulver, Grillwürsten aus Pilzprotein, Shakes aus Hanfprotein und Süßlupinenmehl vielseitige Alternativen.

Kategorie A stellt alle Nahrungsmittel dar, die für die meisten Menschen als Grundlage jeder Mahlzeit dienen sollten. Vollgestopft mit Basen, Vitaminen und Mineralstoffen haben sie zudem eine ausgesprochen niedrige Energiedichte. Gemüse, Obst und Wasser sind die Basis einer harmonischen Ernährung. Vom normalen Verbraucher bis hin zum Leistungssportler im Ausdauersport kann das jeder locker umsetzen. Der muskelmasseorientierte Kraftsportler wird in dieser Kategorie den Obstverzehr verringern und stattdessen die pflanzlichen Proteine der Gruppe B oder die leichten Milchprodukte der Gruppe C bevorzugen. Aber selbst der Bodybuilder, der täglich in der Aufbauphase mindestens 4000 bis 5000 kcal verzehrt, darf nie vergessen, dass 50 % seiner Nahrung aus hochwertigen Kohlenhydraten bestehen sollte."

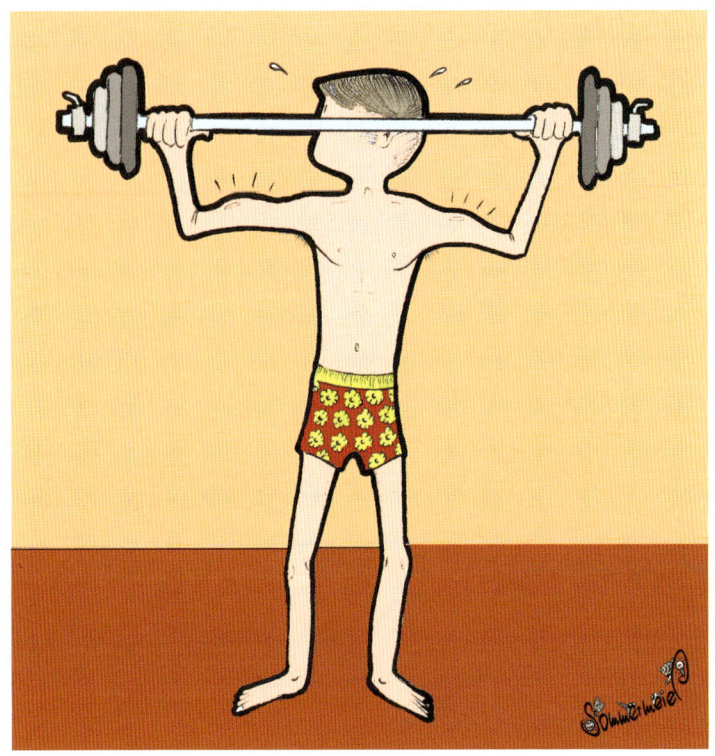

Bewegung

Ganz ehrlich, einen Waschbrettbauch und einen schlanken, durchtrainierten Körper hätte wohl jeder gern. Aber mir geht es hier zuallererst um den Fakt, dass Bewegung die Chancen auf Gesundheit und körperliche Zufriedenheit rapide nach oben schnellen lässt, bevor ich wichtige Tipps für Fitness und Ausdauersport gebe.

2008 wurden in einer Studie die Sporttagebücher von 6.657 Frauen zwischen dem 50. und 74. Lebensjahr und 3.464 Brustkrebspatientinnen durchforstet. Das Ergebnis war sensationell. Frauen, die täglich zwei Stunden lang zügig gingen – beispielsweise in Form von Nordic Walking – oder eine Stunde Fahrrad fuhren, hatten ein um mehr als

30 Prozent geringeres Brustkrebsrisiko als Frauen mit weniger sportlicher Aktivität.[73]

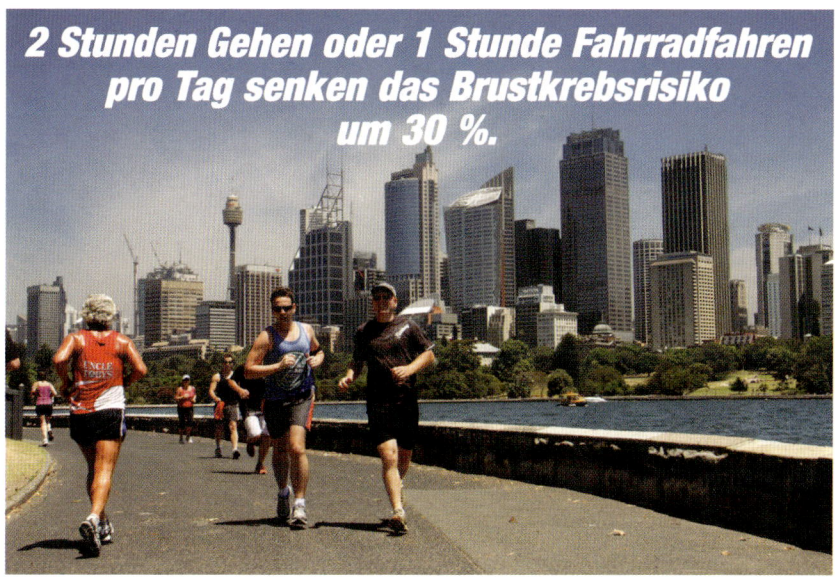

2 Stunden Gehen oder 1 Stunde Fahrradfahren pro Tag senken das Brustkrebsrisiko um 30 %.

Das Deutsche Krebsforschungszentrum in Heidelberg bestätigt den gewonnenen Eindruck: »Die Bedeutung regelmäßiger körperlicher Bewegung für die Primärprävention von Malignomen, wahrscheinlich aber auch für die Vorbeugung von Rezidiven, wird bislang stark unterschätzt.«

Es reicht also nicht, sich den ganzen Tag nur mit der eigenen Ernährung zu beschäftigen, wenn wir rundum gegen Krankheiten geschützt bleiben möchten. Bewegung ist in der Lage, die Vorzüge einer gesunden und ausgewogenen Ernährung noch zu steigern.

---

[73] MARIE-Studie (2008), »Sport und Brustkrebsrisiko, retrospektive Fallkontrollstudie, 6.657 Frauen (50.–74. LJ.) und 3.464 Brustkrebspatientinnen«

Beweg dich endlich!

Dir fehlen die richtigen Laufklamotten? Egal. Einfach loslaufen. Draußen ist es bewölkt und kühl? Egal. Erst einmal loslaufen. Du hast noch
so viel für morgen vorzubereiten und keine Zeit? Glaube mir, nach
30 Minuten Bewegung an der frischen Luft wirst du deine Aufgaben
schneller und konzentrierter bewältigen. Denke nicht so viel darüber
nach und tritt deinem Schweinehund ordentlich in den Hintern. Bereits
nach den ersten Metern werden die Schritte immer leichter. Dir fehlt
das Geld fürs Fitnessstudio? Die meisten Fitnessübungen für einen gut
geformten Körper kannst du entspannt bei dir zu Hause machen. Wie
das geht, werde ich dir zeigen. Du leidest unter massivem Übergewicht
und hast Angst, deine Gelenke zu zerstören? Dann setz dich aufs Fahrrad, aber beweg dich!

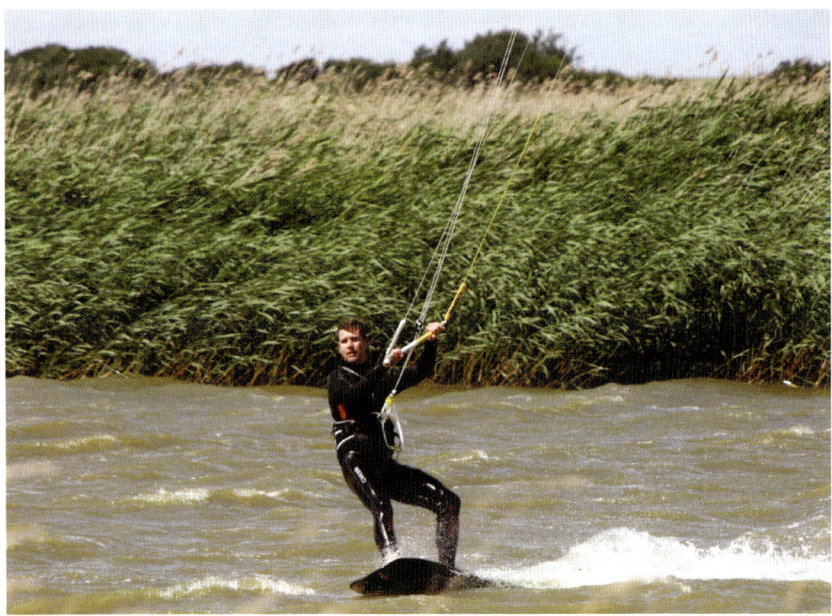

Entscheidend ist: Denk nicht zu viel darüber nach und trainiere endlich.
Am Ende erkennst du, dass dir nichts geschenkt wird, egal was die
neusten Methoden versprechen. Neulich wurde ich im Studio gefragt,
was ich von »Max-OT« (oder so ähnlich) halte. Ich hatte den Begriff

noch nicht einmal gehört. Probiere Sportarten und Fitnesskonzepte aus, behalte bei, was funktioniert und zu dir passt, und werfe über Bord, was dir nichts bringt. Aber halte deinen Körper in Bewegung.

Niemand hat gesagt, dass es leicht wird

Je höhergesteckt und längerfristig unsere Ziele sind, desto mehr Geduld und Willensstärke verlangen wir uns ab. Wenn ich einmal pro Woche einen 30-Kilometer-Lauf mache, sind die ersten Kilometer die schwierigsten. Ich ertappe mich dann oft bei dem Gedanken, wie lange ich noch joggen muss, um ans Ziel zu kommen, beraube mich damit meiner Motivation und werde langsamer. Genau in diesen Momenten stelle ich mir vor, wie ich mit einer neuen Bestzeit beim nächsten Wettkampf durchs Ziel laufe. Aber um das zu erreichen, ist jeder einzelne Schritt, jeder Meter die notwendige Basis zum Erfolg. Und wie heißt es doch so schön: »Die größte Leistung besteht darin, nicht andere, sondern sich selbst zu übertreffen.«

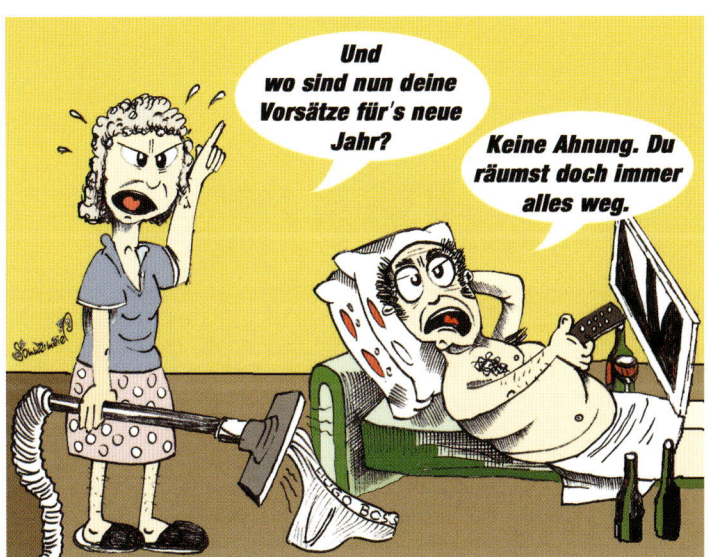

Mein Radtag

Ob Anfänger oder Fortgeschrittener, ob Freizeit- oder Leistungssportler – Radfahren ist für fast jeden Menschen ohne extremen finanziellen Aufwand oder spezielle Vorkenntnisse möglich. Besonders eignet sich der Drahtesel für Menschen mit deutlichem Übergewicht, die ihren Körper erst wieder an Bewegung gewöhnen wollen, ohne die Gelenke zu schädigen. Radfahren ist für viele Sportarten wie das Laufen ein hervorragender Ausgleichssport. Ob gemütlich mit dem Partner auf dem Radweg oder etwas abenteuerlicher mit dem Mountainbike durchs Gehölz – Radfahren passt immer. Genial ist die Tatsache, dass selbst bei Menschen mit bestehendem Kniegelenksschaden, auch Gonarthrose genannt, das Radeln in leichten Gängen die Produktion von Gelenkschmiere anregt. Sie enthält unter anderem den wichtigen Wirkstoff Hyaluronsäure, der unseren Knorpel ernährt und zur Regeneration anregt sowie die Gleitfähigkeit und Pufferfunktion im Kniegelenk deutlich verbessert.

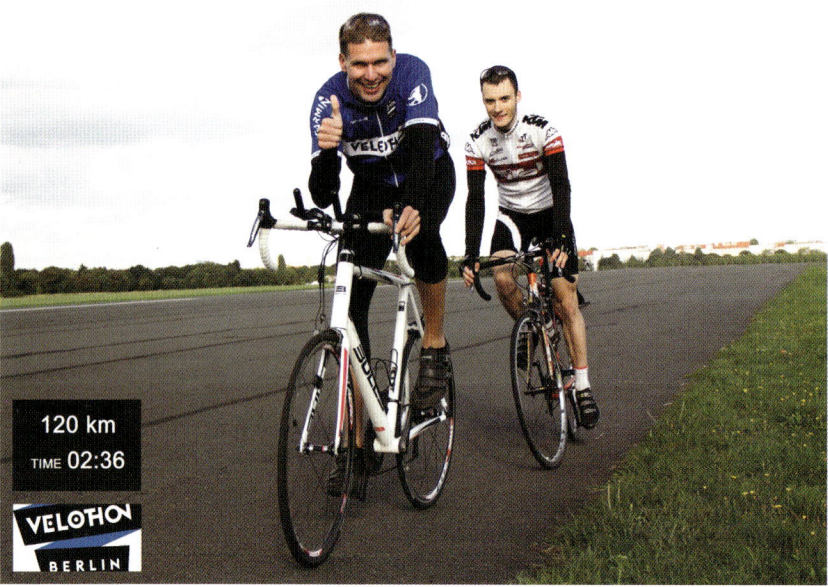

Forscher konnten sogar zeigen, dass Bewegung bei beginnender bis mittelschwerer Gelenkschädigung eine weitere Verschlechterung verzögert und die Beweglichkeit fördert.

Am besten fährt es sich mit einem Trainingspartner, jemand, der dich motiviert, ohne dich zu überfordern, und der mit dir den Spaß an der Bewegung teilt. Gerade bei etwas schlechterem Wetter ist ein Mitstreiter Gold wert. Beim Radsport ist Heinz als österreichischer Bergspezialist für mich der perfekte Partner. Jeder hat seine Stärken und Schwächen. Aber gemeinsam für ein Ziel zu kämpfen, hat extreme Vorteile. Völlig zufällig trafen wir uns an einer Ampelkreuzung mitten in Berlin und sind jetzt schon Tausende Kilometer gemeinsam gefahren. Unser erstes Ziel war der Velothon Berlin – ein Radrennen für Jedermann, 120 Kilometer durch Berlin und Brandenburg. Wir waren nur mittelmäßig vorbereitet, konnten uns aber gemeinsam derart motivieren, dass wir in 2:36 Stunden zwischen Tausenden von Fahrern unter die ersten 100 Plätze fuhren.

Mein Lauftag

Versuche deine Sporteinheit an einem freien Tag so früh wie möglich zu beginnen. Je länger du es hinauszögerst, in deine Turnschuhe zu springen, desto größer wird dein innerer Schweinehund. Dann reichen wenige Anrufe und Termine – und schon ist der Zug abgefahren. Außerdem startest du erfolgreicher in den Tag, wenn du deine Runde durch den Park mit frischer Luft und den ersten Sonnenstrahlen durchgezogen hast. Deine Müdigkeit ist verflogen, du hast einen gesunden Appetit und während des übrigen Tages begleitet dich das Gefühl von Selbstzufriedenheit.

Es ist toll, wenn du dir hohe Ziele steckst, vergiss dabei aber bitte nicht, dass Gelenkschmerzen am häufigsten auftreten, wenn du nach einer längeren Laufpause zu schnell, zu weit oder zu intensiv losläufst. Besonders nach der Winterpause ist meine Praxis voller Jogger, die nach vier Monaten des Nichtstuns einen schnellen 10-Kilometer-Lauf hinlegen wollten. Gib deinen Gelenkkapseln und der stabilisierenden Kniemuskulatur Zeit. Achte außerdem auf gutes Schuhwerk! Wer mit drei Jahre alten Schuhen über den Asphalt joggt, tut seinen Knien über kurz oder lang keinen Gefallen.

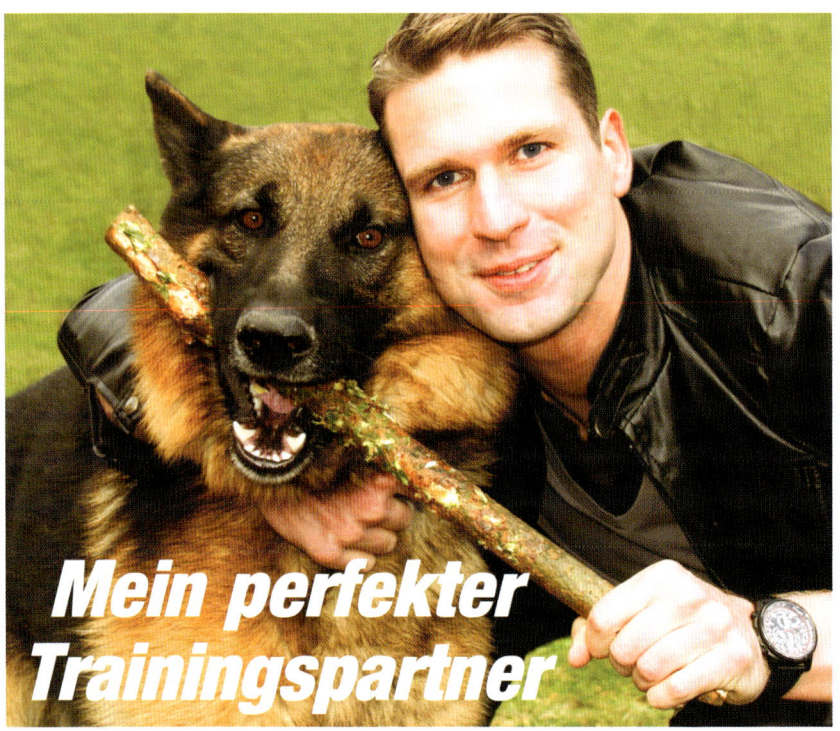

Mein perfekter Trainingspartner

Als ich mit dem Laufsport begann, empfahl mir mein damaliger Orthopäde, komplett mit dem Laufen aufzuhören. Bereits nach zwei oder drei Kilometern begannen meine Knieschmerzen. Heute weiß ich, dass kein Orthopäde, der ein Sportverbot aus dem Ärmel schüttelt, statt Gelenkkapseltraining zu verschreiben und ein MRT zu machen, Sportler betreuen sollte. Ich besorgte mir damals ein MRT. Das Ergebnis war, dass mein Knorpel fast völlig intakt war. Also holte ich mir Kniebandagen, polsterte meine neuen Laufschuhe mit zusätzlichen Geleinlagen aus und versuchte hauptsächlich auf Waldböden meine Bahnen zu ziehen. Und siehe da, es funktionierte! Die Aufwärmübungen vor dem Training sind mir bis heute heilig, weil ein schneller Start bei kühlen Außentemperaturen einen Muskelfaserriss auf dem Gewissen haben könnte. Und die Faszienrolle nach dem Training verhindert Muskelverhärtungen und fördert die Durchblutung.

Wer schon »fortgeschrittenen Gelenksschaden« und »Knorpelabrieb« als Diagnose mit sich herumträgt und dazu vielleicht noch unter Übergewicht leidet, sollte seine Runde zuerst einmal auf dem Fahrrad drehen. Das verbrennt zwar in der gleichen Zeit nicht so viele Kilokalorien, regt aber die Produktion von Gelenkschmiere an. Außerdem gibt es heute schon die Möglichkeit, auf einem Hometrainer Energie zu verbrennen und zusätzlich seine Problemzonen mit elektrischen Reizen zu stimulieren, um noch mehr unnötiges Fett abzubauen. Dazu werden Elektroden auf den Anfang und das Ende eines Muskels aufgeklebt und dieser zieht sich nach Eintreffen des elektrischen Reizes zusammen. Wir nennen das EMS – Elektrische Muskelstimulation.

Wie auch immer, beweg deinen Körper! Und vergiss nicht: Mir geht es nicht nur um deine Strandfigur. 30 Prozent des Risikos, ob du eines Tages an einer Stoffwechselerkrankung leiden wirst oder nicht, hängt davon ab, ob du dich bewegst – egal wie gesund du dich ernährst. Ob Aquagymnastik, Pilates, Fitness, Kampfsport, Schwimmen, Radsport, Baseball, Fußball, Handball, Basketball, Leichtathletik, Rudern, Segeln – raus und los! Heute weiß man, dass regelmäßiges Training wie ein Antidepressivum wirkt und eine stabile gesunde Psyche unterstützt.

Bitte achte nach dem Sport auf ausreichend Flüssigkeitsnachschub. Wenn du dich nun aber mit überzuckerten Getränken zuschüttest, machst du den gerade erkämpften körperlichen Vorteil wieder zunichte. Meide Säfte und Softdrinks und gewöhne dir endlich wieder an, dass Wasser das Getränk Nummer eins ist. 12 Gläser Wasser pro Tag sind die Basis für einen ausgeglichenen Flüssigkeitshaushalt. Wer dem täglich noch 4 Gläser basischen Tee draufsetzt, sorgt für eine schnellere Regeneration der beanspruchten Muskelgruppen. Ein halbes Glas eines konzentratfreien Safts sollte die maximale Tagesdosis sein. Ich gebe mir nach Fitness und Kardio gern ein zuckerfreies mineralienreiches Getränkepulver ins Glas.

Mein Weg zur Marathon-Bestzeit

Ich war 6 Jahre alt, als mich mein Vater motivierte, das erste Mal den traditionellen Familienlauf am Ostseestrand auf der Insel Usedom von Heringsdorf über Ahlbeck bis zur polnischen Grenze mitzulaufen. Mein sechs Jahre älterer Bruder kannte die 18-Kilometer-Strecke bereits sehr gut und setzte noch einen drauf. Vor dem Lauf sagte er zu mir: »Johannes, wenn du die ersten 9 Kilometer bis zum Wendepunkt ohne Pause schaffst, schenke ich dir 50 Mark. Aber wenn du die gesamten 18 Kilometer durchrennst, darfst du dir von allem, was ich habe, etwas aussuchen.« Auch wenn 50 Mark für einen 6-Jährigen schon ein hübsches Taschengeld waren, ging ich im Kopf alle Besitztümer meines Bruders durch. Stereoanlage, Walkman, Briefmarkenalben, Videokassetten und CDs, Fitnessgeräte und Uhren mit integrierten Computerspielen, einen Stapel nagelneuer BRAVO-Zeitschriften – all dies ratterte wie beim Glücksrad durch meinen Schädel. Und dann war es klar. Ich hatte ein Ziel vor Augen, das ich um jeden Preis erreichen wollte, und ich zweifelte nicht, es zu schaffen.

Taktisch klug ließ mich mein Vater an der Spitze laufen, hinter mir mein Bruder. Mit der körperlichen Leichtigkeit eines Kindes lief ich vor mich hin. Die Möwen kreischten über mir, die Sonne brannte und ich sah Hunderte Kinder am Strand spielen. Die große Kunst war es, niemals in den weichen trockenen Sand zu geraten, in den man so tief einsinkt, dass man die dreifache Energie verbraucht. Nass durften die Füße allerdings auch nicht werden, da sich sonst grober Sand und Muscheln an die Fußsohlen heften. Es war genau der schmale Streifen dazwischen, der nur so feucht war, dass er hart genug war, das schnellste Tempo zu laufen, ohne einzusinken. Dazu kamen die Buhnen mit ihrer 50 cm hohen Mauer aus Holzpfählen und die Ankerseile der Fischerboote. Einen Bogen um sie zu laufen, wäre ein Umweg durch den weichen Sand gewesen, und so sprangen wir wie bei einem Hindernislauf über sie hinweg. Und plötzlich sah ich es, das große rot umrahmte Schild »Achtung, Staatsgrenze«. Mein Vater verfolgte jeden meiner Schritte, und als ich plötzlich Seitenstechen bekam, gab er mir wichtige Hinweise, wie ich meine Atmung optimieren konnte. Von da an atmete ich länger ein und blies die Luft mit einem kurzen Stoß wieder aus. Während dieses Laufs entwickelte ich meinen eigenen Atemrhythmus, der genau zu meinem Laufstil passte und mich bis heute durch jeden Marathon begleitet. Drei kräftige Einatemzüge, bis die Lunge vollgepumpt ist, gefolgt von einer kurzen Ausatmungsphase, bei der ich, ohne Kraft aufzuwenden, den Brustkorb in sich zusammenfallen lasse.

Am Ende musste mein Bruder, der niemals geglaubt hatte, dass ich ohne Pause das Ziel erreichen würde, mir seine nagelneue Musikanlage abtreten.

Irgendwann las ich die Geschichte von dem Siegesboten Philippides von Miltiadis, der 490 vor Christus den Sieg der Griechen über die Perser bei der Schlacht von Marathon in Athen verkündete. Er gilt als der erste Marathonläufer. Allerdings handelte es sich hier um eine Distanz von 36,75 Kilometern. Die Faszination dieser olympischen Disziplin, bei der vom Profi bis zum Freizeitjogger alle auf einer Strecke laufen, ließ mich nicht mehr los und meine erste Anmeldung für den Wettkampf war die größte Motivation, mich auch bei miesem Wetter das Jahr hindurch draußen zu bewegen.

Nach meinen ersten sechs Marathonläufen hatte ich eine persönliche Bestzeit von 3:10 Stunden erreicht. Doch die Grenze von 3:00 Stunden – das Goldene Tor zum Hochleistungssport – erschien mir unerreichbar. Jeder halbwegs ambitionierte Langstreckenläufer versucht diese Marke wenigstens einmal in seinem Leben zu knacken, doch nur die wenigsten schaffen es. Ich war inzwischen 39 Jahre alt und hatte einen Beruf, der mir nicht viel Zeit fürs Training ließ.

Obwohl ich Orthopäde und Unfallchirurg war, beschäftigte ich mich sehr intensiv mit Ernährungsstudien und merkte, dass meine Regenerationszeiten nach Langstrecken- und Tempoläufen immer dann besonders kurz waren, wenn ich mich überwiegend basisch ernährte. Da die meisten Milch- und Fleischprodukte nicht nur den Körper übersäuern und ihn mit Schlackenstoffen fluten, sondern auch eine längere und energiezehrende Verdauungszeit bedeuten, besann ich mich auf den Lebensstil meiner Eltern und begann ein Jahr vor dem Berlin-Marathon mit einer Ernährungsumstellung zur veganen Lebensweise. Mein Körper muss gedacht haben: »Was macht der Junge da bloß?«, und mein Darm reagierte mit Blähungen und Durchfällen. Mit Sauerkrautsaft half ich ihm auf die Sprünge, die Darmflora anzupassen.

Sex vor dem Wettkampf

Forscher aus Oxford förderten in einer Studie, bei der sie Teilnehmer des London-Marathons befragten, ein interessantes Ergebnis zutage. Läufer, die in der Nacht vor dem Lauf Sex gehabt hatten, kamen auf eine Durchschnittszeit von 3:51 Stunden, die anderen nur auf 3:56 Stunden. Diese Studie stellt jedoch eine der wenigen Ausnahmen dar, denn fest steht, dass wir durch guten Sex bis zu einem Sechstel unserer Tagesenergie verlieren. Wir reden hier aber nicht von einem Quickie.

Besonders Männer haben nach dem Sex einen höheren Bedarf an Regenerationszeit und Nährstoffzufuhr. Schließlich schießen sie eine doppelte Ladung Eiweiße und Fruktose aus ihrer Samenblase in die »Umlaufbahn«. Bei Frauen soll der Sex auch laut weiterer Studien keine negative Wirkung auf das Wettkampfergebnis haben.

Die Laufwoche für ambitionierte Läufer

Mein Trainingsplan veränderte sich rapide. Im Januar begann ich entspannt mit einem Training von 45 Kilometern pro Woche. In den vorhergegangenen 3 Wintermonaten war ich nur die 10 Anstandskilometer pro Woche gelaufen, um den Herzmuskel auf Standby zu halten. Für die letzte Septemberwoche war der Berlin-Marathon angesetzt. Erst 2 Monate vorher begann ich mein Trainingspensum anzuziehen. 8 Wochen lang lief ich 100 Kilometer pro Woche. Darunter waren stets ein 30-Kilometer-Lauf und zwei 20-Kilometer-Läufe, der Rest bestand aus Intervall-Läufen. Nach jedem 30-Kilometer-Lauf folgte am nächsten Tag ein entspannter Regenerationslauf. Dieser war der einzige Lauf, bei dem ich nicht schneller als meine Marathon-Ziel-Pace lief. Im Intervalltraining absolvierte ich eine Stadionrunde mit maximalem Tempo und lief dann so gut es ging weiter. Dabei versuchte ich so schnell wie möglich meine Marathonpace wieder zu erreichen. Sobald ich während einer Stadionrunde wieder schneller als die Ziel-Pace war, begann das Spiel von Neuem, bis insgesamt 10 Kilometer geschafft waren. In der Woche des Berlin-Marathons lief ich nur 35 Kilometer.

Nach nur 1.600 Trainingskilometern mit insgesamt gerade mal zehn 30-Kilometer-Läufen und einem Jahr veganer Ernährung war dann endlich Payday. Am Abend vor dem Marathon gab es eine doppelte Portion Vollkornnudeln. Morgens vor dem Lauf koche ich mir gern eine Suppe aus Getreideschrot mit Banane und passiertem Trockenobst. Zusätzlich trinke ich vor dem Start mindestens 2 Liter Wasser, um alle Muskelzellen zu fluten.

Oft werde ich gefragt, ob Läufer beim Kampf um die Bestzeit während des Laufs auf Toilette gehen, wenn sie vorher 2 bis 3 Liter getrunken haben. Dann erzähle ich jedes Mal die schmutzige Geschichte von Nina

Kuscsik, die 1972 den New-York-Marathon gewann. Ab Kilometer 20 hatte sie massive Verdauungsstörungen mit Durchfall. Ihr Ziel war es, die 3-Stunden-Marke zu knacken, weshalb eine Toilettenpause nicht in Frage kam. Sie machte sich in die Hosen, lief ungeachtet dessen weiter und gewann den Lauf. Der eingespielte Marathonläufer schafft es in der Regel, mit Hilfe eines kurzen Verdauungsläufchens vor dem Start seinen Darm zu entleeren.

Nach einem ganzen Kapitel über den fragwürdigen Nutzen von kurzkettigem Zucker scheint der Einsatz von zuckerhaltigen Gels beim Langstreckenlauf doch bereits geklärt, oder? Nicht ganz. Der Lauf über 42 Kilometer bleibt eine körperliche Herausforderung ungeahnten Ausmaßes. An den Verpflegungsständen bekommt man Äpfel und Bananen gereicht. Während des Laufs erfährt der Körper den puren Stress und das sympathische vegetative Nervensystem ist aktiviert. Das bedeutet maximale Adrenalinausschüttung, sodass mitunter aufgetretene Ermüdungsbrüche vom Läufer erst im Ziel wahrgenommen werden. Es bedeutet aber auch, dass unser Verdauungssystem auf äußerster Sparflamme läuft und kaum in der Lage ist, halb zerkaute Apfelstückchen zu resorbieren. Das Zuckergel hingegen gibt gleichmäßig aufnahmefertige Kohlenhydrate an unsere Darmschleimhaut ab.

Zum Start gibt es das erste Gel und dann alle 10 Kilometer das nächste mit jeweils zwei Bechern Wasser. Ich komme mit drei Gelpacks wunderbar durch den Lauf. Halb zerkaute Apfelstückchen brauchen bis zu drei Stunden, um verdaut zu werden, und sind auf dem Weg zur Bestzeit nicht sinnvoll.

Probiere bitte nie etwas aus, was sich im Training nicht bewährt hat. Selbst isotonische hochmineralisierte Getränke solltest du vorher auf einem 30-Kilometer-Trainingslauf ausprobieren. Bei meinem ersten Marathon wurde mir bei Kilometer 25 Red Bull angeboten. Ich Vollidiot habe es getrunken, ohne es jemals vorher getestet zu haben. Die Zuschauer in meiner Nähe konnten gerade noch zur Seite springen, bevor ich im Schwall den gesamten Bürgersteig vollkotzte.

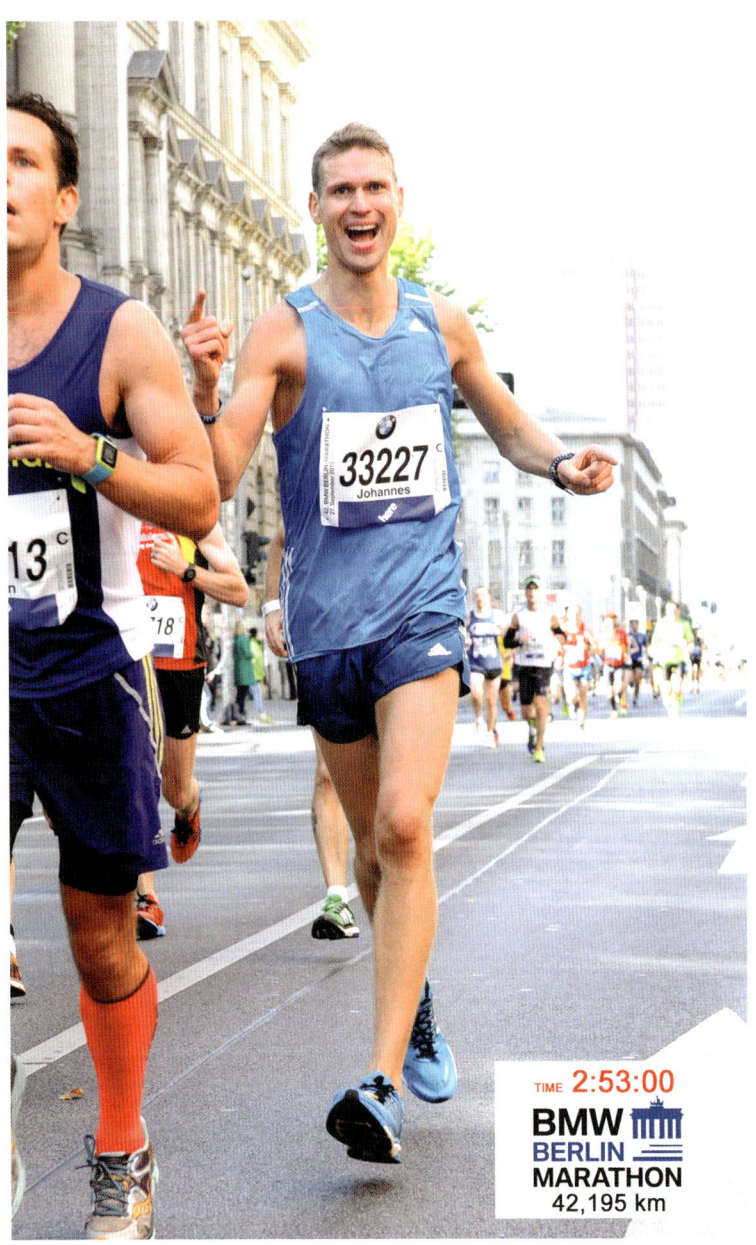

Normalerweise fiel ich nach 30 Kilometern in das berüchtigte tiefe Loch. Der Körper schreit dann nur noch: »Bleib stehen!«, und jede

Bewegung ist schwer und schmerzhaft. In diesem Jahr war einfach alles besser. Trotz der viel zu geringen Zeit fürs Training setzte das Tief erst bei Kilometer 34 ein. Insgesamt wurde ich nicht langsamer, sondern lief meine Pace von 4:04 min/km, das sind über 13 km/h, bis ins Ziel. Am Ende reichte es auf den 42,195 Kilometern für eine Nettozeit von 2:53:00 Stunden und ich war überglücklich.

Doch hier war mein Experiment noch nicht zu Ende. Ich wollte beweisen, dass selbst nach einem Marathonlauf die Regenerationszeit mit einer veganen und industriezuckerfreien Ernährung erheblich verkürzt und das Trainingsniveau vorzeitig wieder angehoben werden kann. Ich wusste, dass laut sportwissenschaftlichen Studien der Körper sechs Wochen braucht, um sich von einem Marathonlauf zu erholen. Trotzdem begann ich schon am nächsten Tag, mit einem 10-Kilometer-Lauf mein Training aufzunehmen, denn bereits sechs Wochen später wollte ich in New York erneut gegen die 3-Stunden-Marke antreten.

Alle Hochleistungssportler und Laufexperten, die bis dahin an meinem Ziel gezweifelt hatten, hielten mich jetzt für komplett übergeschnappt. In der Woche nach dem Marathon lief ich 40 Kilometer und während der folgenden drei Wochen jeweils 80 Kilometer. Die letzten zwei Wochen vor dem New-York-Marathon pausierte ich und lief erst wieder einen Tag vor dem Marathon entspannte 10 Kilometer durch den Central-Park in Manhattan. Gefühlte zwanzig Brückenüberquerungen mit steilen Anstiegen von mitunter fast 500 Metern und eine unfreundliche Kälte beim Start machten es den Läufern deutlich schwerer als in Berlin. Dazu kam, dass ich noch am Start mein gesamtes Konzept änderte und mich für ein deutlich schnelleres Starttempo entschied. Ich wollte alles auf eine Karte setzen und begann mit einer Pace, die mich mit 2:38 ins Ziel getragen hätte. Ich fühlte mich gut an diesem Morgen und hoffte, nach 30 Kilometern schon irgendwie die Zeit ins Ziel zu retten. Auf den ersten 20 Kilometern überraschte mich meine Form – bis ich mich am Verpflegungspunkt verschluckte. Damit begann der absolute Horrortrip. Die nächsten 14 Kilometer lief ich mit fürchterlichem Seitenstechen, weil die Hustenattacke meinen Atemrhythmus durcheinandergebracht hatte. Am Ende rettete ich mich dankbar mit 2:57 Stunden über die Ziellinie.

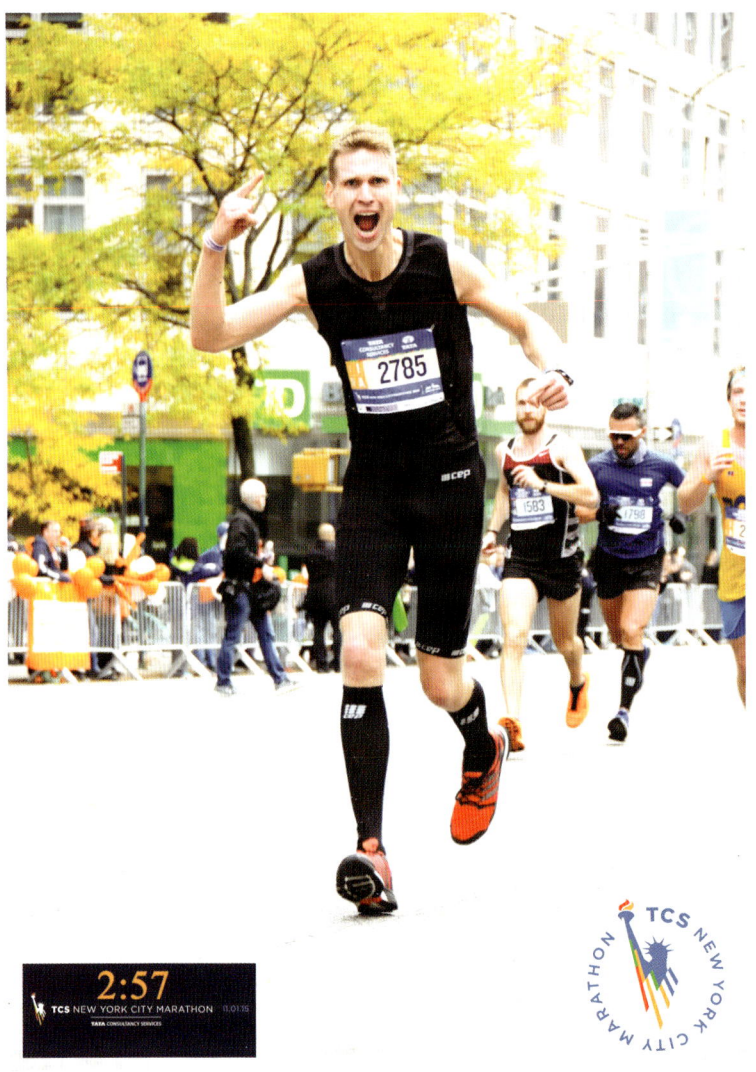

Gib also niemals auf, auch wenn anfangs alles falsch zu laufen scheint. Und behaupte schon gar nicht, zu alt für diesen Sport zu sein. Dick Hoyt bewältigte 25 Marathonläufe, und bei jedem schob er seinen behinderten Sohn im Rollstuhl. Bei seinem letzten Lauf war er 65 Jahre alt und überraschte mit einer Laufzeit von 3:43 Stunden. Maragaret Hagerty war sagenhafte 81 Jahre alt, als sie im Juli 2004 in Australien den Gold-Cost-Marathon absolvierte.

Allen Läufern, die so gern einmal einen Landesrekord beim Marathon knacken wollen, empfehle ich den Saint-Helena-Marathon. Auf der kleinen Insel im Südatlantik mit immerhin 7.000 Einwohnern liegt die Bestzeit der Männer bei 4:06 und bei den Frauen bei 6:30 Stunden.

Mein Lauf-Trainingsplan für Anfänger, Ambitionierte und Streber

Einen Lauf-Plan für alle gibt es nicht. Er sollte sich an den Zielen und Möglichkeiten jedes einzelnen Läufers orientieren. Trotzdem möchte ich euch hier für einige Trainingswochen Vorschläge und Ideen zeigen, die ihr in eurem eigenen Training einbauen könnt.

Lauf-Woche für Anfänger:

- Sonntag

5 km extensiver Dauerlauf in 6:30 - 5:30 min/km. Pulsbereich 122 - 133. Nicht jammern, diese Einheit ist nicht so schlimm, wie du denkst. Du kannst es ruhig angehen lassen. Anschließend ein heißes Bad, ein alkoholfreies Bier, Getreide-Kaffee sowie Vollkorn-Kuchen und die Welt sieht schon wieder ganz anders aus.

- Montag

30 min regenerativer Dauerlauf in 7:30 - 5:50 min/km. Pulsbereich 115 - 133.

- Dienstag

4 km Tempodauerlauf zwischen 5:30 und 4:30 min/km. Stöhne nicht! Arschbacken zusammenkneifen und los.

- Mittwoch

Pausentag. Einfach entspannen.

- Donnerstag

2x 500 m Wiederholungsläufe in je 5 Min. mit 1000 m Trabpause. Gehe nach dem ersten schnellen 500 m-Tempostück erst einmal 100 m und trabe (jogge) dann weitere 900 m. Dann folgt das zweite Tempostück. Pulsbereich bis 155. Das ganze am besten in einem Stadion oder auf einem Sportplatz mit Asche- oder Tartanbahn. Wir wollen schließlich keine Spaziergänger umrennen.

- Freitag

6 km extensiver Dauerlauf in 6:20 - 5:30 min/km. Pulsbereich 126 - 133. Oder Alternativ-Training: Wasserlaufen (Aqua-Jogging), Radfahren, Skaten, Athletiktraining oder Spiele.

- Samstag:

Ruhetag. Heute kannst du stolz auf dich sein.

50km-Lauf-Woche für ambitionierte Läufer:

- Sonntag

20 km extensiver Dauerlauf in 5:50 - 5:30 min/km. Pulsbereich 122 - 133. Nicht jammern, diese Einheit ist nicht so schlimm wie du denkst. Du kannst es ruhig angehen lassen. Anschließend ein heißes Bad, ein alkoholfreies Bier, Getreide-Kaffee und Vollkorn-Kuchen und die Welt sieht schon wieder ganz anders aus.

- Montag

60 Min. regenerativer Dauerlauf in 6:20 - 5:50 min/km. Pulsbereich 115 - 133. Schnute weg von Chips, Kuchen und Alkohol, macht alles dick.

- Dienstag

5 km Tempodauerlauf zwischen 5:00 und 4:30 min/km. Stöhne nicht! Arschbacken zusammenkneifen und los.

- Mittwoch

Pausentag. Genieße ihn!

- Donnerstag

4x 1000 m Wiederholungsläufe in je 5-7 Min. mit 1000 m Trabpause. Gehe nach dem   1000 m-Tempostück erst einmal 100 m und trabe (jogge) dann weitere 900 m. Pulsbereich bis 155. Dann das Ganze noch 3 Mal wiederholen. Laufe am besten in einem Stadion oder auf einem Sportplatz mit Asche- oder Tartanbahn. Wir wollen schließlich die Knie schonen und keine Spaziergänger umrennen.

- Freitag

15 km extensiver Dauerlauf in 5:50 - 5:30 min/km. Pulsbereich 126 - 133. Oder Alternativ-Training: Wasserlaufen (Aqua-Jogging), Radfahren, Skaten, Athletiktraining oder Spiele.

- Samstag:

Ruhetag. Heute scheint die Sonne nur für dich.

80km-Lauf-Woche für Streber mit Marathon-Ziel 3:00 Stunden:

- Sonntag:

30 km extensiver Dauerlauf in 5:40 - 5:20 min/km mit 6 km Endbeschleunigung. Nicht das Tempo schon auf den ersten Kilometern hochziehen. Versuche erst am Ende in die Nähe deines geplanten Marathon-Renntempos zu kommen. Das Renntempo braucht nicht erreicht zu werden, aber bis 5:00 min/km solltest du schon kommen. Pulsbereich 120-157.

- Montag:

90 Min. regenerativer Dauerlauf in 6:10 - 5:40 min/km. Pulsbereich 115 - 133. Schnecken-Renntempo!

- Dienstag:

10 km Tempodauerlauf zwischen 4:40 und 4:30 min/km. Stöhne nicht, das schaffst du schon. Motiviere dich mit deinem schönsten Bestzeiten-traum.

- Mittwoch:

Pause. Komm mal runter und entspann dich. Heute sind nur deine Muskelfaszienmassagerolle und Dehnungsübungen erlaubt.

- Donnerstag:

4x 2500 m Wiederholungsläufe in je 13 Min. mit 1000 m Trabpause. Gehe nach dem Tempostück erst einmal 100 m und trabe (jogge) dann weitere 900 m. Pulsbereich bis 155. Am besten in einem Stadion oder auf einem Sportplatz mit Asche- oder Tartanbahn. Wir wollen schließlich unsere Knie schonen, nicht über Wurzeln stolpern und keine Spaziergänger umrennen.

- Freitag:

20 km extensiver Dauerlauf in 5:40 – 5:20 min/km. Pulsbereich 115 – 133.

- Samstag:

Absoluter Ruhetag. Gönne dir und deiner Familie einmal etwas Gutes!

Auch Fitness sollte geplant werden

Mein Selbstexperiment war aber auch hier noch nicht vorbei. Mich mit veganem Lifestyle und mäßigem Trainingsaufwand in den Bereich des Hochleistungssports zu kämpfen, war das eine. Aber war es auch möglich, ohne den Verzehr tierischer Produkte Muskelmasse aufzubauen, selbst wenn einem dazu die genetische Veranlagung fehlte? Betrachtete ich meine Strandfotos der letzten zwanzig Jahre, musste ich förmlich suchen, um an meinem Körper Muskeln zu entdecken.

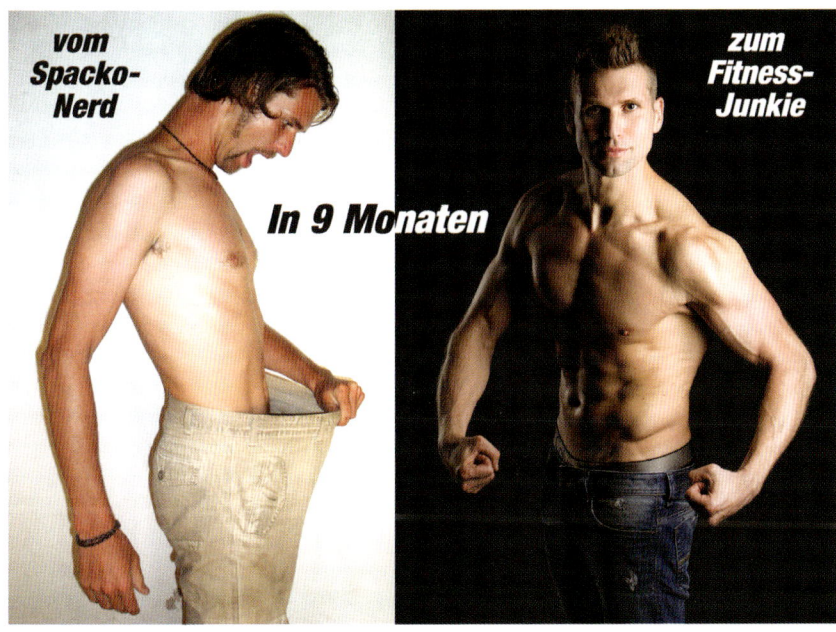

Also beschloss ich, es auszuprobieren. Ich fuhr mein Laufpensum auf 50 Kilometer pro Woche runter und begann 3 Mal wöchentlich in meinem Keller Gewichte zu stemmen. Falls du ähnliche Ambitionen hast, informieren dich bitte vorher, wie du die Übungen sauber und gelenkschonend durchführst. Falsch ausgeführt können Fitnesstraining und Kraftsport bleibende Schäden an Sehnen, Muskeln und Gelenken verursachen. Damit du das vermeidest, habe ich den von mir nachfolgend aufgezählten Lieblingsübungen die wichtigsten Tipps für einen kontrollierten Bewegungsablauf beigefügt.

Bei jeder Fitnessübung versuche ich nur so viel Gewicht zu verwenden, dass ich mindestens 8 Wiederholungen schaffe. Sobald ich eine Übung 12 Mal wiederholen kann, erhöhe ich das Gewicht. Jede Übungseinheit besteht aus 4 bis 5 Sätzen mit maximal 12 Wiederholungen. Da nach einer Stunde das Training immer weniger effizient wird, versuche ich in 60 Minuten 5 Übungseinheiten mit je 4 bis 5 Sätzen zu schaffen.

Je nachdem, ob ich auf Kraft, Ausdauer oder auf Muskelmasse trainiere, stelle ich mir mein ganz persönliches Trainingsprogramm zusammen. Je langsamer ich die Wiederholungen mache und je schwerer ich die Gewichte hebe, desto stärker wächst meine Muskelmasse. Wenn ich jedoch leichter und schneller trainiere, nimmt meine Ausdauerfähigkeit zu.

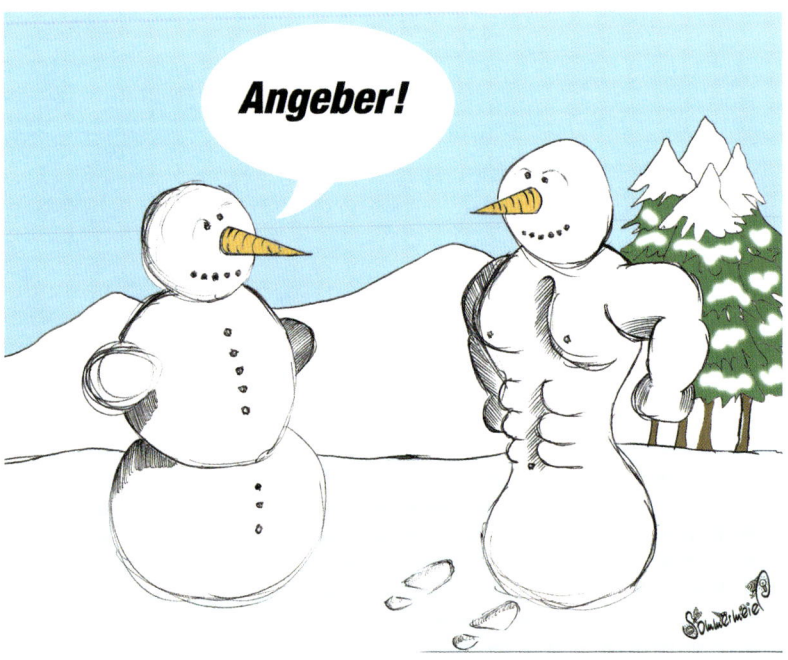

Ich bevorzuge es, meine Fitnessübungen langsam und konzentriert durchzuführen. Den konzentrischen Teil einer Übung, bei der sich die Muskulatur zusammenzieht – wenn ich zum Beispiel ein Gewicht anhebe –, führe ich zügiger durch und verbinde sie mit kräftigem Ausatmen. Führt man am Ende des schwierigen Übungsteils am Anschlag eine maximale Kontraktion durch, nennt sich das neudeutsch »peak-contraction«. Gehe ich mit meinem Gewicht in die Ausgangsstellung zurück, befinde ich mich im exzentrischen oder negativ-dynamischen Übungsteil. Hier sollten wir unbedingt auf eine gute Einatmung achten und das Gewicht bewusst langsam absenken. Es gibt aber auch Muskelgruppen, die es lieben, mit isometrischen Übungen gekräftigt zu werden. Hierbei handelt es sich um statisches Training, bei dem wir eine anstrengende Körperstellung so lange wie möglich halten. Während der Wiederholungen bleibt die Muskelgruppe die ganze Zeit über angespannt. Bei jeder noch so kleinen Übung ist es im Übrigen lohnenswert, sich mit den Gedanken ganz auf die gerade beübte Muskelgruppe zu konzentrieren. Die Fitness-Cracks sprechen dann gern von einer guten »mind-muscle-connection«.

Beim Ausführen unserer Übungen haben wir zwei Möglichkeiten. Zum einen können wir sie mit niedriger Wiederholungszahl und mit schweren Gewichten oder mit schnellen, explosiven Wiederholungen und leichten Gewichten durchführen. Beispielsweise beim explosiven Bankdrücken versuchen wir, das Gewicht maximal schnell nach oben zu beschleunigen. Dabei wird das Gewicht kontrolliert zur Brust herabgelassen, dort ruht es 3 Sekunden und wird dann explosiv nach oben gedrückt.

Um den maximalen Erfolg bei Fettverbrennung und Muskelaufbau zu gewährleisten, empfehle ich dem Anfänger ebenso wie dem Profi, jede absolvierte Leistung, so klein sie auch erscheinen mag, mit Datum in einem Trainingstagebuch zu notieren. So lassen sich viel besser die Erfolge mit dem erbrachten Aufwand aufwiegen, Fehler werden entdeckt und Verbesserungen können geplant werden. Nehmen wir an, du hast vor einer Woche eine Übung mit 10 Kilo begonnen und hattest am Ende der 5 Sätze noch genügend Kraft, um auch das Endgewicht von 25 Kilo 12 Mal zu wiederholen. Dann kannst du heute mit 15 Kilo beginnen und den letzten Satz auf 30 Kilo erhöhen.

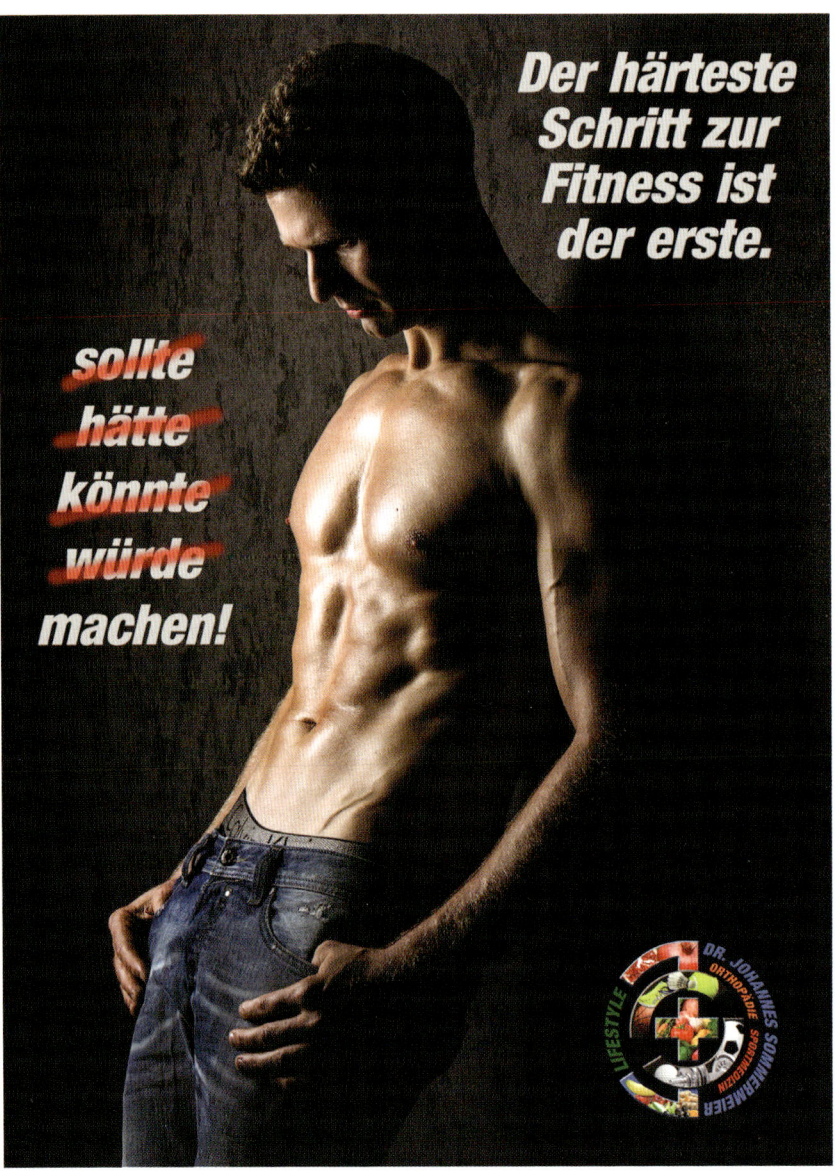

Da ich seit etlichen Jahren den Langstreckenlauf als Hochleistungssport betreibe, habe ich alles auf Ausdauer gesetzt und einen hohen Anteil roter Muskulatur in meinen Waden und Oberschenkeln. Diese etwas langsamer arbeitenden, aber auch langsamer ermüdenden Muskelfasern sind es, die mich auf 42,195 Kilometern mit einer Bestzeit ins Ziel tragen, aber von der Masse leider nichts hermachen. Und das soll auch so bleiben. Das ist der Grund, weshalb ich die Beine nicht auf Masse, sondern nur auf Ausdauer trainiere, auch wenn es optisch zu einem Ungleichgewicht kommen kann. Wenn du magst und die nötige Zeit dafür hast, kannst du mit einer Kombination aus Fitness und Kraftsport auch beide Muskelarten trainieren. Der zweite Grund ist die Kniebelastung beim Kraftsport der Beine. Bei mindestens 80 Kilometern Trainingsdistanz pro Woche versuche ich ansonsten meine Knie so gut wie möglich zu schonen. Allerdings ist der Körper eine Einheit und ein satter Muskelaufbau kann beim Vernachlässigen der Beine deutlich schwieriger werden.

Hier musst du deine eigene Entscheidung treffen. Aber bitte vergiss nicht, wie schwer es ist, Kraftsport mit Ausdauersport in Einklang zu bringen. Jedes Durchschnittstempo schneller als 8 km/h macht einen Muskelaufbau schwieriger. Deshalb war es für mich als Hardgainer und Langstreckenläufer eine umso größere Herausforderung.

Alle vorgestellten Übungen und viele mehr findest du auch auf meinem Dr. Sommermeier Fitness- und Lifestyle-Kanal bei YouTube.

Mein Schultertag

Ich empfehle dem Anfänger im Fitness- und Kraftsport, an einem Trainingstag mehrere Muskelgruppen (»Mixed-Training«) zu beüben, bis genügend Erfahrungen gesammelt wurden. Zwei bis drei Trainingstage pro Woche bringen dich schon ordentlich voran. Pro Trainingstag kannst du dir Übungen zusammenstellen, die eher ziehende oder pressende Bewegungen beinhalten. Hier empfiehlt es sich, zwischen den Trainingstagen einen kompletten Pausentag (48 Stunden) einzulegen.

Erfahrene Sportler bevorzugen eher das »Split-Training«, bei dem sie vier bis fünf Tage lang durchtrainieren können und pro Trainingstag immer nur eine Muskelgruppe beüben. Nachdem ich innerhalb von neun Monaten genügend Trainingserfahrungen gesammelt hatte, blieb ich beim »5er-Split« hängen. Das bedeutet 5 Trainingstage am Stück durchzuziehen und pro Tag eine Muskelgruppe gezielt zu beüben.

Dabei trainiere ich zum Beispiel pro Trainingstag je eine Stunde Brust, Rücken, Trizeps, Schulter oder Bizeps und hänge noch 15 Minuten Bauchtraining dran.

Der Samstag bleibt mein absoluter Ruhe- und Regenerationstag, an dem nur gechillt wird. Alles hat seinen Preis, denn mein Job kostet mich eine Menge Zeit. Deshalb trainiere ich schon morgens vor der Arbeit von 6 bis 7 Uhr, um Punkt 8 die ersten Patienten in meiner Praxis zu behandeln.

Bevor du eine Muskelgruppe trainierst, solltest du die entsprechenden Ausgleichsübungen kennen. Jede Woche sitzen 10 bis 15 Bodybilder in meiner Sprechstunde, weil ihnen beim Schultertraining heftige Schmerzen den Wind aus den Segeln nehmen. Unter dem Schulterdach sitzen vier wichtige Muskeln, die zur Gruppe der Rotatorenmanschette gehören und zum Beispiel für das Anheben des Armes ab 90 Grad zuständig sind. Doch wer bitte schön trainiert diese Muskelgruppe im Fitness-Studio? Nur sehr wenige. Unser Deltamuskel, der die Bewegung bis 90 Grad ermöglicht, wird beim Training immer kräftiger und zieht den Oberarmkopf nach oben in Richtung Schulterdach. Eine kräftige Rotatorenmanschette verhindert diesen schädlichen Vorgang und zieht den Oberarmkopf nach unten. Das kann sie aber nur, wenn sie regelmäßig trainiert wird. Sonst wird der Abstand zwischen Schulterdach und Oberarmkopf immer enger und Schleimbeutelentzündung, Sehnenverkalkung und Muskeldegeneration sind die Folge.

Rotatorenmanschette #1: Musculus Supraspinatus. Der gestreckte Arm der zu beübenden Schulter ist horizontal zur Seite angehoben und zieht nun ein Theraband maximal aufwärts.

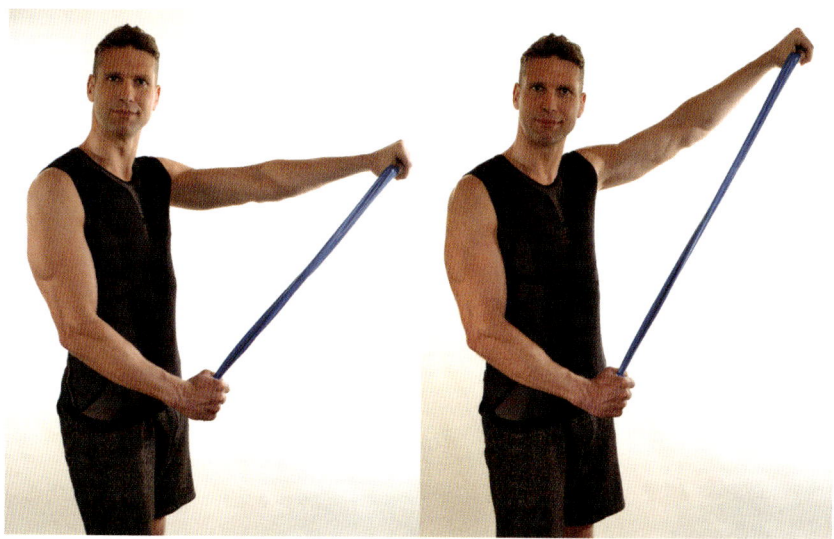

Rotatorenmanschette #2: Musculus Infraspinatus. Beide Oberarme sind parallel an den Brustkorb angelegt. Die Unterarme sind im Ellen-bogengelenk auf 90 Grad gebeugt und bleiben es auch weiterhin. Beide Hände halten das Theraband und ziehen es jetzt nur durch eine Außen-rotation im Schultergelenk auseinander.

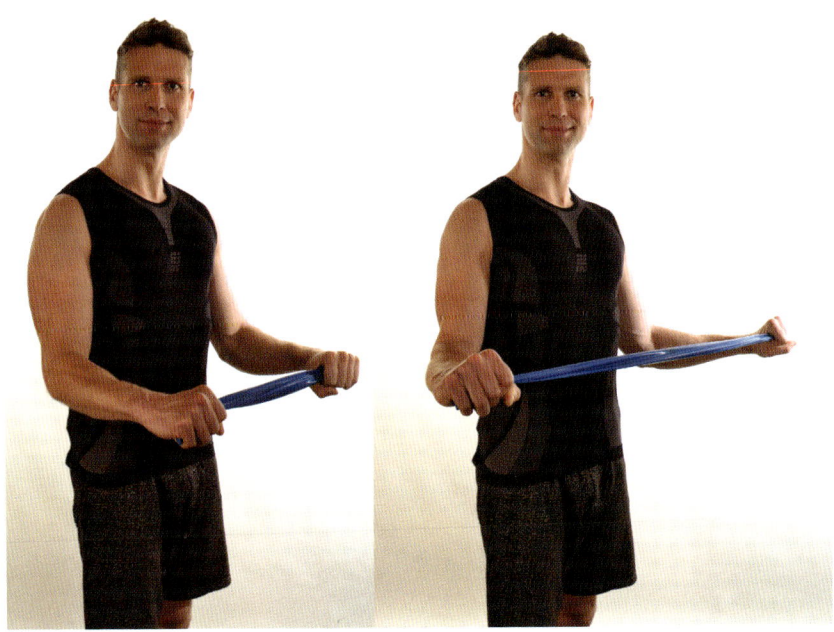

Rotatorenmanschette #3: Musculus Subscapularis. Der Oberarm liegt erneut am Brustkorb und der Unterarm der zu beübenden Seite ist 90 Grad im Ellenbogengelenk gebeugt. Diesmal führt die Schulter eine Innenrotation durch und zieht das Theraband gegen Widerstand zum Bauch hin.

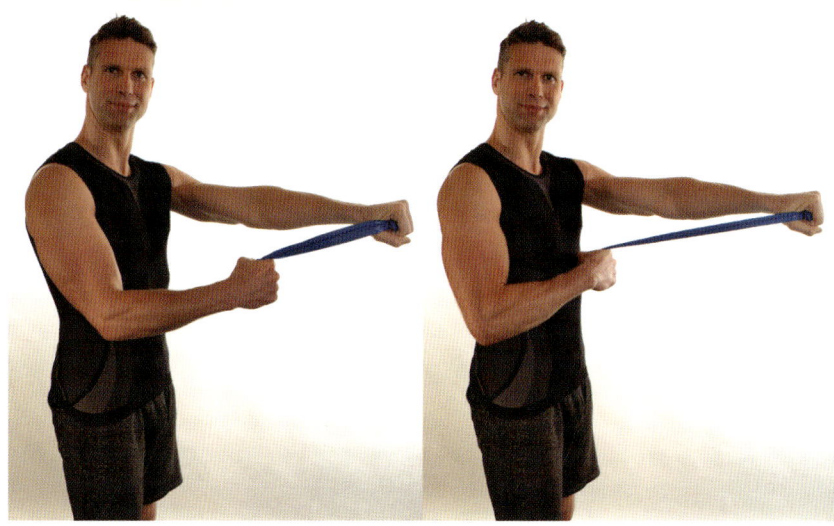

Jetzt stelle ich dir meine Lieblingsübungen für eine schöne und kräftige Schultermuskulatur vor. Jede dieser Übungen ist auch mit einfachen Mitteln zu Hause durchführbar.

Schulter #1: Front Plate Raise – das Gewichtheben vor dem Körper mit gestreckten Armen. Einfach eine Hantel oder eine Hantelscheibe mit beiden Händen greifen und die Arme gestreckt aus der herabhängenden Position 90 Grad in die Horizontale nach oben ziehen. Das Absenken sollte betont langsam gemeinsam mit der Einatmung erfolgen. Wer gesunde Kniegelenke hat, kann diese Übung gern im Stehen durchführen. Ansonsten klappt das auch im Sitzen.

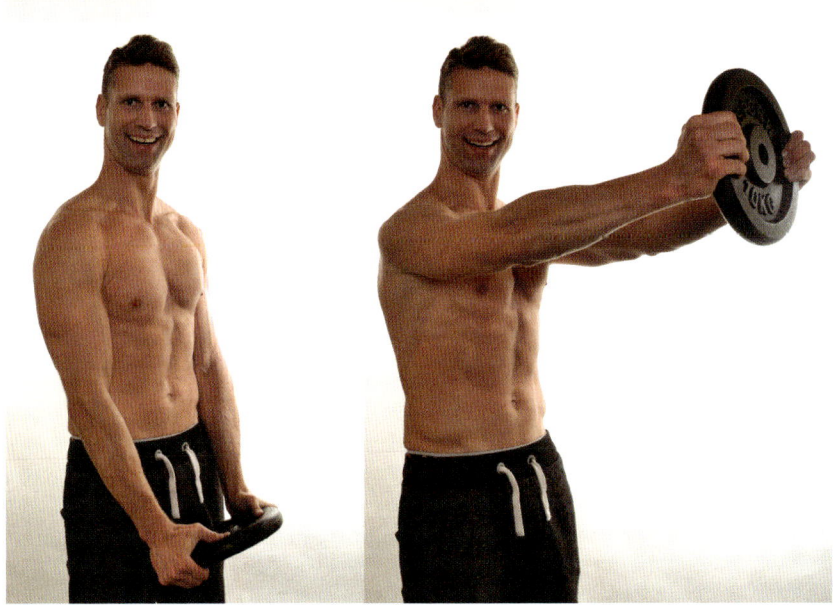

Schulter #2: Langhantel Schulterdrücken vor dem Gesicht im Sitzen. Eine lange Hantelstange gleichmäßig mit Gewichten bestücken und beidhändig auf der Brust in Ausgangsposition ablegen. Dann mit einem kräftigen Ausatemstoß zügig die Hantelstange nach oben drücken, bis die Arme gestreckt sind. Und nicht vergessen: Sind 12 Wiederholungen geschafft, werden bei dem Wunsch auf Muskelzuwachs jetzt die Gewichte erschwert. Der Rücken bleibt dabei in seiner natürlichen Ausgangsposition.

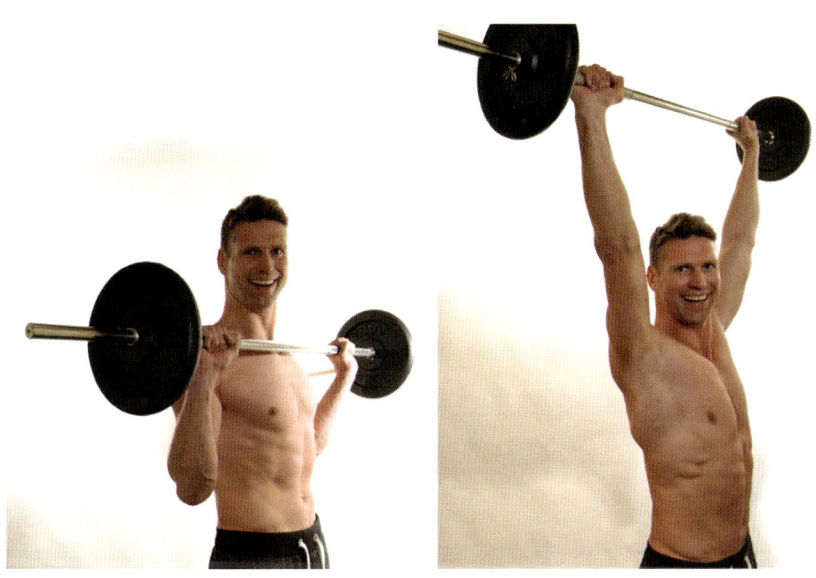

Schulter #3: Beidarmiges Seitheben. Wir setzen uns steil auf, gern auch mit angelehntem Rücken, nehmen in jede Hand eine Hantel und heben jetzt beide Arme aus der herabhängenden Grundposition in die 90 Grad seitliche Horizontale.

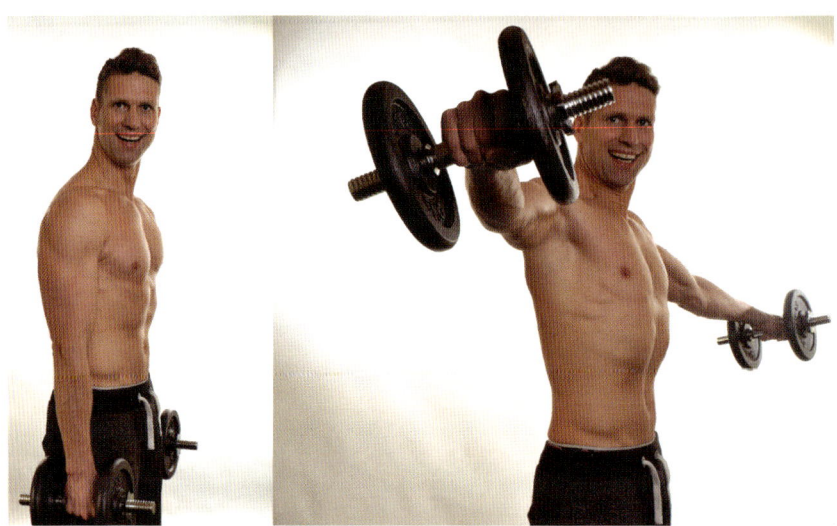

Schulter #4: Klimmzüge. An meinem Arbeitsplatz habe ich für diese Übung eine ausziehbare Klimmzugstange in meinen Türrahmen einge-hängt. Die Variationsvielfalt ist atemberaubend. Ob breite oder schma-le Klimmzüge, ob mit invertierter oder normaler Handstellung, ob mit gleichzeitigem Beinanheben oder nicht – wir können außer den Schul-tern wunderbar auch die Brust, den Rücken und den Bauch trainieren.

312

Schulter #5: Arnold Press oder sitzendes Schulterdrücken. Im Grunde ähnelt diese Übung sehr dem Langhantel-Schulterdrücken, sie wird jedoch mit zwei Hanteln ausgeführt. Die Hanteln werden in Grundposition gebracht, sodass beide Oberarme die Schulter horizontal verlängern und die Ellenbogengelenke 90 Grad geöffnet sind. Im exzentrischen Übungsteil drücken wir die Arme zügig in die Streckung nach oben.

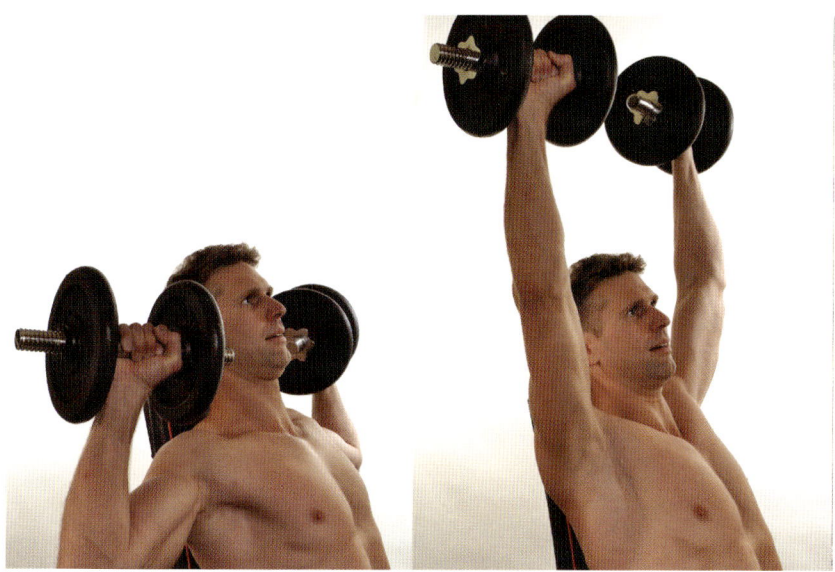

Wer nach dem Fitness noch etwas mehr für die Fettverbrennung tun möchte, kann gern 15 bis 30 Minuten Kardio auf dem Laufband betreiben oder eine Runde an der frischen Luft joggen. 30 Minuten nach dem Training gibt es einen leckeren Proteinshake, da jetzt im sogenannten »anabolen Fenster« die Muskulatur besonders aufnahmefähig ist. Nicht nur für den besseren Geschmack eignen sich reife Bananen im Shake. Sie haben einen hohen glykämischen Index und sorgen damit für einen hohen Insulinausstoß. Der sonst weniger gewünschte Prozess, weil er die Fettverbrennung hemmt, ist uns jetzt nach dem Training willkommen. Die Muskulatur lagert vermehrt Glykogen und Eiweiße ein und regeneriert schneller.

Hast du beim Training verschiedener Muskelgruppen alles gegeben? Dann gönne deinem Körper 24 Stunden Pause. Denke daran, deine Muskeln wachsen in der Ruhephase. Dazu gehört aber nicht dein Kardio-Training. Joggen, Radfahren, Inlineskaten und alle anderen Ausdauersportarten darfst du gern auch an Pausentagen betreiben. Übrigens auch das Bauchmuskeltraining. Alle Fortgeschrittenen im Split-Training, die in der Trainingsstunde nur ihre Schulter beübt haben, können bereits am nächsten Tag wieder Gas geben.

Mein Brusttag

Ich trainiere wie gesagt selten länger als eine Stunde pro Tag und beginne jede der Übungen mit einem leichten Gewicht als Aufwärm- übung – die sogenannte Nullserie. Bei mir sind das 10 Kilogramm. Entscheidend ist, alle Übungen langsam und konzentriert durchzu- führen, wobei der schwerere exzentrische Übungsteil etwas zügiger durchgeführt wird. Die zu beübende Muskelgruppe bleibt während der Wiederholungen kontinuierlich angespannt. Anspruchsvolle Übungen solltest du unbedingt zu Beginn deines Workouts durchführen, wenn du noch viel Kraft hast.

Einige Sportler versuchen, jeden Satz über das totale Muskelversagen hinaus durchzuführen, indem sie mithilfe eines Partners weitere er- zwungene Wiederholungen absolvieren. Experten raten aber, diese Methode nur in Maßen anzuwenden. Denn für einen optimalen Mus- kelzuwachs sollte man nicht jeden Satz bis zur Muskelerschöpfung trainieren.

Es gibt viele, die hart trainieren, aber nur wenige, die wirklich Fort- schritte machen. Mein schweißtreibender Masterplan bringt dich auf Erfolgskurs.

Brust #1: Bankdrücken. Hierbei handelt es sich um die wohl beliebteste Fitnessübung für alle, die sich definierte Brustmuskeln wünschen. Aber leider ist es auch die Übung, bei der die meisten riskanten Fehler gemacht werden. Ich lege mich auf die flache Hantelbank, bis sich mein Kinn auf Höhe der Hantelstange befindet. Ich wähle meine Griffbreite so, dass mein Ellenbogengelenk einen 90-Grad-Winkel erreicht. Der Rücken wird angespannt, sodass ich eine Walnuss zwischen meinen Schulterblättern festklemmen könnte. Bei der Übung zeigen meine Ellenbogengelenke niemals nach außen! Schone deine Schultergelenke. Drücke mit einem kräftigen Ausatemstoß die Hantelstange zügig nach oben und lasse sie langsam auf Höhe deiner Brustwarzen wieder ab. Achte auf die sogenannte »full range of motion« – führe deine Übungen im kompletten Bewegungsspielraum aus. Allerdings müssen deine Arme hierbei nicht vollständig durchgedrückt sein, die Hantelstange sollte jedoch die Brust berühren. Wer hier oberflächlich arbeitet, nur um schnell die Gewichte zu erhöhen, reduziert nachweislich seine Trainingsqualität.

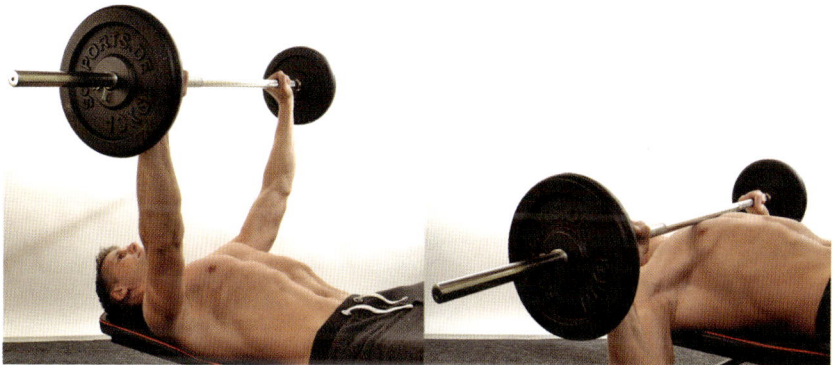

Brust #2: Liegender Schmetterling oder Fliegende Gerade. Wir liegen auf der flachen Hantelbank in Rückenlage und heben die Hanteln in unseren Händen aus der seitlichen Horizontalen mit gestreckten Armen in die Vertikale. Und wie immer zügig nach oben bewegen und bewusst langsam absenken.

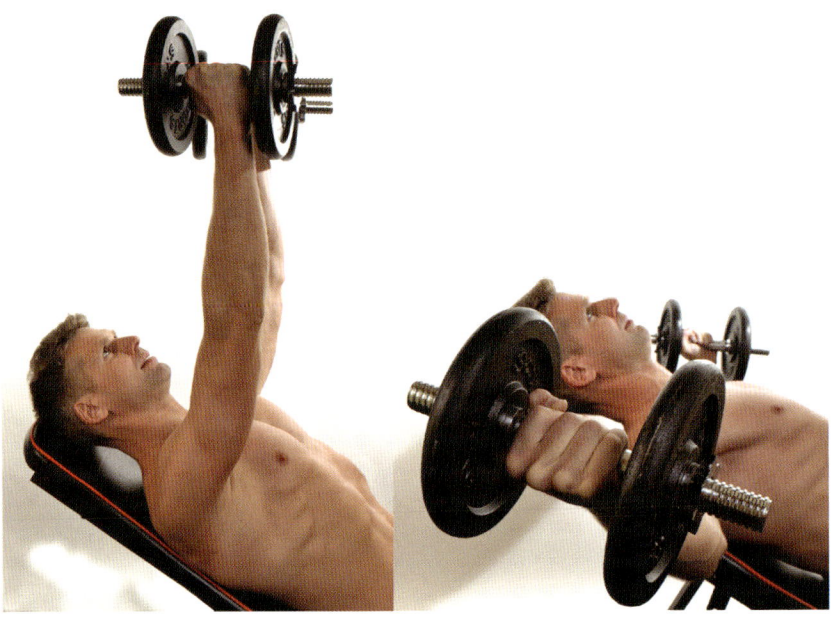

Brust #3: Liegestütze. Um den Schwerpunkt auf die Brustmuskeln zu lenken, empfehlen sich breite Liegestütze.

Brust #4: Schräges Bankdrücken. Dazu erhöhe ich meine Hantelbank im Oberkörperbereich auf 45 Grad. In der Grundstellung verlängern die Oberarme horizontal beide Schultern und die Ellenbogengelenke stehen auf 90 Grad. Nun drücke ich beide Hanteln aus der Grundstellung nach oben in die Vertikale.

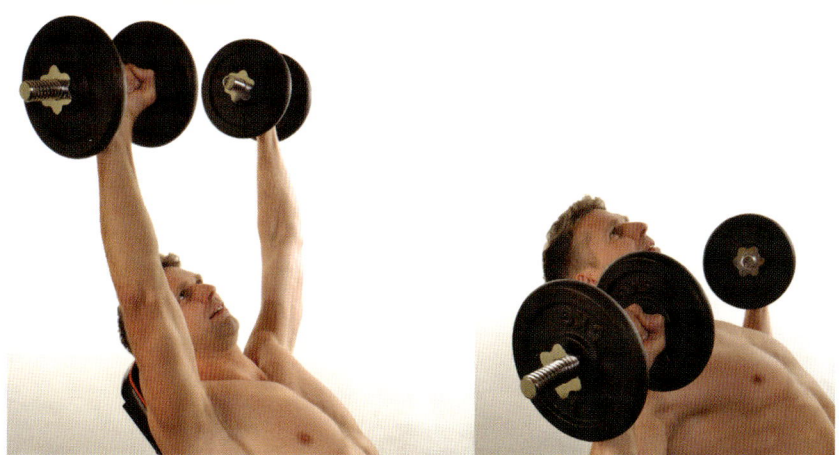

Brust #5: Überzüge. Mit angezogenen Knien und fixierten Füßen lege ich mich auf die flache Hantelbank. Nun greife ich mit beiden Händen eine Hantel und strecke beide Arme neben dem Kopf aus und senke sie bodenwärts. Langsam hebe ich nun, unter kräftiger Ausatmung, das Gewicht mit weiterhin gestreckten Armen bis über meine Brust.

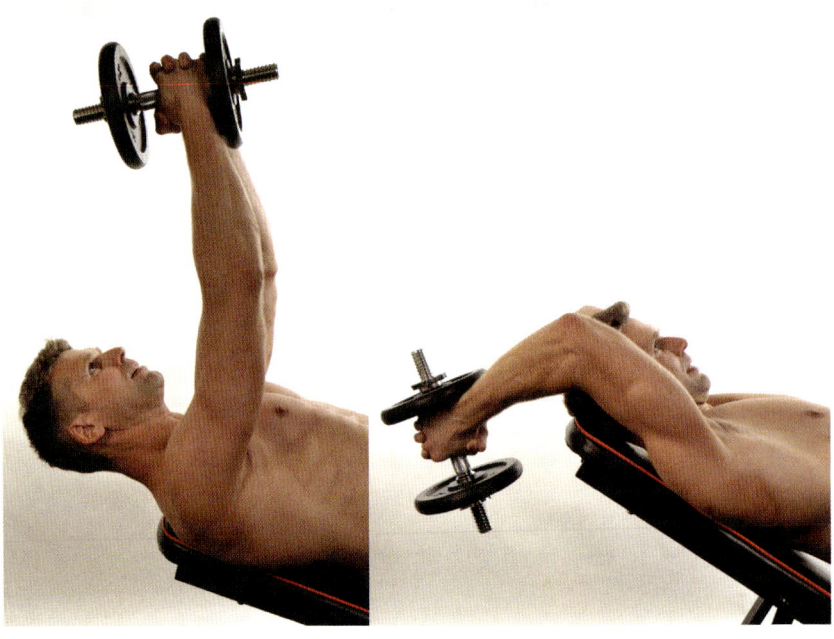

30 Minuten nach dem Training gibt es wie immer einen leckeren Proteinshake. Hast du auch heute beim gemischten Training oder als Anfänger alles gegeben? Dann gönne deinem Körper 24 Stunden Pause. Alle anderen machen gern morgen weiter.

Mein Armtag

Bitte mache unbedingt mit einem leichten Gewicht einen Aufwärmsatz mit 12 Wiederholungen. Ein Bizepssehnenriss würde dich für viele Monate aus dem Trainingsplan werfen.

Mein Powerprogramm für die Arme beinhaltet variierende Wiederholungszahlen. Das bedeutet, dass du unterschiedliche Intensitätstechniken anwendest. Am Anfang deines Workouts arbeitest du mit schweren Gewichten bei wenigen Wiederholungen und gegen Ende mit etwas leichteren Gewichten, aber mehr Wiederholungen. Zuerst konzentrierst du dich also auf Kraft und Muskelaufbau bei 6 bis 8 Wiederholungen und erhöhst danach auf Sätze mit 10 bis 12 Wiederholungen, um den Zielmuskel etwas anders anzugehen. Wenn du Abwechslung und Intensitätssteigerung in dein Programm einbaust, verhinderst du Plateau-Bildungen.

Betrügen hat einfach einen schlechten Ruf. Jeder, der schon mal betrogen hat – sei es in der Schule, in einer Beziehung oder bei einem Dopingtest – wird dir sagen, dass Betrügen stets ein böses Ende nimmt. Während Betrügen dich um deine Ehefrau bringen kann und Sportler um ihre Karriere, können Bodybuilder, die schummeln, sich neue Dimensionen des Muskelaufbaus erschließen. Cheating kann ein stagnierendes Trainingsprogramm wieder in Bewegung bringen, sollte aber nur in Ausnahmefällen angewandt werden. Ich schummle aus Prinzip nur im letzten Satz und mache vorher mindestens 6 saubere Wiederholungen. Übungen, die sich zum Schummeln eignen, werden meistens im Stehen und mit freien Gewichten ausgeführt und erlauben leichte Abweichungen von der Regel.

Arm #1: Biceps Plate Curl – Beidarmiges Bizeps-Gewichtheben. Die deutsche Übersetzung klingt irgendwie bescheuert. Egal, die Übung ist der ultimative Knaller. Um die Kniegelenke zu schonen, können wir uns auch gern für diese Übung hinsetzen. Mit beiden Händen umgreifen wir eine Hantelscheibe oder eine Hantel, legen die Ellenbogen seitlich an unseren Brustkorb an und heben nun das Gewicht, bis es unser Brustbein berührt, ohne dabei den Oberarm mitzuschwingen. Solltest du wie ich auf »full range of motion« stehen, senkst du das Gewicht langsam maximal ab. Und falls du dich um einen Gelenkverschleiß im Ellenbogengelenk sorgst, bewegst du dich nur innerhalb 90 Grad.

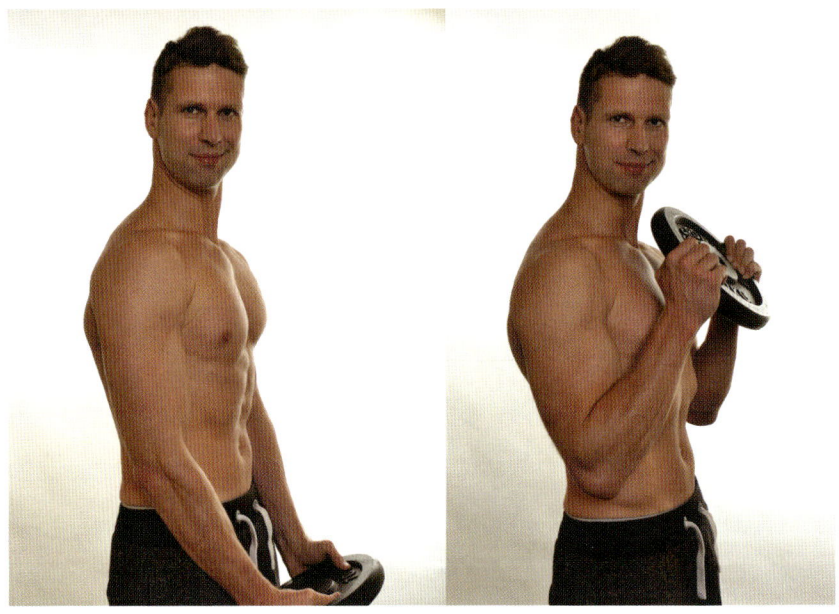

Arm #2: Enges Bankdrücken. Und eng bedeutet wirklich eng! Du legst dich wie beim Bankdrücken der Brustmuskulatur flach mit dem Rücken auf die Hantelbank, bis dein Kinn die Höhe der Hantelstange erreicht. Stabilisiere deine Füße am Boden, sodass sie nach außen gedreht sind, und umfasse diesmal die Hantelstange mit beiden Händen, sodass sich die ausgestreckten Daumen gerade noch berühren. Die Variation der Handstellung in den sogenannten »suicide grip« – bei dem beide Daumen an die restlichen Finger gelegt werden und das Abrutschen der Hantelstange nicht mehr verhindert werden kann – solltest du, falls du es nicht schon bist, Fortgeschrittenen überlassen. Bestenfalls berührt die Hantelstange beim Absenken das Brustbein.

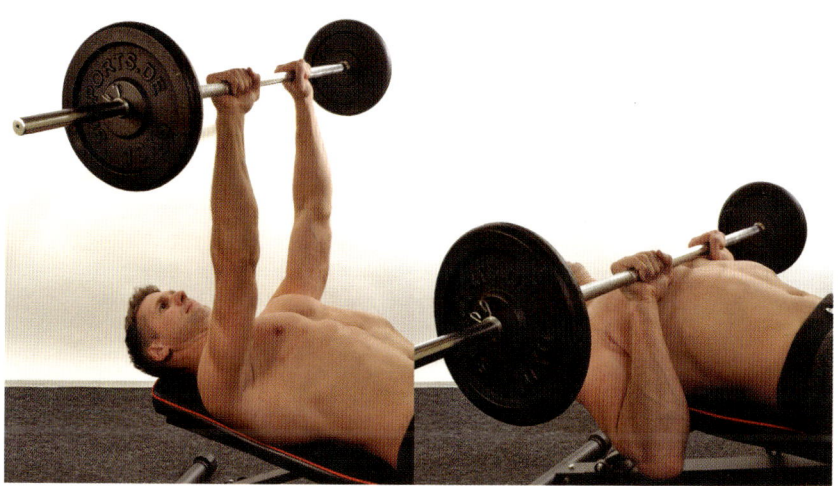

Arm #3: Bizeps Langhantel Heben – oder einfach »Biceps Curls«. Im Stehen haben wir einen deutlich größeren Bewegungsradius. Die Oberarme werden parallel an den Brustkorb angelegt und nur die Unterarme heben und senken die Langhantel. Die Handgelenke sind dabei von der Stellung her die Verlängerung unserer Unterarme und werden nicht abgeknickt. Wie immer denken wir an eine isometrische Grundspannung, bevor wir unsere Wiederholungen beginnen, und sind natürlich in der Negativphase mit dem Absenken genießerisch langsam.

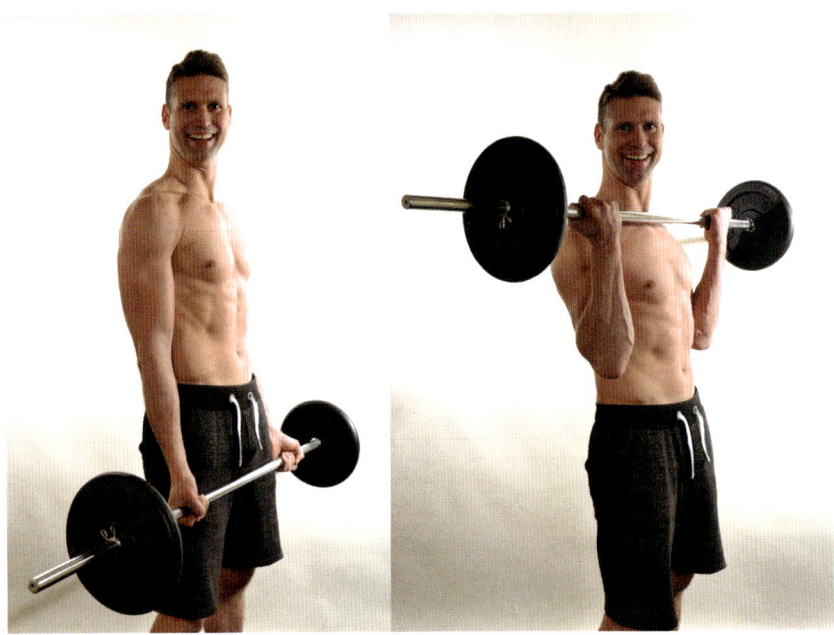

Arm #4: Konzentrations-Hantelheben – oder neudeutsch »Concentration Curls«. Wir beugen den Oberkörper rückenschonend nach vorne, lehnen den Oberarm gegen unseren Oberschenkel und beugen und strecken nun im Ellenbogengelenk und führen unsere Hantel im maximalen Bewegungsspielraum. Gern können wir auch den Oberarm an eine Hantelbank-Lehne aufstützen.

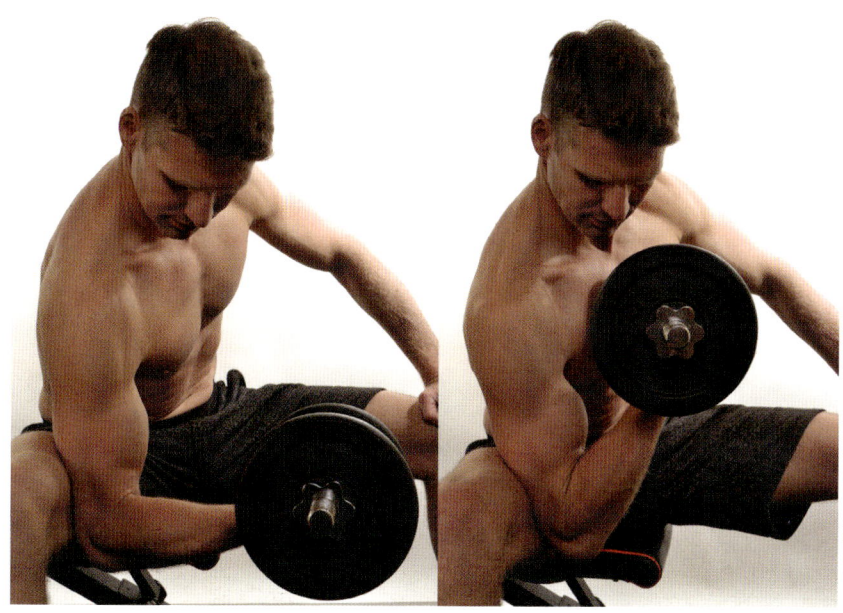

Arm #5: Hammer Curl. Diese Übung kann gern auch im Sitzen durchgeführt werden. Wechselseitig die Hanteln aus der herabhängenden Grundposition nach oben heben, ohne die an den Brustkorb parallel angelegten Oberarme mit zu bewegen.

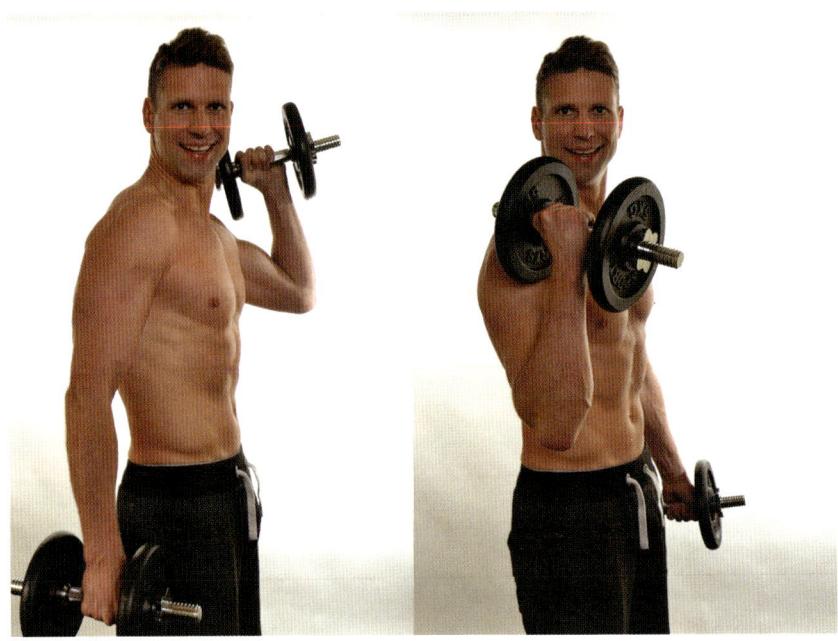

Den Trizeps solltest du bei wirklichem Interesse an einem gut definierten Oberarm an einem eigenen Trainingstag beüben. Genauso wie beim Bizepstraining solltest du besonders anstrengende Übungen an den Anfang deines Workouts setzen. Interessanterweise lassen sich mit verschiedenen Arm- und Handstellungen die unterschiedlichen Muskelanteile des Trizeps isoliert und wirkungsvoller beüben.

Auch hier empfehlen Trainingswissenschaftler für einen optimalen Muskelaufbau Gewichte, die du etwa 8 bis 12 Mal in Folge bis zur Muskelerschöpfung bewältigen kannst. Schaffst du mehr als 12 saubere Wiederholungen, ist dein Gewicht zu leicht. Wenn du extrem schwer bei 6 oder weniger Wiederholungen hebst, legst du den Fokus wieder auf die Kraft und weniger auf den Muskelaufbau. Bringst du es dagegen auf mehr als 15 Wiederholungen, verbesserst du deine Muskel-ausdauer – allerdings auf Kosten von Stärke und Größe.

Trizeps #1: Dips. Einfach auf das Ende einer Bank setzen, beide Hände seitlich des Körpers auf der Bank abstützen, jetzt mit dem Po von der Bank rutschen und langsam den Körper bodenwärts absenken und wieder nach oben drücken. Hierbei 5 Sätze mit je 20 Wiederholungen durchführen.

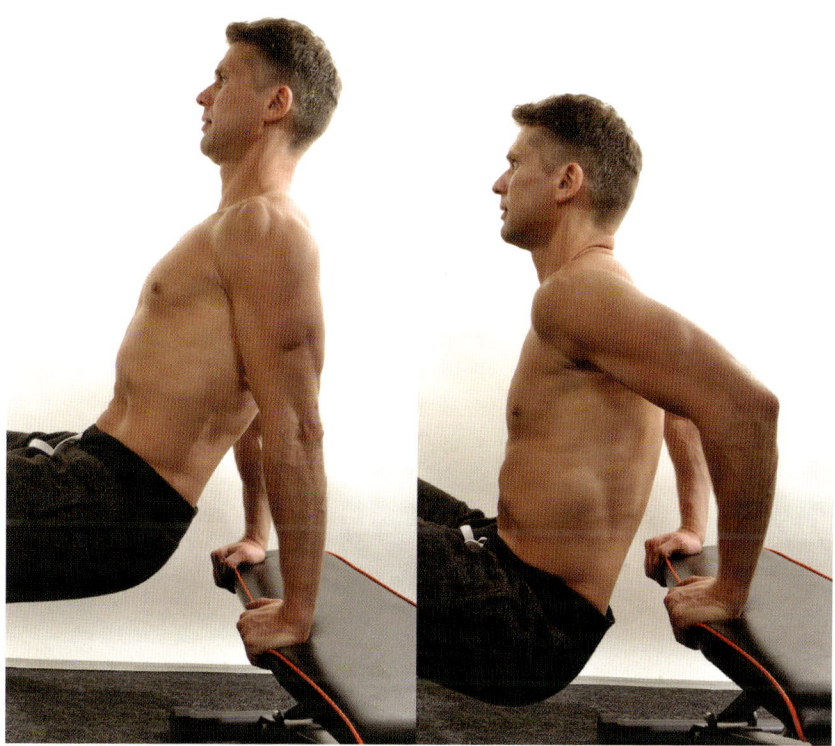

Trizeps #2: Kickback. Diese Übung wird für jede Seite separat durchgeführt. Ich beginne links, nehme also eine Hantel in die linke Hand, lege mein rechtes Knie auf eine flache Bank und stütze mich mit der rechten Hand einen Meter vor meinem Knie auf der Bank ab. Der linke Arm hängt in der Ausgangsposition leicht angewinkelt nach unten und wird nun rückenwärts und dicht am Körper nach hinten durchgestreckt und dabei maximal gehoben. Das Absenken in die Ausgangsposition muss unbedingt kontrolliert langsam erfolgen. Der Rücken bleibt während der Übung gerade und ich versuche jedes Schwungholen oder Armpendeln zu vermeiden.

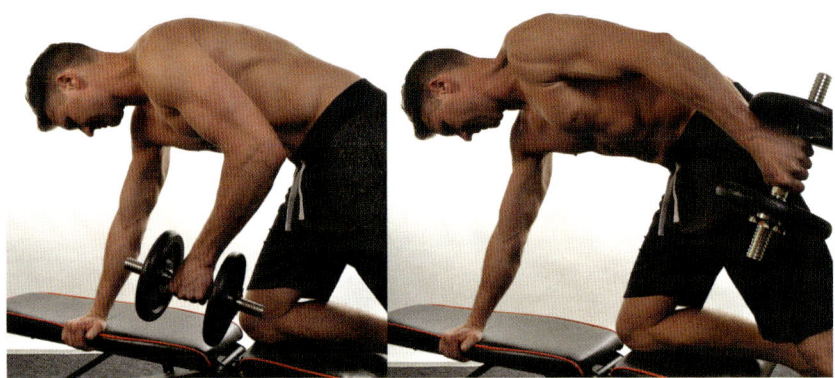

Trizeps #3: Beidarmiges Trizepsdrücken. Gerade auf einen Hocker ohne Rückenlehne setzen, eine Hantel oder Hantelscheibe mit beiden Händen umgreifen und knapp hinter dem Kopf senken und heben. Dabei bleiben die Oberarme dicht am Kopf seitlich angelehnt.

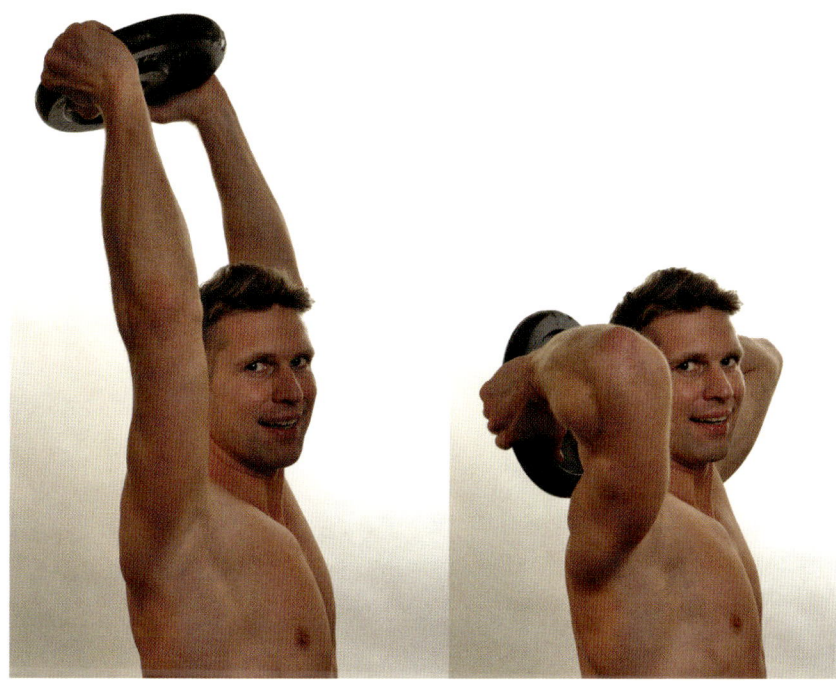

Trizeps #4: Liegendes Trizepsdrücken. Flach mit dem Rücken auf die Fitnessbank legen. Hanteln in beide Hände nehmen. In der Ausgangsposition »schweben« die Hanteln neben dem Kopf. Während die Oberarme vertikal mit dem Ellenbogen zur Decke zeigen, bleiben die Unterarme in 90-Grad-Beugung parallel zur Fitnessbank. Jetzt werden beide Unterarme gleichzeitig gehoben und der Arm gestreckt, ohne dabei den Oberarm mit zu bewegen.

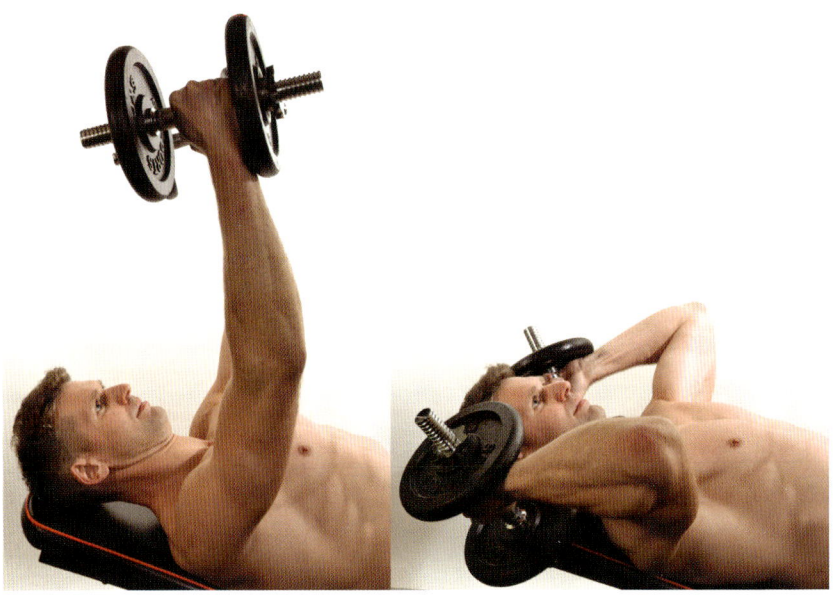

328

Mein Bauchtag

Jetzt sagen wir der Problemzone Bauch den Kampf an. Du hast schon immer von einem Sixpack geträumt, doch bisher fehlte dir der Wille dazu? Du hast vielleicht vom Alter den Lebensmittelpunkt überschritten und das Gefühl, dass selbst die kleinste Mahlzeit direkt in Bauchfett umgewandelt wird? Dann widme mindestens drei Stunden pro Woche deiner Bauchmuskulatur. Die Meinungen über den schnellsten Bauchmuskelaufbau gehen derartig auseinander, dass bei den vielen unrealistischen Versprechungen im »Netz« statt des Sixpacks eher Resignation und Verzweiflung wachsen. Logischerweise spielt die genetische Veranlagung eine wichtige Rolle. Noch wichtiger aber als die Genetik und ebenbürtig mit dem Training ist die Ernährungsumstellung. Wer jetzt noch seinen Kaffee mit vier Stück Würfelzucker süßt, Industriezucker in Form von Pudding, Joghurt und Fake-Müsli zu sich nimmt, wird auch mit dem härtesten Training nach einem Jahr noch keine wesentlichen Erfolge sehen.

Unsere Bauchmuskulatur ist eine Ausdauermuskulatur und kann theoretisch täglich so oft du magst trainiert werden. Ich habe in meiner Praxis in einem Nebenraum eine kleine Fitnessbank aufgestellt. Und wenn mir der Arbeitsstress mal wieder zu bunt wird, spanne ich meine Füße ein, packe mir eine 20-Kilo-Scheibe auf die Brust und mache 20 Sit-ups. Danach geht es mir meistens schon viel besser. Auch hier bleibt die Muskulatur während der kompletten Übung angespannt. Dabei liebe ich auch die statischen Trainingseinheiten, bei denen man den Körper in einer horizontalen Position mit geradem Rücken hält. Dein Training des Bauches war nur wirklich effizient, wenn du am nächsten Morgen mit Muskelkater aufwachst.

Bauch #1: Crunch – Sit-ups für die obere Bauchmuskulatur. Kopf- und Oberkörperteil deiner Fitnessbank maximal absenken, Füße einspannen und betont langsam Kopf und Oberkörper aus der tiefstmöglichen Stellung nach oben bringen. Hierbei liegen Becken und Lendenwirbelsäule auf der Bank auf. Nur die Hals- und die Brustwirbelsäule rollen nach oben.

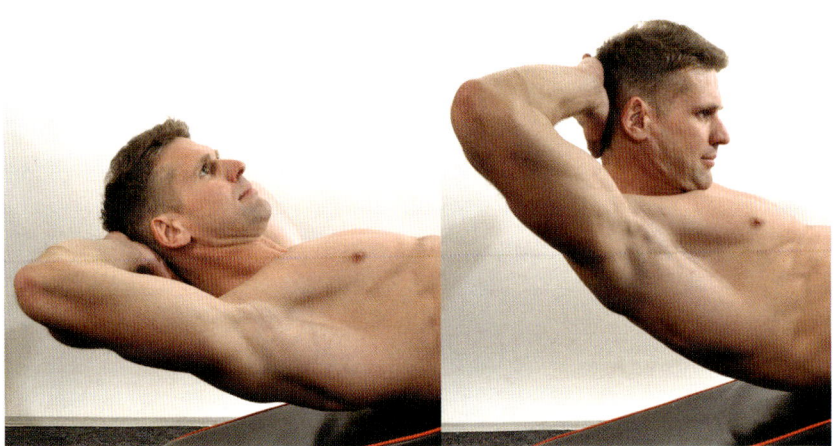

Bauch #2: Crunch Dips. Wir legen uns mit dem Rücken auf eine Fitnessmatte, strecken die Arme fußwärts aus und stellen unsere Knie rechtwinklig auf. Jetzt heben wir Kopf und oberen Brustkorb maximal nach oben und berühren wechselseitig mit den Händen unsere Außenknöchel am Fuß.

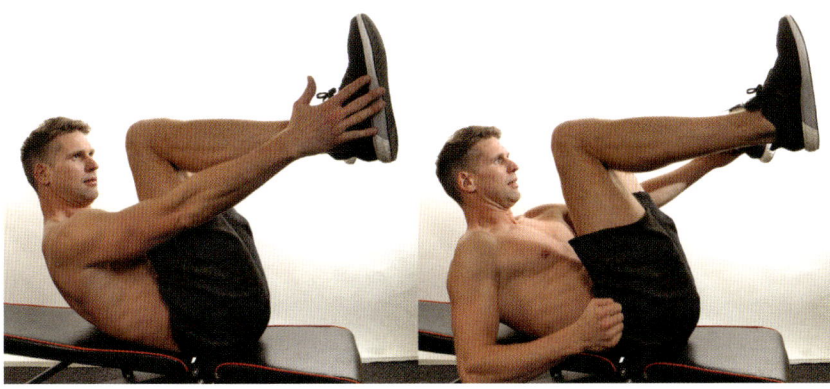

Bauch #3: Crunch mit Anziehen der Beine. Auf der Trainingsmatte die Rückenlage einnehmen. Während sich nun der Oberkörper nach oben bewegt, heben sich auch die Beine, bis im Hüftbereich und in den Kniegelenken jeweils 90 Grad erreicht sind.

Bauch #4: Rumpfdrehen in 45 Grad Aufrichtung. Dazu lege ich mich flach auf die Fitnessbank und fixiere meine Füße in der dafür vorgesehenen Schlaufe. Dann lege ich mir gern ein Gewicht auf das Brustbein, halte dieses mit beiden Händen fest, hebe mit geradem Rücken meinen Brustkorb um 45 Grad von der Fitnessbank ab und drehe diesen nun wechselseitig zu beiden Seiten.

Bauch #5: Statische Horizontale oder »Statischer Sit-up«. Die Füße sind eingespannt und die Bank wurde im Oberkörperbereich maximal abgesenkt. Diesmal heben wir den Oberkörper in eine Horizontallage und halten diese Stellung so lange, wie es uns möglich ist. Wer dabei das Atmen vergisst, hat schon verloren. Ich liebe diese Übung und lege mir deshalb noch 20 Kilo aufs Brustbein.

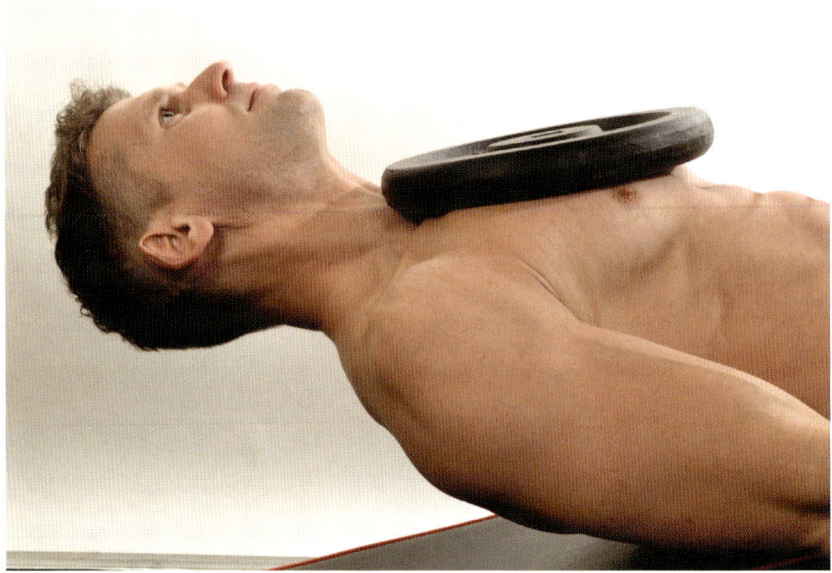

Mein Rückentag

Jeder fünfte Patient kommt mit Rückenschmerzen in meine Praxis. Rückenprobleme stehen als Schmerzerzeuger auf unserer Stressliste ganz klar auf Platz eins. Mitunter brauche ich Manuelle Therapie, Ultraschall, Schmerzspritzen und Muskelweichmacher, um meine Patienten wieder fit zu bekommen. Diese Methoden helfen aber nur kurzfristig. Die beste und langfristigste Therapie gegen Rückenschmerzen ist eine trainierte, kräftige Rückenmuskulatur. Aber wer hat schon Lust, nach einem 9-Stunden-Arbeitstag noch den Rücken zu trainieren? Die wenigsten! Genau das ist der Grund, weshalb die meisten meiner Rückenpatienten immer und immer wieder zu mir kommen. Und nur ein geringer Teil von ihnen hat wirklich ernste Erkrankungen wie einen Bandscheibenvorfall oder einen Wirbelkörperbruch. Also wie heißt es so schön: »Wer auf höhere Berge steigen will, muss auch schärferen Wind vertragen.«

Hier sind sie, meine Lieblingsübungen für einen kräftigen Rücken:

Rücken #1: Einarmiges Rudern. Hierbei wechseln wir uns mit den Seiten ab. Ich greife mit der linken Hand eine Hantel und stütze mein rechtes Knie und die rechte Hand auf der Fitnessbank ab. Der Rücken bleibt gerade und der linke Arm hängt in der Ausgangsposition nach unten. In der positiven Übungsphase ziehe ich nur den Oberarm im Schultergelenk nach oben, während der Unterarm nach unten hängt.

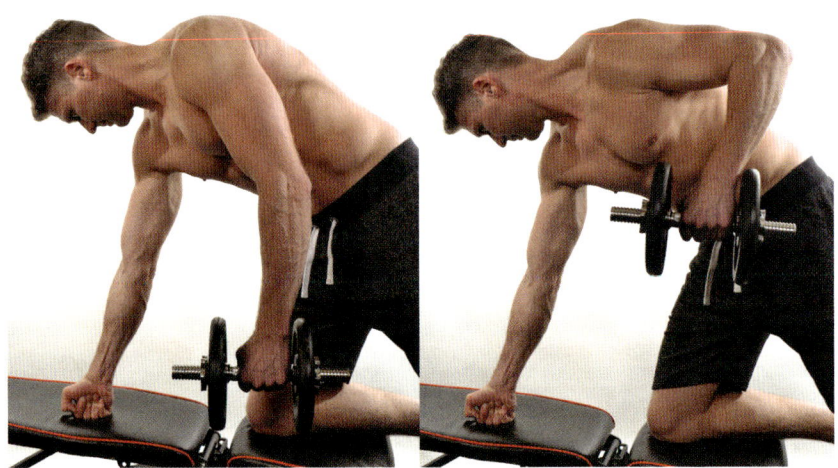

Rücken #2: Reverse Butterfly – umgekehrter Schmetterling. Wir liegen auf der Flachbank in Bauchlage, nehmen in jede Hand eine Hantel und ziehen die gestreckten Arme vom Boden maximal nach oben.

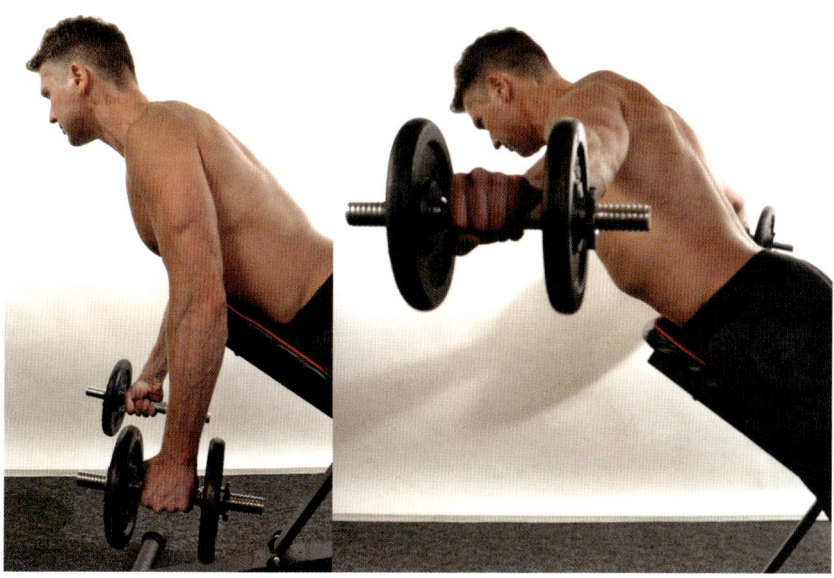

Rücken #3: Beidarmiges Rudern. Wir liegen wieder auf der Flachbank in Bauchlage, nehmen in jede Hand eine Hantel und halten unsere Arme gebeugt. Jetzt heben wir die gebeugten Arme mit den Ellenbogen voraus maximal himmelwärts.

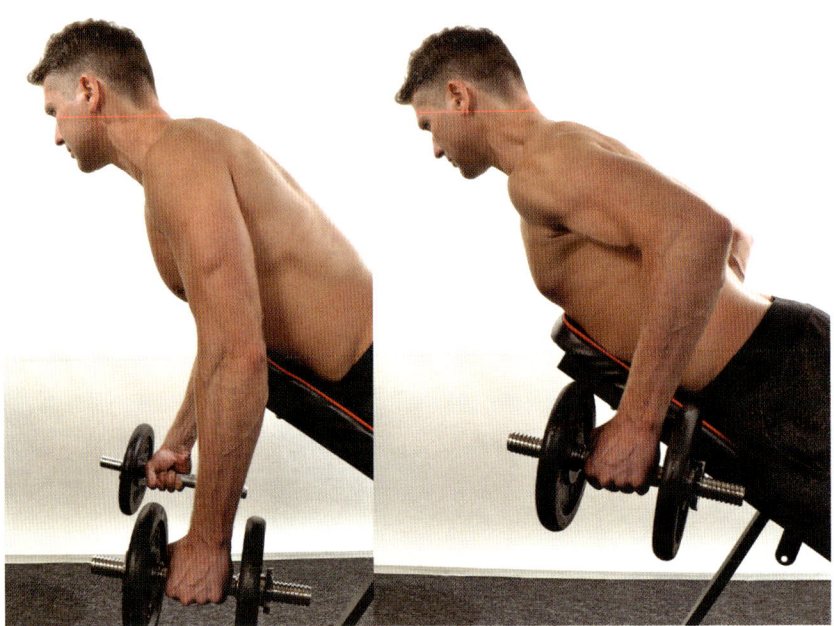

Rücken #4: Hyperextension aus Bauchlage. Ausgangsstellung ist die Bauchlage auf der Schrägbank mit eingespannten Füßen. Nun heben wir den Oberkörper aus der Kopftieflage mit geradem Rücken maximal himmelwärts.

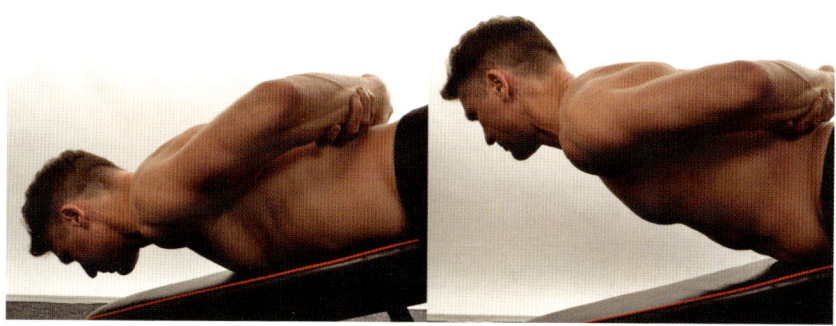

Samstag: Ruhetag

Ein Ruhetag pro Woche ist Pflicht. Dein Körper braucht diesen Tag zur Regeneration. Schon im ersten Buch Mose lese ich in der Bibel, dass Gott am siebenten Tag der Woche ruhte, nachdem er die Erde geschaffen hatte. Also entspann dich, spaziere durch den Wald, leg dich an den See oder gehe in die Sauna.

Als ich mit meinem Fitnesstraining begann, fragte ich zuerst unter den Bodybuildern mit dem ansehnlichsten Muskelwachstum nach ihren Ernährungsgewohnheiten. Aber alles, was ich da hörte, zog mir die Socken aus. Je breiter die Schultern und Oberarme der Sportler waren, desto fragwürdiger war ihre Ernährungsphilosophie. Ich konnte mir einfach nicht erklären, wie Männer, die einen Kopf kleiner waren als ich, in der Massephase pro Tag weit über 5000 kcal verdrücken konnten. Das nach den Regeln des clean Eating mit frischen Produkten aus der Umgebung oder sogar mit einem vegetarischen und industriezuckerfreien Lifestyle zu schaffen, ist fast unmöglich und verlangt enorme Ernährungsplanung und Selbstbeherrschung.

Außerdem lernte ich alles kennen, was man an Tabletten schlucken muss, um seine Ziele so schnell und effektiv wie möglich zu erreichen. Die schweren Jungs empfahlen mir als Neuling die ganz soften und „legalen" Nahrungsergänzungsmittel. In der Muskelaufbauphase vor dem Training sollte ich 2 Pillen Acetyl L-Carnitin (Muskelbaustein) und 3 Pillen Toxandron (Testosteronerhöher) schlucken. Später wären auch ein Testosteronpflaster und harte Anabolika hilfreich. Zusätzlich sollte ich noch jeden Morgen und Abend 3 Tabletten spezieller Testosteron-Booster einnehmen. Direkt nach dem Training sollte ich mir eine Ei-weiß-Kohlenhydrat-Mischungen (wie den Real Mass Gainer) hinein-schütten und dazu monatsweise einen EL Creatine-Pulver schlucken. Ich sollte am besten zusätzlich 5-7 Mahlzeiten pro Tag essen, damit die Eiweiße besser aufgenommen würden und ich irgendwie bis zu 5000 kcal pro Tag schaffe. In der Definitionsphase, in der es darum geht, so viel Fett wie möglich zu verbrennen und dabei so wenig Muskulatur wie möglich zu opfern, sollte ich vor dem Training wieder 2 Pillen Acetyl L-Carnitin nehmen, aber diesmal in Kombination mit Chitosan (Fettbinder aus zermahlenen Krabbenpanzern), XCESS Ultra Konzentrat (thermogener Fettverbrenner), Koenzym Q10 (erhöht ATP-Produktion) und BCAA 8:1:1 (Aminosäuren Leucin, Isoleucin und Valin).

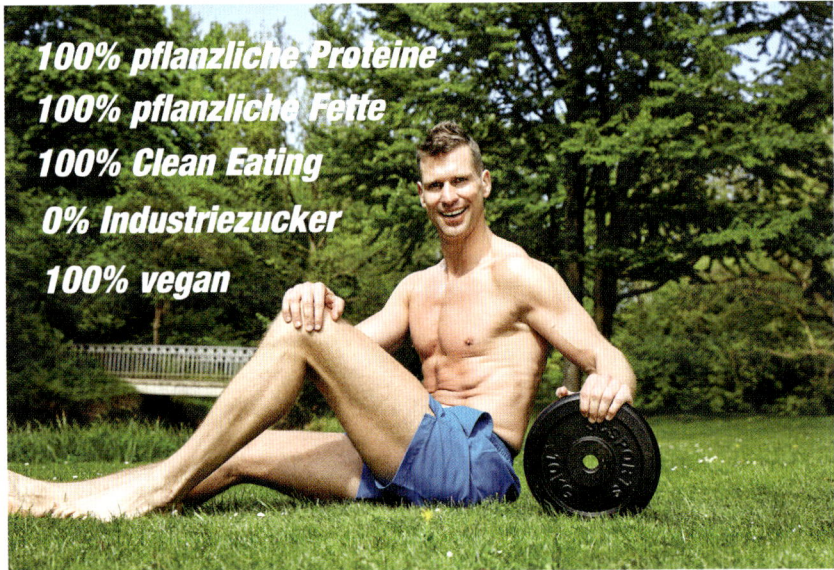

Ich hörte mir die Tipps der Muskelschränke geduldig an, die oft ihre Herzleistung bereits im Alter von 30 Jahren an den Rand einer Herzinsuffizienz gebracht hatten, Pillen gegen hohen Blutdruck schluckten und die schon beim Treppensteigen von 10 Stufen anfingen zu schnaufen und zu stöhnen, wie Darsteller in einem schmutzigen Film. Und genau diese Pillenschluckerei in Kombination mit einer ungesunden und gewissenlosen Fresserei wollte ich nicht. Aber die Ernährungsgeschichten aus dem Fitnessstudio machten mir schnell klar, dass ich mir ein heftiges Ziel vorgenommen hatte. Denn ich wollte meinen Muskelaufbau mit ausschließlich pflanzlichen Produkten schaffen, weshalb ich mir nicht abends ein Kilo Vanilleeis oder ein Kilo Fleisch mit 5 Eiern reinpfeifen konnte.

Mein Ziel war es, in der Muskelaufbauphase von 5 Monaten 3500 kcal täglich zu essen und das brachte mich bereits an meine Grenzen. Selbst in meiner heißen Marathonphase habe ich nie so viel Nahrung gebraucht. Schokolade, Fleisch und Pizza gehen für die meisten Menschen problemlos runter. Aber versuche mal 3500 kcal täglich mit ausschließlich veganen Produkten ohne künstliche Zuckerzugabe zu schaffen. Das ist hart.

Die Einteilung in der Massephase war ganz einfach: 50 % Kohlenhydrate (425 g), 25 % Fett (95 g) und 25 % Eiweiß (250 g). In den 4 Monaten Definitionsphase aß ich täglich nur noch 2000 kcal. Diesmal waren es 25 % Kohlenhydrate (130 g), 35 % Fett (75 g) und 40 % Eiweiß (200 g). Außerdem standen bei mir, in den 9 Monaten Testlauf, 6 Trainingstage pro Woche auf dem Plan. Auch das war hart. Denn einem abgemagerten Läufer wie mir wird die Muskelmasse nicht im Traum geschenkt. Nur samstags war ein komplett trainingsfreier Tag. Besonders die Definitionsphase war eine heftige Geschichte. Hier änderte sich der entspannte Trainingsrhythmus. Denn ich musste so zeitig aufstehen, dass ich 1,5 Stunden jeden Morgen vor der Arbeit trainieren konnte. Immer im Wechsel trainierte ich einen Tag 30 Min. Bauch und den folgenden 30 Min. Izumi-Tabata-Intervalltraining oder HIIT-Sprinttraining auf dem Laufband. Dazu kamen täglich 60 Min. einer speziellen Muskelgruppe. Aber auch hier änderte sich zum Ende der Definitionsphase das Konzept. Brust und Rücken bekamen die klare Dominanz. Aber während eines Bauch- oder Rückentages mogelte ich immer mal 1-2 Sätze für Schulter oder Arme, um den Körper auszutricksen. Dieser gewöhnt sich so zügig an einen Rhythmus, dass dein Muskelwachstum sehr schnell stagniert und du keine Steigerung deiner Leistung erreichst. An diesem Punkt musst du tricksen. Wechsele deine Geräte und Übungen aus. Verbringe mal einen Brusttag nur mit Geräten und ein anderes Mal nur mit Kurzhantel oder Seilzug. Gib deinem Körper keine Chance, eine entspannte Routine zu entwickeln. Baue immer wieder in alle Übungen Supersätze ein und power dich gerne mal bis zur vollständigen Muskelerschöpfung aus.

Die letzten 2 Monate der Definitionsphase sahen dann so brutal aus: Sonntag: 60 Min. Brust und 30 Min. Bauch (1-2 Sätze Armübungen dazwischen mogeln) und zusätzlich 50 Min. Waldläufchen mit kurzen, aber heftigen Intervallsprints; Montag: 60 Min. Rücken und 30 Min. Kardio auf dem Laufband (1-2 Sätze Schulterübungen dazwischen mogeln); Dienstag: Bizeps und Trizeps und 30 Min. Bauch (Unterarmübungen dazwischen machen); Mittwoch: Brust und Kardio; Donnerstag: Rücken und Bauch; Freitag: Mixed Day (Alle Übungen außer Rücken) für 60 Min. und zusätzlich 30 Min. Bauch als Supersätze mit hohen Gewichten und ein Waldläufchen mit Intervallsprints. Wenn man dann noch jeden Tag einen Job von 8-12 Stunden hat, ist man Knülle.

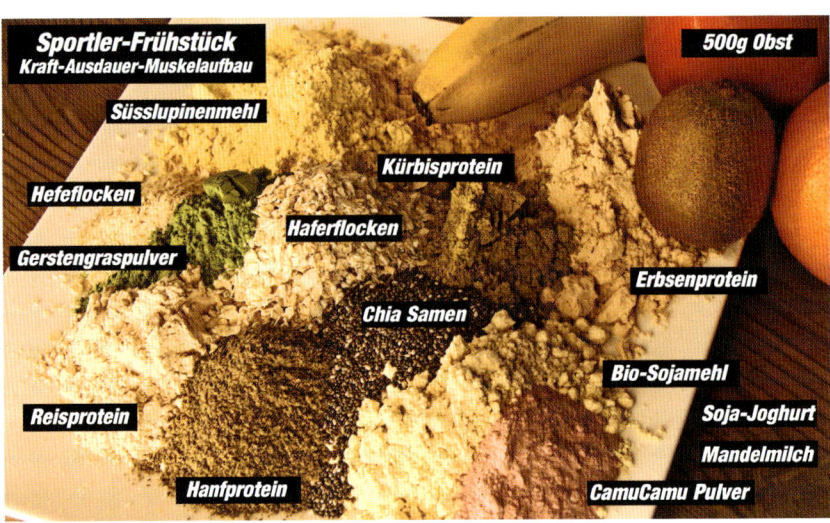

Mein Fitness-Trainingsplan für schnellen Muskelaufbau

Gerne kannst du die genannten Übungen gegen deine Lieblingsübungen der gleichen Zielmuskulatur austauschen.

1. bis 5. Woche

Deine Übungen am Brust-Tag	Sätze	Wiederholungen
• Bankdrücken	5	5
• Schrägbank-Langhanteldrücken	3	8
• Kurzhanteldrücken	3	8
• Kurzhantel-Fliegende auf der Schrägbank	3	10
+ zum Abschluss 3 Bauchübungen		

Deine Übungen am Rücken-Tag	Sätze	Wiederholungen
• Kreuzheben	5	5
• Vorgebeugtes Rudern	5	5
• LAT-Ziehen	3	8
• Sitzendes Kabelrudern	3	8

Deine Übungen am Schulter-Tag	Sätze	Wiederholungen
• Langhanteldrücken über Kopf	5	5
• Aufrechtes Langhantelrudern	3	8
• Kurzhantel-Seitheben	3	10
• Vorgebeugtes Kurzhantel Seitheben	3	12
• Langhantel-Schulterheben	5	5
+ zum Abschluss 3 Bauchübungen		

Deine Übungen am Arm-Tag	Sätze	Wiederholungen
• Bankdrücken eng	5	5
• Liegendes Trizepsstrecken	3	8
• Trizepsdrücken	3	10
• Langhantelcurls	5	5
• Kurzhantelcurls sitzende Schrägbank	3	8

6. bis 8. Woche

Deine Übungen am Brust-Tag	Sätze	Wiederholungen
• Bankdrücken	3	3
• Schrägbank-Kurzhanteldrücken	3	6
• Negatives Langhanteldrücken	3	6

341

	Sätze	Wiederholungen
• Kabelziehen über Kreuz von unten	3	10
+ zum Abschluss 3 Bauchübungen		

Deine Übungen am Rücken-Tag	Sätze	Wiederholungen
• Kreuzheben	3	3
• Vorgebeugtes Rudern	3	3
• LAT-Ziehen mit reversem Griff	3	6
• Einarmiges Kurzhantelrudern	3	6

Deine Übungen am Schulter-Tag	Sätze	Wiederholungen
• Langhanteldrücken über Kopf	3	3
• Kurzhanteldrücken über Kopf	3	6
• Kurzhantel-Seitheben	3	8
• Hintere Deltas an der Maschine	3	10
• Langhantel-Schulterheben	3	3
• Kurzhantel-Schulterheben	3	8
+ zum Abschluss 3 Bauchübungen		

Deine Übungen am Arm-Tag	Sätze	Wiederholungen
• Bankdrücken eng	3	3
• Kurzhantelstrecken über Kopf	3	8
• Trizepsdrücken	3	8
• Langhantelcurls	3	3
• Hammercurls	3	8

9. bis 10. Woche

Deine Übungen am Brust-Tag	Sätze	Wiederholungen
• Bankdrücken	2	2
• Schrägbank-Langhanteldrücken	3	6
• Negatives Kurzhanteldrücken	3	6
• Butterflies an der Maschine	3	8
+ zum Abschluss 3 Bauchübungen		

Deine Übungen am Rücken-Tag	Sätze	Wiederholungen
• Kreuzheben	2	2
• Vorgebeugtes Rudern	2	2
• Klimmzüge		3
bis Versagen		
• Rudern an der Maschine	3	6

Deine Übungen am Schulter-Tag	Sätze	Wiederholungen
• Langhanteldrücken über Kopf	2	2
• Kurzhanteldrücken über Kopf	3	6
• Kabel-Seitheben	3	8
• Einarmiges Kabel - Seitheben - hintere Deltas	3	8
• Langhantel-Schulterheben	2	2
• Multipresse-Schulterheben	3	6

+ zum Abschluss 3 Bauchübungen

Deine Übungen am Arm-Tag	Sätze	Wiederholungen
• Bankdrücken eng	2	2
• Liegendes Trizepsstrecken	3	6
• Trizepsdrücken	3	6
• Langhantelcurls	2	2
• Abwechselnde Kurzhantelcurls	3	6
• Hammercurls	3	6

Was in unserem Kopf abgeht

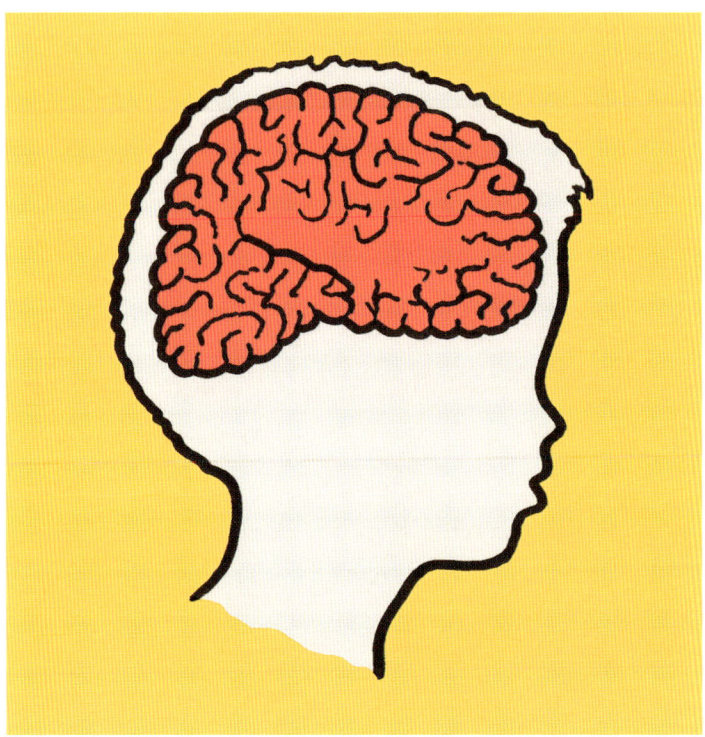

Tabletten gegen schlechten Sex

Mehrere Hundert Frauen erhielten im Rahmen einer Studie ein Placebo mit der Information, dass es sich um ein Präparat für eine verbesserte Libido handelt. Ein Drittel der teilnehmenden Frauen gaben an, tatsächlich ein verbessertes Sexualleben zu haben. Dieses Ergebnis ist der Beweis für die starke und etwas rätselhafte Körper-und-Geist-Verbindung. Die Frauen, die dieses Placebo nahmen, wurden aufgefordert, dreimal pro Monat Sex zu haben. Erstaunlicherweise übertrafen die meisten von ihnen diese Anzahl und sagten aus, mehr erfüllende sexuelle Erlebnisse gehabt zu haben.[74] Ein gutes Beispiel, um deutlich zu machen, wie stark die Psyche unsere Motivation, unsere Selbstwahrnehmung und unsere Leistungsfähigkeit beeinflusst.

Hier folgt leider eine schlechte Nachricht für alle Männer, die sich morgens beim Blick in den Spiegel so richtig männlich fühlen: Die Morgenlatte ist leider kein Zeichen überquellender männlicher Potenz, sondern nur Ausdruck einer überfüllten Harnblase. Der gestaute Harn drückt auf den venösen Abfluss des Penis und führt zur Erektion. Eins wird hierbei aber deutlich. Wir sehen die Welt oft genauso, wie wir sie haben möchten. Männer halten sich mit ihrem morgendlichen Stehaufmännchen für besonders männlich, und das wiederum macht sie selbstbewusster und glücklicher – bis so ein dahergelaufener Wissenschaftler die Blase zum Platzen bringt.

Bei der Arbeit im Krankenhaus habe ich einen schnelleren Genesungsweg bei den Patienten feststellen können, die optimistisch in die Zukunft schauten, die Ziele hatten und von ihrer Regenerationsfähigkeit überzeugt waren. Menschen, die sich selber aufgeben und den Sinn im Leben verloren haben, brauchen oft wesentlich länger, um wieder fit zu werden. Sobald du an dir zweifelst, sobald du den Glauben daran verlierst, ein selbstgestecktes Ziel zu erreichen, wirst du in deiner Ausdauer und Zielstrebigkeit einbrechen.

Immunsystemkiller Stress

Heute kennt jeder Neurologe die Verschaltungen des Hypothalamus – eines Gehirnzentrums – mit der Muskulatur. Sobald wir Stress ausgesetzt sind, werden hier Neurotransmitter – chemische Botenstoffe – produziert, die auch ohne bestehende Rückenprobleme sofort Muskelverspannungen in unserer Nackenmuskulatur auslösen können. Schnell kann eine simple Nackenmuskelverhärtung zu Kopfschmerzen, Migräne und Tinnitus führen, ohne dass wir es von innen verhindern können.
In einer Arbeitswelt zwischen Smartphones, Tablets und Computern mit ständiger Erreichbarkeit fällt es schwer, dem Arbeitsstress aus dem

---

[74] Muscle Stars. »Die Wissenschaft des Muskelaufbaus«, Deutsche Ausgabe Nr. 8/2012

Weg zu gehen. Umso wichtiger sind eine positive Lebenseinstellung und der Ausgleich nach der Arbeit.

Im Laufe unseres Lebens sammeln wir im Langzeitspeicher so viele negative Dinge an, die wir einfach nicht vergessen und vergeben können. Das ständige Wiederkauen in unserem Gehirn von Fehlern, die andere an uns begangen haben, schadet uns in erster Linie selbst. Irgendwann wird diese Last so groß, dass sie unbewusst auf unser Gemüt schlägt und zu einem wichtigen Grund für Unruhe, Unzufriedenheit und Depression wird.

Lerne, diesen Gedankenmüll abzugeben, und lerne, Menschen zu vergeben, selbst wenn du von ihrer Schuld überzeugt bist. Auf diese Weise kannst du dich wieder auf die hohen Ziele im Leben konzentrieren.

Sieh das Leben positiv

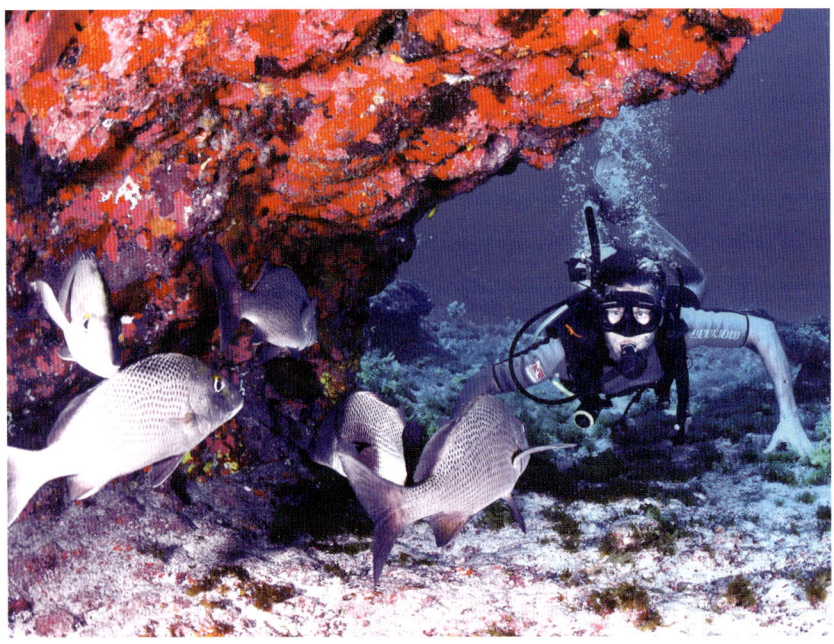

Völlig ausgebrannt und müde landete ich nach 16 Stunden Flug in Manila auf den Philippinen. Mit meinen langen Beinen in einer Fünfer-

346

Reihe eingequetscht wollte sich irgendwie kein erholsamer Schlaf einstellen. Neben mir spielte jemand fast ununterbrochen laut Video-spiele und vor mir litt jemand furchtbar an Blähungen, sodass ich kurz davor stand, mein Ohropax in die Nase zu stopfen.

Wie in Trance rannte ich durch den Check-in zum nächsten Gate, als ich durch einen Lautsprecher hörte, dass sich mein Weiterflug verzögerte. Eine Stunde später erfuhr ich, dass der Flug gestrichen wurde und man uns eine Unterbringung in Manila anbot. Ein Mitreisender neben mir fluchte laut und begann wild gestikulierend mit den Armen zu wirbeln.

Auch mein Reiseplan verschob sich um einen Tag. Dennoch versuchte ich mich nicht von frustrierten Passagieren anstecken zu lassen. Als ich einen Tag später meinen Tauchgang mit einer perfekten Sichtweite von über 40 Metern begann und gleich sieben Mantas und mehrere Whalesharks sah, sagte mein Tauchpartner: »Gut, dass du gestern noch nicht dabei warst. Die Sichtweite betrug nur 15 Meter und außer ein paar Seegurken gab es nichts zu sehen.«

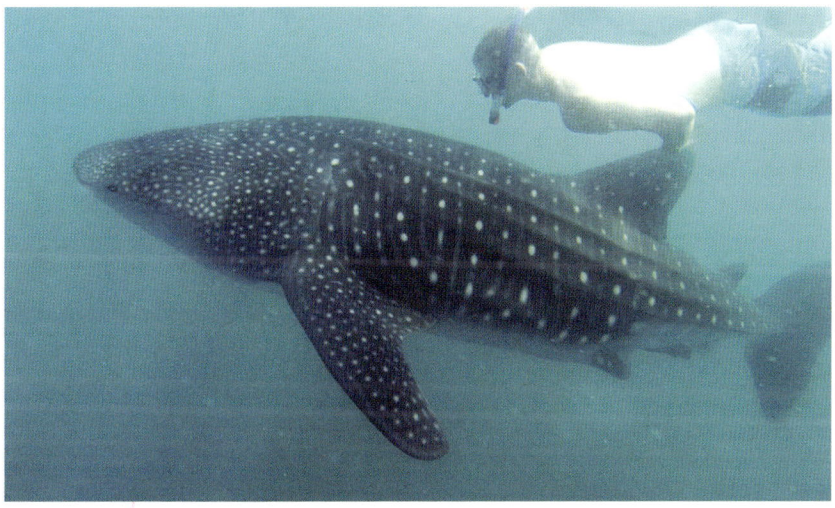

Die Entscheidung, dem Leben optimistisch zu begegnen, verändert die Realität zum Positiven. Davon bin ich fest überzeugt. Mit einem freund-lichen Lächeln oder einer ruhigen Art in einer angespannten Situation öffnen sich Türen. Menschen begegnen dir mit mehr Sympathie und Hilfe, als du es jemals für möglich gehalten hättest.

Vielleicht fragst du dich, ob du so eine Lebenseinstellung erlernen kannst, ohne aufgesetzt und künstlich zu wirken. Ja, das kannst du wirklich. Am Anfang musst du es dir immer wieder in den Sinn rufen, bis es zu deiner persönlichen Charaktereigenschaft wird.

Lebe im Hier und Jetzt

Jeder Moment ist kostbar. Wenn du dein Leben in diesem Augenblick noch nicht als optimal empfindest, dann vertröste dich nicht damit, dass es in absehbarer Zeit noch besser werden könnte. Wenn du die Veränderung nicht wirklich willst, wird alles beim Alten bleiben. Es gibt Menschen, die ihre Wünsche zeit ihres Lebens unerfüllt vor sich herschieben.

Pünktlich zum Jahreswechsel überschütten mich Freunde mit ihren Vorsätzen. Ich finde das gut. Der Anfang eines neuen Jahres scheint ein echter Motivator für Lebensveränderungen zu sein. Nutze diese Chance, auch wenn der Zeitpunkt völlig nebensächlich ist. Formuliere deine Wünsche so mutig wie auch realistisch und schreibe sie auf. Schließe einen Vertrag mit dir selbst und bestimme dazu ein festes Datum.

Du willst mit dem Rauchen aufhören, 15 Kilo leichter werden, einmal pro Woche 5 Kilometer durch den Stadtpark walken oder dich für den abendlichen Fitnesskurs anmelden – dann schreib es auf! Und hast du erst einmal ein Ziel geschafft, gewinnst du Selbstvertrauen und Motivation, noch mehr aus dir zu machen. Jede Veränderung im Spiegel oder auf der Waage stärkt dich für die nächste Herausforderung.

Überlege dir, wie viel Zeit du zur Erreichung deines Ziels täglich opfern musst. Jeder Traum hat seinen Preis. Vielleicht bedeutet es, eine Stunde früher aufzustehen oder auf deine Lieblingsserie zu verzichten. Überlege genau, was du tust, wenn du deinen Vorsatz brichst, weil du noch viel zu sehr an deinen alten Gewohnheiten hängst.

Wenn ich zu faul bin, meine geplanten Kilometer in einer Woche zu laufen, werden die auf die kommende Woche obenauf gepackt. Und wenn ich am Süßigkeitenregal außerhalb eines Cheat-Days schwach werde, spende ich 30 Euro an eine Kinderhilfsorganisation. Die Kinder freuen sich. Das mag für dich schwer nachvollziehbar sein, setzt aber ein Zeichen, dass ein Vertragsbruch nicht unbemerkt und folgenlos vorübergeht. Nur so dressierst du deinen inneren Schweinehund.

Längeres Leben durch langsameres Atmen

Normalerweise atmen wir fünfzehn Mal pro Minute, unter Stress und körperlicher Anstrengung häufiger. Auf meinen Reisen durch Südost-Asien traf ich in Klöstern auf buddhistische Mönche, die während ihrer Meditation nur sechs Mal pro Minute atmen mussten. Meditation führt allgemein zu einem langsameren Atmen, wobei die gleiche Wirkung durch das Gebet erzielt wird. Klingt das jetzt nicht ein bisschen überzogen? Gebet als medizinische Therapie? In der Regel wird aus anderen Gründen gebetet, doch unabhängig davon hat es einen positiven Effekt auf unsere Gesundheit. Wir beten sicherlich nicht mit der Absicht, Bluthochdruck und Kopfschmerzen zu behandeln. Doch wenn jemand aus religiösen Gründen es doch tut, kann er glücklich sein, dass das Ganze noch eine medizinische Wirkung hat. Ich fand im Journal JAMA International Medicine eine Studie in der 75.000 Krankenschwestern über sechzehn Jahre engmaschig kontrolliert wurden. In diesem Zeitraum verstarben 13.500 von ihnen. Nachdem man Risikofaktoren wie Rauchen, einen hohen Cholesterinspiegel oder mangelnde Bewegung statistisch ausgeschlossen hatte, zeigte sich, dass Frauen, die mindestens einmal pro Woche einen Gottesdienst besuchten, eine 33 Prozent geringere Sterberate aufwiesen. Das klang irgendwie verrückt.

Jetzt wird es aber wirklich unwissenschaftlich: Wenn der Psychotherapeut empfiehlt, an irgendetwas zu glauben, auch wenn es nur an den FC Bayern München oder Hertha BSC ist, klingt das noch irgendwie nach Steigerung des Lebenssinns. Aber der Glaube an eine höhere Intelligenz oder gleich an den lieben Gott hingegen katapultiert einen doch in früheste Kindheitsphasen zurück, in denen man noch den Weihnachtsmann und Osterhasen für real gehalten hat. Kirche ist doch etwas für Leute, die im wirklichen Leben keine Freunde haben. Glaube ist etwas für Leute, die ihr Leben nicht selber im Griff haben, für Versager, die auf eine bessere Welt nach dem Tod hoffen, weil sie hier nix gebacken bekommen und immer die letzten in der Warteschlange zum Erfolg sind. Und wenn unser Universum wie eine Big-Brother-Show sein sollte und einer auf uns Menschen herabschaut, warum lässt er dann das ganze Leid auf dieser Erde zu? Hat die Wissenschaft nicht den naiven Glauben an Dinge, die wir nicht beweisen können, unnötig gemacht? Der Wissenschaftler Richard Dawkins beschreibt in seinem

Bestseller „The God Delusion" den Atheismus als einzige legitime Denkposition. „Ich habe es satt, wie wir durch Gehirnwäsche dazu gebracht wurden, der Religion Respekt zu zollen. Menschen sind einfach Maschinen zur Weitergabe der DNS, und die Weitergabe dieses Erbmaterials ist ein selbsterhaltender Prozess. Dies ist der einzige Zweck jedes lebenden Wesens." Dazu zitiert er Robert Pirsig: „Leidet ein Mensch an einer Wahnvorstellung, so nennt man es Geisteskrankheit. Leiden viele Menschen an einer Wahnvorstellung, nennt man es Religion." Der Glaube der Naturwissenschaftler Bacon, Galilei, Kepler, Mendel, Pasteur, Newton und Clerk Maxwell an eine höhere Intelligenz gehöre in die verstaubte altmodische und längst überholte Schublade primitiven Denkens, sagt man uns. Gott, so heißt es, sei nicht greifbarer, als das Grinsen der kosmischen Katze aus „Alice im Wunderland". Im Unterschied zu Schrödingers Katze sei Gott ganz sicher tot.

Eine völlig andere Vorstellung von diesem Thema schildert der Oxford-Professor für Mathematik, John Lennox, in seinem Buch „Hat die Wissenschaft Gott begraben". Dieses Buch hat mich so zum Nachdenken angeregt, dass ich es gleich dreimal hintereinander gelesen habe. Er beschreibt die philosophische Bindung oder die geistige Vorprägung von modernen Wissenschaftlern, die keine Rolle spielt, wenn wir uns damit beschäftigen, wie Dinge funktionieren. An was ich aber glauben will oder nicht, spielt eine wesentliche Rolle, wenn wir uns damit beschäftigen, wie die Dinge anfangs entstanden sind. Wenn ich einen leckeren Kuchen meiner Mutter einer Gruppe führender Wissenschaftler zur Analyse überlasse, bestimmt der Ernährungswissenschaftler die Kalorienmenge, der Biochemiker die Struktur von Fetten und Proteinen, der Chemiker die Elemente und ihre Verbindungen, der Physiker die Elementarteilchen und der Mathematiker das Verhalten dieser Teilchen. Aber die Grenzen der Wissenschaft werden klar, wenn ich der Expertenrunde die Frage stelle: Warum wurde der Kuchen gebacken? Die Behauptung, dass Wissenschaft der einzige Weg ist, Wahrheit zu erfahren, ist letztlich der Wissenschaft selbst nicht würdig. Ich möchte heute einfach mal Mut machen, sich mit den Fragen des Lebens zu beschäftigen, die außerhalb wissenschaftlicher Kompetenz liegen. Ist der Mensch, wie Astronomen meinen, nur eine Winzigkeit aus unreinem Kohlenstoff und Wasser, die ohnmächtig auf einem kleinen, unbedeutenden Planeten umherkriecht? Nehmen wir mal ein Auto von

Ford und stellen uns vor, dass jemand aus einem weit entfernt liegenden Teil der Erde zum ersten Mal ein Auto sieht und keine Ahnung von Maschinenbau hat. Deshalb stellt er sich vor, dass sich in dem Motor ein Gott befindet, der das Auto zum Laufen bringt. Er wird sich weiter vorstellen, dass immer, wenn der Motor gut läuft, der Gott (Herr Ford) ihm freundlich gesinnt ist, wenn er aber nicht läuft, dann nur, weil Herr Ford ihn nicht mag. Sollte er allerdings Maschinenbau studieren und den Motor in seine Einzelteile zerlegen, würde er feststellen, dass sich kein Herr Ford darin befindet und er ihn auch nicht als Erklärung für das Funktionieren des Autos benötigt. Sein Verständnis von den unpersönlichen Prinzipien der inneren Verbrennung würde völlig ausreichen, um die Funktion des Motors zu erklären. So weit, so gut. Doch wenn er dann zu dem Entschluss käme, dass sein Verständnis vom Aufbau und der Funktion des Motors den Glauben an die Existenz an Herrn Ford unmöglich macht, wäre dies offensichtlich falsch. Nur weil er meint, die Funktionsweise des Motors zu kennen, heißt es nicht, dass der Konstrukteur nicht existiert.

Neulich las ich ein erstaunliches Zitat des Physikers Paul Davies. Auch er ist, wie Lennox, nicht davon überzeugt, dass wir bloß unbedeutende Körnchen aus belebtem Staub sind. Er schreibt: „Ich kann nicht glauben, dass unsere Existenz in diesem Weltall nur eine Laune des Schicksals ist, ein historischer Zufall, ein kleines Versehen in dem großen kosmischen Drama. Wir sind zu sehr darin verwoben. Wir sind dazu da, hier zu sein." Aber noch mehr erstaunten mich die Ausführungen des Philosophen Keith Ward, der schreibt: „Den meisten Menschen, die über den Ursprung und das Wesen des Universums tief nachgedacht und geschrieben haben, schien es, dass das Universum über sich hinaus auf eine immaterielle Quelle weist, die hohe Intelligenz und große Macht besitzt. Nahezu alle großen klassischen Philosophen – mit Sicherheit Platon, Aristoteles, Descartes, Leibniz, Spinoza, Kant, Hegel, Locke und Berkeley – sahen den Ursprung des Universums in einer transzendenten Wirklichkeit begründet."

Jüngste Forschung hat gezeigt, dass viele der grundlegenden Naturkonstanten, angefangen vom Energieniveau des Kohlenstoffatoms bis hin zur Geschwindigkeit, mit der das Universum sich ausdehnt, genau die Feinabstimmung hat, die für die Existenz von Leben nötig ist. Ändert man eine davon auch nur ein klein wenig, so wird das Leben im Universum unmöglich. Ebenso brauchen wir permanent eine reichliche Produktion von neuem Kohlenstoff aus Heliumkernen. Der bedeutende Mathematiker und Astronom Sir Fred Hoyle fand heraus, dass für diesen Vorgang die Energieniveaus der atomaren Grundzustände fein aufeinander abgestimmt sein müssen. Die geringe Abweichung von nur einem Prozent würde Leben unmöglich machen. Hoyle gestand zu, dass nichts seinen Atheismus so erschüttert hätte, wie diese Entdeckung. Der Physiker Paul Davies sieht das genauso und sagt: „Es sieht aus, als hätte jemand die Zahlen der Natur fein abgestimmt, um das Universum zu schaffen. Dem Eindruck, dass es einen Plan gibt, kann man sich nicht entziehen." Und weil es gerade so gut hier hinein passt, noch ein Zitat von Arno Penzias, dem Entdecker der kosmischen Mikrowellen-Hintergrundstrahlung, dem sogenannten Echo des Urknalls: „Die Astronomie führt uns zu einem einzigartigen Ereignis, einem Universum, das aus dem Nichts geschaffen wurde, eines, das sich in einem sehr empfindlichen Gleichgewicht befindet, welches erforderlich ist, um genau die richtigen Bedingungen zu liefern, die Leben möglich machen, und dem ein, man könnte sagen, „übernatürlicher" Plan zugrunde liegt."

So jetzt reicht es aber mit Zitaten von Physikern, Astronomen und Gelehrten. Das Ganze hat als Lifestyle-Buch begonnen und so soll es auch enden. Aber mir haben moderne Wissenschaftler wie Lennox und Davies klar gemacht, dass jeder von uns etwas Besonderes in einem einzigartigen Universum ist. Was auch immer du bis jetzt geglaubt und wofür auch immer du bisher gelebt hast, entscheide dich dafür, nur das aufzusaugen und in deinen Kopf zu lassen, was dich vorwärts bringt und stark macht. Dein Leben ist eine einmalige Chance und ein gesunder Körper ist die notwendige Voraussetzung das Beste daraus zu machen. Gib dich nicht mit einem durchschnittlichen Leben und einem dürftigen Gesundheitsstatus zufrieden. Kein Schicksal dieser Welt ist groß genug, um dich ein Leben lang an ein Schattendasein voller Schmerz und Leid zu ketten. Du bist etwas Großartiges, also gib deinem Leben endlich einen Plan und fange heute damit an.

Krankheiten-Therapie-Register

Anämie (Blutarmut):

blutbildende Heilpflanzen: Brennnessel, Rote Beete, Algenextrakt mit Vitamin B12, eisenreiche Pflanzen und Gemüsesorten

Amyotrophe Lateralsklerose (ALS, Degeneration motorischer Nerven):

2 x 2500 mg Vitamin E tgl., 1000 mg Vitamin C tgl., Selen, herkömmliche Therapie: Antioxidans Edaravone, Riluzol, Antikörper Ozanezumab hemmt das Eiweiß NOG-A (verhindert Aussprossen gesunder Nerven), N-Acetyl-Cystein (ACC), Kreatin (nur sehr geringe Wirkung), 30 mg Coenzym Q10 tgl.

Arthrose (Gelenkverschleiß):

basische vegetarische oder vegane Ernährung (unbedingter Verzicht auf Schweinefleisch), 3 EL feingemahlene Braunhirse täglich, Blutegeltherapie, Muskelfaszienmassage, Schröpfen, Heilfasten, Heilpflanzen: Hagebuttenextrakt (Hagebuttentee wenig hilfreich), Teufelskralle, Baumrindenextrakt (v.a. Pinienrinde und Weidenrinde), äußerliche Anwendung: Beinwell, Arnika, Johanniskrautöl, Auflagen mit Kohlblättern oder Bockshornklee, kalte Quarkwickel, Fango, Moorpackungen, Papaya (arthritishemmender Wirkstoff Papin), Pampelmuse (gegen Arthritis und Gicht), Teufelskralle (senkt Entzündung in Muskeln und Gelenken), Brennnessel und Ackerschachtelhalm (Kieselsäure), bei chronischen Schmerzen: 40 mg Cannabidiol (CBD) täglich (alle 2 Wochen um 20 mg steigern, max. 800 mg), 1 TL DMSO (Dimethylsulfoxid) mit 300 ml Wasser oder Vaseline verdünnen und als Umschlag 30 min auf das schmerzhafte Gelenk geben (Mischungsverhältnis beachten, Ziel: 50 %ige wässrige Lösung)

Bluthochdruck (Hypertonie):

vegetarische oder vegane Ernährung, kaliumreiche Ernährung (Bananen, getrocknete Feigen: 850 mg Kalium/100g), Heilfasten, geschroteter Leinsamen, Walnüsse, Hibiskus Tee, natives Olivenöl, regelmäßige Blutspende, Bewegung oder Ausdauersport, Kneipp-Güsse, Heilpflanzen: Knoblauch, Mistel

Depression und Angststörung:

pflanzenbasierte vollwertige Ernährung (Bananen, Cashews und Datteln fördern das Glückshormon Serotonin, Verzicht auf Fleisch und Eier senkt die Arachidonsäure), 1,4 mg Vitamin B1 täglich gegen Nervenentzündung (Feigen, Vollkornreis, Kartoffeln), 1,8 mg Vitamin B6 täglich gegen Reizbarkeit, Müdigkeit und Nervosität (3 Bierhefetabletten täglich, Getreide, grünes Gemüse, Bewegung, Licht- und Sonnentherapie, Kneipp-Therapie, Heilfasten, Meditation und Gebet, Heilpflanzen: Johanniskraut, Lavendelextrakte, Ginseng, Rosenwurz

Diabetes mellitus (Zuckerkrankheit):

vegane Ernährung, Bewegung, Heilfasten, Nüsse und Olivenöl, Hülsenfrüchte (Kichererbsen, Linsen, Bohnen), 1,4 mg Vitamin B1 täglich gegen Nervenentzündung (Feigen, Vollkornreis, Kartoffeln), Hafertage (Haferflocken, Haferbrei, Hafermilch, Haferaufguss in der Sauna), blutzuckersenkende Heilpflanzen: Erdmandel, Brennnessel-Tee und Salat aus jungen Brennnesselpflanzen (Glukokinin), Eberesche (hemmt Ketonbildung durch Sorbit)

Epilepsie (Krampfleiden):

ausreichend Vitamin B6, basische Ernährung mit Reduzierung von raffiniertem Industriezucker, Omega-3-Fettsäure, reichlich Antioxidantien, auf Schlafqualität achten, Vitamin E nach einem Anfall, bei schwerer Krampfneigung 40 mg Cannabidiol (CBD) täglich

Fibromyalgie (Generalisiertes Sehnen-Muskel-Schmerzsyndrom):

Stress reduzieren, Bewegung, Kälte- und Wärmetherapie, basische vegetarische oder vegane Ernährung (tierische Eiweiße und Fette meiden, Weizenmehl und Industriezucker meiden), morgens ½ Liter Thymian-Tee, 20-minütiges warmes Entspannungsbad mit Thymian, Schmerzstellen und Gelenke mit Apfelessig einreiben, 2 Tassen Weidenrinden-Tee (enthält das Schmerzmittel Salizin) tgl., 2 Tassen frischen Ingwer-Tee tgl., 2 Tassen Johanniskraut-Tee (gegen Depressionen) tgl., 2 Tassen Ackerschatelhalm-Tee (Entschlackung und Entwässerung) tgl., 1 Liter 45 % Alkohol mit 45 g getrocknete Ringelblume 15

Tage ziehen lassen und zur äußeren Anwendung der Schmerzstellen verwenden

Hashimoto Thyreoiditis (Autoimmunthyreoiditis, Schilddrüsenentzündung):

Stress unbedingt meiden, 3 Liter Wasser tgl., basische pflanzenbasierte oder vegane Lebensweise (Kuhmilch unbedingt meiden, tierische Eiweiße und Fette meiden, Weizenmehl und Industriezucker meiden), 1,4 mg Vitamin B1/Aneurin täglich gegen Nervenentzündung (Feigen, Vollkornreis, Kartoffeln), Vitamin D3 liquid (tgl. 1 Tropfen/8 Wo, wenn der Wert < 40 ng/ml ist), 1x Magnesium 300 mg abends (zur Aktivierung von Vit. D), Selen 200 µg tgl./3 Mo (senkt die TPO-Antikörper), 20 mg pflanzliches Eisen tgl., Resveratrol (japanischer Staudenknöterich), Curcuma, Omega-3-Fettsäuren (Chiasamen), nach ärztlicher Absprache: Jod (Kiwi, Apfelgehäuse), L-Tyrosin

Herz-Kreislauf-Störungen und Herzschwäche:

Wasserzufuhr an eine bestehende Herzinsuffizienz anpassen, ansonsten mind. 3 Liter Wasser täglich trinken, 2 mg Vitamin B15 täglich gegen Zelloxydationsstörungen (pflanzliche Samen, Reiskleie), Pampelmusenkurtag bei Herzinsuffizienz (Fastentag mit 5 Pampelmusen als einzige Ausnahme), Heilpflanzen: Berberitze, Arnika (gefäßschützende Wirkstoffe Arnicaflavon und Xanthophyll), Weißdorn (belebend bei Herzinsuffizienz)

Impotenz und erektile Dysfunktion:

Aminosäuren Arginin und Ornithin (Erdnüssen, Sojabohnen, Haferflocken und Weizenkeimen), Hafer (Haferflocken, Hafermilch, Haferaufguss in der Sauna), Heilpflanzen: Ginseng-Blättern, Erd-Burzeldorn, Bockshornklee, Brennnessel und Sägepalme, Vitamine: C, E, A und Zink, Stimmungsaufheller: Johanniskrauttee

Infektionen und Virusgrippe:

75 mg Vitamin C täglich als universeller Aktivator der Zellfunktion (frische Früchte, Gemüse, Salat), mind. 500 g Obst und 1 EL in Wasser aufgelöstes Camucamu-Pulver täglich trinken (Antioxidantien), äußere

Heilerdewickel bei Bronchitis und tiefen Lungeninfektionen, Dampfbäder mit Kamille, kalte Umschläge und Schwitzpackungen, Heilpflanzen: Acerola-Kirsche (1550mg Vitamin C/100g), Sanddorn, schwarzer Holunder, Kapuzinerkresse (als pflanzliches Antibiotikum), Zwiebelsaft mit Manuka Honig, Pfefferminz-Tee, Ingwer-Tee

Koronare Herzerkrankung und Arteriosklerose (Gefäßverengung):

vegane Ernährung, Bewegungstherapie, Knoblauch, Granatapfelsaft, 50 mg Vitamin P täglich gegen Gefäßbrüchigkeit, Zahnfleischbluten und Ödembreitschaft (Buchweizen, schwarze Johannisbeere, Paprika, Hagebutten), pflanzliche Omega-3-Fettsäuren: Chiasamen, Weizenkeimöl, alle LDL-Cholesterin-Senker: Mandeln, geschrotete Leinsamen, Hafer, Walnüsse, täglich eine Avocado

Krebs (gutartiger Tumor oder bösartiges Carcinom):

vegane Ernährung (radikaler Verzicht auf tierisches Eiweiß und tierische Fette), fermentiertes Granatapfelsaftextrakt alle 2 Tage, Bewegung 5 Stunden pro Woche, Sonne, frische Luft, mind. 3 Liter stilles Wasser pro Tag, mind. 500 g Obst und 1 EL in Wasser aufgelöstes Camucamu-Pulver täglich trinken (Antioxidantien), mind. 1mg Vitamin A täglich gegen Metastasenbildung (getrocknete Aprikosen, Möhren, Mango: 5 mg Vitamin A/100 g), 200 mg Vitamin B13 täglich zur Entgiftung krebsfördernder Substanzen (Hefe und Bierhefe), Meditation oder Gebet (Stress reduzieren und innere Ruhe finden), Heilpflanzen: Mistel, Kurkuma, Knoblauch (v.a. bei Magen-Darm-Krebs), bei chronischen Schmerzen: 40 mg Cannabidiol (CBD) täglich (alle 2 Wochen um 20 mg steigern, max. 800 mg)

Leberzellschäden und Leberzirrhose:

Alkoholverbot, Ernährungsumstellung, 200 mg Vitamin B13 täglich (Hefe und Bierhefe), Heilpflanzen: Artischocken, Eberesche (Sorbit schützt Leberzellen), Löwenzahnblätter (anregend auf Gallenfluss)

Magen-Darm-Beschwerden, Morbus Crohn, Colitis ulcerosa:

Ernährungsumstellung auf leicht verdauliche pflanzenbasierte Speisen (Sauerkrautsaft bei Umstellungsproblemen), Brottrunk (Probiotika),

Wärme, Heilerde für innere Anwendung, strenges Herunterfahren von Kaffee und Alkohol, Bitterstoffe: Chicorée und Löwenzahnblätter, Heilpflanzen: Kurkuma, Kümmel, gegen Blähungen: Anis und Fenchel Flohsamenschalen, bei Verstopfung: Olivenöl und abends 0,3 g Aloe Tbl., Ananas (ersetzt den Magensaft), bei Durchfall: Bohnenkraut, Banane und 10 getrocknete Eberaschen-Beeren 3-mal tgl., Papaya (verdauungsfördernder Wirkstoff Papin), Heidelbeeren, Sesam, bei chronischen Schmerzen: 40 mg Cannabidiol (CBD) täglich

Menopausale Störungen, Akne vulgaris, Haarausfall und Hautprobleme:

Ernährungsumstellung: 1mg Vitamin A täglich gegen Hauttrockenheit und Verhornung (getrocknete Aprikosen, Möhren, Mango: 5 mg Vitamin A/100 g), 12 mg Vitamin E täglich (Getreidekeime und Getreidekeimöl, Gemüse), 6 mg Vitamin B5/Pantothensäure täglich gegen Haarausfall und erhöhte Haarbrüchigkeit, Schuppenbildung und Hauttrockenheit (Sojamehl, Sojaprodukte, Hefeflocken, Bierhefetabletten, Reiskleie, Kartoffeln), 75 mg Vitamin C täglich als universeller Aktivator der Zellfunktion (frische Früchte, Gemüse, Salat), 20 min Avocado-Quark-Gesichtspackung bei Akne und Hauterkrankungen, pflanzliche Omega-3-Fettsäuren: Chiasamen, Östrogenersatz: Sojaprodukte (Phytoöstrogen) und Hopfenmehl, 1 TL DMSO (Dimethylsulfoxid) mit 300 ml Wasser oder Vaseline verdünnen und auf die unreine Haut auftragen (Mischungsverhältnis für das Gesicht bevorzugt als 35 %ige wässrige Lösung)

Multiple Sklerose (Entzündung der Markscheiden von Nerven):

Salze der Fumarsäure (senken die Entzündung der Nervenhüllen), Zink (zur Entgiftung von Schwermetallen wie Quecksilber), strenges Verbot von Wildfisch und Amalgamfüllungen vermeiden (hoher Quecksilbergehalt), Darmflora-Aufbau (pflanzenbasierende Ernährung, Sauerkrautsaft, Antibiotika/Cortison nur in Notfällen), Kadmium aus Phosphat-Dünger meiden (Obst/Gemüse gründlich reinigen), Magensäureproduktion stärken, Bewegung an der frischen Luft, Stress und Reizüberflutung stoppen, Genetik beachten (Kinder haben 10 Prozent Erkrankungsrisiko), mind. 1mg Vitamin A täglich gegen früh auftretende Sehstörungen (getrocknete Aprikosen, Möhren, Mango: 5 mg Vitamin A/100 g), 1 TL DMSO (Dimethylsulfoxid) in 300 ml Wasser auflösen zur inneren Anwendung (max. 4 TL pro Glas, Verdünnungsverhältnisse beachten), Heilpflanzen: Weihrauch und Curcuma (Gelbwurz) senken die Entzündung, Johanniskraut (Nervenberuhigung, Antidepressiva), Scharfgarbe, Mistel (auch gegen Epilepsie), pflanzliche Omega-3-Fettsäuren: Chiasamen, Weizenkeimöl, kaltgepresstes Leinöl

Nierenerkrankungen und Harnwegsinfektionen:

Wasserzufuhr an eine bestehende Niereninsuffizienz anpassen, ansonsten mindestens 3 Liter Wasser täglich trinken, Heilpflanzen: harntreibend wirken Brennnessel-Tee, Broccoli, Spargel und Ackerschachtelhalm-Tee (Zinnkraut enthält viel Kieselsäure, 3 TL auf eine Tasse Wasser kochen), Meerrettich, Bärentraubenblätter (Desinfektion von Harnwegen)

Osteoporose (Knochenarmut):

3 EL feingemahlene Braunhirse täglich, Bewegung, 3-5 getrocknete Feigen täglich (190 mg Kalzium/100 g getrocknete Feigen), reichlich Sonne tanken (Vitamin D), unbedingt auf tierische Milch verzichten, Sojaprodukte bevorzugen (Phytoöstrogen)

Parkinson (Degeneration dopaminproduzierender Nervenzellen):

Heilpflanzen: Bockshornklee, Ginseng, Pflanzen mit dem Wirkstoff L-Dopa: Dopa-Bohne („Saubohne", Vicia faba) und Juckbohne (Mucuna pruriens), Floh- und Leinsamen (bei Verstopfung), Cholesterinsenker (Ursachenbekämpfer): Hafer als Haferkleie, Knoblauch, Bärlauch, Zwiebel, Artischocke, Luzerne (Alfalfa), Shiitake-Pilz, Chlorella und Gelée Royale

Rheuma (autoimmune Gelenk- und Muskelbeschwerden):

Heilfasten, basische pflanzenbasierte oder vegane Ernährung (Fleisch und Milchprodukte drastisch senken), Pampelmusenkurtag bei Herzinsuffizienz (Fastentag mit 5 Pampelmusen als einzige Ausnahme), 12 mg Vitamin E täglich (Getreidekeime und Getreidekeimöl, Gemüse), 2 mg Vitamin B15 täglich gegen Zelloxydationsstörungen (pflanzliche Samen,

Reiskleie), Heilkräuter: Kurkuma, Gelbwurz, Brennnessel, Arnika-Tinktur zur äußeren Anwendung, Teufelskralle (senkt Muskel- und Gelenkentzündung), Omega-3-Fettsäuren: Chiasamen und Walnüsse, Schwarzkümmelöl, Heilpflanzen: schwarze Johannisbeere, äußere Anwendung: Kiefer (in Form von Terpentinöl), bei chronischen Schmerzen: 40 mg Cannabidiol (CBD) täglich (alle 2 Wochen um 20 mg steigern, max. 800 mg), 1 TL DMSO (Dimethylsulfoxid) mit 300 ml Wasser oder Vaseline verdünnen und als Umschlag 30 min auf das schmerzhafte Gelenk geben, nur für die Harten: Schlagen mit frischen Brennnesseln (Urtikation)

Rückenschmerzen (Lumboischialgie):

Bewegung und Physiotherapie, Rehasport (50 Std. zahlt die Krankenkasse), Aquagymnastik, Rückenschulung und Rückenmuskelaufbautraining, Muskelmassagen bringen keinen dauerhaften Erfolg, Muskelfaszienmassage und Faszienrolle, Manuelle Therapie und Chirotherapie (Einrenken von Blockaden), Blutegeltherapie, Schröpfen, Wärme bei langanhaltenden Rückenschmerzen: Fango, Kirschkernkissen, Heilpflanzen: Teufelskralle (senkt Muskel- und Gelenksentzündung), Johanniskraut (Nervenberuhigung), bei chronischen Schmerzen: 40 mg Cannabidiol (CBD) täglich (alle 2 Wochen um 20 mg steigern, max. 800 mg), 1 TL DMSO (Dimethylsulfoxid) mit 300 ml Wasser oder Vaseline verdünnen und als Umschlag 30 min auf die schmerzhafte Region geben

Schlafstörungen:

warmes Fußbad, Heilpflanzen: Baldrian, Melisse, Passionsblume, Hopfen, Cannabidiol (CBD) 40 mg eine Std. vor dem Schlafengehen

Übergewicht (Adipositas):

mindestens 5 Stunden Bewegung pro Woche, basische pflanzenbetonte oder vegane Ernährung (Cholesterin ist nur in tierischem Essen), 2 Mahlzeiten-Regel, keine Mahlzeiten nach 18°° Uhr, raffinierten Zucker und hohe Insulinspiegel vermeiden, Fastentag (mit Tee und Wasser) mind. einmal im Monat, Heilpflanzen: Cherimoyas

Wundheilungsstörungen:

Manuka Honig, Heilpflanzen: Ringelblume, Kamille, Arnika, 1 Messerspitze Aloe-Pulver in ¼ Liter Wasser kochen und als Umschlag nutzen, 1 TL DMSO (Dimethylsulfoxid) mit 300 ml Wasser oder Vaseline verdünnen und als Umschlag auf Wunden und Narben geben

Zöliakie (Glutenunverträglichkeit, Sprue):

Diese Nahrungsmittel unbedingt meiden: Seitan, Weizen, Roggen, Hafer, Tritikale, Gerste, Dinkel, Grünkern, Einkorn, Emmer (Zweikorn), Kamut und alle weiteren Derivate in allen Formen (Mehle, Schrot, Flocken, Graupen, Grieß, Kleie), Bulgur (vorgekochter Weizen), Couscous (befeuchtete und zu Kügelchen zerriebener Grieß von Weizen), Tempuramehl (Mehlmischung die Weizen enthält)

Diese Nahrungsmittel bevorzugen: Amaranth, Buchweizen, Mais, Reis, Hirse (Teffmehl), Quinoa, Wildreis, Kichererbsen, Farinha (Maniokmehl), Kastanien, Traubenkernmehl, frische Kartoffeln, Pellkartoffeln, Folienkartoffeln, glutenfrei gekennzeichnete Nudeln, echte asiatische Glasnudeln (bestehen ausschließlich aus Mungobohnenstärke und Wasser), (asiatische) Reisnudeln aus Reismehl (Vorsicht: Die wie Spagetti aussehenden asiatischen Reisnudeln sind nicht zu verwechseln mit den glutenhaltigen griechischen Reisnudeln, dem sog. Kritharaki, aus Hartweizengrieß.)

Meine veganen Lieblingsrezepte ohne Industriezucker

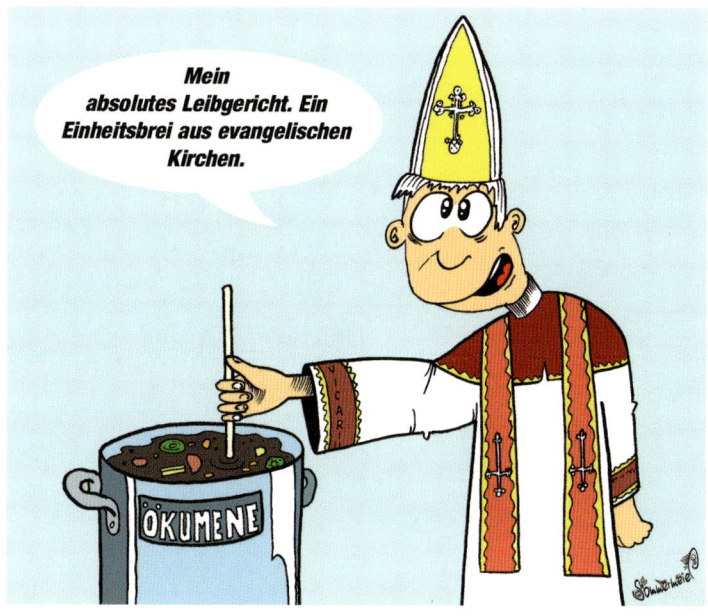

Mittlerweile gibt es unzählige gute Kochbücher mit veganen Gerichten und Online-Portale, in denen du mit den abgefahrensten Tipps, Tricks und kulinarischen Raffinessen bedient wirst. Unmengen dieser Bücher stehen in meinem Bücherregal und lachen mich mit ihren Hochglanz-Profifotos an. Mit den meisten dieser Bücher habe ich ein Problem, denn es kochen und backen meistens nur diejenigen, die schon vorher in der Küche selbst Hand angelegt haben. Ich möchte, dass wir alle wieder lernen, uns auf einfache und natürliche Weise ein Brot zu backen, eine Suppe zu kochen und eine Mahlzeit zu basteln, die uns Kraft und Lebensenergie gibt. Spätestens wenn wir einige der uns oft verwendeten Zutaten nicht kennen oder gar aussprechen können, verlieren wir den Mut und das Interesse. Wir kommen erschöpft von der Arbeit nach Hause und wünschen uns so viel Freizeit wie möglich für die wirklich schönen Dinge im Leben. Wir wollen eine Mahlzeit gesund und schmackhaft zubereiten, ohne dabei zwei Stunden in der Küche zu stehen. Auf tierische Fette, Industriezucker und Instantmehl habe ich bei meiner Auswahl bewusst verzichtet. Da der Hefeteig für

Pizza, Brot und Kuchen besser mit Kohlenhydraten aufgeht, gebe ich gern eine kleine Menge Korinthen oder Datteln dazu. Selbst wenn du noch nie vorher gekocht oder gebacken hast, feg den Staub von der Herdplatte, sortiere deine Zutaten in den Schränken und fang endlich an!

Dinkelbrot

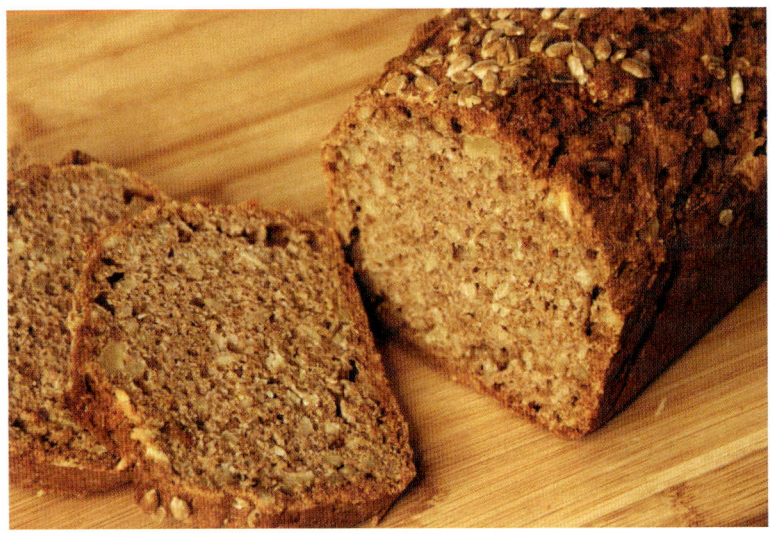

1 Tüte Trockenhefe
450 ml warmes Wasser (37° C)
500 g Dinkelvollkornmehl
150 g Sonnenblumenkerne
½ Handvoll Mandeln
1 Handvoll Walnüsse
1 TL Salz

Hefe und Wasser miteinander verrühren. Alle anderen Zutaten dazugeben und zu einem weichen, klebrigen Teig verkneten. Diesen in eine mit Backpapier ausgelegte Kastenform füllen. Zur Dekoration Sonnenblumenkerne obenauf streuen. Jetzt in den nicht vorgeheizten Ofen stellen und bei 200° C Ober-/Unterhitze ca. 60 Minuten goldbraun backen.

Kartoffelbrot

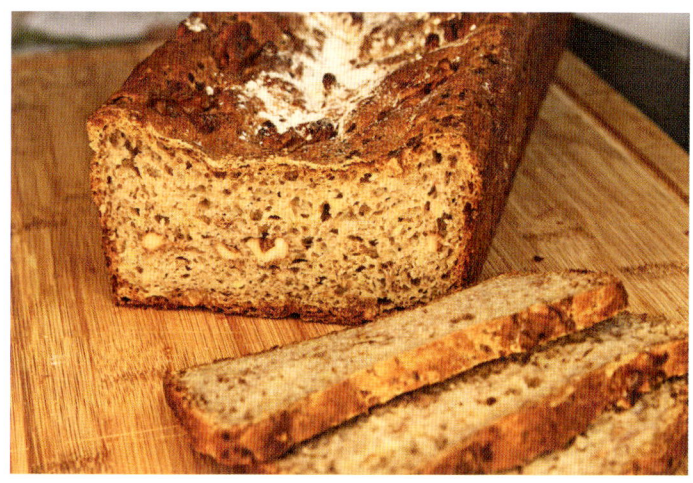

300 g Dinkelvollkornmehl
200 g Dinkelmehl
300 g Kartoffeln roh, geraspelt
½ Würfel frische Hefe
75 g Sauerteig
Ca 200 ml lauwarmes Wasser
100 g eingeweichte Walnüsse (über Nacht)
2 TL Salz
Brotgewürz nach Belieben beimischen

Alle Zutaten gründlich miteinander verkneten bis eine homogene Masse entsteht. Den Brotteig in eine gefettete Kastenform geben. Mindesten 30 Min. an einem warmen Ort gehen lassen, bis der Teig deutlich aufgegangen ist. Den Teig bei 225° C Ober-/Unterhitze ca. 50 Min. backen. Nach der Backzeit das Brot aus dem Ofen nehmen und kurz in der Form ruhen lassen. Danach aus der Form lösen und kopfüber auskühlen lassen.

Tipp: Sollte der Teig gegen Ende der Backzeit im Backofen zu dunkel werden, einfach mit Alufolie abdecken.

Pizzateig

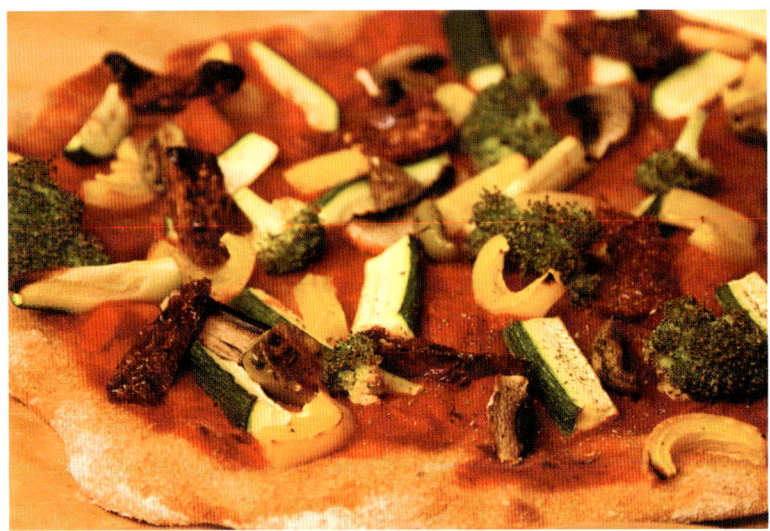

480 g Weizenvollkornmehl
1 TL Salz
1 TL Trockenhefe
375 ml kaltes Wasser

Alle Zutaten 6 Minuten mit der Maschine oder per Hand kneten. Den Teig in Frischhaltefolie wickeln und für mindestens 30 Minuten (besser 2 Stunden) im Kühlschrank ruhen lassen. Danach den Teig auf einer bemehlten Fläche dünn ausrollen und kurz gehen lassen. Auf ein mit Backpapier ausgelegtes Backblech ausrollen. Nun mit Tomatensoße oder gehackten Tomaten bedecken und nach Belieben belegen. Im vorgeheizten Ofen auf mittlerer Schiene bei 200° C Ober-/Unterhitze 15–20 Minuten backen. Eventuell nach 10 Minuten die Pizza ins untere Ofendrittel schieben.

Tipps: Der rohe Teig ist im Kühlschrank bis zu 2 Tage haltbar. Der Pizzabelag sollte nicht zu wässrig sein, da sonst der Teig nicht gar wird. Gerne kann der unbelegte Teig 10 Minuten vorgebacken werden. Wer mag, kann Tofu-Quark (Das Rezept findest du weiter unten) als Pizzakäse verwenden.

Cracker

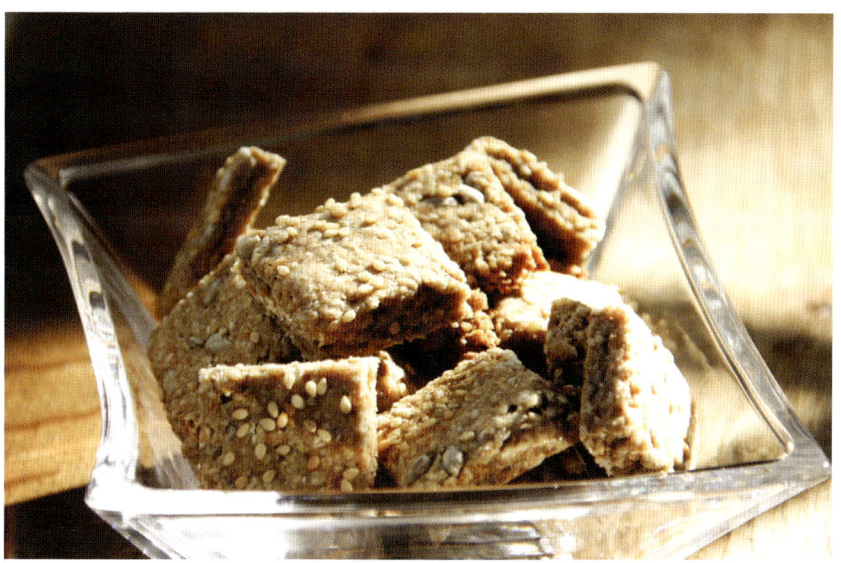

3 Tassen Haferflocken
1 Tasse Sonnenblumen- und Sesamkerne
1 Tasse Dinkelvollkornmehl
2 Tassen Weizenvollkornmehl
1 TL Kümmel
1 TL Meersalz
1 TL Paprika edelsüß
2 TL gemischte getrocknete Kräuter
½ Tasse Olivenöl
1½ Tassen Wasser

Einfacher geht's nicht: Alle Zutaten zusammenkneten. Den Teig auf einem Backblech ausrollen und mit dem Messer die späteren Bruch-rillen einschneiden. Mit Sesamkernen bestreuen und diese leicht an-drücken. Nun im vorgeheizten Backofen bei 200° C Ober-/Unterhitze 15–20 Minuten goldbraun backen.

Linsenbratlinge

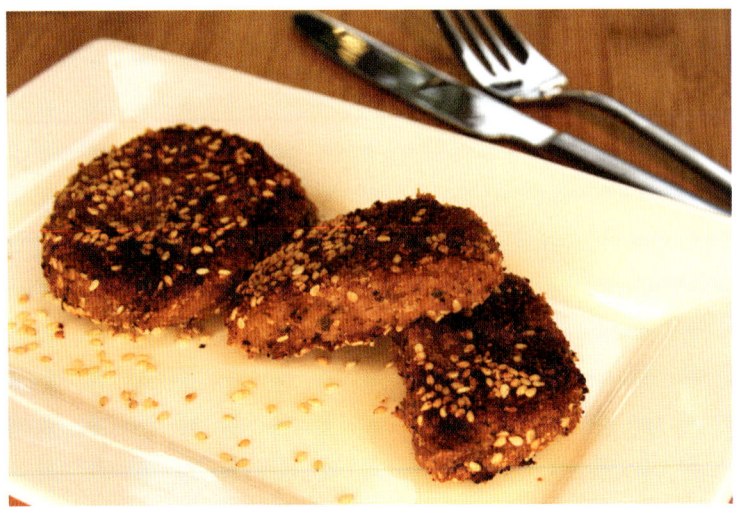

120 g rote Linsen
250 ml Wasser
80 g rote Zwiebel
80 g Zucchini
1 Möhre
1 EL Maisstärke
nach Belieben 1 TL Chia Samen oder Flohsamenschalen
Haferflocken
1 EL Tomatenmark
Gewürze, Hefeflocken, Petersilie
Paniermehl, Sesam

Die Zwiebel, Zucchini und Möhre klein schneiden oder im Mixer kurz zerkleinern und mit etwas Öl anbraten. Die roten Linsen sowie das Wasser hinzugeben und alles bei mittlerer Hitze köcheln, bis die Linsen gar sind. Nach Belieben würzen. Tomatenmark dazugeben.
Die Masse mit Maisstärke und Haferflocken binden, bis sich die Masse gut formen lässt. Die kleinen Bratlinge in Paniermehl und Sesam panieren und danach in Öl anbraten.

Walnussbratlinge

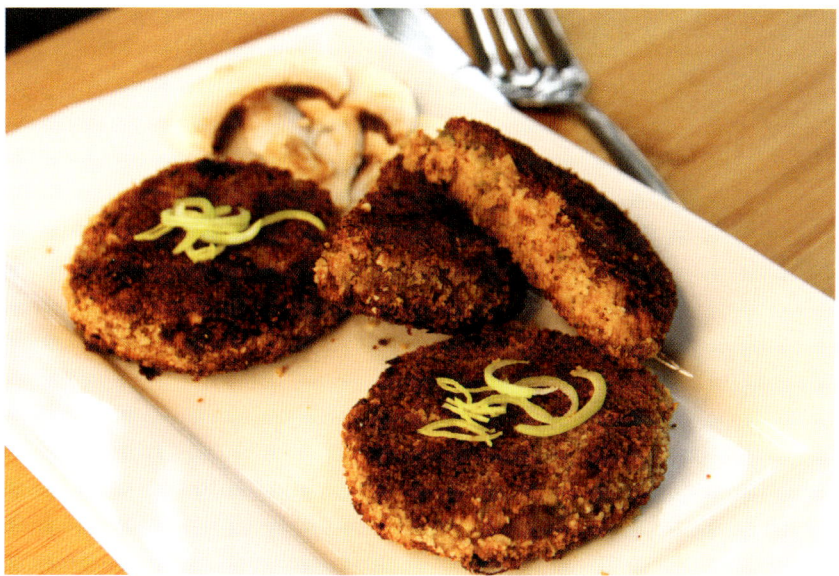

100 g zerkleinerte Walnüsse
80 g Zwiebel
80 g Lauch
50 g Cashewnüsse
70 ml heißes Wasser
50 g Haferflocken
4 Champignons nach Belieben
Gewürze
Paniermehl

Den Lauch und die Zwiebel fein schneiden und in Öl anschwitzen. 3 EL Wasser hinzugeben und kurz dünsten. In der Zwischenzeit die Cashewnüsse mit dem heißen Wasser und den Gewürzen im Mixer pürieren. Die zerkleinerten Walnüsse, das gedünstete Gemüse sowie die fein gehackten Champignons dazugeben. Die Masse mit den Haferflocken binden, bis man kleine Bratlinge formen kann. Die Bratlinge panieren und in Kokosöl anbraten.

Veganer Eiersalat

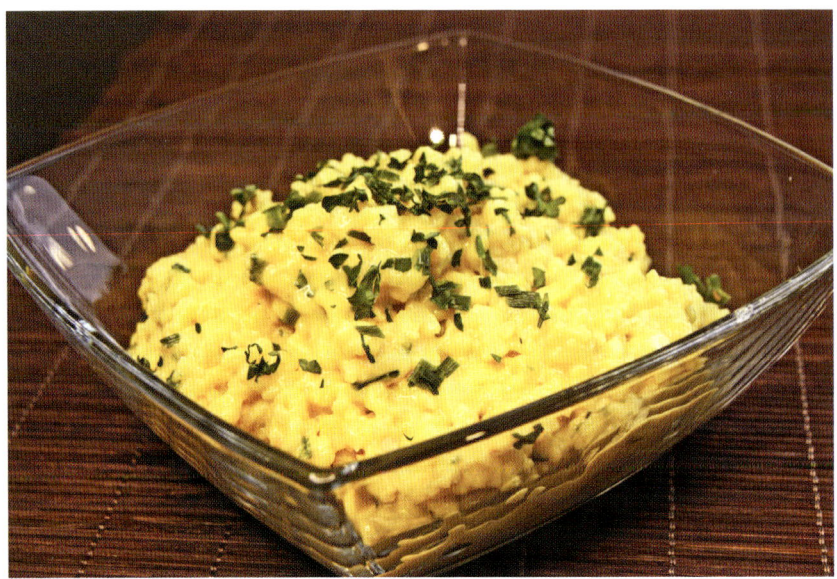

Für den Salat:

2 Dosen Kichererbsen
3 TL Kurkuma
2 Zwiebeln
300-400 g glutenfreie Nudeln
Kichererbsen mit Kurkuma mixen. Zwiebeln klein schneiden. Die ge-
kochten Nudeln klein hacken oder kurz mixen. Alles in eine Schüssel
geben.

Für die vegane Mayonnaise:

100 ml Hafermilch
100 ml Sojamilch
2 EL Apfelessig
etwas Zitronensaft
150 ml neutrales Öl (Keimöl oder Distelöl)
1 TL Senf, Gewürze, Schnittlauch

Hafermilch, Sojamilch, Essig und Zitronensaft mixen. Während des Mixvorgangs in einem dünnen Strahl das Öl zufügen. Am Ende 10 Sek. aufschäumen. Senf und Pfeffer dazugeben und nochmal kurz mixen. Schnittlauch fein hacken. Alle Zutaten mit der veganen Mayonnaise in der Schüssel verrühren. Mit Kala Namak Salz würzen, bis die Ei-Note passt. Eventuell etwas Senf und Pfeffer zum Abschmecken dazugeben.

Tipps: Die Nudeln ruhig länger kochen, da sie ansonsten die Marinade aufsaugen. Nicht zu viel Zwiebel verwenden, sonst ist der Eigeschmack überlagert.

Falscher Hering

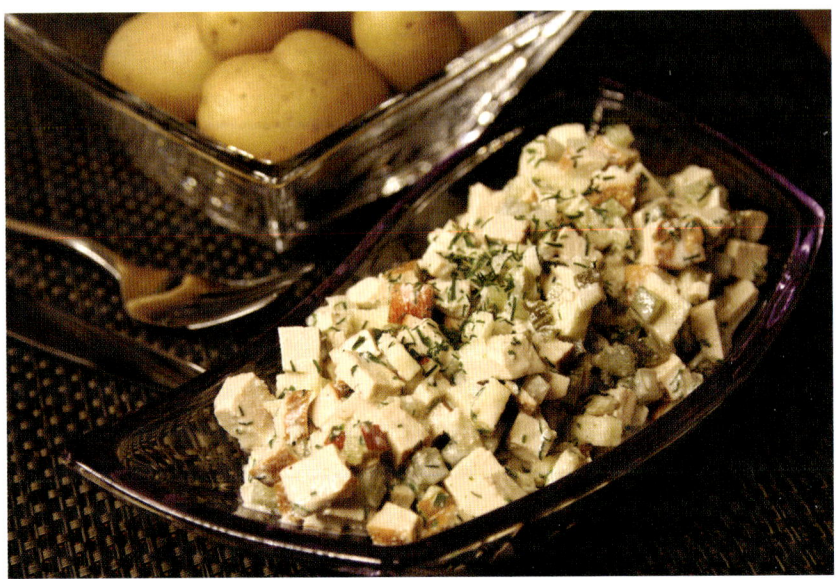

Für die Marinade:

100 g Sonnenblumenkerne
200 ml Wasser
3 EL ungesüßter Sojajoghurt
Saft einer halben Zitrone
Salz, Pfeffer, Petersilie

Die Sonnenblumenkerne pulverisieren. Alle restlichen Zutaten dazugeben und umrühren.

Für den Salat:

350 g Bio-Räuchertofu
1 Zwiebel
1 großer Apfel
4 saure Gurken
Dill

Räuchertofu, Zwiebel, Apfel und Gurken in feine Würfel schneiden. In einer Schüssel mit der Marinade mischen und mit Dill abschmecken.

Tipps: Der Salat schmeckt noch besser, wenn er über Nacht im Kühlschrank durchzieht. Wer mag, kann zusätzlich auch gekochte Rote Beete oder ein paar Walnüsse verwenden. Übrig gebliebene Marinade kannst du hervorragend als Salatdressing verwenden.

Süßkartoffelpüree mit gebackener Aubergine

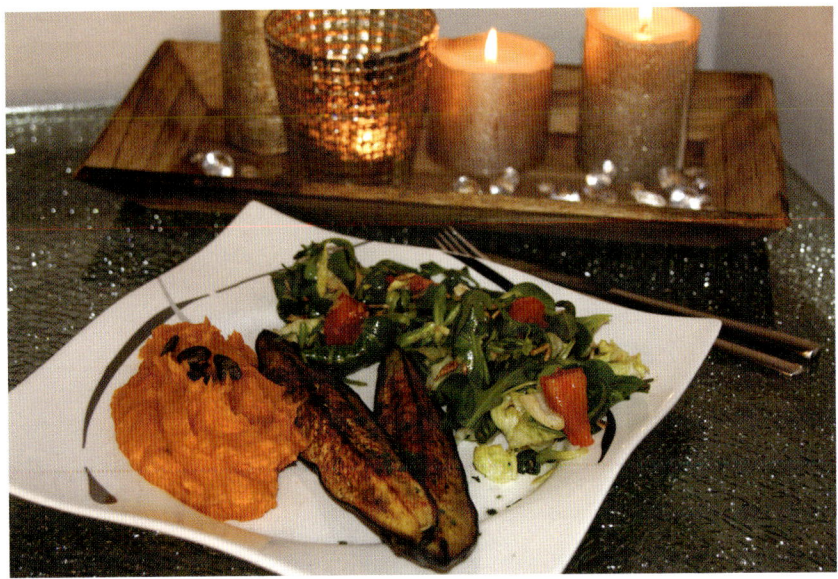

Für das Süßkartoffelpüree:

550 g Süßkartoffeln
100 g Kartoffeln
50 g Knollensellerie
2 EL Kokosmilch
etwas Muskat und Paprikapulver
1 TL Salz
Zitronensaft

Süßkartoffeln, Kartoffeln und Knollensellerie in mittelgroße Stücke schneiden und 20 Minuten kochen. Zwischenzeitlich die Aubergine wie im folgenden Kochteil beschrieben zubereiten. Das Wasser abgießen. Alles im Mixer pürieren. Die Kokosmilch, die Gewürze und zwei Spritzer Zitronensaft unterrühren.

Für die gebackene Aubergine:

1 Aubergine
Öl
Salz, Pfeffer, Paprikapulver und Kräuter nach Geschmack

Aubergine längs vierteln. Alle Stücke mit Öl bepinseln und mit Salz, Pfeffer, Paprika und Kräutern würzen. Bei 220–250° C (Ober-/Unterhitze) 20 Minuten im Ofen backen. Die Oberfläche färbt sich goldbraun, wenn die Aubergine gar ist.

Tipp: Darauf achten, dass das Öl gleichmäßig verteilt ist, da die Aubergine an den ölfreien Stellen nur austrocknet, anstatt zu backen.

Ein frischer Salat rundet die Mahlzeit perfekt ab.

Hummus

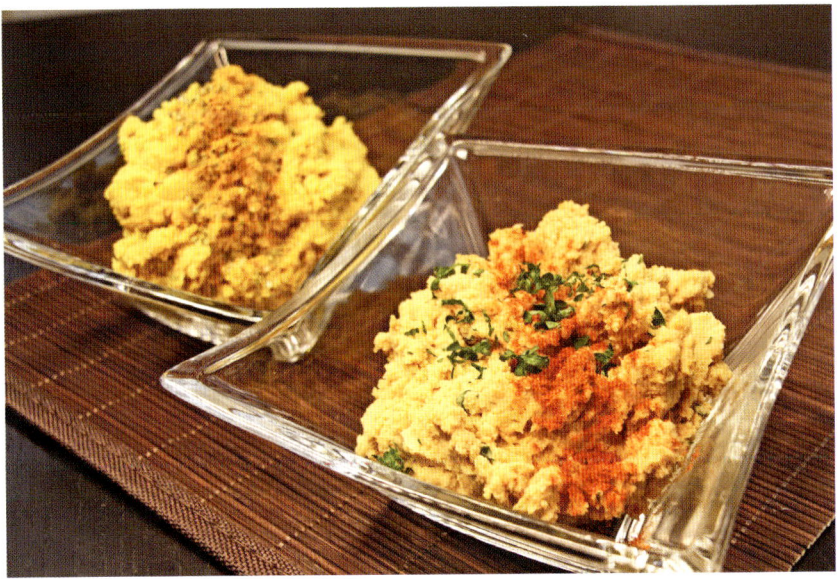

1 Dose Kichererbsen (Dosenwasser abgießen)

3-5 Knoblauchzehen

3 EL Tahin Sesampaste

1EL Paprikapulver scharf (oder normal)

Salz

Gemüsebrühe

1EL Hefeflocken nach Belieben

1EL Sojasoße nach Belieben

Saft von 1-2 Limetten

1-2 EL Petersilie (frisch oder tiefgekühlt)

Kichererbsen und Knoblauch mixen, bis eine feine Masse entsteht. Mit den restlichen Zutaten verrühren.

Tipps: Für eine Variation kann man sehr gut Curry, gekochte Süßkartoffel oder Kürbis als zusätzliche Zutat verwenden. Das Dosenwasser (Aquafaba) nicht wegschütten, sondern für weitere Rezepte verwenden. Es lässt sich problemlos im Tiefkühlfach aufbewahren.

Mandeltartar

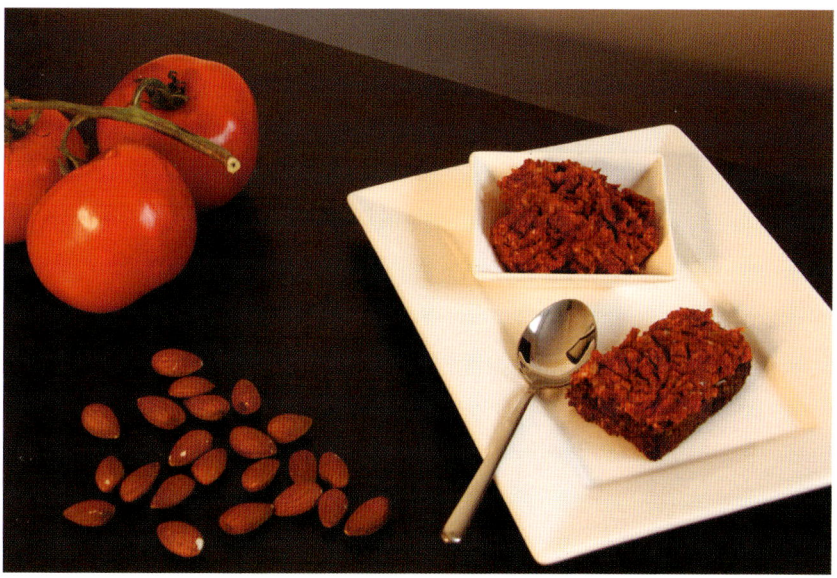

200 g fein gemahlene Mandeln
200 g Bio-Tomatenmark
1 große fein gehackte Zwiebel
2 fein gehackte Knoblauchzehen (wenn man Knoblauch mag)
1 TL getrockneter Majoran
1 TL getrockneter Basilikum

Alle Zutaten mit der Gabel zu einer Paste zerdrücken und nach Belieben mit Kräutersalz abschmecken. Mir schmeckt es besonders gut, wenn ich den genannten Zutaten 200 g Bio-Tofu hinzufüge.

Tofuquark (auch hervorragend als Pizzakäse)

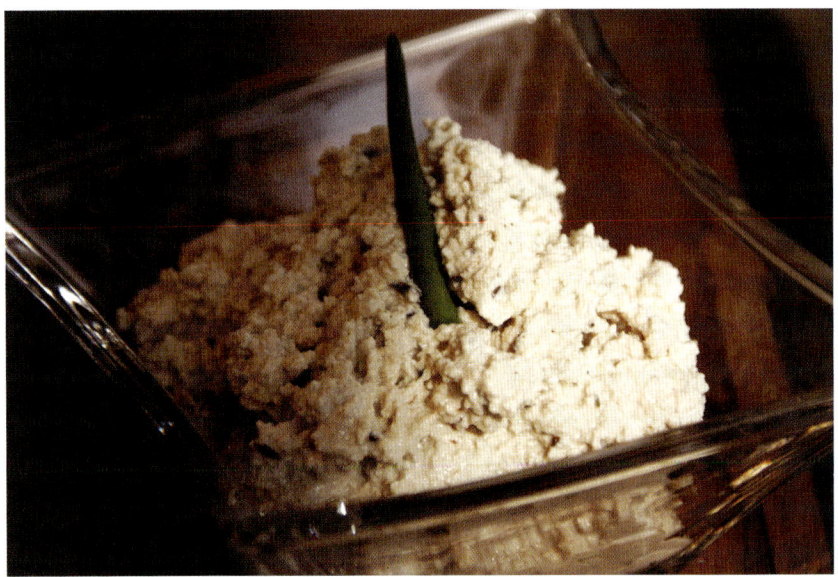

450 g weicher Bio-Tofu
60 g Soja-Joghurt
1 EL Hefeflocken
1 TL Zitronensaft
½ TL Salz
3–4 gehackte Knoblauchzehen
1 EL Kümmel, grob gemahlen
3–4 EL Olivenöl

Alle Zutaten auf mittlerer Stufe kurz im Mixer verrühren, bis alles gleichmäßig verteilt ist.

Cashewkäse

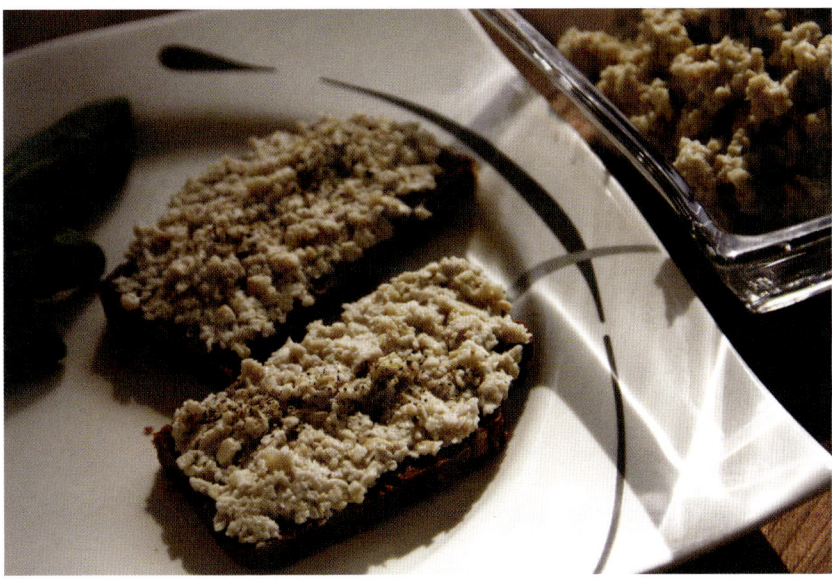

260 g Cashewkerne
1 Prise Salz
100 ml Brottrunk

Cashewkerne 3 bis 8 Stunden in Wasser einweichen. Danach das Wasser abkippen und die Nüsse pürieren. Die Nussmasse mit Brottrunk
cremig rühren. Salz hinzugeben und kurz verrühren. Alles 8 bis 36
Stunden bei Zimmertemperatur ruhen und dann 6 Stunden im Kühlschrank reifen lassen.

Mediterraner Käse

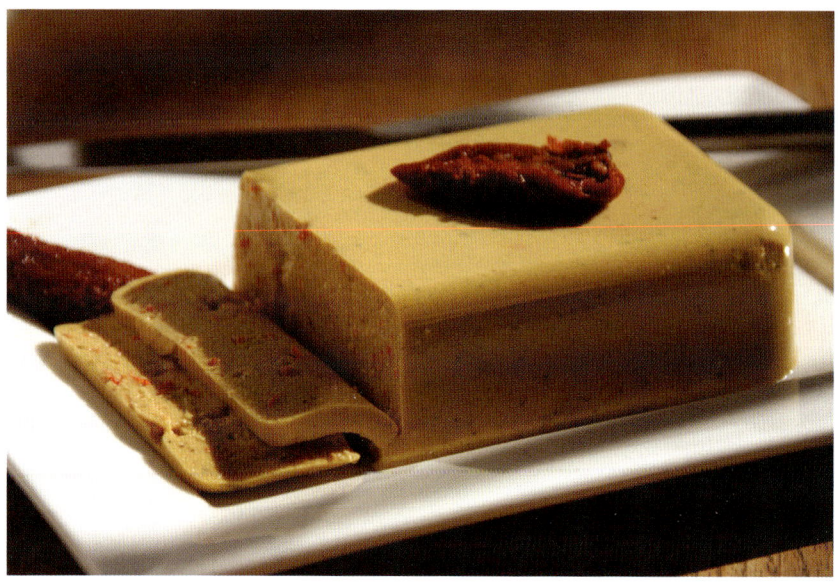

700 ml Wasser
3 TL Agar-Agar
150 g Cashewkerne
1 Zwiebel und 1 Knoblauchzehe
½–1 rote Paprika
1 Spritzer Zitronensaft
30 g Hefeflocken
6–7 eingelegte getrocknete Tomaten
je 1 TL Salz und Kurkuma
1–2 TL italienische Kräutermischung
½ TL süßes Paprikapulver

Tomaten in Stücke schneiden und beiseitestellen. Alle übrigen Zutaten im Mixer 1 Minute lang auf höchster Stufe pürieren. Die zerkleinerten Tomaten dazugeben. Alles 2 Minuten aufkochen, in eine oder mehrere Formen füllen und im Kühlschrank fest werden lassen.

Tipp: Gerne kannst du bei diesem Rezept auch Oliven verwenden.

Soja-Brotaufstrich

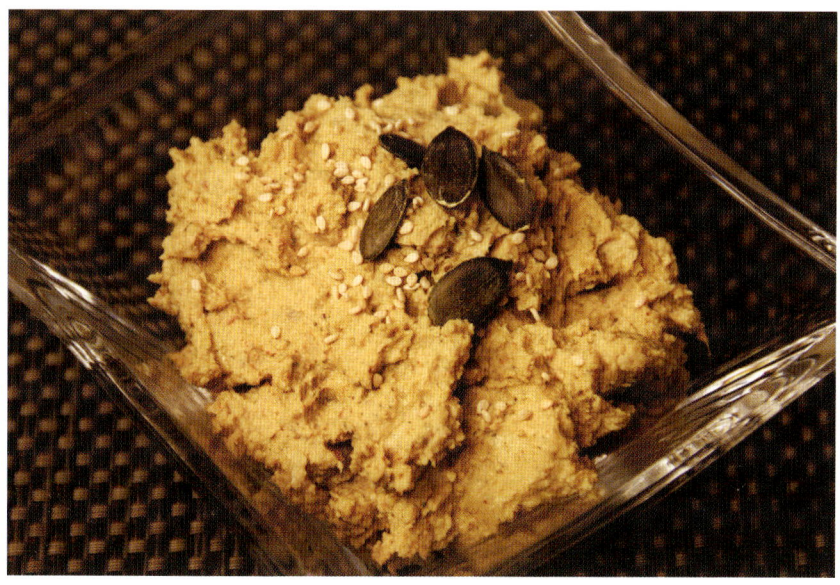

1 Zwiebel und 1 Knoblauchzehe
je 100 g Sesamkerne, Sonnenblumenkerne und Kürbiskerne
je 200 g Mandeln und Walnüsse
250 g vorgekochte Sojabohnen
300–400 ml Wasser
Kurkuma, Salz, Pfeffer, Gemüsebrühe, Thymian, Paprika
3 TL Agar-Agar
Hefeflocken

Zwiebel und Knoblauch klein schneiden und dünsten. Alle Samen und Nüsse im Mixer pulverisieren. Wasser, Sojabohnen, Gewürze und die gemixten Zutaten zu der Zwiebel geben und alles einige Minuten unter Rühren aufkochen. Falls die Masse zu fest ist, noch etwas Wasser zufügen. Agar-Agar zugeben und nochmals 2 Minuten aufkochen. Mit Hefeflocken abschmecken. Danach zum Abkühlen in eine Schale füllen.

Tipp: Statt der Sojabohnen kannst du auch Kichererbsen oder kleine weiße Bohnen aus dem Glas verwenden.

Walnussbutter

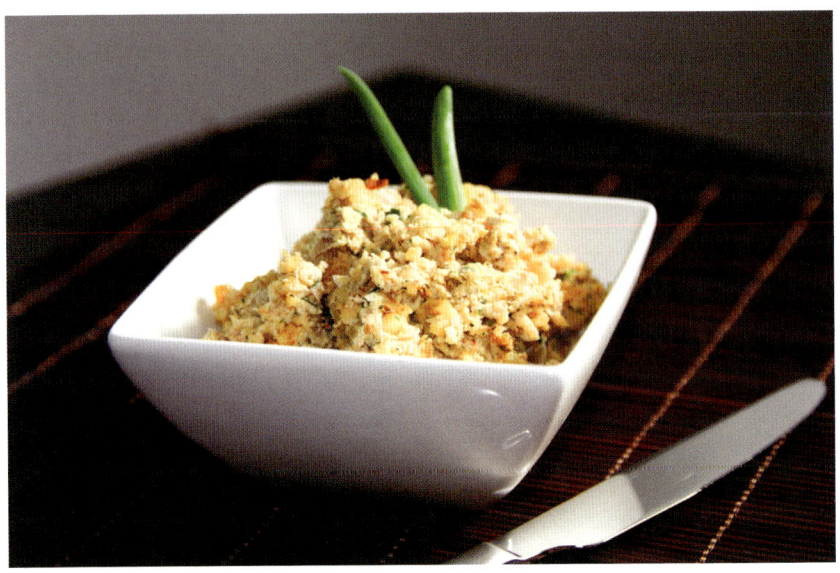

4 Zwiebeln, grob geschnitten

4 Knoblauchzehen, grob geschnitten

1½ Tassen Wasser

3 TL Agar-Agar

1½ Tassen Walnusskerne, grob gemahlen

1 EL Gemüsebrühe

½ Tasse Hefeflocken

3 EL getrocknete Kräuter

Zwiebeln, Knoblauch, Wasser und Agar-Agar im Topf circa 20 Minuten dünsten. Die Walnüsse mit einem Mixer daruntermischen. Anschließend kommen die Gewürze hinzu. Nach Belieben mit Kräutersalz abschmecken.

Mandeldrink

100 g ganze Mandeln (oder andere Nüsse ohne Haut, wie Cashewkerne oder Haselnüsse)
600 ml Wasser
Süßungsmittel nach Bedarf (z.B. Honig, Datteln, Stevia oder Xylit)
Alle Zutaten im Mixer auf höchster Stufe 1–2 Minuten mixen. Danach durch ein feines Sieb abgießen.

Tipps: Die im Sieb verbleibenden Nussreste kann man perfekt als Backzutat für viele Kuchensorten oder zur Herstellung von herzhaftem Mandelfeta (Rezept in diesem Buch) verwenden und lassen sich problemlos im Tiefkühlfach aufbewahren.

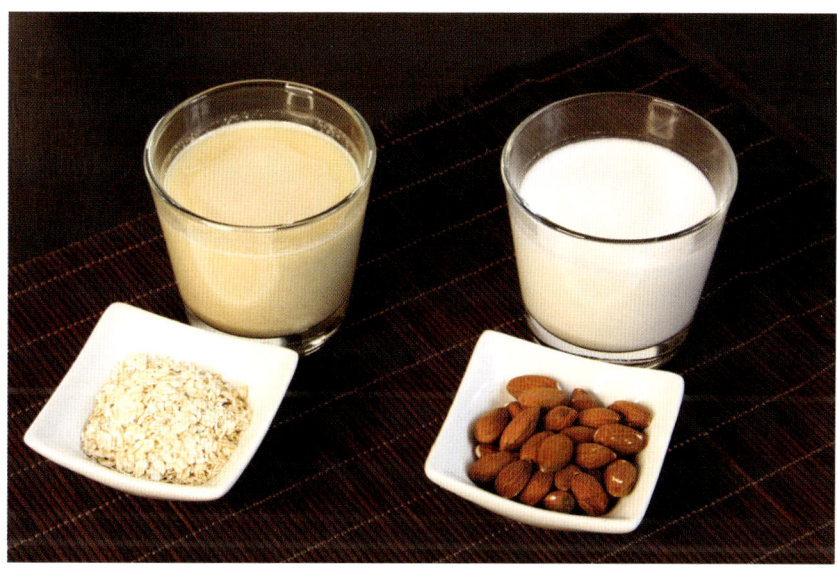

Hafer- oder Kokosdrink

60 g Hafer- oder Kokosflocken
600 ml Wasser
Süßungsmittel nach Bedarf (z.B. Honig, Datteln, Stevia oder Xylit)

Alle Zutaten im Mixer auf höchster Stufe 1–2 Minuten mixen. Danach durch ein feines Sieb abgießen.

Mandelfeta

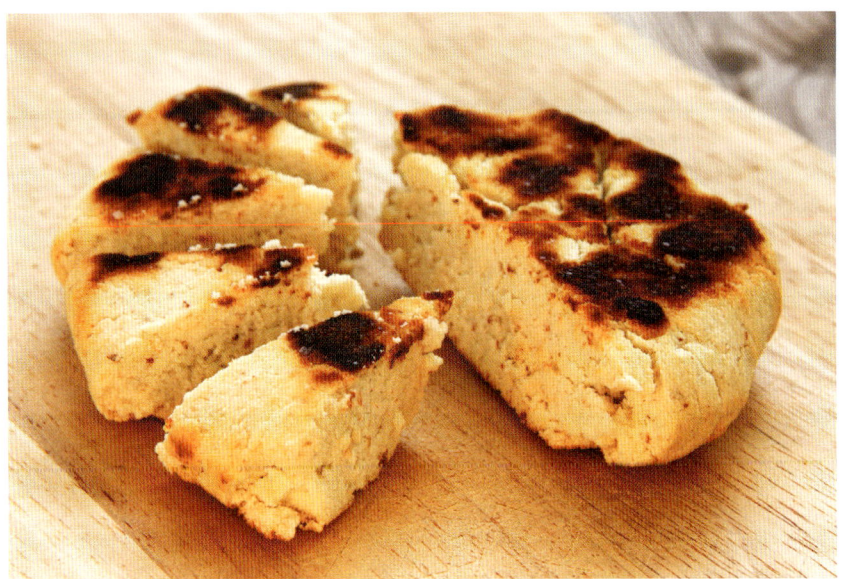

200 g Mandeltrester (zurückbleibende Mandelreste bei der Mandel-milch-Herstellung)
½ Bio-Zitrone (Zitronenzesten sowie Zitronensaft)
2 EL Olivenöl
2 TL Hefeflocken
Meersalz

Alle Zutaten miteinander verkneten und einen kleinen Laib formen. In eine mit Backpapier ausgelegte Form geben und bei 200 ° C für 30 - 40 Min. backen.

Tipp: Die Masse kann bereits vor dem Backen als Zusatz zu Vollkornreis oder Parmesan-Alternative für Nudeln verwendet werden.

Carobaufstrich *(4 Gläser)*

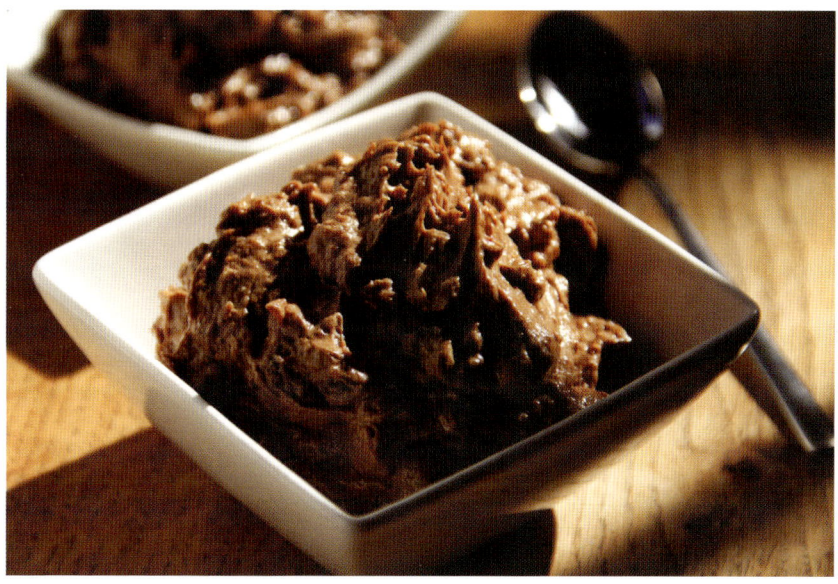

100 g Cashewkerne, cremig püriert (nur mit schnellen Mixern möglich), oder 100 g Cashewmus

150 g Datteln

150 g Feigen

150 g Aprikosen

1–2 Dosen (je 400 ml) Kokosmilch (70 % Kokosanteil ohne Konservierungsstoffe)

3 EL Carobpulver

1 EL hartes Kokosöl

½ TL (1 Prise) Salz

ggf. Hagebuttenpulver

Alle Zutaten im Mixer fein pürieren, und fertig ist dein Frühstücksaufstrich.

Vegane Zartbitterschokolade

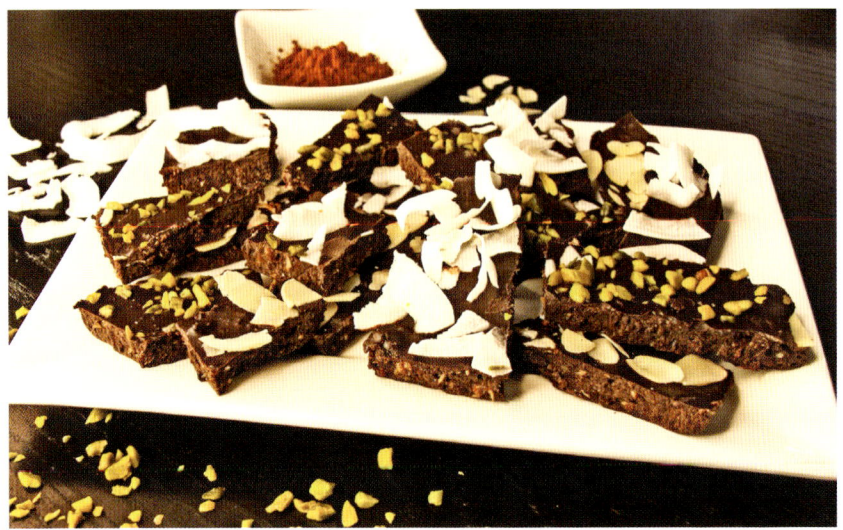

100 g weiche getrocknete Datteln
75 ml Wasser
100 g Kakaobutter (Rohkostqualität) oder Kokosfett
50 g roher Kakao (Backkakao)
Garnitur: Pistazienstücke, Kokosstreifen, gehobelte Mandeln, Goji-Beeren, Cranberrys oder ähnliches
nach Belieben Reissirup oder Kokosblütensirup

Die Datteln mit dem Wasser zu einem dickflüssigen Sirup pürieren. Die Kakaobutter in einem Topf bei geringer Hitze schmelzen und von der Herdplatte nehmen. Dattelsirup und Kakaopulver hinzugeben und langsam verrühren. Einige Minuten weiterrühren, damit die Masse etwas abkühlt. Die noch flüssige Schokolade in eine Schokoladen- oder Auflaufform gießen. Nach Belieben mit Nüssen oder Beeren garnieren und im Kühlschrank mindestens 3 Stunden abkühlen lassen. Die Schokolade aus der Form lösen und in mundgerechte Stücke brechen.

Tipps: Die Schokolade im Kühlschrank aufbewahren, da der Schmelzpunkt niedriger ist, als bei herkömmlicher Schokolade. Statt einer Auflaufform ist auch eine große flache Tupperdose geeignet.

Veganes Baiser

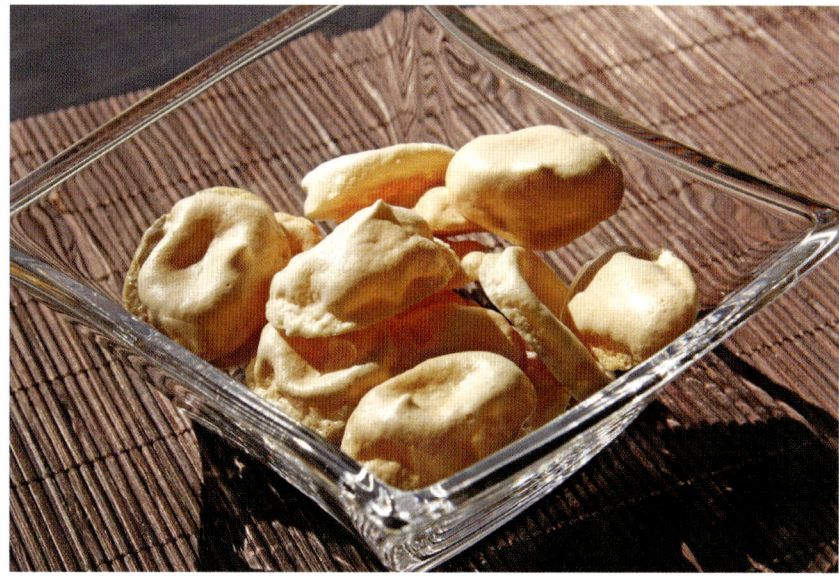

kaltes Kichererbsen-Abtropfwasser aus der Dose ca. 120 ml (Aquafaba)
50 g Xylit zu Puderzucker machen
1,5 TL frischer Zitronensaft
15 g Maisstärke
15 g Kartoffelstärke
1 TL Weinstein (Cream of Tartar) oder Backpulver (Weinstein bietet eine bessere Stabilität)

Alle Zutaten mit dem Mixer 10 Minuten schaumig schlagen, bis eine Eischaumartige Masse entstanden ist. Je nach Bedarf als Kuchenhaube, Schlagsahne oder kleine Baiserküsschen verwenden. Für die kleinen Baiserküsschen den Ofen auf knapp 100 Grad vorheizen und für mindestens 80 Min. backen.

Veganes Mousse-au-Chocolat

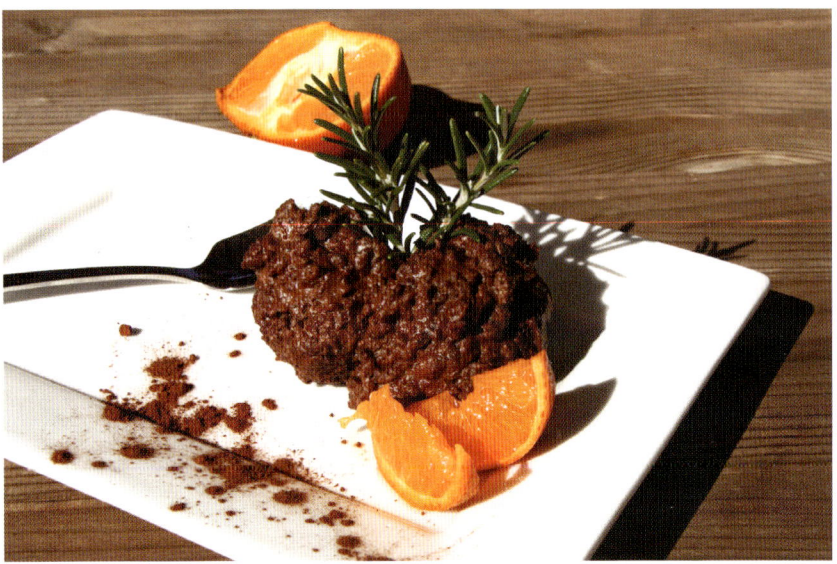

Aquafaba gekühlt (Flüssigkeit aus 1 Dose Kichererbsen)
Etwas Stärke oder Sahnesteif
120 g Schokolade

Die Schokolade im Wasserbad schmelzen und zur Seite stellen. Das Aquafaba in eine Schüssel gießen. Zusammen mit der Stärke mithilfe eines Mixers 5-10 Minuten aufschlagen, bis eine fluffige Masse entsteht. Die Masse ist fertig, wenn sie wie Eischnee aussieht und nicht mehr aus der Schüssel fließt. Die noch flüssige aber nicht mehr heiße Schokolade behutsam und sehr langsam unter den veganen Eischnee heben.
Die Mousse in Gläser umfüllen und nach Belieben mit gemixten oder frischen Früchten garnieren.

Tipps: Beim Unterheben der Schokolade sehr behutsam vorgehen, da die Schaummasse sonst in sich zusammenfällt. Als Kichererbsenwasser eignen sich am besten salzhaltige Dosen.

Apfeltarte mit Baiserhaube

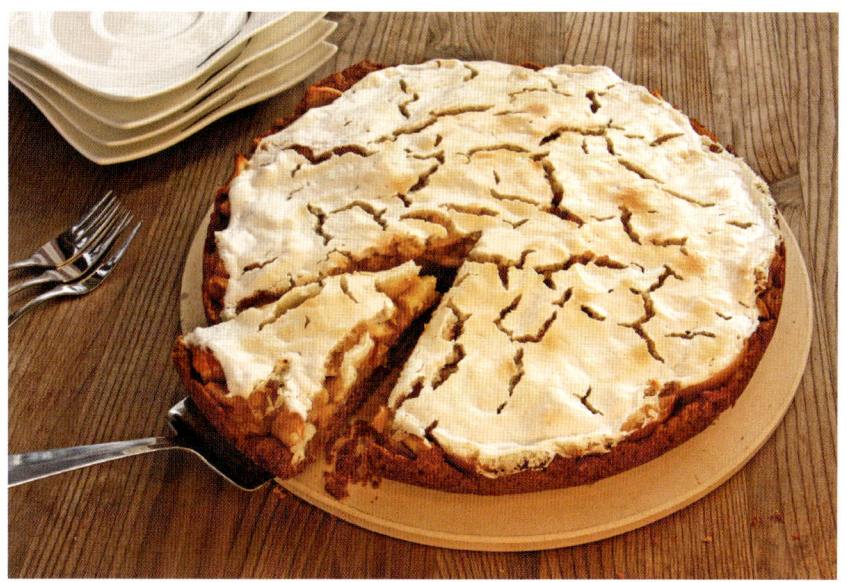

Für den Teig:
200 g Weizenvollkornmehl
100 g Dinkelmehl Typ 1050 oder Vollkorn
100 g veganes Backfett
80 g Kokosfett
1 TL Stevia
60 g Kokosblütenzucker
2 EL Apfelmus (oder passierte Banane)

Alles mit dem Mixer verkneten und danach in den Kühlschrank stellen.

Für die Füllung:
4-5 Äpfel
Etwas Vanille
4 EL Apfelmus (oder Mangopüree)
2 TL Stevia
50 g Mandelstifte

Äpfel entkernen und in 2mm dünne Scheiben schneiden. Danach halbieren und mit 2EL Kokosfett in der Pfanne ca. 5 Min. dünsten. Zum Schluss Mandelstifte, Apfelmus, Vanillle und Stevia dazugeben.

Den gekühlten Teig in der Form andrücken, sodass ein kleiner Rand entsteht und die Apfelmasse darauf verteilen. Bei 180 Grad für 30 Min backen.

Veganes Baiser herstellen (Rezept in diesem Buch), auf dem Kuchen verteilen und nochmal für 20 Min. weiterbacken. Vorsicht, dass das Baiser nicht verbrennt.

Beerentorte mit Mandel-Dattelboden

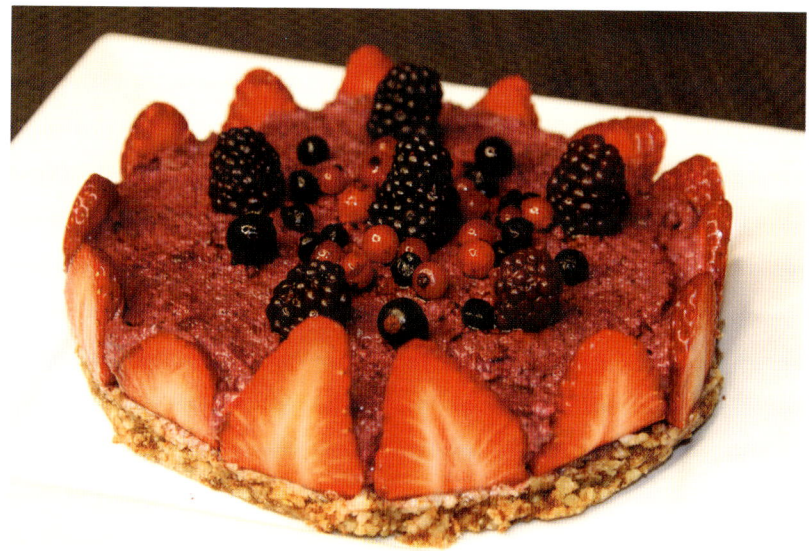

Für den Mandel-Dattelboden:

160 g Mandeln
12 Datteln
2 TL Vanille-Extrakt

Alle Zutaten mixen und in eine Springform (18 cm Ø) drücken. Sollte die Masse zu krümelig sein, einfach etwas Wasser zufügen.

Für den Tortenbelag:

400 g Beeren, frisch oder TK, aufgetaut
250 g Cashewkerne, über Nacht eingeweicht
125 g Kokosfett, geschmolzen
etwas Zitrone und Vanille
Süßungsmittel (Datteln, Kokosblütenzucker oder Reissirup)

Alle Zutaten auf höchster Stufe so lange mixen, bis eine homogene Masse entstanden ist. Auf dem Tortenboden verteilen und kalt stellen. Vor dem Servieren kann die durchgekühlte Torte gern mit Früchten verziert werden.

Zitronen-Baiser-Cheesecake:

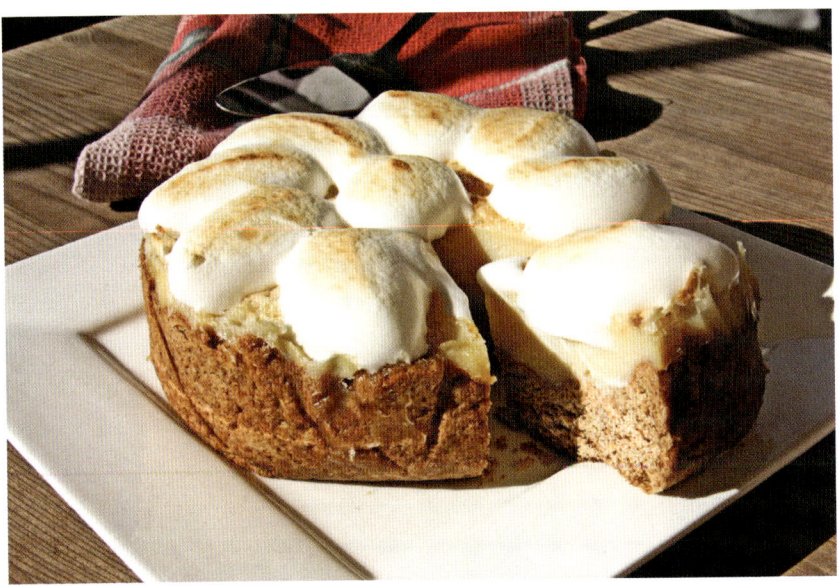

Für den Teig:

300 g Mehl
½ Päckchen Backpulver
30 g Kokosblütenzucker
2 EL Sojamehl gehäuft
100 ml Mandelmilch (oder andere Pflanzenmilch)
80 g Kokosfett
Zesten von 1 Bio-Zitrone
ca. 30 ml Sprudelwasser

Alle Zutaten im Mixer vermischen. In eine Springform geben und einen 3 cm hohen Rand andrücken. Im vorgeheizten Backofen bei 180°C 15-20 min vorbacken.

Für die Füllung:

1,5-2 Packungen Seidentofu
80 ml Reissirup
Saft von 3-4 Bio-Zitronen
Zesten von 2 Zitronen
2-4 TL Stevia
10 gehäufte EL Maisstärke

In der Zwischenzeit die Zutaten für die Füllung mixen, sodass eine cremige homogene Masse entsteht. Die Masse in einer Pfanne unter Rühren aufkochen und ca. 5 Min. unter ständigem Rühren einkochen, bis sie deutlich andickt und zähflüssig wird.
Nach dem Ende der Backzeit die Zitronenfüllung auf dem Boden verteilen und für 1 Stunde kaltstellen.
Backofen auf 180 Grad vorheizen. Veganes Baiser (Rezept in diesem Buch) auf dem Kuchen verteilen und für 20 Min backen.

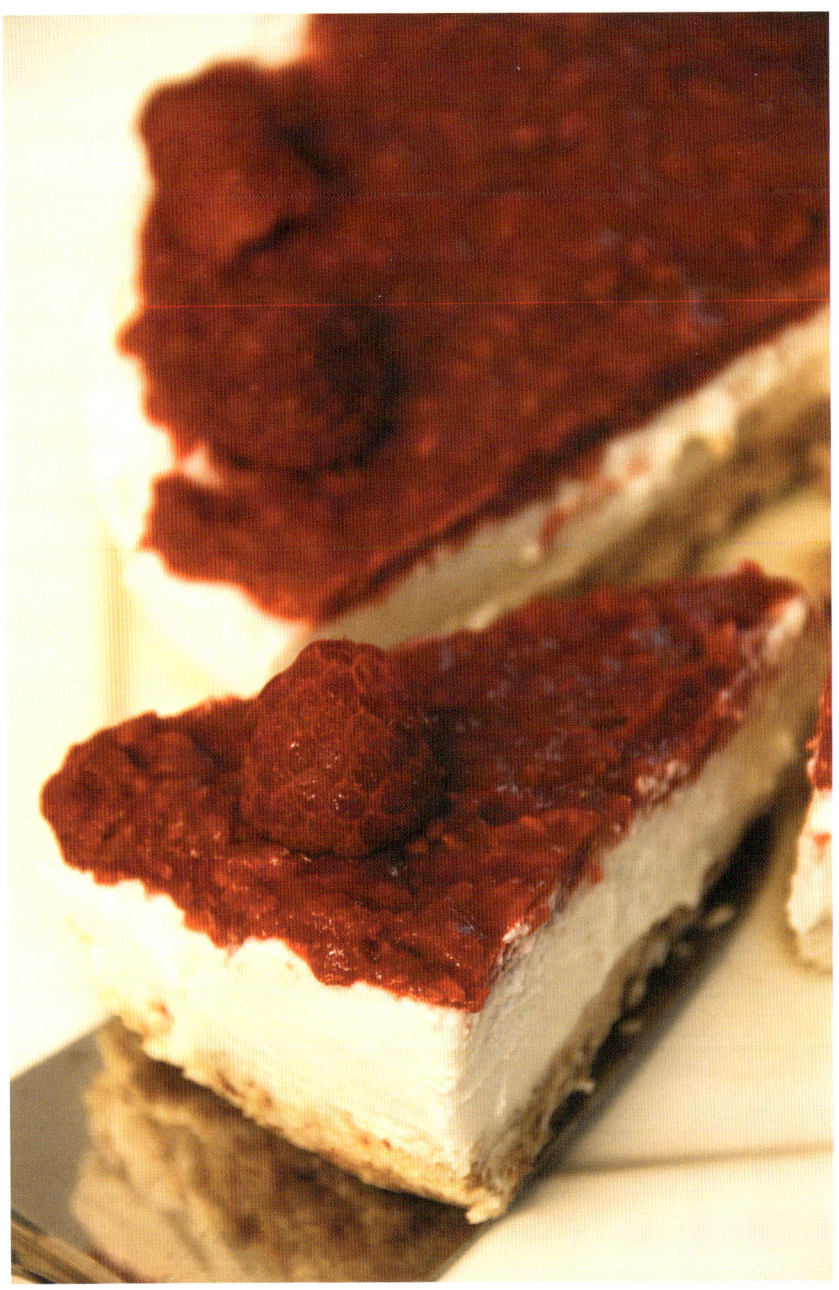

Himbeer-Kokos-Torte

Für den Boden:

280 g Kokosflocken
80 g Haselnüsse (oder Mandeln)
80 g Kokosfett, geschmolzen
Kokosblütenzucker oder Stevia

Alle Zutaten für den Boden mixen, sodass die Haselnüsse klein gehackt sind und der Boden eine homogene klebrige Masse bildet. Danach alles in eine Springform drücken.

Für die Kokosfüllung:

1 l Kokosmilch
250 ml Kokoscreme aus der Dose
100–200 ml Reissirup
3 Päckchen Agar-Agar (ca. 45 g)
Zitronensaft
Vanille

Alle Zutaten der Kokosfüllung im Mixer verrühren. Dabei den Agar-Agar nach Packungsanleitung zubereiten und hinzufügen. Die Creme auf dem Tortenboden verteilen und kalt stellen.

Für den Fruchtbelag:

500 g TK-Himbeeren, aufgetaut
4 EL Süße (Xylit oder Reissirup)
1 EL Maisstärke

Alle Zutaten des Fruchtbelags im Mixer grob pürieren und kurz aufkochen. Belag etwas abkühlen lassen und auf der Creme verteilen. Und fertig ist die Torte. Vor dem Servieren die Torte ca. 4 Stunden im Kühlschrank kalt stellen.

Hefeteig mit Nussstreusel und veganer Sahne

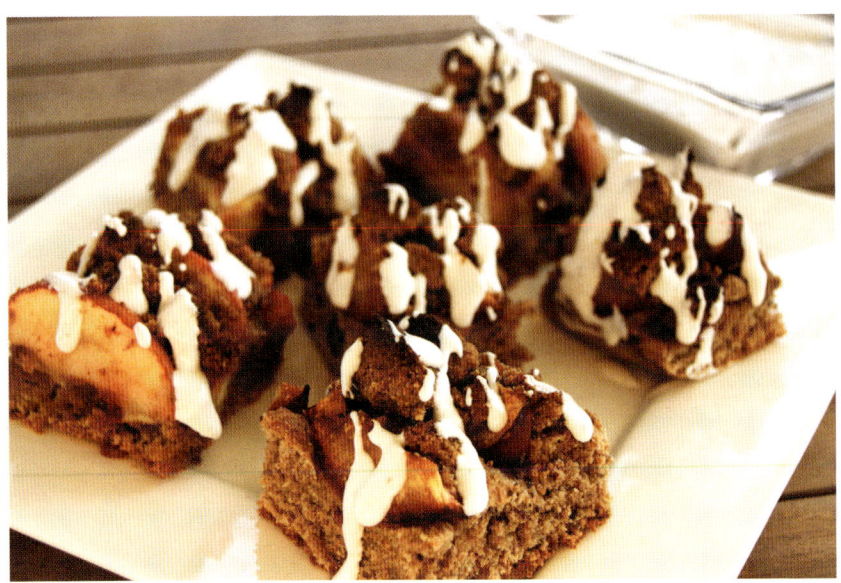

Für den Hefeteig:

500 g Dinkelvollkornmehl
½ Tüte Trockenhefe
400 ml Kokosmilch
50 g Korinthen oder Datteln
1 Prise Salz
Vanille oder Zimt
geriebene Zitronen- oder Orangenschale

Die Kokosmilch mit den Korinthen im Mixer pürieren. Dann alle weiteren Zutaten dazugeben und gut mit den Händen oder im Mixer verkneten. Den Teig auf ein mit Backpapier ausgelegtes Backblech geben und an einem warmen Ort circa 30 bis 60 Minuten gehen lassen, bis er sich deutlich vergrößert hat. Mit den Händen den Teig gleichmäßig auf einem Kuchenblech verteilen. Dann nochmals einige Minuten bei Zimmertemperatur gehen lassen. Nach Herzenslust mit Pflaumen,

Kirschen oder Äpfeln und Himbeeren belegen. Ob du unter dem Obst einen Pudding magst, bleibt deinem Geschmack überlassen.

Abgerundet wird der Kuchen mit dem nachfolgend aufgeführten Nuss-streusel-Rezept.

Im vorgeheizten Backofen bei 200° C Ober-/Unterhitze circa 30 Minuten backen. Bitte mit der Stäbchenprobe testen, ob der Teig durch ist. Am Stäbchen sollte kein Teig mehr kleben bleiben.

Zu dem Hefestreuselkuchen passt wunderbar die weiter unten beschriebene vegane Schlagsahne.

Für den Nussstreusel:

125 g Haselnussmus (Nüsse 15 Minuten im Ofen bei 200° C rösten und dann im Turbomixer zu Brei schlagen oder im Reformhaus kaufen)
125 g Kokosblütenzucker oder Reissirup
125 g Vollkornmehl
50 g Kokosfett (nach Bedarf)
Vanille

Alles in einer Schüssel verkneten und den Streusel auf dem Kuchen verteilen.

Für die vegane Schlagsahne:

300 g gekühlte feste Kokoscreme
2 TL Vanilleextrakt
2 EL Reissirup
etwas Stevia (nach Bedarf)

Alles im Mixer kurz auf höchster Stufe schlagen, bis eine cremige Masse entstanden ist. Nicht zu lange schlagen, da sonst die Kokoscreme ausflockt. Die Creme zum Festwerden für mehrere Stunden in den Kühlschrank stellen. Vor dem Servieren kurz umrühren.

Walnuss-Plätzchen

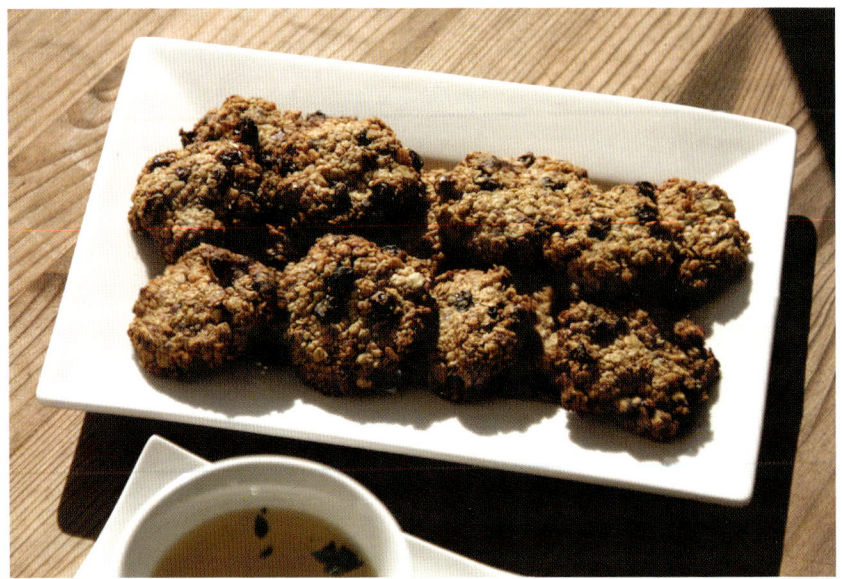

1 Tasse Walnüsse
¾ Tasse Datteln
1½ Tassen Haferflocken
1¼ Tassen Weizenvollkornmehl
½ Tasse Kokosmilch
100 g Rosinen
2 TL Mandelmus
1 TL Salz

Alle Zutaten gleichmäßig per Hand oder mit dem Mixer vermengen. Den Teig in der Hand zu Kugeln formen und flach auf Backpapier drücken. Danach die Ränder glätten. Nun im vorgeheizten Backofen bei 190° C Ober-/Unterhitze 20 Minuten goldbraun backen.

Hafernuss-Plätzchen

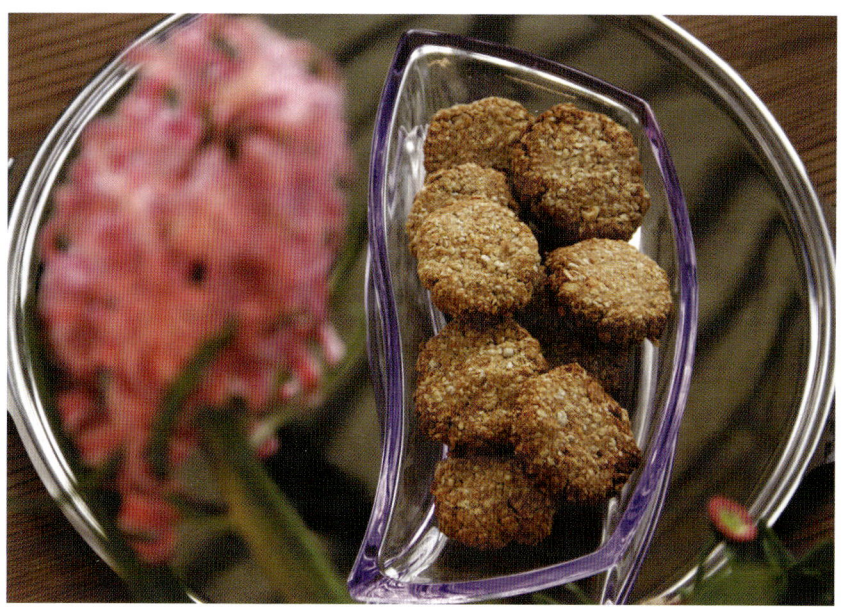

250 g Haferflocken
125 g Dinkel- oder Weizenvollkornmehl (Urkorn)
25 g Sonnenblumenkerne/Sesamkerne
30 g Mandeln
65 g Kokosfett
75 g Honig
60 ml Sojamilch
geriebene Orangen- oder Zitronenschale

Alle Zutaten gleichmäßig per Hand oder mit dem Mixer vermengen. Den Teig in der Hand zu Kugeln formen und flach auf Backpapier drücken. Danach die Ränder glätten. Nun im vorgeheizten Backofen bei 200° C Ober-/Unterhitze 20 Minuten goldbraun backen.

Quellenverzeichnis

Abelow BJ et al. »Cross-cultural association between dietary animal protein and hip fracture: a hypothesis«, Calcif. Tissue Int. 50 (1992): 14–18

Aktualisierte Stellungnahme* Nr. 027/2010 des BfR vom 16. Juni 2010: »Belastung von wildlebenden Flussfischen mit Dioxinen und PCB«, unter: http://www.bfr.bund.de/cm/343/belastung_von_wildlebenden_flussfischen_mit_dioxinen_und_pcb.pdf

American Cancer Society. »Cancer Facts and Figures – 1998«, Atlanta, GA

Anderson RN et al. »Deaths: leading causes for 2000«, National Vital Statistics Reports 50 (16) (2002)

Armstrong D, Doll R et al. »Environmental factors and cancer incidence and mortality in different countries, with special reference to dietary practices«, Int. J. Cancer 15 (1975): 617–631

Bewertung des BfR 2004: »Quecksilber und Methylquecksilber in Fischen und Fischprodukten – Bewertung durch die EFSA«, unter: http://www.bfr.bund.de/cm/343/quecksilber_und_methylquecksilber_in_fischen_und_fischprodukten_bewertung_durch_die_efsa.pdf

Biodiversity Research Institute and IPEN (2013): Global Mercury Hotspots

Bundesministerium für Umwelt, Naturschutz und Reaktorsicherheit (BMU) (2012): »EU-weiter Verbraucherschutz vor Umweltkontaminanten in Lebensmitteln Dioxine und Polychlorierte Biphenyle (PCB)«, unter: http://www.bmu.de/uebrige-seiten/verbraucherschutz-vor-umweltkontaminanten-in-lebensmitteln-eu-weit-dioxine-und-pcb

Campbell TC, Parpia B, Chen J et al. »Diet lifestyle, and the etiology of coronary artery disease: The Cornell China Study«, Am. J. Cardiol. 82 (1998): 18 T–21 T

Campbell TC, Chen J, Brun T et al. »China: from diseases of poverty to diseases of affluence. Policy implications of the epidemiological transition«, Ecol. Food Nutr. 27 (1992), 133–144

Carroll KK, Braden LM, Bell JA et al. »Fat and cancer«, Cancer 58 (1986): 1818–1825

Chan JM et al. »Dairy products, calcium and vitamin D and risk of prostate cancer«, Epidemiol. Revs. 23 (2001): 87–92.

Cherniske S. »Caffeine Blues«, S. 57

Colditz GA, Willen W, Hunter DJ et al. »Family history, age, and risk of breast cancer. Prospective data from the Nurses' Health Study«, JAMA 270 (1993): 338–343

Desmaisons K. »The sugar addict's total recovery program«

Deutsches Ärzteblatt 10, Jg. 106, 6. März 2009. »Protektive Wirkung von Bewegung«

Deutsches Ärzteblatt 24. September 2010 107 (Heft 38): S. 657

Doll R, Peto R et al. »The causes of cancer: Quantitative estimates of avoidable risks of cancer in the United States today«, J Natl Cancer Inst 66 (1981): 1192–1265

European Diabetes Journal

Expert Panel. »Food, nutrition and the prevention of cancer; a global perspective«, Washington, DC: American Institute for Cancer Research Fund, 1997

Fraser und Shavlik et al. »Adventist Health Study 2«, 2001

Frasetto LA et al. »Worldwide incidence of hip fracture in elderly women: relation to consumption of animal and vegetable foods«, J. Gerontology 55 (2000): M585–M592

Fujjwara Y (Osaka City University) et al. American Journal of Gastroenterology, Bd. 100, S. 2633

Gameau D. »That Sugar Book« (Voll verzuckert), Gräfe und Unzer

Gordon JS. »Manifesto For A New Medicine«, S. 155

Grüning et al. 2006. »Einfluss der Tabakkonzerne auf die Politik durch Spenden an politische Parteien«

Guallar E, Sanz-Gallardo MI, van't Veer P, Bode P, Aro A, Gomez-Aracena J, Kark JD, Riemersma RA, Martin-Moreno JM, Kok FJ. Heavy Metals and Myocardial Infarction Study Group (2002). »Mercury, fish oils, and the risk of myocardial infarction«, N Engl J Med. 2002 Nov 28; 347(22): 1747–1754

Guo W, Li J, Blot WJ et al. »Correlations of dietary intake and blood nutrient levels with esophageal cancer mortality in China«, Nutr. Cancer 13 (1990): 121–127

Haas E. »The New Detox Diet«, S. 30

Haenszel W, Kurihara M et al. »Studies of Japanese Migrants: mortality from cancer and other disease among Japanese and the United States«, J Natl Cancer Inst 40 (1968): 43–68

Hahnberg, SD, Wells JG, Cohen ML. 1984, »Animal-to-Man Transmission of antimicrobial resistant Salmonella: Investigations of US Outbreaks«, 1971–1983, Science 225, 4664: 833–853

International Agency for Cancer Research. »Globocan« (accessed 18 October 2002), http://www-dep.iarc/globocan.html

Jakszyn P, Gonzalez CA et al. »Nitrosamine and related food intake and gastric and oesophageal cancer risk: a systematic review of the epidemiological evidence«

Jansen MCJF et al. »Dietary fiber and plant foods in relation to colorectal cancer mortality: The Seven Countries Study«, Int. J. Cancer 81 (1999): 174–179

Joliffe N, Archer M et al. »Statistical associations between international coronary heart disease death rates and certain environmental factors«, J. Chronic Dis. 9 (1959):33–50

Karjalainen J et al. »A bovine albumin peptide as a possible trigger of insulin-dependent Diabetes Mellitus«, New Engl. Journ. Med. 327 (1992): 302–307

Key TJA, Chen J, Wang DY et al. »Sex hormones in women in rural China and in Britain«, Brit. J. Cancer 62 (1990): 631–636

Khalsa DS. »Brain Longevity«, S. 266

Kiecolt-Glaser J et al, Ohio State University, »Omega-3-Fettsäuren verlangsamen den Alterungsprozess«

Li J-Y, Liu B-Q, Li G-Y et al. »Atlas of cancer mortality in the People's Republic of China. An aid for cancer control and research«, Int. J. Epid. 10 (1981): 127–133

Madhavan TV, Gopalan C et al. »The effect of dietary protein on carcinogenesis of aflatoxin«, Arch. Path. 85 (1968): 133–137

MARIE-Studie (2008), »Sport und Brustkrebsrisiko, retrospektive Fallkontrollstudie, 6657 Frauen (50.–74. LJ.) und 3464 Brustkrebspatientinnen«

Mayell M. »Off-the-Shelf Natural Health – How to use herbs and nutriens to stay well«, S. 112

Meltzer B. »Food Swings«, S. 56

Moritz S. (Ernährungsexpertin der Verbraucherzentrale Bayern) »Stellungnahme Nr. 041/2008 des BfR vom 10. September 2008: Verbrauchertipp für Schwangere und Stillende, den Verzehr von Thunfisch einzuschränken, hat weiterhin Gültigkeit«, unter:

http://www.bfr.bund.de/cm/343/verbrauchertipp_fuer_schwangere_und_still
ende_den_verzehr_von_thunfisch_einzuschraenken.pdf

Muscle Stars. »Die Wissenschaft des Muskelaufbaus«, Deutsche Ausgabe Nr. 8/2012

Musick et al. »Sterberisiko und Kirchenbesuch«, 2004 World J Gastroenterol. 2006 Jul 21; 12(27), S. 4296–4303

Noakes M, Clifton PM et al. »Weight loss and plasma lipids«, Curr. Opin Lipidol. 11 (2000): 65–70

Ralph T, Golan ND. »Herbal Defense«, S. 280

Schneider E.»Nutze die Heilkraft unserer Nahrung«, S. 48–49

Sirtori CR, Noseda G, Descovich G. »Studies on the use of a soybean protein diet for the management of human lipoproteinemias, Current Topics in Nutrition and Disease«, Vol. 8 (1983)

Starfield B et al. »Is U.S. health really the best in the world?«, JAMA 284 (2000): 483–485

Umweltbundesamt (2012): »Europaweit Mütter und Kinder auf Schadstoffe untersucht«, unter: http://www.umweltbundesamt.de/uba-info-presse

Wachsman A et al. »Diet and osteoporosis«, Lancet May 4 (1968): 958–959.

Westman EC, Yancy WS, Edman JS et al. »Carbohydrate Diet Program«, Am. J. Med. 113 (2002): 30–36

Whitaker J. »The Memory Solution«, S. 261

White Ellen G. The Ministry of Healing (Auf den Spuren des großen Arztes)

White Ellen G. Counsels on Diet and Foods (Bewusst essen)

Wittmann. Verbraucherzentrale Bayern

Wylie TX et al. Information Plus. »Nutrition: a key to good health« 1999

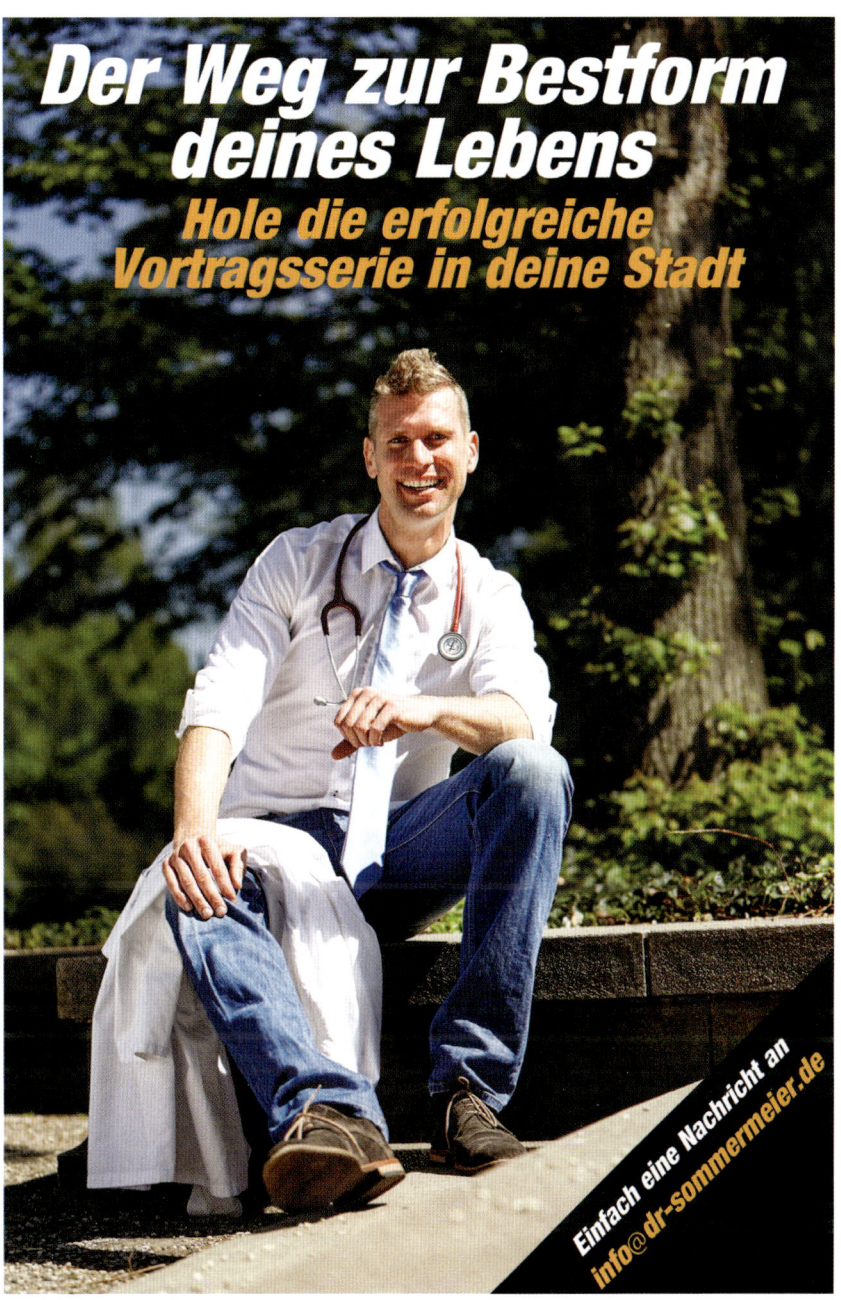

Der Weg zur Bestform deines Lebens

Hole die erfolgreiche Vortragsserie in deine Stadt

Einfach eine Nachricht an
info@dr-sommermeier.de